MEDICINA INTENSIVA

ABELARDO GARCÍA DE LORENZO Y MATEOS
JUAN CATURLA SUCH
(Coordinadores)

MEDICINA INTENSIVA

Editorial universitaria
Ramón Areces

Tomás Bretón, 21 - 28045 Madrid
Teléfono: 915.398.659
Fax: 914.681.952
Correo: cerasa@cerasa.es
Web: www.cerasa.es

ISBN-13: 978-84-9961-000-9
Depósito legal: M-41139-2010

Impreso por:
Campillo Nevado, S.A.
Antonio González Porras, 35-37
28019 MADRID

Impreso en España/ *Printed in Spain*

COORDINADORES

JUAN CATURLA SUCH
Catedrático de Medicina Intensiva-Emergencias de la Universidad Miguel Hernández. Jefe de Servicio de Medicina Intensiva del Hospital General Universitario de Alicante.

ABELARDO GARCÍA DE LORENZO Y MATEOS
Director de la Cátedra de Medicina Crítica de la Universidad Autónoma de Madrid. Jefe de Sección del Servicio de Medicina Intensiva del Hospital Universitario La Paz (Madrid).

COLABORADORES

JOSÉ ANTONIO ACOSTA ESCRIBANO
Colaborador Clínico Docente de Medicina de la Universidad Miguel Hernández (Alicante).
Médico Adjunto del Servicio de Medicina Intensiva del Hospital General Universitario de Alicante.

MIGUEL ÁNGEL ALCALÁ LLORENTE
Jefe de Sección del Servicio Medicina Intensiva de la Fundación Jiménez Díaz – Capio (Madrid).

EMILIO ALTED LÓPEZ
Jefe de Sección UCI TRAUMA del Servicio de Medicina Intensiva del Hospital Universitario Doce de Octubre (Madrid).

JOSÉ MANUEL AÑÓN ELIZALDE
Colaborador Clínico Docente de la Cátedra de Medicina Crítica de la Universidad Autónoma de Madrid.
Jefe de Sección del Servicio de Cuidados Intensivos del Hospital Virgen de la Luz (Cuenca).

MARÍA ANTONIA ARCE MENDIBURU
Médico Adjunto del Servicio de Medicina Intensiva del Hospital Universitario La Paz (Madrid).

MARÍA JOSÉ ASENSIO MARTÍN
Facultativo Especialista de Área del Servicio de Medicina Intensiva del Hospital Universitario La Paz (Madrid).

SUSANA BERMEJO AZNAREZ
Médico Adjunto UCI TRAUMA del Servicio de Medicina Intensiva del Hospital Universitario Doce de Octubre (Madrid).

Francisco Javier Burón Mediavilla
Instructor del programa de formación en Trauma Grave de la Fundación Pública Marqués de Valdecilla. Médico Adjunto del Servicio de Medicina Intensiva del Hospital Universitario Marqués de Valdecilla (Santander).

José Cánovas Robles
Profesor Asociado de Medicina de la Universidad Miguel Hernández. Jefe de Sección de Medicina Intensiva del Hospital General Universitario de Alicante.

Andrés Carrillo Alcaraz
Médico Adjunto del Servicio Medicina Intensiva del Hospital JM Morales Meseguer (Murcia).

Isabel Casado Flórez
Médico de Emergencias y Jefe de Departamento de Calidad y Capacitación SAMUR-Protección Civil.

Manuel Cervera Montes
Jefe de Servicio de Medicina Intensiva del Hospital Arnau de Vilanova de Valencia.

Ervigio Corral Torres
Médico de Emergencias y Subdirector General SAMUR-Protección Civil.

Ramón Díaz-Alersi
Facultativo Especialista de Área del Servicio de Medicina Intensiva del Hospital Universitario Puerto Real (Cádiz).

Juan José Díaz Díaz
Médico Adjunto del Servicio de Medicina Intensiva del Hospital Universitario de Gran Canaria Doctor Negrín. Las Palmas de Gran Canaria.

José Manuel Fernández Blanco
Unidad de Cuidados Intensivos del Hospital Moncloa (Madrid).

Beatriz Galván Guijo
Colaboradora Clínico Docente del Departamento de Cirugía de la Universidad Autónoma de Madrid. Médico Adjunto de Medicina Intensiva del Hospital Universitario La Paz (Madrid).

Vicente Gómez Tello
Unidad de Cuidados Intensivos del Hospital Moncloa (Madrid).

Gumersindo González Díaz
Jefe de Servicio Medicina Intensiva del Hospital JM Morales Meseguer (Murcia).

David Iglesias Posadilla
Facultativo Especialista de Área del Servicio de Medicina Intensiva del Hospital Universitario Marqués de Valdecilla (Santander).

María José Jiménez Martín
Facultativo Especialista del Área Servicio de Medicina Intensiva del Hospital Clínico San Carlos (Madrid).

Gonzalo Leoz Abellanas
Facultativo Especialista de Área del Servicio de Medicina Intensiva del Hospital Universitario Doce de Octubre (Madrid).

José A. Lorente Balanza
Profesor Asociado de Medicina de la Universidad Europea de Madrid. Médico Adjunto del Servicio de Medicina Intensiva del Hospital Universitario de Getafe (Madrid). Investigador Senior, CIBERES.

Juan Antonio Llompart Pou
Médico Adjunto de Medicina Intensiva del Servicio de Medicina Intensiva del Hospital Universitario Son Dureta (Palma de Mallorca).

Francisco Mariscal Sistiaga
Jefe del Servicio de Medicina Intensiva del Hospital Infanta Sofía (Madrid).

Pedro Marsé Milla
Jefe Clínico del Servicio de Medicina Intensiva del Hospital Universitario Son Dureta (Palma de Mallorca).

Eduardo Miñambres García
Facultativo Especialista de Área del Servicio de Medicina Intensiva del Hospital Universitario Marqués de Valdecilla (Santander).

Antonio Monjas Bonache
Colaborador Clínico Docente del Departamento de Medicina de la Universidad Autónoma de Madrid. Médico Adjunto del Servicio de Medicina Intensiva del Hospital Universitario La Paz (Madrid).

Juan Carlos Montejo González
Profesor Asociado de Cirugía de la Universidad Complutense de Madrid. Jefe de Servicio de Medicina Intensiva del Hospital Universitario Doce de Octubre (Madrid).

Nicolás Nin Vaeza
Profesor Asociado de Medicina de la Universidad Europea de Madrid. Médico Adjunto del Servicio de Medicina Intensiva del Hospital Universitario de Getafe (Madrid). Investigador senior, CIBERES.

Carlos Ortiz Leyba
Profesor Asociado de Medicina de la Universidad de Sevilla. Jefe de Sección de Cuidados Críticos y Urgencias del Hospital Universitario Virgen del Rocío (Sevilla).

Eduardo Palencia Herrejón
Jefe de Servicio de Medicina Intensiva del Hospital Infanta Leonor (Madrid).

Jesús Peláez Fernández
Director de Docencia e I+D+i del Grupo Hospital de Madrid.

César Pérez Calvo
Jefe de Servicio de Medicina Intensiva de la Fundación Jiménez Díaz – Capio (Madrid).

Antonio Quesada Suescun
Director del programa de formación en Trauma Grave de la Fundación Pública Marqués de Valdecilla. Jefe de la Unidad de Politraumatizados del Servicio de Medicina Intensiva del Hospital Universitario Marqués de Valdecilla (Santander).

Manuel Quintana Díaz
Colaborador Clínico Docente de Cirugía (UAM). Coordinador de Urgencias Generales del Servicio de Medicina Intensiva del Hospital Universitario La Paz (Madrid).

Francisco del Río Gallegos
Profesor Asociado del Departamento de Medicina de la Universidad Complutense de Madrid. Facultativo Especialista de Área del Servicio de Medicina Intensiva y Coordinador de Trasplantes del Hospital Clínico San Carlos (Madrid).

José Antonio Rodríguez Montes
Catedrático de Cirugía de la Universidad Autónoma de Madrid. Jefe de Sección de Cirugía General y del Aparato Digestivo del Hospital Universitario La Paz (Madrid).

Juan José Rubio Muñoz
Profesor Asociado del Departamento de Medicina de la Universidad Autónoma de Madrid. Médico Adjunto del Servicio de Medicina Intensiva del Hospital Universitario Puerta de Hierro de Majadahonda.

MIRIAM RUIZ MIRALLES
Facultativo Especialista de Área del Servicio de Medicina Intensiva del Hospital Universitario Puerto Real (Cádiz).

MARCELINO SÁNCHEZ CASADO
Médico Adjunto del Servicio de Medicina Intensiva del Hospital Virgen de la Salud (Toledo).

JOSÉ ÁNGEL SÁNCHEZ-IZQUIERDO RIERA
Médico Adjunto del Servicio de Medicina Intensiva del Hospital Universitario Doce de Octubre (Madrid).

MIGUEL SÁNCHEZ GARCÍA
Profesor Asociado del Departamento de Medicina de la Univeridad Complutense de Madrid). Jefe de Servicio de Medicina Intensiva del Hospital Clínico San Carlos (Madrid).

MANUEL SÁNCHEZ SÁNCHEZ
Colaborador Clínico Docente del Departamento de Cirugía de la Universidad Autonóma de Madrid. Facultativo Especialista de Área del Servicio de Medicina Intensiva del Hospital Universitario La Paz (Madrid).

MANUEL SOLERA SUÁREZ
Profesor Colaborador del Departamento de Medicina Clínica de la Universidad Miguel Hernández. Facultativo Especialista de Área de Medicina Intensiva del Hospital General Universitario de Alicante.

MIGUEL VALDIVIA DE LA FUENTE
Médico Adjunto del Servicio de Medicina Intensiva del Hospital Universitario Puerta de Hierro de Majadahonda (Madrid).

MERCEDES VILLANOVA MARTÍNEZ
Facultativo Especialista de Área en Medicina Intensiva del Hospital Infanta Leonor (Madrid).

Índice

Prólogo

El estudiante de Medicina y la UCI

Abelardo García de Lorenzo y Mateos
Juan Caturla Such

- Primeras impresiones.
- Tipos de UCIs.
- El equipo.
- El paciente.
- El material.
- Las sesiones clínicas.
- Los aspectos éticos.
- ¿Qué hace que el cuidado del paciente crítico sea tan interesante y satisfactorio?

PRIMERAS IMPRESIONES

El primer encuentro del estudiante de medicina con el Servicio de Medicina Intensiva (SMI) o la Unidad de Cuidados Intensivos (UCI) puede ser abrumador. Los sistemas de soporte vital, la monitorización, la forma de interpretar los datos, los *scores* pronósticos, los especiales cuidados al paciente, la potente y peligrosa medicación y, las complejidades éticas de los criterios de ingreso y alta fácilmente oscurecen el elemento más importante de la UCI: el paciente. Para el novicio, la UCI está más agitada que atareada; el bullicio de la unidad le parece demasiado ruidoso y la imagen global es lo más parecido al caos. El personal sanitario parece estar en constante movimiento alrededor del paciente. La mayoría de los estudiantes (y también algunos médicos) viven la UCI como un lugar de confusión, intimidante y desafiante.

La realidad es que la UCI es un lugar donde profesionales muy cualificados proporcionan, a los pacientes más críticamente enfermos del hospital, cuidados altamente estructurados contando frecuentemente con el apoyo de elevada tecnología. Sus esfuerzos terapéuticos son recompensados: más del 80% de los pacientes ingresados en la UCI son dados de alta.

Esta introducción al mundo de los cuidados intensivos está escrita pensando en ti. En ella se describirá tanto la UCI como el personal que la compone; el paciente y cómo se le ingresa, monitoriza y trata; así como algunos de los equipos de soporte vital de frecuente uso. Se te adiestrará en las estrategias de presentación del paciente crítico en las sesiones clínicas y se te preparará para enfocar algunos de los dilemas éticos que presentan este tipo de pacientes. Queremos compartir nuestro entusiasmo en este tu primer encuentro con el mundo del paciente crítico, en el ánimo de que, en un futuro no muy lejano, pases a formar parte de nuestro servicio.

TIPOS DE UCI

El hospital en el que estás es completamente diferente al hospital donde se formaron los médicos que forman parte del Servicio de Medicina Intensiva. Se ha reducido la estancia media, la gravedad del paciente ha aumentado y han proliferado las unidades de críticos. Aunque los sistemas de cuidado de la salud están en constante cambio, los hospitales deben tener siempre una o varias áreas destinadas al cuidado de los pacientes críticamente enfermos; en una palabra, UCIs. La necesidad de estas unidades está creciendo en todas las edades de la vida –prematuros, adultos con enfermedad cardiovascular o respiratoria, traumatizados críticos– tanto en números absolutos como en relación a la población general. Los ciudadanos de las naciones desarrolladas viven –y se mantienen activos– hasta la novena (y ocasionalmente décima) década de la vida, y cuando enferman frecuentemente precisan intervenciones agresivas para estabilizar situaciones fisiológicas delicadas.

Las intervenciones requeridas para el manejo de enfermedades que comprometen la vida generalmente incluyen dos aspectos claves: cuidados críticos de enfermería y monitorización cardiopulmonar, así como diferentes soportes terapéuticos centrados en la patología particular del paciente. Mientras que prácticamente todas las UCIs son capaces de proporcionar un espectro de cuidados tipo, muchas de ellas han desarrollado una o varias áreas de excelencia: cuidados del niño agredido y del niño críticamente enfermo en la UCI pediátrica (UCIP); enfermedades cardíacas del adulto en las Unidades Coronarias; pacientes traumáticos y/o quemados en las Unidades de Trauma y/o Unidades de Quemados Críticos; y, cuidados perioperatorios, atención al paciente politraumatizado y/o TCE, paciente neuroquirúrgico, intoxicaciones, insuficiencia respiratoria y SDRA, manejo de la disfunción (DMO) o fallo multiórgano (FMO) en las UCIs polivalentes, etc. Habitualmente los hospitales universitarios tienen UCIs con un alto nivel de excelencia en relación experiencia, conocimientos y pluripatología.

Las primeras preguntas que debéis realizar son: ¿cuáles son los tipos de pacientes más frecuentes en esta UCI? ¿se envían pacientes a otros centros/unidades y si es así, qué patologías? Las respuestas recibidas pueden guiar tus estudios y ayudarte a centrar tus lecturas y conocimientos en los pacientes a los cuales vas a cuidar.

EL EQUIPO

Cuantas más responsabilidades adquieras, más apreciarás que cada miembro del servicio de Medicina Intensiva tenga un papel específico. Esta sección revisa los papeles de cada miembro de la UCI y te da una idea de la labor que tú, estudiante de medicina, puedes desarrollar.

Los componentes del equipo son médicos especializados y entrenados en el arte y la ciencia de la medicina intensiva y los cuidados críticos. En Norteamérica, la cualificación en Cuidados Críticos se obtiene después de ser especialista en una especialidad primaria como cirugía, pediatría, medicina interna o anestesiología. En otros países, como el nuestro, se ha establecido la Medicina Intensiva como especialidad independiente. Ahora bien, independientemente de como se ha adquirido el título de especialista, la filosofía que subyace es la de proporcionar un cuidado óptimo al paciente críticamente enfermo.

Cuando se emplea el término de cuidados "multidisciplinarios" no nos referimos solamente a otros médicos que participan como consultantes o como co-responsables del paciente ingresado en la UCI, sino también a los otros profesionales sanitarios que trabajan codo con codo en la atención de estos pacientes. Los más numerosos son el colectivo de enfermería, muchas de las cuales tienen un elevado nivel de formación en la atención del paciente agudo. Entre otos tipos de expertos que pueden ser consultados se incluyen los fisioterapeutas, farmacéuticos, sicólogos y dietistas.

Además no podemos olvidar que en la UCI encontraremos médicos residentes, becarios y estudiantes de enfermería.

EL PACIENTE

Los pacientes ingresan en la UCI debido a que requieren un alto grado de monitorización y soporte vital aportado por personal especializado o debido a que precisan importantes cuidados de enfermería que no pueden ser administrados en una planta normal de hospitalización.

Los pacientes provienen de diferentes áreas:

- **Quirófano o despertar:** Los pacientes quirúrgicos que requieren monitorización invasiva, ventilación mecánica, o reanimación post cirugía pueden ser trasladados directamente de quirófano, o tras un periodo de evaluación en la unidad de despertar, a la UCI. El manejo en la UCI se considera una continuación de los cuidados previamente recibidos por el equipo de anestesia. Ocasionalmente pueden ingresar en UCI pacientes procedentes del área de reanimación postquirúrgica; en estos casos se trata de pacientes especialmente complejos o de larga estancia.
- **Box de reanimación:** Desde el box de reanimación del área de urgencias ingresan en la UCI pacientes médicos, prequirúrgicos, traumáticos y quemados. Estos pacientes, bajo la dirección y supervisión directa del intensivista, suelen recibir una serie de exploraciones antes de su ubicación defini-

tiva en el área de críticos. La etiología de su enfermedad, ocasionalmente, no se conoce pre ingreso en UCI. Se ingresan para monitorización y tratamiento activo.

- **Planta de hospitalización de cirugía o medicina:** Son pacientes inicialmente estables que en un momento dado de su evolución presentan lesión aguda pulmonar o distrés respiratorio (LAP/SDRA), hipotensión, shock, parada cardiopulmonar o algún tipo de inestabilidad fisiológica. Este tipo de paciente precisa de resucitación agresiva, tratamiento, monitorización agresiva y, frecuentemente, ventilación mecánica.
- **Otros centros:** Algunos pacientes pueden ser, directamente, transferidos de otros centros de menor nivel.

Causas habituales de ingreso:

- **Compromiso respiratorio:** Los pacientes con LAP/SDRA, manifestado por incapacidad de oxigenar y/o ventilar, son transferidos a la UCI para monitorización, oxigenoterapia y ventilación mecánica invasiva o no invasiva. La etiología del LAP/SDRA puede ser: neumonía, SDRA, estatus asmático, embolismo pulmonar, y exacerbaciones de EPOC.
- **Compromiso hemodinámico:** Ingresan para manejo de arritmias, hipotensión o hipertensión. Los pacientes con hipotensión son habitualmente resucitados con líquidos o medicaciones (vasopresores o inotropos) para aumentar el tono vascular. Si no se puede mantener una predeterminada tensión arterial media mínima, o si el paciente presenta síntomas de inadecuado aporte de oxígeno a los tejidos (función mental alterada, disminución del débito urinario, piel fría, acidosis láctica), se monitoriza la función cardiaca por medio de ecografía y se puede insertar un catéter en arteria pulmonar para monitorizar presiones intracavitarias y gasto cardiaco. Este tipo de determinaciones ayudan al intensivista a decidir entre aportar más líquidos para mejorar la precarga (presión de llenado del ventrículo izquierdo) o a iniciar un aporte de inotropos para optimizar la contractilidad miocárdica y las resistencias vasculares. En estas situaciones es mandatorio la inserción de un catéter intrarterial para disponer de monitorización continua de la tensión arterial. Los pacientes con hipertensión grave son tratados con potentes vasodilatadores intravenosos de acción ultra rápida.
- **Isquemia e infarto miocárdico:** Los pacientes con aporte de oxígeno miocárdico inadecuado se ingresan para manejo de la angina y del infarto de miocardio. Pueden requerir la administración de nitroglicerina, betabloqueantes y morfina. Cada medicación puede tener complicaciones del tipo de hipotensión, bradicardia, broncoespasmo, e hipoventilación, respectivamente. Estos pacientes frecuentemente reciben trombolisis y cateterización cardiaca.
- **Compromiso neurológico:** Los pacientes con alteraciones del estado mental son ingresados para monitorización y prevención de complicaciones respiratorias. Si la situación neurológica se deteriora pueden precisar protección de vía aérea con intubación endotraqueal.
- **Patología gastrointestinal:** Los pacientes con hemorragias del tracto GI que presentan compromiso vital deben ingresar para tratar la hipotensión con fluidos, concentrado de hematíes y derivados sanguíneos. Determinadas pruebas diagnósticas deben de ser rea-lizadas en la UCI por el riesgo de complicaciones añadidas como la brocoaspiración.

- **Alteración renal y metabólica:** Los pacientes ingresan para tratamiento de las complicaciones del fracaso renal entre las que destacan la acidosis, la sobrecarga de volumen y las alteraciones electrolíticas. Frecuentemente, los pacientes desarrollan un fracaso renal agudo secundario a hipotensión y sepsis. Otras crisis metabólicas, como la hipercalcemia no relacionada con el fracaso renal, pueden ser causa de ingreso en UCI.
- **Postoperatorio:** Diferentes razones conducen a la UCI a un paciente postquirúrgico: cirugía muy agresiva, ventilación mecánica, monitorización, pérdidas hemáticas elevadas, arritmias, etc. No se debe olvidar la cirugía traumatológica, ortopédica y de la quemadura. También puede tener historia previa de EPOC o de enfermedad coronaria. Cada intervención quirúrgica tiene un enfoque perioperatorio específico en el que se debe contemplar la indicación de ingreso en UCI.

Traslado del paciente a la UCI:

- Una vez decidido que el paciente requiere ingreso en la UCI, el personal de ésta debe de ser avisado. El residente debe llamar al supervisor de la UCI e indicarle el tipo de paciente, enfermedad, razón de ingreso y plan inmediato de tratamiento. De esta forma se facilita y simplifica el, a veces, conflictivo ingreso, asegurándose que el paciente dispondrá desde su ingreso del personal y equipo preciso.
- El equipo que ha atendido al paciente y va a realizar el traslado a la UCI debe estar preparado para resolver cualquier incidencia que surja durante el traslado (ABC). Para ello no debe iniciar este hasta no disponer de monitorización, vía venosa, oxígeno, medicación e instrumentos para realizar una ventilación eficaz.

EL MATERIAL

La cantidad de tecnología por metro cuadrado que rodea a un paciente crítico puede ser impresionante. Las camas de este tipo de pacientes son increíblemente complejas, cuestan miles de euros y requieren instrucciones detalladas de manejo. Para una persona no entrenada es verdaderamente estresante estar junto a un paciente críticamente enfermo, quedarse solo y pensar en como nos las vamos a arreglar si saltan las alarmas o algo no funciona y requiere nuestra inmediata intervención.

En realidad, las máquinas y aparatos de la UCI tienen tal cantidad de sistemas anti fallo que este es verdaderamente raro. Además, las máquinas más sofisticadas están en manos de personal (externo e interno) altamente especializado que realiza frecuentes revisiones y puestas al día. Por supuesto que la mejor forma de evitar tu ansiedad es que te familiarices con la mayoría de los instrumentos del servicio:

- Monitores.
- Respiradores.
- Sondas urinarias, nasogástricas y rectales.
- Catéteres multiluz.
- Catéteres intraarteriales.
- Catéter de Swanz-Ganz.
- Marcapasos transitorios externos e internos.
- PIC.
- Balón de contrapulsación.
- Drenajes.
- Bombas intravenosas.
- Bombas de alimentación enteral y parenteral.
- AQUARIUS.
- PiCCO.
- Otros.

LAS SESIONES CLÍNICAS

Como buen y experimentado estudiante, has participado en numerosas sesiones clínicas. Entonces, te preguntarás que finalidad tiene esta sección de la guía. Te podemos asegurar que las sesiones en una UCI son absolutamente diferentes de las sesiones a las que estás habituado:

- Primero, se intercambia más información.
- Segundo, se intercambia más información crítica.
- Tercero, el centro de atención en la UCI es en los sistemas fisiológicos más que en los problemas específicos.
- Cuarto, la terapia se orienta por objetivos: cuando estos se consiguen el paciente es trasladado a un nivel inferior de cuidados.

Además de su valor educacional, las sesiones en la UCI sirven a dos propósitos. El primero es comunicar la situación actual al resto de facultativos de la UCI. El segundo es establecer objetivos y planes terapéuticos.

La forma en que, universalmente, se consigue la información en una UCI es:

- Basada en sistemas. Para asegurar que cada paciente recibe una evaluación adecuada cada día, el intensivista se comunica en términos de sistemas. Estos incluyen: neurológico (incluido el dolor y el manejo de la sedación); pulmonar; cardiovascular; renal; hídrico y electrolitos; metabólico y nutricional; GI; hematológico; inmunosupresión y, lugares de infección. Es deseable que esto se realice siempre en el mismo orden.
- Los sistemas se analizan de acuerdo a variables de evolución y de proceso. Debido a que algunos sistemas se pueden solapar (la función cardiaca, la respiratoria y balance hidroelectrolítico pueden estar influenciados por el aporte de diuréticos), se deben referir las variables más importantes de cada sistema (iones, creatinina, balance hídrico). Las variables de proceso incluyen típicamente la composición y velocidad de administración de los líquidos administrados, suplementos de electrolitos, diuréticos u otras medicaciones con efecto diurético (dopamina o teofilina). Con estas formas de presentación, el intensivista puede establecer finalidades terapéuticas fisiológicas.

LOS ASPECTOS ÉTICOS

La ética en la UCI frecuentemente se implica decisiones como "no resucitar" o "retirar el soporte vital". En la mejor circunstancia, situaciones de este tipo tienen un cierto grado de implicación emocional. En orden de desenmarañar los aspectos religiosos, sociales y personales de cada caso es importante seguir alguna guía concreta:

- Primero, define los objetivos de la terapia. El clínico debe de ser capaz de describir la enfermedad del paciente, su pronóstico, opciones de tratamiento y, riesgos y beneficios de este. Los pacientes y sus familiares no deben tomar decisiones sin disponer de esta información.
- Segundo, compara los objetivos con lo que se está consiguiendo. La decisión de ingreso y de tratamiento agresivo e invasivo debe estar basada en el conocimiento de la enfermedad de base y sus objetivos terapéuticos; es frecuente que el tratamiento de las complicaciones se convierta en un objetivo en sí mismo olvidando las principales premisas (neumonías en pacientes leucémicos con mala o nula respuesta a la enfermedad primaria). Evitar el encarnizamiento terapéutico.
- Tercero, evitar confusionismo con el concepto de futilidad médica. Actualmente pocos tratamientos son fútiles (que no funcionan). Sin embargo, se

debe considerar la calidad de vida y establecer un objetivo terapéutico.

- Cuarto, cuando el paciente no puede tomar decisiones ¿quién decide por él? En el caso de que el paciente no haya manifestado opiniones al respecto es la esposa, los hijos o los padres los que tienen capacidad legal de decidir en su "mejor interés".

¿QUÉ HACE QUE EL CUIDADO DEL PACIENTE CRÍTICO SEA TAN INTERESANTE Y SATISFACTORIO?

Los temas que han abrumado al estudiante son los que producen una inmensa e íntima satisfacción al intensivista. El experto en Medicina Crítica se comporta como un director de orquesta. Es muy gratificante estabilizar a un paciente inestable, iniciar una terapia adecuada, vigilar la evolución y finalmente, dar de alta al paciente a planta o a un área de cuidados subagudos. Sin embargo, no todas las actuaciones y resucitaciones tienen éxito. La UCI es, frecuentemente, el ambiente en el que el paciente muere. El intensivista emplea personal, monitores y equipos para soportar el tratamiento de pacientes con la finalidad de conseguir los objetivos marcados. Cuando queda claro que todos esos medios no hacen más que mantener la vida del paciente sin conseguir los objetivos terapéuticos, la terapia es fútil y el paciente (y su familia) deben prepararse para el *exitus*. Es todo un arte conducir a la familia a lo largo de ese doloroso proceso de toma de decisiones. El intensivista debe conseguir que la familia esté informada, que no esté superada por datos que no entiende, y que comprenda que no se han podido conseguir los objetivos terapéuticos marcados.

La UCI es un medio rico en oportunidades de formación continuada debido a la cantidad de expertos de otras áreas que concurren con sus pacientes o como consultores. El intensivista es el generalista de un medio altamente especializado. Debe de ser un experto en cardiología, neumología, nefrología, neurología, metabolismo y enfermedades infecciosas, y debe de ser capaz de integrar esas disciplinas en el cuidado de pacientes con disfunción o fallo multiórgano. Además, debe de ser capaz de mantener un alto flujo de comunicación con especialistas de otras áreas.

El altamente especializado material e instrumental de la UCI proporciona una oportunidad única para observar la fisiología en tiempo real. Ningún otro clínico ante la evaluación de una hipotensión puede medir el llenado del ventrículo izquierdo, administrar un bolo de líquidos, valorar el gasto cardiaco a tiempo real, y determinar el efecto de un mejor gasto cardiaco sobre la perfusión orgánica. Ningún otro medio hospitalario ofrece la posibilidad de demostrar el efecto de la ventilación mecánica y del cambio de sus parámetros sobre el trabajo respiratorio. Muchas de las intervenciones tienen efectos inmediatos predecibles y mensurables.

1

Síndrome de respuesta inflamatoria sistémica y de disfunción-fracaso multi-orgánico

Abelardo García de Lorenzo y Mateos
José Antonio Rodríguez Montes

Objetivos docentes

- Definición y tipos de respuestas ante la agresión: SRIS, CARS, MARS.
- Definición de disfunción y fracaso multiorgánico: SDMO y SFMO.
- Mecanismos de la respuesta inflamatoria al estrés.
- Actitudes terapéuticas ante la respuesta inflamatoria y la disfunción y/o fracaso orgánico.

1.1. Introducción y definiciones

Ante cualquier agresión, el organismo pone en marcha una respuesta inflamatoria, mediada por factores humorales y celulares, que tiende a limitar el proceso y a conseguir la curación. En algunos casos, ya sea por la intensidad o duración de la noxa, ya por una inadecuada respuesta del huésped secundaria a polimorfismos genéticos, malnutrición u otras causas, se produce un estado de hiperactivación de las células inflamatorias, con liberación de células inmaduras y activación de monocitos y macrófagos, que liberan poderosos mediadores proinflamatorios e inducen un estado de inflamación sistémica generalizada.

Numerosos procesos pueden dar lugar a esta respuesta inflamatoria (sepsis, traumatismos, quemaduras, pancreatitis, etc), con activación de los sistemas leucocitarios, endoteliales, de la coagulación y de la respuesta neuroendocrina lo que genera un complejo entramado de mediadores (citocinas, moléculas de adhesión y factores de crecimiento, entre otros).

Clínicamente la respuesta se caracteriza por inflamación, anorexia, inmovilidad, aumento en la permeabilidad vascular que condiciona la aparición de edema, vasodilatación que se acompaña de hipotensión, taquicardia e incremento del gasto cardiaco.

Años ha, la Conferencia de Consenso entre el *American College of Chest Physicians* y la *Society of Critical Care Medicine* definió tanto el Síndrome de Respuesta Inflamatoria Sistémica[1] (SRIS) como el Fallo/Disfunción Multi-Orgánico (FMO/DMO):

- Síndrome de respuesta Inflamatoria Sistémica o SRIS: Respuesta inflamatoria sistémica a agresiones graves. Se caracteriza por dos o más de los siguientes signos[2]:
  - Temperatura > 38ºC ó < 36ºC.
  - Frecuencia cardiaca > 90 latidos/minuto.
  - Frecuencia respiratoria > 20 respiraciones/minuto ó pCO_2 < 32 mm Hg.
  - Leucocitos > 12.000/mm^3 ó <4.000/mm^3 ó >10% de formas inmaduras.

Por otra parte, tampoco se debe olvidar que la definición actual de SRIS lo valora como una forma maligna de inflamación intravascular o, lo que es igual, como una respuesta rápida y ampliada, controlada humoral y celularmente (complemento, cininas o citocinas, coagulación, medidores lipídicos, moléculas de adhesión, NO ..) y desencadenada por la activación conjunta de fagocitos, macrófagos y células endoteliales.

El SRIS se caracteriza por una activación excesiva de la cascada inmu-

---

[1] Habitualmente, en la literatura anglosajona, el lector debe esperar encontrar el acrónimo en inglés (SIRS).

[2] Hay que destacar que a nivel pronóstico de mortalidad no es igual en un SRIS de sólo 2 criterios (7%), que un SRIS de 3 criterios (10%) o de 4 criterios (17%).

noinflamatoria y puede conducir a una reducción generalizada del aporte de oxígeno, con depleción de ATP, lesión celular y muerte. La persistencia de una situación proinflamatoria sistémica (SRIS) induce la aparición del síndrome de disfunción multisistémica (Figura 1.1).

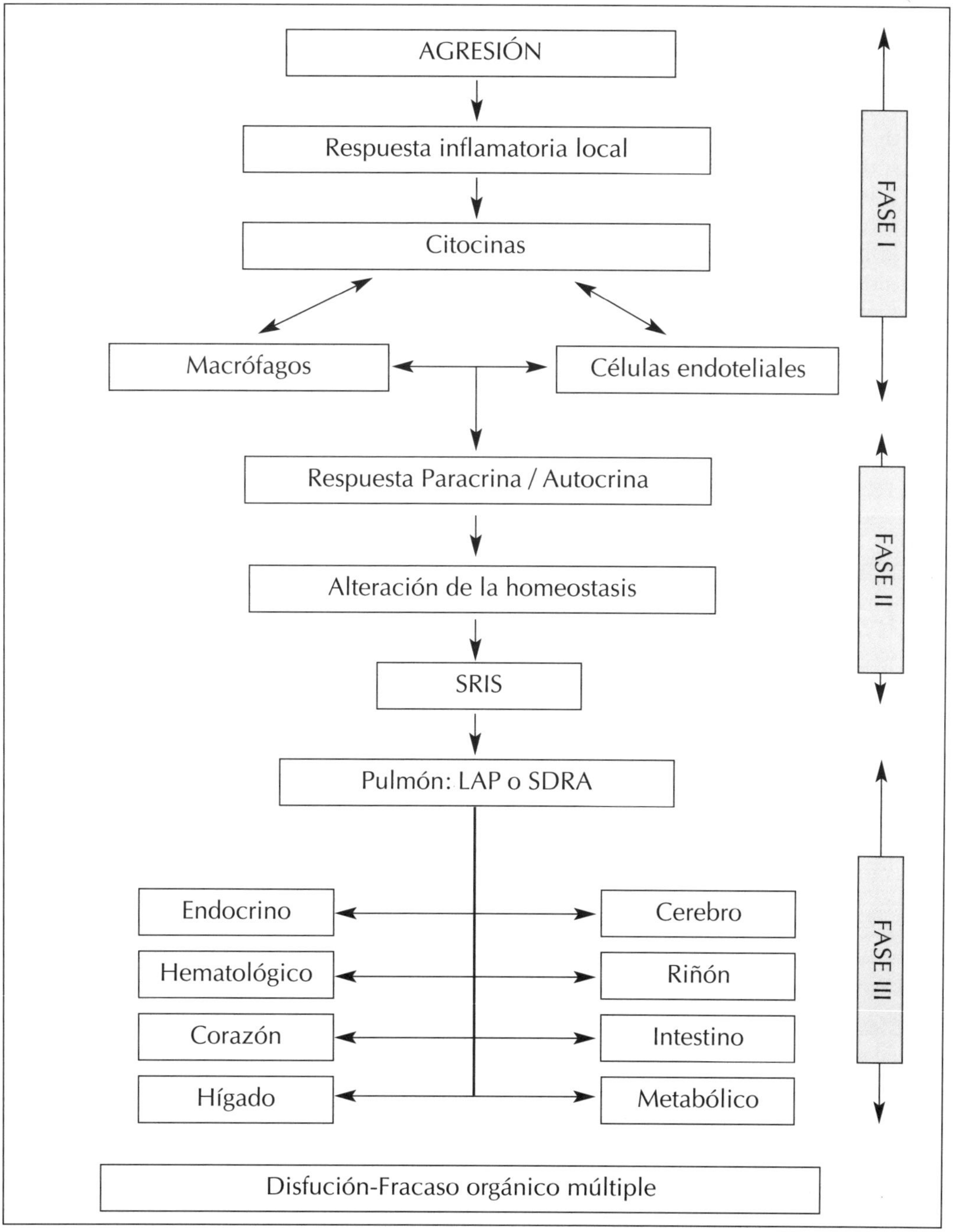

FIGURA 1.1. Cascada de la respuesta inflamatoria: de la agresión al fracaso orgánico.

- Disfunción o Fracaso Multiorgánico (DMO-FMO): Presencia de alteraciones agudas en diferentes órganos y sistemas de un paciente, de forma que la homeostasis no pueda ser mantenida sin intervención. Su escala de valoración se denomina *Sequential Organ Failure Assessment* (SOFA) (Tabla 1.1) y se considera que existe disfunción de órgano o sistema si el score o puntuación individual es < 3, y fracaso de órgano o sistema si el score individual ≥ 3. Por otra parte, a la hora de interpretar los datos obtenidos de la puntuación SOFA se debe tener en cuenta que un SOFA total > 15 tiene una mortalidad > 90%, y que el fracaso de 3 o más órganos (o sistemas) definidos por score ≥ 3 conlleva una mortalidad superior al 80%.

Una de las teorías fisiopatológicas de la DMO es la de los *"osciladores biológicos no acoplados"*. Los órganos sanos se comportarían como osciladores biológicos que se acoplan a otros durante su desarrollo. Este ordenado acoplamiento o conjunción se mantiene a través de una red de comunicaciones formada por las vías neurales, humorales y los componentes de las citocinas. El SRIS inicia la disrupción de la comunicación y con ello el desacoplamiento interórgano, que se hace irreversible en el FMO. Aunque se resuelva la respuesta inflamatoria y se restablezca la red de comunicación, ya no sería posible dirigir los órganos hacia un acoplamiento adecuado.

El fracaso multiorgánico (FMO) incluye una serie de disfunciones o fallos de órganos, en cadena, que suelen iniciarse por el

TABLA 1.1. Sequential Organ Failure Assesment (SOFA) score.

SOFA Score	0	1	2	3	4
Respiratorio (PaO_2/FiO_2)	> 400	< 400	≤ 300	≤ 200 con soporte respiratorio	≤ 100 con soporte respiratorio
Coagulación (plaquetas x1000)	> 150	≤ 150	≤ 100	≤ 50	≤ 20
Hepático (Bilirrubina mg/dl)	< 1,2	1,2 – 1,9	2,0 – 5,9	6,0 – 11,9	≥ 12
Cardiovascular*	No hipotensión	TAm < 70 mmHg	Dopa ≤ 5 Dobuta (cualquier dosis)	*Dopa > 5 o A ≤ 0,1 o NA ≤ 0,1	*Dopa > 15 o A > 0,1 o NA > 0,1
Neurológico (Glasgow Coma Score)	15	13-14	10-12	6-9	< 6
Renal (creatinina mg/dl o diuresis/24h)	< 1,2	1,2-1,9	2,0-3,4	3,5-4,9 o < 500 ml/día	≥ 5,0 ó < 200 ml/día
SOFA Total (∑ 6 items)					

**Inotrópicos administrados durante al menos una hora en µg/kg/min*
TAm: Tensión arterial media. Dopa: Dopamina; Dobuta: Dobutamina; A: Adrenalina; NA: Noradrenalina.

distrés respiratorio agudo (SDRA), y constituye un cuadro de alta mortalidad (entre el 26% y el 98% de los pacientes), dependiendo del número de órganos afectos, de la gravedad de la afectación y de la duración de ésta.

Actualmente se reconocen dos patrones de disfunción multiorgánica secundarios al SRIS. Una respuesta inflamatoria descontrolada se sigue al cabo de 24 a 72 horas de una insuficiencia respiratoria aguda. La lesión pulmonar aguda (LAP) o el SDRA suelen indicar la transición del SRIS a la disfunción multisistémica (SDMO). De ese punto arrancan los dos tipos de MODS. En traumatizados y quemados el LAP/DMO se suele acompañar de encefalopatía y de trastornos hematológicos (anemia, leucopenia, trombocitopenia y CID), a la que se añaden fallos gastrointestinales (hemorragia digestiva, ileo, pancreatitis o colecistitis alitiásica). Los fallos hepático y renal suelen aparecer de forma tardía e indican situación preterminal. El segundo patrón aparece preferentemente en pacientes sépticos o que han desarrollado cuadro de shock. En estos casos, la aparición de DMO es más temprana, y tras la aparición del SDRA suelen presentarse el fracaso renal y la disfunción hepática.

1.2. Etiopatogenia y fisiopatología

La sepsis es responsable de casi el 50% de los cuadros de SRIS: La endotoxina, o lipopolisacárido de la pared bacteriana de los Gram-negativos, activa el receptor CD14 de la superficie de las células inflamatorias. Otros agentes bacterianos como el ácido lipoteicoico, los peptidoglicanos y el N-formil-L-metionil-L-leucil-fenilamina (fMLP) de los gram-positivos ejercen efectos similares sobre receptores específicos. Además de la endotoxina bacteriana, otras muchas substancias (detritus celulares, mediadores, substancias tumorales, venenos, etc...) pueden desencadenar la cascada inflamatoria.

Se describen tres fases en el desarrollo del SRIS (Figura 1.1):

- En la fase I se liberan localmente citocinas que inducen la respuesta inflamatoria, reparan los tejidos y reclutan células del sistema retículoendotelial.
- En la fase II, se liberan citocinas a la circulación para aumentar la respuesta local. Se reclutan macrófagos y plaquetas y se generan factores de crecimiento. Aparece una respuesta de fase aguda, con disminución de los mediadores proinflamatorios y liberación de los antagonistas endógenos. Estos mediadores modulan la respuesta inflamatoria inicial. Esta situación se mantiene hasta completar la cicatrización, resolver la infección y restablecer la homeostasis.
- Si la agresión es importante y/o se mantiene en el tiempo, aparece la fase III o reacción sistémica masiva. Las citocinas activan numerosas cascadas humorales de mediadores inflamatorios que perpetúan la activación del sistema retículo-endotelial, con pérdida de la integridad microcirculatoria y lesión en órganos diversos y distantes.

Primariamente, la respuesta afecta al sistema inmune innato a través de la secreción de citocinas proinflamatorias, interleucina-1 (IL-1), IL-6 y Factor Necrótico Tumoral-α. (TNF-α). El primer cambio observado es la aparición de las moléculas de adhesión en el endotelio. Las moléculas intercelulares de adhesión (ICAM) y las moléculas de adhesión del endotelio leucocitario (ELAM) son inducidas por las citocinas inflamatorias y actúan como receptores de los ligandos de los leucocitos circulantes, particularmente los granulocitos. La trombina, la IL-1 o el TNF-α inducen la P-selectina (GMP-140 o CD62), la E-selectina (ELAM-1) y la ICAM-1. La expresión de estas moléculas en la membrana endotelial aumenta la adherencia de los granulocitos, haciéndoles rodar por la superficie endotelial. La unión entre el endotelio y los leucocitos está forzada por la interacción entre las integrinas heterodímeros CD11/CD18 (inducidos por la IL-8) sobre una de las superficies y la del ICAM-1 sobre la otra. Los tejidos inflamados producen diversas substancias quimiotácticas. Entre ellas destacan el factor $C5_a$, el leucotrieno B_4, el factor de agregación plaquetaria (PAF) y los péptidos bacterianos formilatados. Los granulocitos inician la fagocitosis de bacterias y de detritus tisulares. Los leucocitos dilatan y aumentan la permeabilidad de los pequeños vasos, con depleción de granulocitos circulantes. Existe salida de proteínas plasmáticas, con activación del complemento y de la coagulación, liberación de cininas y activación plaquetaria. Si la evolución es favorable, los macrófagos derivados de los monocitos, engloban y lisan las bacterias muertas, los leucocitos y los detritus tisulares. Los factores locales de crecimiento facilitan la sustitución de las células dañadas del tejido conectivo y de la matriz extracelular, recobrando los tejidos su composición y morfología originales.

Se discute cuál es la primera señal que induce a las células endoteliales a producir moléculas de adhesión y conduce a los fagocitos al espacio extravascular. Se invocó un efecto directo del agente inflamatorio sobre los vasos sanguíneos, pero no se ha demostrado ninguna acción directa de los microbios, o de las endotoxinas, sobre los capilares en la inducción de las moléculas de adhesión. Los productos microbianos son quimiotácticos para los granulocitos, pero sólo cuando los leucocitos se han unido al endotelio del área inflamada. Parece más probable la activación de las células normales del tejido conectivo por factores irritativos, con producción de mediadores. Las moléculas endoteliales de adhesión tipo ELAM e ICAM son inducidas por las citocinas. Algunas células del tejido conectivo normal (células endoteliales, fibroblastos, macrófagos y mastocitos) pueden reaccionar con el agente agresor, liberando citocinas. Las células endoteliales *in vitro* pueden producir IL-1 e IL-6 pero es improbable que la primera señal se origine en el endotelio, ya que la inflamación suele deberse a infección o daño extravascular. Los fibroblastos no producen IL-1 y TNF en cantidades significativas al ser estimulados. Por ello se involucran a los mastocitos y los macrófagos. Los gránulos de los mastocitos contienen TNF y otras citocinas que se liberan por estímulos inmunológicos e inespecíficos. Las bacterias o sus endotoxinas no inducen activación de los mastocitos, pero el estrés y los estímulos inespecíficos favorecen su desgranulación. Los mastocitos son poco abundantes en algunos tejidos, pero actúan significativamente en los primeros estadios de la inflamación. Los macrófagos, muy ubicuos en el organismo, son los principales productores de IL-1 y TNF. Los agentes infecciosos activan a los macrófagos del tejido conectivo con producción y liberación de citocinas e inducción de los cambios en el endotelio esenciales para la marginación, detención y diapedesis de los leucocitos.

Las toxinas microbianas pueden actuar como superantígenos provocando una activación masiva, inespecífica e incontrolada del sistema inmune. Los superantígenos son capaces de activar un gran número de linfocitos T, independientemente de su clase (CD4 y CD8) y de su especificidad antigénica. Algunas de las substancias que funcionan como superantígenos en la fase inicial pueden desencadenar el proceso inflamatorio, ya que los linfocitos Th1, activados fisiológicamente o por superantígenos, producen mediadores de la inflamación inmune similares a los de la inflamación relacionada con el shock séptico endotóxico convencional.

1.2.1. DIFERENCIAS ENTRE LA ACTIVACIÓN DE NEUTRÓFILOS Y MACRÓFAGOS

La activación de los macrófagos se sigue de efectos diferentes a la de los neutrófilos. Ambos fagocitan y aniquilan a los patógenos, pero la liberación de mediadores es más intensa y agresiva en los macrófagos. Además, éstos pueden presentar antígenos, inducen una respuesta inmune, estimulan la fibrosis y la angiogénesis y parecen jugar un mayor papel regulador de la inflamación que los neutrófilos. Aunque activados por los mismos agentes, se produce una rápida respuesta de los neutrófilos que se agota rápidamente, mientras que la respuesta de los macrófagos es más mantenida. Difieren en su respuesta quimiotáctica: el colágeno y la fibronectina de los detritus celulares es quimiotáctica para los macrófagos, mientras que la IL-8 es específica de los neutrófilos. Mayores contrastes existen en su capacidad enzimática. Los neutrófilos contienen mieloperoxidasa, mientras que los macrófagos, al ser activados expresan la sintetasa del oxido nítrico inducido (iNOS) de gran capacidad antimicrobiana. A pesar de su efecto beneficioso, una excesiva producción de NO induce la paresia vascular del shock séptico, además de reaccionar con el oxígeno y dar lugar al peroxinitrato, que favorece la peroxidación lipídica y el daño oxidativo.

1.2.2. ÓRGANOS Y SISTEMAS CON ESPECIAL SUSCEPTIBILIDAD

Algunos órganos son más sensibles a la inflamación:

- Los pulmones de los pacientes con LPA/SDRA muestran acúmulos leucocitarios en la microcirculación, lo que favorece su contacto con las moléculas de adhesión y la progresión de la lesión.
- El riñón es especialmente sensible a las modificaciones hemodinámicas.
- El tracto intestinal merece especial consideración debido a su enorme carga bacteriana y a su especial vascularización con arterias terminales. Ello potencia una alterada permeabilidad y -quizás- una traslocación aumentada.
- El cerebro responde en encefalopatía no solo ante el fracaso hepático sino ante la sepsis.
- La alteración en los parámetros de coagulación es un factor común de lesión.
- El sistema metabólico y el inmune son diana ante el estrés.

1.3. Patrones de respuesta a la agresión: SRIS, CARS y MARS

La capacidad de regular la respuesta inflamatoria es de capital importancia para la supervivencia frente a la agresión. Un estado de sobreexcitación persistente de la respuesta proinflamatoria (SRIS) resulta insostenible y compromete la vida, provocando una cadena de disfunciones orgánicas múltiples. Por el contrario, la incapacidad para activar las células inflamatorias genera una hiporreactividad que induce indefensión, y que clínicamente se manifiesta por neutropenia.

La respuesta proinflamatoria (SRIS) es sólo parte de una respuesta dual. Está acoplada a una respuesta antiinflamatoria, que si resulta exagerada da lugar al síndrome de respuesta compensatoria antiinflamatoria (CARS). Algunos mediadores proinflamatorios, como las interleucinas que inducen el SRIS, pueden inhibir la actividad de las células B y T y del monocito/macrófago. Además, los mediadores inflamatorios pueden inhibir su propia síntesis y estimular la de sus agonistas. Estas respuestas pueden conducir a anergia e incrementar la susceptibilidad a las infecciones.

Frente a la agresión, puede existir una hiporreactividad que facilita el progreso infeccioso (CARS), una hiperreactividad (con SRIS incontrolado que conduce a la disfunción multisistémica), y una respuesta equilibrada entre SRIS y CARS, o síndrome de respuesta intermedia, denominado MARS.

El CARS se define como HLA-DR de los monocitos < 30% y capacidad disminuida de los monocitos para producir citocinas inflamatorias como el TNFa o la IL-6, y el MARS por parámetros del SRIS en un paciente con CARS. El espectro de las consecuencias de estas respuestas combinadas se ha denominado CHAOS (acrónimo de *Cardiovascular shock, Homeostasis, Apoptosis, Organ dysfunction and immune Suppression*) sabiendo que en el SRIS predomina el shock cardiovascular, la apoptosis acelerada y el SDMO, mientras que en el CARS domina la supresión inmunitaria y, -lógicamente- en el MARS destaca la homeostasis.

Es importante conocer -tanto a nivel pronóstico como terapéutico- la situación inflamatoria del paciente (SRIS, CARS o MARS), ya que si predomina el SRIS serían útiles los antagonistas y antimediadores, pero si predomina el CARS se debería estimular el sistema inmune y buscar mecanismos proinflamatorios.

1.4. Prevención

La gravedad del SRIS, su posibilidad evolutiva hacia disfunciones orgánicas que ensombrecen el pronóstico, y la ausencia de un tratamiento específico de probada eficacia, aconsejan extremar las medidas profilácticas. Estas consisten en una rápida estabilización hemodinámica, el tratamiento temprano de las lesiones (fracturas, esfacelos, secuestros, abscesos, etc..), el soporte nutricional y la profilaxis de las complicaciones infecciosas.

La estabilización hemodinámica incluye una pronta y adecuada reposición de volumen. Si persistiera la inestabilidad tras la reposición controlada, se asociarán precozmente drogas inotrópicas. Las medidas de hiperresucitación (índices cardiacos > 4,5 l/min/m^2) que pretenden aumentar el transporte de O_2 y disminuir la deuda de oxígeno no han demostrado su utilidad.

Un aspecto importante es la profilaxis de las complicaciones infecciosas. Cualquier foco séptico debe ser investigado y tratado. Dada la importancia que se confiere al tracto intestinal como origen de múltiples complicaciones infecciosas que conducen a la DMO por los cambios en su función de barrera (permeabilidad y ulterior traslocación), algunos grupos recomiendan la realización de descontaminación selectiva con antibióticos no absorbibles.

Al margen de estas medidas generales, es fundamental el diagnóstico precoz de disfunciones orgánicas y la puesta en marcha de medidas que limiten su fracaso. La

LPA y/o el SDRA suelen ser las más tempranas. Su detección y un adecuado manejo de la oxigenoterapia y de la ventilación mecánica resultan primordiales evitando, entre otros problemas, el del biotrauma asociado a ventilación mecánica. El fracaso renal es otra de las primeras complicaciones y debe de ser prevenido y tratado inicialmente; el control de las situaciones prerrenales de riesgo y una monitorización de los niveles de fármacos nefrotóxicos resulta esencial.

1.5. Opciones terapéuticas

En cuanto al tratamiento farmacológico del cuadro inflamatorio propiamente dicho, es todavía objeto de numerosas controversias. Existen buenos resultados con rhAPC en el SRIS-DMO de origen séptico en los pacientes con APACHE-II > 20. Se debe tener en mente la presencia de insuficiencia adrenal oculta y aportar esteroides según protocolo. Por otra parte, los esteroides parecen de demostrada utilidad en la fase tardía del SDRA. Otras medidas importantes son el control metabólico (glucemia no superior a 140 mg/dl) e iniciar lo antes posible un soporte nutricional adecuado; se recomienda intentar una nutrición enteral precoz y la utilización de dietas con farmaconutrientes (glutamina, arginina...) que contribuyan a restablecer el funcionalismo de la barrera intestinal sin alterar la respuesta inmunológica (lípidos con relación w3/w6 adecuada). La antitrombina III, el glucagón, la naloxona, las inmunoglobulinas, la heparina y el trasylol no han demostrado fehacientemente su eficacia. Los lazaroides, los captadores de radicales libres y las diferentes terapéuticas antioxidantes son objeto de investigación en estos cuadros.

Algunos fármacos de uso habitual en pacientes críticos pueden modificar la respuesta inflamatoria. Los AINEs y los bloqueantes H_2 son inmunosupresores, al igual que la morfina. El propofol reduce la liberación de IL-8 inducida por las endotoxinas. La dopamina inhibe la liberación de prolactina y contribuye a la anergia del paciente crítico. Las altas dosis de ácido linoléico de algunos soportes nutricionales parenterales pueden modificar negativamente la respuesta inmunológica por lo que se recomienda su sustitución parcial por ácido gamma-linolénico y ácido docosa-hexaenoico.

En los últimos años existen diversas líneas de investigación para modular la respuesta inflamatoria. Con el fin de retirar mediadores inflamatorios en las fases iniciales de DMO se están aplicando técnicas de depuración extracorpórea, fundamentalmente la hemodiafiltración veno-venosa continua, pero aunque algunos resultados clínicos son alentadores la capacidad de depuración de mediadores por estas técnicas es cuestionable. También se realizan ensayos clínicos, de base inmunológica, utilizando anticuerpos monoclonales frente a las endotoxinas y antagonistas de los mediadores inflamatorios (y de sus receptores) del TNFa y de la IL-1. El bloqueo de la síntesis del óxido nítrico intercelular, como mediador final, se encuentra en fase de experimentación.

Finalmente algunos estudios, todavía en fase de diseño, plantean un abordaje terapéutico múltiple tras una valoración del estado inflamatorio real del paciente, con antioxidantes y varios mediadores antiinflamatorios (IL-1ra, IL-10, IL-13 y factor bactericida incrementador de la permeabilidad) en los casos de SRIS, frente al uso de g-interferón y factores estimulantes de granulocitos en los pacientes con CARS.

1.6. Resumen y Conclusiones

- La respuesta al estrés agudo o agresión está relacionada con la gravedad o intensidad de la noxa. Se caracteriza, habitualmente, por un patrón pro-inflamatorio o patrón SRIS que se asocia a una mortalidad asumible entre el 7% y el 17% dependiendo del número de criterios empleados en su definición. En algunas raras circunstancias los pacientes desarrollan un patrón compensatorio entre la pro y la contrainflamación (patrón MARS) lo que se asocia a muy baja mortalidad (< 5%). Finalmente, en otras circunstancias algo más frecuentes, los enfermos desarrollan una respuesta contrainflamtoria o CARS en la que predomina la disfunción inmune, lo que se correlaciona con una elevada mortalidad (> 50%).
- Las disfunciones o fracasos multiorgánicos, mensurables por el SOFA, son consecuencia de un estado de gravedad más que de un proceso patológico. Se definen por nuestros intentos de prevención, y sus características principales estriban tanto en la afección de órganos-sistemas alejados del origen de la lesión como en su evolución desde disfunción subclínica a insuficiencia o fracaso franco y viceversa. Se sabe que no son tratables con terapias específicas, pero que pueden ser prevenidos y manejados con cuidados apropiados, entre los que destacan:
  - Identificación de la DMO y/o del FMO.
  - Apoyo fisiológico: hemodinámico, metabólico, inmunitario, profilaxis infecciosa.
  - Vigilancia por órganos y sistemas.
  - Descartar la agudización de la patología crónica.
  - Descartar los problemas corregibles.
  - Paliar/evitar la iatrogenia.

1.7. Bibliografía

Fundamental Critical Care Support. Fourth edition. Zimmerman JL (ed). Society Critical Care Medicine. Illinois. 2007.

Manual de Medicina Intensiva. Tercera Edición. Montejo J.C., García de Lorenzo A., Ortiz Leyba C., Bonet A. (editores). Elsevier. Madrid. 2006.

Rhodes A., Bennett ED. Early goal-directed therapy: An evidence-based review. Crit Care Med 2004; 32(S):448-450.

Soeters P., Grimble RF. Dangers and benefits of the cytokine mediated response to injury and infection. Clin Nutr 2009; 28:583-596.

http://www.ccmtutorials.com.

http://www.uninet.edu/remi.

2

Resucitación cardiopulmonar básica e instrumental

Juan José Rubio Muñoz
Miguel Valdivia de la Fuente

Objetivos docentes

- Los paros cardiacos representan un problema de primera magnitud a nivel mundial.
- La Cadena de Supervivencia resume los pasos vitales necesarios para llevar a cabo una resucitación con éxito: reconocimiento precoz de la situación de urgencia y activación de los servicios de emergencia, resucitación cardiopulmonar precoz, desfibrilación temprana y soporte vital avanzado junto a cuidados postresucitación.
- La aplicación de unas maniobras de reanimación cardiopulmonar básica de calidad en los primeros minutos del paro, aunque no es un tratamiento definitivo, incrementa el éxito de los siguientes eslabones de la cadena de supervivencia ya que ayuda a mantener a la víctima en las mejores condiciones para una desfibrilación eficaz y un soporte vital avanzado que aumenten la supervivencia.
- El ritmo inicial de aproximadamente el 85 % de los paros cardiacos extrahospitalarios es la fibrilación ventricular cuyo único tratamiento efectivo es la desfibrilación.
- Cuanto antes se aplique la desfibrilación, mayores serán las posibilidades de supervivencia de la víctima. Por cada minuto que una persona se encuentre en paro cardiaco, sus posibilidades de supervivencia disminuyen un 10%. Transcurridos 10 minutos, las posibilidades de supervivencia son muy bajas.
- Los desfibriladores externos semiautomáticos (DESA) son dispositivos portátiles, computerizados, fiables y seguros que se utilizan para desfibrilar.
- El objetivo de la reanimación cardiopulmonar instrumental es optimizar el soporte vital básico mediante sencillos dispositivos, además del DESA, como una fuente de oxígeno, sistemas de aspiración o cánulas orofaríngeas que mejoren el grado de oxigenación y de ventilación.
- Las bases sobre las que se ha elaborado este capítulo son las recomendaciones del European Resuscitation Council (ERC) del año 2005.

2.1. Introducción

2.1.1. PERSPECTIVA HISTÓRICA

Las referencias a maniobras destinadas a revertir el paro cardiorrespiratorio (PCR) en un enfermo son tan antiguas como la misma humanidad, apareciendo en el Antiguo Testamento, en la Edad Media con Vesalius o en el siglo XVIII donde se hace mención a técnicas de reanimación tan anecdóticas como rodar un barril sobre el pecho de la víctima o colgar al paciente boca abajo en un caballo al galope.

En la década de los 60 Peter Safar da un carácter científico a la reanimación cardiopulmonar (RCP) al protocolizar y divulgar la ventilación boca a boca y el masaje cardiaco externo, sentando las bases de las actuales maniobras de RCP.

Desde 1966 en EEUU, la American Heart Association (AHA) lideró los estudios científicos en relación con el PCR y la divulgación, tanto entre la comunidad médica como la población en general, de las maniobras de RCP mediante cursos teórico-prácticos.

En Europa, en 1988 se constituyó el European Resuscitation Council para coordinar las actividades en el campo de la RCP de los diferentes estados europeos. España, a través del Plan Nacional de RCP fundado en 1985, se incorporó desde el primer momento al ERC, siendo una de las organizaciones fundadoras.

En 1992 se creó el International Liaison Committee on Resuscitation (ILCOR) integrado por representantes de la AHA, el ERC, la Heart and Stroke Foundation of Canada, el Resuscitation Council of Southem Africa y el Australian Resuscitation Council. Posteriormente se incorporaron el Comité Latinoamericano de Resucitación y la Fundación Interamericana del Corazón. Esta organización se ha dedicado desde entonces a agrupar y consensuar el conocimiento científico adquirido en esta materia y a publicar y difundir guías de práctica clínica en las que se basa toda la enseñanza actual sobre las técnicas de RCP. La última versión de estas guías se publicó en 2005. Con la finalidad de adaptarse a las costumbres de cada país, el ERC publicó, también en 2005, las guías adaptadas a la realidad europea que son seguidas por el Plan Nacional de RCP y que constituyen las bases sobre las que se fundamentan las recomendaciones de este capítulo. A finales del año 2010 está prevista la publicación de las nuevas recomendaciones cuyo objetivo es actualizar las anteriores buscando la mejor evidencia científica disponible.

2.1.2. SITUACIÓN ACTUAL

A pesar de que a través del Plan Nacional de RCP se ha iniciado un registro de casos de PCR, no disponemos actualmente de datos oficiales sobre su incidencia en España. En cuanto al PCR extrahospitalario, este oscila de unos estudios a otros entre 10.800 y 50.000 casos al año, de los cuales no más del 10% son resucitados con éxito. Con respecto al PCR hospitalario, extrapolando las cifras descritas en otros países podría estimarse una cifra que superaría las 19.000 víctimas anuales, con una supervivencia al alta hospitalaria de poco más del 23% en algunas series.

Esta supervivencia guarda una relación directa con la rapidez de la respuesta ante una situación de PCR, la adecuada aplicación de las técnicas de soporte vital y, muy especialmente, de la desfibrilación temprana, teniendo en cuenta que la fibrilación ventricular es la responsable del 85% de los PCR extrahospitalarios.

2.1.3. ENSEÑANZA DE LA RCP

La Sociedad Española de Medicina Intensiva Crítica y Unidades Coronarias (SEMICYUC) a través del Plan Nacional de RCP lleva casi 25 años divulgando las técnicas de RCP mediante cursos de formación. En este tiempo ha preparado a más de cien mil profesionales sanitarios, ampliando, desde 1996, sus actividades hacia familiares de población en riesgo y ciudadanos en general.

2.1.4. CONCEPTOS FUNDAMENTALES

Definición de paro cardiorrespiratorio (PCR)

Se define como la interrupción brusca, inesperada y potencialmente reversible de la circulación y de la respiración espontánea. Si esta situación no se revierte en los primeros minutos conduce irremediablemente a la muerte del paciente.

Concepto de soporte vital básico (SVB)

Es el conjunto de medidas destinadas a mantener la permeabilidad de la vía aérea y a reemplazar la respiración y la circulación, sin equipamiento alguno. Solo se contempla la posibilidad de usar elementos de barrera como mecanismo protector.

Concepto de soporte vital instrumental

Es el conjunto de maniobras destinadas a reemplazar la función cardiaca y la respiratoria, fundamentalmente el masaje cardiaco y la ventilación boca a boca en las que se incluyen la utilización de dispositivos sencillos para mejorar la oxigenación y la ventilación así como los desfibriladores semiautomáticos para la desfibrilación temprana.

Concepto de soporte vital avanzado (SVA)

Es el conjunto de medidas terapéuticas que optimizan la ventilación y circulación con el objetivo final de resolver definitivamente la causa que ha conducido el PCR. Requiere un tratamiento integrado, con un equipo de personas capacitadas para realizar maniobras de aislamiento de la vía aérea, técnicas de ventilación y oxigenación, masaje cardiaco externo, canalización de accesos vasculares, administración de fármacos y líquidos intravenosos etc.

Cadena de supervivencia

Hace referencia al conjunto de medidas que deben aplicarse para responder con posibilidades de éxito ante una situación de PCR. La supervivencia de una persona depende de la aplicación precoz y ordenada de cada uno de los eslabones de esta cadena: 1) reconocimiento de la situación de emergencia y alerta inmediata, 2) aplicación de maniobras de SVB a ser posible por los propios testigos del PCR, 3) desfibrilación precoz y 4) soporte vital avanzado y cuidados postreanimación (Figura 2.1).

El soporte vital avanzado y los cuidados postreanimación se salen de los objetivos de este capítulo, en el que vamos a desarrollar los tres primeros eslabones de la cadena de supervivencia.

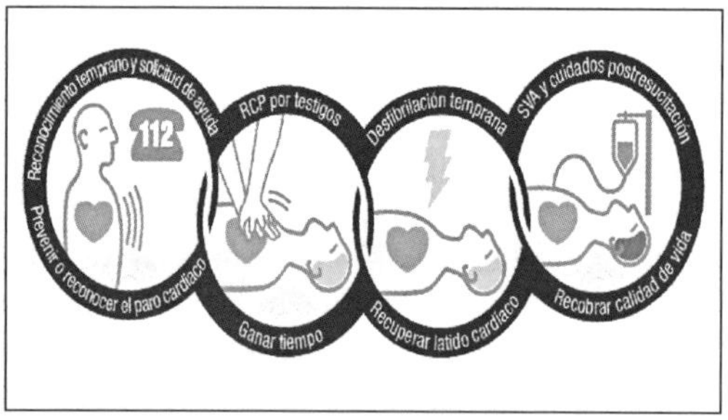

FIGURA 2.1. La Cadena de Supervivencia *(Plan Nacional de RCP, SEMICYUC).*

2.2. Secuencia de actuación en soporte vital básico (SVB)

En la figura 2.2 se resume la secuencia de actuaciones que constituyen el SVB y que se describen a continuación.

2.2.1. VALORACIÓN DEL NIVEL DE CONCIENCIA

Tras garantizar la seguridad de la víctima, de los testigos y la nuestra propia (p.ej. separar a la víctima de la zona de riesgo, señalizar la zona del accidente, etc.), valoraremos su nivel de conciencia mediante estímulos verbales enérgicos y físicos (evitar dar golpes en la cabeza). Una vez estimulada la víctima el reanimador puede encontrarse ante dos situaciones:

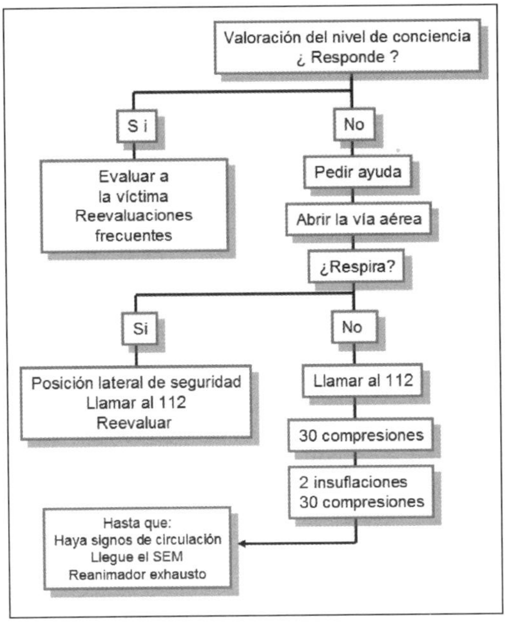

FIGURA 2.2. Secuencia de actuación en soporte vital básico.

Víctima consciente

Es aquella que responde ante los estímulos. En este caso nuestra actuación se resume en dejar a la víctima en la posición en que fue encontrada, investigar lo ocurrido y si fuera preciso alertar al Servicio de Emergencias Médicas (SEM, 112) y reevaluarla frecuentemente con el objetivo de descubrir situaciones que puedan poner su vida en peligro como hemorragias exanguinantes o atragantamientos.

Víctima inconsciente

Es aquella que no responde ante los estímulos con una pérdida generalizada del tono muscular. En este caso debemos gritar pidiendo ayuda, aplicar la maniobra frente-mentón para conseguir la apertura de la vía aérea (Figura 2.3) y pasar a analizar la respiración.

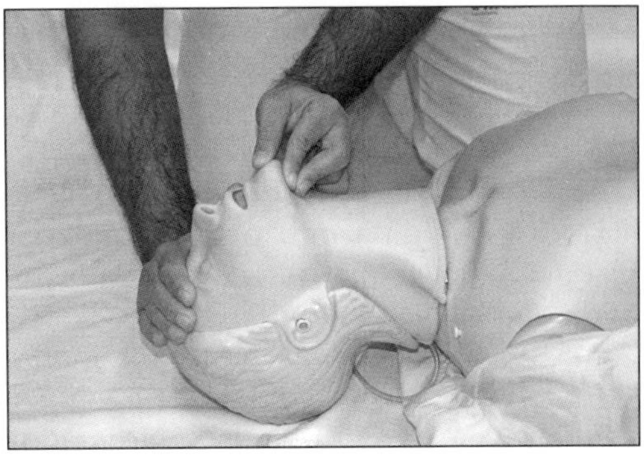

FIGURA 2.3. Maniobra frente-mentón. Colocar a la víctima en decúbito supino, apoyar una de nuestras manos sobre la frente del paciente y echar su cabeza hacia atrás hiperextendiendo el cuello y con el dedo medio e índice de la otra mano elevar el mentón.

2.2.2. VALORACIÓN DE LA RESPIRACIÓN

Sin perder la posición de la cabeza de la víctima obtenida con la maniobra frente-mentón, aproximaremos nuestra mejilla a su boca para comprobar, durante no más de 10 segundos, su respiración (Figura 2.4). Podemos encontrarnos ante 2 posibilidades:

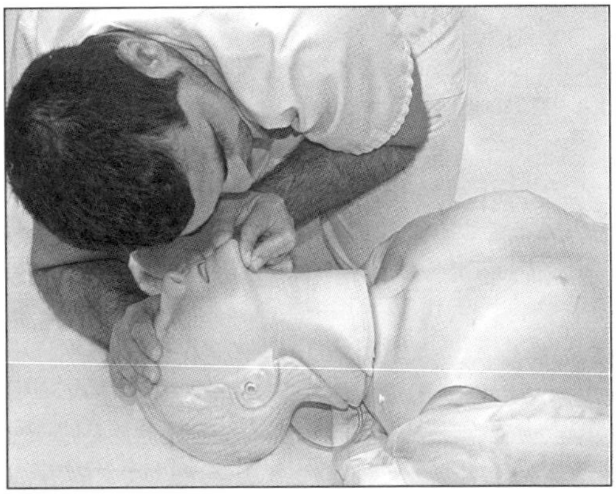

FIGURA 2.4. Oír, ver y sentir. Escuchar u oír la salida del aire de la boca de la víctima. Observar o ver los movimientos del tórax con la inspiración/espiración. Notar o sentir en la mejilla el aire espirado.

La víctima respira con normalidad

En las víctimas inconscientes se puede producir la obstrucción de la vía aérea debido al desplazamiento de la lengua hacia atrás y la pérdida del tono del paladar blando. Si la víctima respira, debemos ponerla en posición lateral de seguridad (Figura 2.5) para mantener constantemente abierta la vía aérea y evitar la aspiración si vomita. Buscaremos ayuda y alertaremos al SEM (112). Si la víctima tuviera que estar en esta posición mucho tiempo, es conveniente cambiar de lado cada 30 minutos con el objetivo de evitar lesiones por presión, reevaluándola de forma periódica.

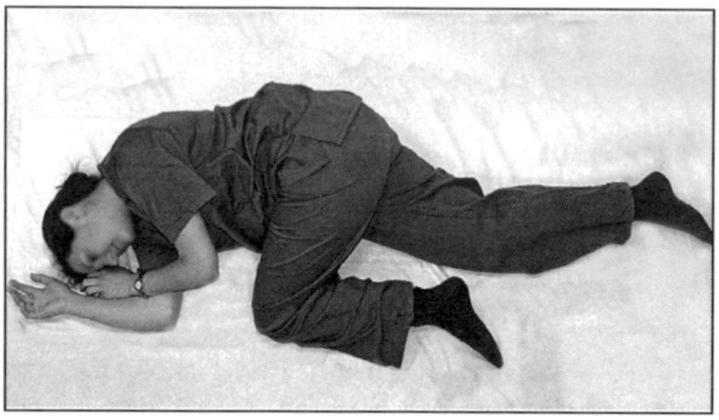

FIGURA 2.5. Posición lateral de seguridad.

La víctima NO respira con normalidad

Tras analizar la respiración, si tenemos dudas si esta es normal o no, actuaremos como si NO lo fuera. En ocasiones, en el momento inicial del PCR, podemos observar respiraciones agónicas que no deben confundirse con una respiración normal. Ante una víctima que no respira con normalidad debemos enviar a otra persona en busca de ayuda y alertar al SEM (112). En caso de encontrarnos solos, abandonaremos a la víctima para avisar y posteriormente comenzaremos con el masaje cardiaco externo (Figura 2.6).

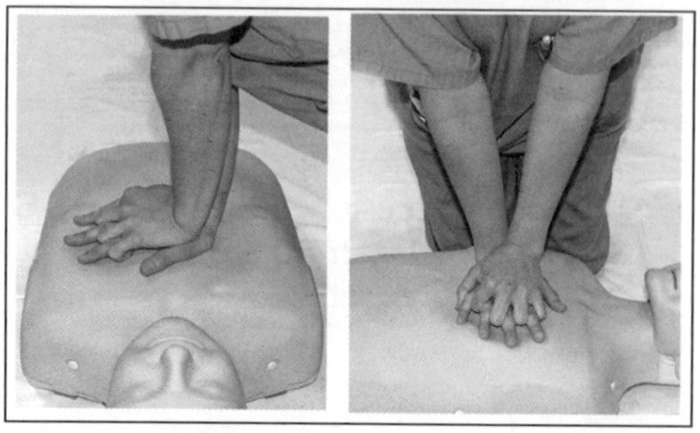

FIGURA 2.6. Masaje cardiaco externo. 1) Colocar a la víctima en decúbito supino sobre una superficie lisa y dura. 2) Arrodillarse junta a ella y localizar el lugar de masaje poniendo el talón de una mano en el centro del pecho. 3) Colocar el talón de la otra mano sobre la primera y entrecruzar los dedos de ambas manos. La compresión debe realizarse apoyando sólo los talones. 4) Presionar sobre el esternón con los brazos en extensión perpendiculares al paciente. Las compresiones tienen que ser fuertes de modo que el tórax descienda 4-5 cm con cada compresión. 5) Tras la compresión, el tórax debe recuperarse totalmente en la relajación. Procurar no perder el contacto de las manos con el pecho del paciente. El tiempo de compresión debe ser igual al de relajación. Para que el masaje cardiaco sea efectivo, las compresiones tienen que ser fuertes y rápidas, aproximadamente 100/minuto.

Después de 30 compresiones, aplicaremos 2 ventilaciones efectivas, previa comprobación de que el paciente no tiene ningún cuerpo extraño visible en la boca (Figura 2.7). No se recomienda el barrido digital a ciegas. Si la insuflación inicial no ha sido efectiva y hemos constatado que no hay cuerpos extraños, antes de proseguir debemos comprobar que la técnica frente-mentón se realiza de forma correcta. En la RCP Básica, al realizar la ventilación boca-boca podemos emplear dispositivos de barrera que evitan el contacto directo del reanimador con la víctima. Tras las 2 ventilaciones, continuaremos con las 30 compresiones torácicas (secuencia 30:2). La reanimación únicamente se interrumpirá para reevaluar a la víctima en caso de que comenzara a respirar normalmente o a moverse. Si bien la combinación de las compresiones torácicas y la ventilación es el mejor método de RCP, si el reanimador no fuera capaz o no estuviera dispuesto a realizar una ventilación boca-boca, en los primeros minutos del PCR podría realizar únicamente las compresiones torácicas, con una frecuencia de 100/minuto. En este caso las compresiones no deben interrumpirse y sólo se reevaluará a la víctima si comienza a respirar o a moverse.

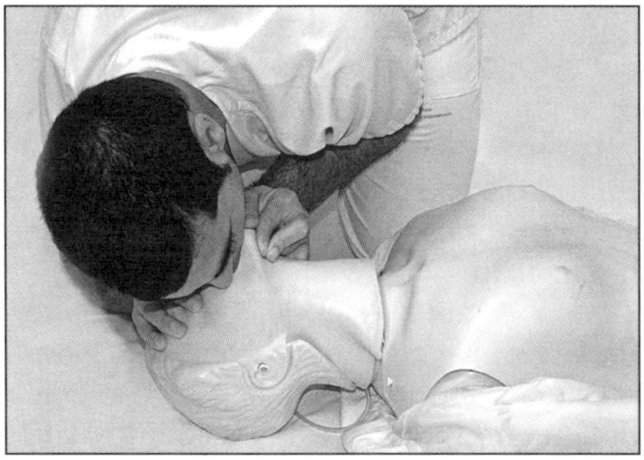

FIGURA 2.7. Ventilación boca a boca. 1) Aplicar la maniobra frente-mentón, manteniendo el mentón elevado y la boca de la víctima abierta. Tras inspirar, asegurar un correcto sellado de la boca de esta con nuestros labios y posteriormente soplar el aire en su boca sin perder la presión en la nariz con el pulgar e índice de la mano que tenemos apoyada en su frente, para impedir que salga el aire. Al insuflar debemos mirar de reojo el pecho de la víctima para comprobar que es efectiva al elevarse su tórax con la entrada del aire. La insuflación debe durar como una respiración normal, aproximadamente 1 segundo. 2) A continuación facilitar la espiración pasiva. Sin perder la posición de hiperextensión con la maniobra frente-mentón, observar como el pecho se deprime con la salida pasiva de aire. Mientras tanto nos prepararemos para dar una segunda insuflación. No se deben intentar más de 2 insuflaciones cada vez.

Si hay más de un reanimador deben alternarse cada 1-2 min., para evitar una pérdida progresiva de la efectividad de las compresiones motivada por la fatiga. El relevo se hará lo más rápidamente posible y se continuará la reanimación hasta que la víctima se recupere y empiece a respirar normalmente, sea atendida por el SEM o el reanimador quede exhausto.

2.2.3. CONTROL DE HEMORRAGIAS

Ante un paciente con una hemorragia que pone en peligro su vida, debemos hacer hemostasia mediante la compresión del punto de sangrado activo con pañuelos, prendas de vestir (preferiblemente de algodón), etc.; salvo que dispongamos de gasas o compresas estériles que serán los materiales de elección. Es muy importante que evitemos el contacto con la sangre de la víctima mediante el uso de guantes o cualquier material impermeable como bolsas de plástico. Salvo que nos encontremos ante una amputación con riesgo de exanguinación, a pesar de realizar una compresión correcta, no debemos utilizar torniquetes debido al alto riesgo de provocar lesiones isquémicas distales.

2.2.4. DESOBSTRUCCIÓN DE LA VÍA AÉREA

Las causas de obstrucción de la vía aérea superior incluyen las infecciones, los procesos alérgicos y los cuerpos extraños. Nos centraremos en describir las maniobras de desobstrucción que debemos realizar en situaciones de obstrucción de la vía aérea causada por un cuerpo extraño. En los niños suelen ser piezas pequeñas de juguetes mientras que en los adultos suelen ser restos de comida. Un aspecto positivo es que en muchas ocasiones suele haber testigos que pueden iniciar, de forma inmediata, estas maniobras mientras la víctima permanece aún consciente.

Para una reanimación exitosa es importante reconocer precozmente una situación de atragantamiento que suele presentarse con dificultad para respirar, tos y coloración cianótica. A continuación debemos diferenciar el grado de obstrucción como **parcial o leve**, donde las sibilancias inspiratorias pueden estar presentes y donde la víctima será capaz de expulsar el cuerpo extraño mediante el reflejo de la tos y **completa o grave** donde la víctima no puede hablar, la tos es ineficaz y perderá la conciencia en pocos minutos si el problema no es resuelto (Figura 2.8).

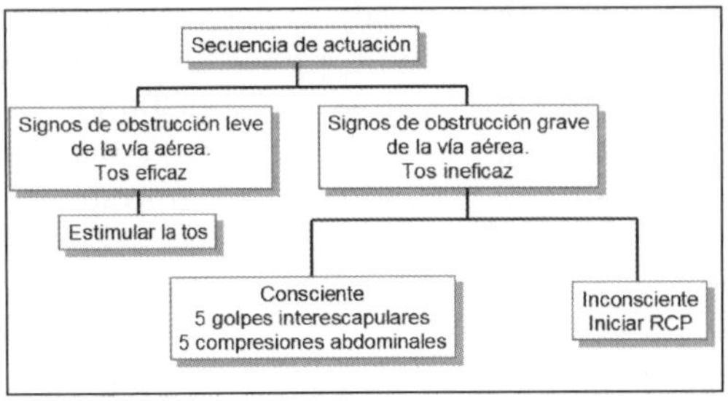

Figura 2.8. Secuencia de actuación en la obstrucción de la vía aérea por un cuerpo extraño.

Víctima consciente

Lo único que haremos inicialmente es invitar a la víctima a que siga tosiendo, puesto que la tos es el método más eficaz para desobstruir la vía aérea. Cuando muestre signos de agotamiento o la tos sea ineficaz, nos colocaremos a un lado y ligeramente por detrás, apoyaremos una mano en su tórax inclinándole hacia delante para que la cabeza quede a nivel inferior al tórax (de manera que el cuerpo extraño salga al exterior en lugar de introducirse a zonas más profundas de la vía aérea) y aplicaremos hasta 5 palmadas enérgicas en la espalda a nivel interescapular. Con cada golpe comprobaremos si el objeto es expulsado.

Si las palmadas en la espalda no han sido efectivas para resolver la obstrucción, realizaremos compresiones abdominales (maniobra de Heimlich) que intentan simular el mecanismo de la tos. Si la víctima está de pie o sentada, nos situaremos detrás y con ambos brazos rodearemos la parte superior del abdomen, asegurándonos de que la víctima está inclinada hacia delante. Cerraremos el puño de una mano situándolo a la altura del epigastrio, entre el ombligo y el apéndice xifoides, con el lado del pulgar apoyado sobre el abdomen. Agarraremos el puño con la otra mano y aplicaremos 5 compresiones rápidas contra el abdomen hacia arriba y atrás.

Si la vía aérea continúa obstruida, alternaremos palmadas interescapulares y compresiones abdominales hasta la resolución del cuadro o pérdida de conocimiento de la víctima.

Víctima inconsciente

Colocaremos a la víctima en decúbito supino, buscaremos ayuda y alertaremos al SEM (112) y comenzaremos las maniobras de RCP (aunque la víctima tenga pulso). El barrido digital sólo se efectuará si el cuerpo extraño se ve y es fácil de extraer. Nunca se debe realizar una extracción manual a ciegas dado el riesgo de introducir el cuerpo extraño hacia zonas más profundas de la vía aérea.

2.3. Secuencia de actuación en el soporte vital instrumental

A diferencia del SVB cuyas recomendaciones van dirigidas a la población general, la RCP Instrumental se centra en el personal sanitario, dado que engloba unos conocimientos, técnicas y maniobras superiores que los exigidos en la RCP Básica, pero sin llegar al nivel de la RCP Avanzada. El objetivo de la RCP Instrumental es optimizar el SVB mediante sencillos dispositivos (fuente de oxígeno, sistemas de aspiración, cánulas orofaríngeas) que mejoran el grado de oxigenación y de ventilación, así como los desfibriladores automáticos/semiautomáticos (DEA/DESA) que permiten la desfibrilación precoz en los casos indicados.

En la figura 2.9 se resume la secuencia de actuaciones que constituyen el soporte vital instrumental y que se describen a continuación.

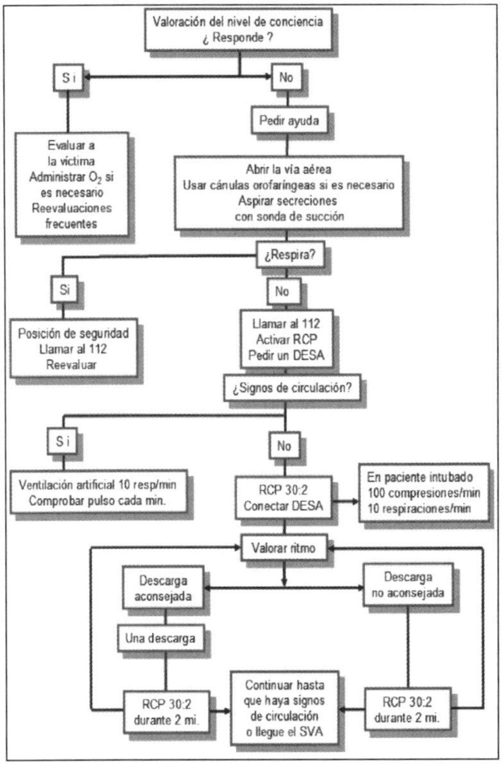

FIGURA 2.9. Secuencia de actuación en el soporte vital básico e instrumental.

2.3.1. VALORACIÓN DEL NIVEL DE CONCIENCIA

Actuaremos igual que en el apartado 2.1.

Víctima consciente

Igual que en el apartado 2.1.a. En los casos necesarios podemos mejorar la oxigenación del paciente administrando oxígeno (O_2) suplementario.

Víctima inconsciente

Primero pediremos ayuda. Salvo contraindicación, aplicaremos la maniobra frente-mentón para conseguir la apertura de la vía aérea, como se indicó en el SVB. Eliminaremos secreciones y/o restos de la vía aérea mediante la aspiración con una sonda conectada a un sistema de succión. Utilizaremos cánulas orofaríngeas de Guedel para facilitar la apertura de la vía aérea. Su tamaño es importante para evitar lesiones de la glotis que se producen si son demasiado grandes o desplazamiento de la lengua hacia atrás si son pequeñas. En pacientes inconscientes que respiran con normalidad, únicamente las emplearemos si las tolera y su introducción no produce náuseas o vómitos.

Ante la sospecha de una lesión cervical la maniobra frente-mentón está contraindicada. Se debe pedir ayuda para que otro reanimador mantenga inmovilizado el cuello o incluso coloque un collarín cervical y utilizar la técnica de desplazamiento mandibular. Para ello nos colocaremos tras la cabeza de la víctima y desplazaremos la mandíbula hacia delante y afuera con ambas manos colocando los dedos segundo y tercero en las ramas ascendentes cerca del ángulo mandibular. Esta maniobra es compleja y debe reservarse a personal entrenado.

2.3.2. VALORACIÓN DE LA RESPIRACIÓN

Conservando la apertura de la vía aérea comprobaremos, durante no más de 10 segundos, la respiración de la víctima (*oír, ver y sentir*) como se explicó en el SVB.

La víctima respira con normalidad

La pondremos en posición lateral de seguridad, buscaremos ayuda y alertaremos al SEM (112). Cambiaremos de lado a la víctima, cada 30 minutos si ésta tuviera que estar en posición lateral de seguridad mucho tiempo y la reevaluaremos de forma periódica.

La víctima No respira con normalidad

Además de activar el código de PCR, enviaremos a alguien a por un DEA/DESA y alertaremos al SEM (112) o, si está en el Hospital, al equipo de Soporte Vital Avanzado (SVA).

2.3.3. VALORACIÓN DE LA CIRCULACIÓN

Buscaremos signos de circulación (movimientos, tos o intento de respiración normal no agónica) o buscaremos pulso central, carotídeo, durante no más de 10 segundos, con los dedos índice, medio y anular. En el caso de que tengamos dudas, consideraremos que existe ausencia de circulación e iniciaremos el masaje cardiaco.

La víctima tiene circulación

En este caso estamos ante una parada respiratoria. Podemos realizar la ventilación a través de una mascarilla con válvula unidireccional conectada a una fuente de O_2 hasta disponer de una mascarilla con un balón de reanimación autohinchable, con bolsa de reservorio conectada a una fuente de O_2 (Figura 2.10). Además podemos ayudarnos de una cánula orofaríngea que evita la oclusión de la vía aérea al mantener la boca abierta e impedir la caída de la lengua hacia atrás. Su colocación se aprecia en la figura 2.11. Si no uti-

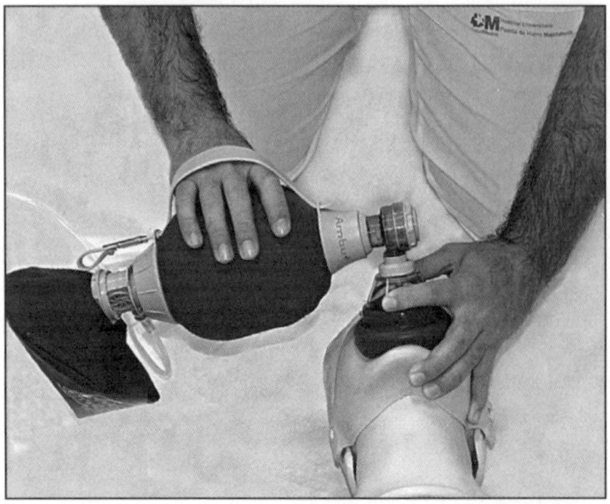

FIGURA 2.10. Ventilación con bolsa autohinchable. Conectar la bolsa de reservorio a una fuente de O2. Adaptar y fijar la mascarilla a la cara de la víctima con los dedos pulgar e índice y, a continuación, levantar hacia delante y elevar el mentón colocando el 3º, 4º y 5º dedo de la misma mano debajo de la mandíbula. Una vez conseguida la hiperextensión del cuello iniciaremos la insuflación con el balón de reanimación. La ventilación con balón de reanimación puede ser realizada por dos reanimadores, uno fijando la mascarilla y manteniendo la hiperextensión del cuello y el otro insuflando con el balón.

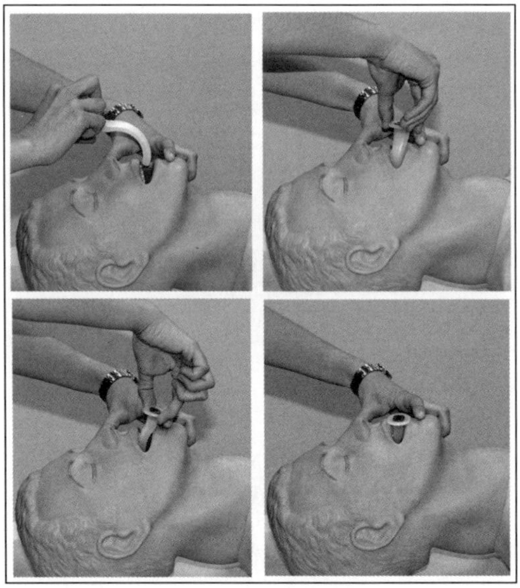

FIGURA 2.11. Uso de cánulas orofaríngeas. Las cánulas orofaríngeas nos pueden ayudar a mantener abierta la vía aérea. Se introducen por uno de los lados de la boca con la punta dirigida a la nuca del paciente. Una vez dentro de la boca se gira 180°, evitando la caída hacia atrás de la lengua.

lizamos bien el balón autohinchable o no colocamos correctamente la cánula orofaríngea no conseguiremos una adecuada ventilación y oxigenación del paciente pudiendo incluso provocar el vómito con el riesgo de broncoaspiración asociado al distender la cavidad gástrica con aire.

Comprobaremos cada 10 ventilaciones la presencia de circulación y ventilaremos a una frecuencia de 10 respiraciones/min. hasta que llegue el equipo de Soporte Vital Avanzado o hasta que la víctima empiece a respirar con normalidad. Si pierde el pulso empezaremos de forma inmediata con las compresiones torácicas.

La víctima no tiene circulación

Iniciaremos de forma inmediata el masaje cardiaco externo a un ritmo de 100 compresiones/min. como se explico en la RCP básica, interrumpiéndolo únicamente para realizar las dos ventilaciones. Alternaremos las compresiones y las ventilaciones siguiendo la secuencia 30:2 salvo que el paciente esté intubado (vía aérea aislada) donde no será necesario esta sincronización pero sí mantener el ritmo de 100 compresiones/min. y 10 ventilaciones/min. Si disponemos de un DEA/DESA, lo conectaremos y seguiremos sus instrucciones hasta que llegue el equipo de SVA. Continuaremos la reanimación hasta que el equipo de SVA se haga cargo de la situación o el paciente recupere signos de circulación.

2.3.4. DESFIBRILADOR EXTERNO AUTOMÁTICO (DEA)/ SEMIAUTOMÁTICO (DESA)

En aquellas ocasiones donde el paro cardiaco sea producido por una Fibrilación Ventricular (FV) o Taquicardia Ventricular sin pulso (TVSP), el único tratamiento efectivo es la desfibrilación. Cuanto antes se aplique esta, mayores serán las posibilidades de supervivencia de la víctima. Por cada minuto que una persona se encuentre en parada cardiaca, sus posibilidades de supervivencia disminuyen un 10%. Transcurridos 10 minutos, las posibilidades de supervivencia son muy bajas.

¿Qué es un Desfibrilador Externo Automático/Semiautomático?

La terminología Desfibrilador Externo Automático (DEA) o Desfibrilador Externo Semiautomático (DESA) es equivalente.

Ambos son dispositivos portátiles, computerizados, fiables y seguros que incorporan un sistema para analizar el electrocardiograma de superficie, indicando el choque eléctrico en aquellos ritmos desfibrilables. La única diferencia es que los automáticos (DEA), si detectan un ritmo desfibrilable, hacen una descarga eléctrica inmediata sin que el operador intervenga, mientras que los semiautomáticos (DESA) necesitan que el reanimador mande al aparato analizar el ritmo cardiaco del paciente y, si es desfibrilable, el aparato se carga automáticamente, pero no descarga la corriente hasta que el operador no acciona el botón de descarga. En la actualidad la mayoría de los equipos que se utilizan son semiautomáticos (DESA).

Una de las grandes ventajas de estos equipos es que utilizan mensajes verbales y/o visuales para guiar la actuación de los resucitadores. En la mayoría de los dispositivos se incluyen las siguientes "instrucciones de voz / visuales": a) aplicar un choque, cuando se detecta un ritmo susceptible de desfibrilación, b) orden para reanudar de inmediato la RCP tras el choque, c) dos minutos de RCP, antes de que se de la orden de evaluar el ritmo, la ventilación o el pulso.

Por tanto son dispositivos adecuados para ser empleados por personas ajenas al mundo sanitario o profesionales sanitarios no expertos. Disponen de tres simples botones o pasos: 1 encendido, 2 análisis del ritmo cardiaco y 3 descarga o choque eléctrico.

Según lo explicado anteriormente, la supervivencia del paro cardiaco súbito extrahospitalario puede mejorar mediante la realización de programas de acceso público a la desfibrilación precoz, los cuales deben implantarse en aquellos lugares donde haya una alta probabilidad de PCR presenciada por testigos (edificios administrativos, centros comerciales, estaciones de ferrocarril o metro, aeropuertos, instalaciones deportivas, gimnasios, etc...) De esta manera, podemos conseguir aumentar la probabilidad de que una persona en PCR, reciba RCP básica por los testigos y una desfibrilación precoz.

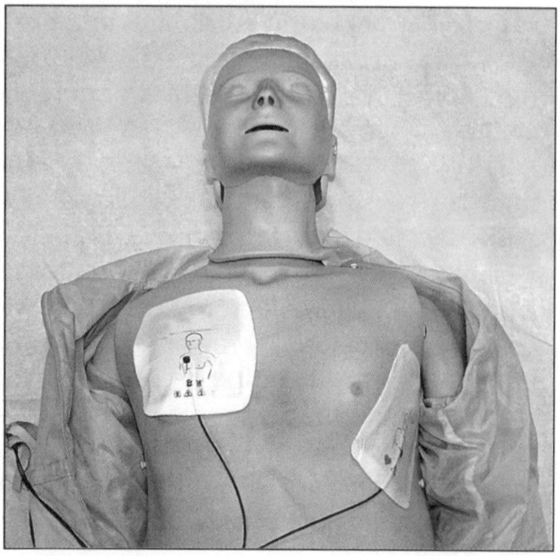

FIGURA 2.12. Colocación de los parches para el DEA/DESA.

Secuencia de actuación en el uso del DEA/DESA

Tan pronto como llegue el DEA/DESA la secuencia de actuación será la siguiente:

1. Despejar el pecho del paciente y retirar parches de medicación y objetos metálicos.
2. Encender el desfibrilador y colocar los electrodos adhesivos sobre el tórax del paciente en posición anterolateral. Uno de los parches paraesternal derecho e infraclavicular y el otro a nivel del ápex cardiaco, parte inferior izquierda del pecho en la mitad de la línea axilar media (Figura 2.12). En mujeres debe evitarse su colocación sobre las mamas. Si los pacientes tienen dispositivos implantables (marcapasos, DAI), colocar los electrodos lo más lejos del dispositivo, o bien, emplear alguna de las posiciones alternativas como biaxilar (un electrodo a cada lado de la pared lateral del tórax) o posición anteroposterior (un electrodo sobre área precordial izquierda y el otro electrodo posterior al corazón, justo por debajo de la escápula izquierda y lateral a la columna vertebral).
3. Seguir las instrucciones verbales o visuales del desfibrilador.
4. Cuando el DEA/DESA analice el ritmo, asegurarse que nadie toca la víctima para evitar artefactos. Tras analizar el ritmo, el desfibrilador decidirá si la descarga está o no aconsejada.
5. Si un choque eléctrico no está indicado:
   a) Reanude de inmediato la RCP (secuencia 30/2).
   b) Siga las instrucciones visuales o verbales.
6. Si un choque eléctrico está indicado
   a) La energía de descarga viene definida en el aparato, de modo que el reanimador no tiene que decidir nada al respecto.
   b) Antes de pulsar el botón de descarga, avisar de la misma al resto del personal de reanimación, en voz alta, clara y con mensajes cortos y sencillos («apártense», «fuera

todo el mundo»...) y comprobar que todo el personal, incluyendo el propio operador, no estén en contacto directo con el paciente, la cama y cualquier equipo que pudiera estar conectado a la víctima (si se emplea un DEA, aplicará una descarga eléctrica inmediata).

7. Observar al paciente para confirmar que la descarga se ha producido, al provocar una contracción músculo-esquelética.
8. Inmediatamente tras el choque, seguir la secuencia de RCP (30/2).
9. Siga las instrucciones visuales o verbales.

Las instrucciones se seguirán hasta que llegue el equipo de SVA, la víctima comience a respirar con normalidad o el reanimador esté agotado.

Utilización del DEA/DESA en niños

Los desfibriladores estándar son adecuados para niños mayores de 8 años de edad. En niños con edades comprendidas entre 1 y 8 años se puede utilizar, pero se recomienda usar atenuadores de la energía liberada (50-75 J), si es posible. En niños <1 año, su uso no está recomendado.

2.4. Resumen y Conclusiones

- Comprobar que tanto nosotros como reanimadores, la víctima y todos los que le rodean están a salvo.
- Analizar la situación y activar de forma eficaz a los Servicios de Emergencia.
- Iniciar las maniobras de RCP Básica hasta la llegada del equipo de SVA:
  - Valoración del nivel de conciencia: estímulos verbales y físicos
  - Apertura de la vía aérea mediante la maniobra frente-mentón si no hay sospecha de traumatismo cervical.
  - Valoración de la respiración: *oír ver y sentir.*
  - Si respira con normalidad colocar en posición lateral de seguridad.
  - Si apnea activar el aviso de parada e iniciar el masaje cardiaco externo alternando con la ventilación de forma sincronizada (secuencia 30:2).
  - Realizar las compresiones torácicas en el centro del pecho a un ritmo de 100 compresiones/min., que serán únicamente interrumpidas para realizar la respiración boca-boca.
- La RCP Instrumental será realizada en aquellos casos en los cuales el personal esté entrenado y disponga de los recursos necesarios (fuente de oxígeno, sistemas de aspiración, balón de reanimación) que mejoran el grado de oxigenación y de ventilación, así como los desfibriladores externos automáticos/semiautomáticos (DEA/DESA).
  - La ventilación se hará preferentemente con mascarilla facial y balón de reanimación autohinchable con bolsa de reservorio conectado a una fuente de O_2.
  - En cuanto se disponga de un desfibrilador conectarlo y seguir sus instrucciones con el fin de conseguir una desfibrilación precoz en los casos indicados.

2.5. Bibliografía

Handey J., Koster R., Koen Perkins G. Bossaert DS. European Resuscitation Council Guidelines for Resuscitation 2005. Section 2. Adult Basic life support and use of automated external defibrillators. Resuscitation 2005: 67 Suppl: 7-23.

Nolan J. European Resuscitation Council Guidelines for Resuscitation 2005. Section 1. Introduction. Resuscitation 2005: 67 Suppl: 3-6.

Perales Rodríguez de Viguri N., López Messa J, Ruano Marco M. Manual de Soporte Vital Avanzado, 4ª ed. Masson Madrid, 2007.

Perales Rodríguez de Viguri N. Curso de Resucitación Cardiopulmonar Instrumental y Desfibrilación Semiautomática, 3ª ed. Edika-Med. 2008.

http://www.erc.edu/new *European Resuscitation Council.*

http://www.semicyuc.org *Sociedad Española de Medicina Intensiva Crítica y Unidades Coronarias.*

3

Valoración y manejo de las alteraciones agudas de la volemia y del equilibrio ácido-base

Juan José Díaz Díaz
Sergio Ruiz Santana

Objetivos docentes

- Describir la fisiología de las alteraciones agudas de la volemia y de las alteraciones del equilibrio ácido-base.
- Describir las principales causas de la hiper e hiponatremia junto a su manejo.
- Describir las principales causas de las alteraciones del equilibrio ácido-base y su manejo.

3.1. Alteraciones de la volemia

3.1.1. INTRODUCCIÓN

La *volemia* se define como el volumen total de sangre del individuo. Esta volemia se constituye por una parte líquida llamada *plasma*, que representa el 55% del total y una parte *celular* (eritrocitos en su mayor parte y en menor medida plaquetas y leucocitos) que representa el 45%. Estos valores son susceptibles de cambiar dependiendo de las distintas circunstancias. La volemia normal en los adultos se corresponde con un 8% del peso corporal.

El agua corporal total representa un 60% del peso corporal total. El total de líquidos corporales está distribuido en dos compartimentos:

- Líquido intracelular: que representa 2/3 del agua corporal.
- Líquido extracelular: que representa 1/3 del agua corporal
  - Intersticial.
  - Plasma.
  - Transcelular.

El movimiento de agua y sodio entre los compartimentos intravascular e intersticial se regula por balance de presiones hidrostáticas y oncóticas. Entre los compartimentos intra y extracelular el agua sigue gradientes osmóticos. La concentración de electrolitos entre los compartimentos intra y extracelular se debe a la bomba Na-K ATPasa que introduce dos iones potasio por cada tres iones sodio que extrae.

Los líquidos corporales tienen una osmolalidad de aproximadamente 290 mosm/kg. La osmolalidad calculada viene dada por la fórmula:

$$Osm = (Sodio \times 2) + Glucosa/18$$

El *hiato osmolar* viene dado por la diferencia entre la osmolalidad medida en el laboratorio y la calculada por la fórmula. Sus valores normales son inferiores a 10. El aumento del valor viene dado por la presencia de sustancias osmóticamente activas, o sea, de bajo peso molecular, como etanol, etilenglicol o manitol.

La regulación de la volemia se consigue a través de un conjunto de mecanismos puestos en marcha por el organismo para mantener el volumen sanguíneo dentro de sus límites de normalidad. Se identifican mecanismos de control nervioso y control renal y hormonal asociados, que actúan simultáneamente (Figura 3.1 y Figura 3.2).

Debido a que el sodio es el mayor constituyente del plasma, los estados hipo e hiperosmolares se caracterizan por hipo e hiponatremias. El resumen de sus causas se encuentra en la tabla 3.1.

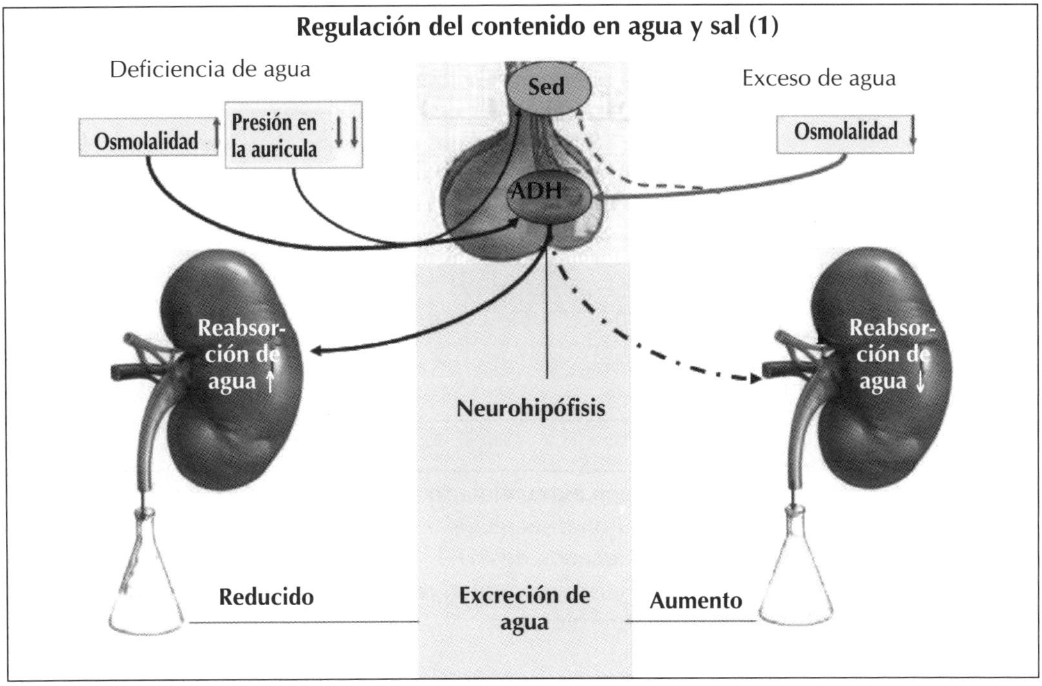

FIGURA 3.1. Regulación neuroendocrino de la volemia.

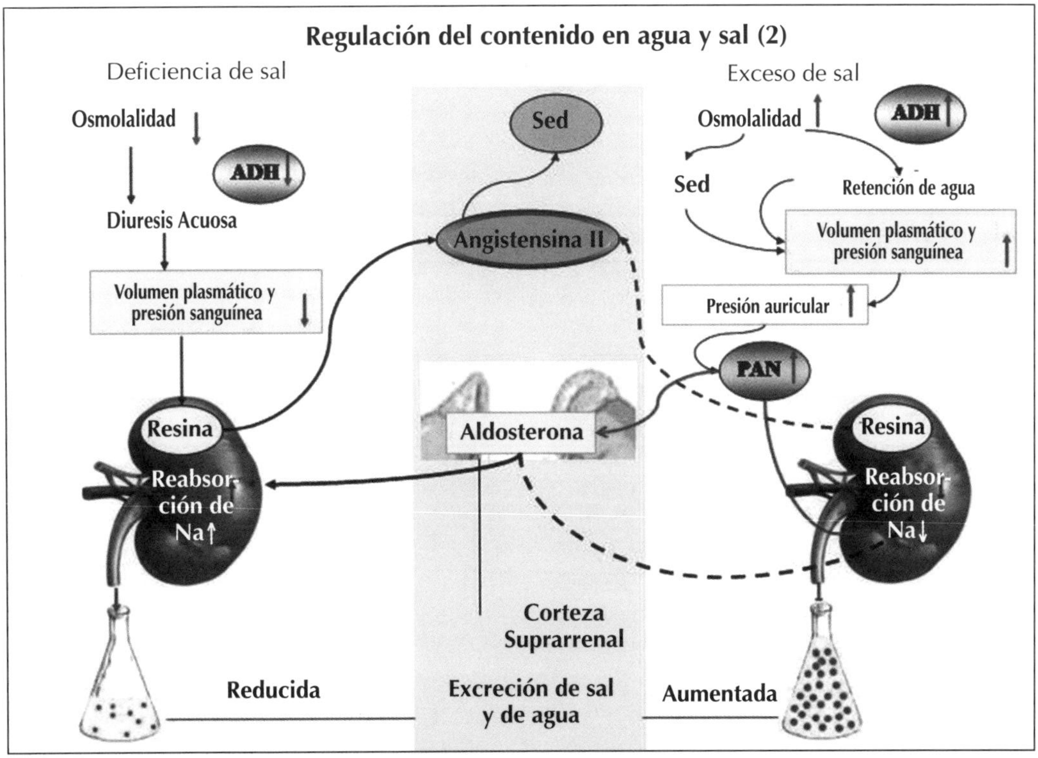

FIGURA 3.2. Regulación hormonal de la volemia.

TABLA 3.1. Resumen de las causas de hipo e hipernatremias.

<table>
<tr><th colspan="3">HIPONATREMIA</th></tr>
<tr><td colspan="3">Isotónica
Hiperproteinemias
Hiperlipemias</td></tr>
<tr><td colspan="3">Hipertónica
Hiperglucemia
Manitol
Sorbitol
Constraste</td></tr>
<tr><td colspan="3">Hipertónica</td></tr>
<tr><td>Volumen extracelular disminuido
1. Pérdidas extrarrenales
– Vómitos
– Diarreas
– Hemorragia
– Sudoración excesiva
– Quemaduras
2. Pérdidas renales
– Diuréticos
– Déficit mineralcorticoides
– Síndrome pierde-sal
– Nutrición baja sodio
– Nefropatías</td><td>Volumen extracelular normal
– Síndrome secreción inadecuada de ADH
– Déficit glucocorticoides
– Hipotiroidismo</td><td>Volumen extracelular aumentado
1. Fracaso renal
– Agudo
– Crónico
2. Fracaso prerrenal
– Insuficiencia cardiaca
– Cirrosis
– Síndrome nefrótico</td></tr>
<tr><th colspan="3">HIPERNATREMIA</th></tr>
<tr><td colspan="3">Hipervolémica
Bicarbonato
Nutrición parenteral total
Nutrición enteral con déficit de agua libre
Semiahogados en agua salada</td></tr>
<tr><td colspan="3">Hipovolémica
1. Pérdidas extrarrenales
– Diarreas
– Sudoración excesiva
2. Pérdidas renales
– Hipopotasemia
– Hipercalcemia
– Hiperglucemia
– Diabetes insípida</td></tr>
</table>

3.1.2. HIPONATREMIA

Se clasifica basándose en la osmolaridad plasmática en: isotónica, hipotónica e hipertónica.

Hiponatremia isotónica

También se reconoce como pseudohiponatremia. Se debe a un aumento de la parte no acuosa del plasma a favor de proteínas o lípidos. Esto disminuye la concentración de sodio en suero total aunque no la de sodio respecto al suero acuoso. Ya que no afecta al intercambio hídrico con el medio intracelular, no es una causa importante de alteraciones de la homeostasis.

Hiponatremia hipertónica

Se debe a la presencia de sustancias osmóticamente activas que producen aumento de la osmolaridad. Estas sustancias como la glucosa, el manitol, el sorbitol o el contraste producen un paso de agua del medio intracelular al extracelular con la consecuente caida de la concentración de sodio.

Hiponatremia hipotónica

Se clasifica en función al estado del volumen extracelular.

Hiponatremia hipotónica con volumen extracelular disminuido

Se produce por la pérdida de sodio y agua, aunque mayoritariamente más sodio. Estas pérdidas que producen hipovolemia estimulan prioritariamente la ADH. Hay que tener en cuenta que para que se produzca hiponatremia es necesaria la ingesta de agua por parte del paciente, pues si no bebe agua se produce hipernatremia.

Los distintos tipos de causas se diferencian fundamentalmente por los niveles de natriuresis.

Las *pérdidas extrarrenales* se caracterizan por sodio en orina inferior a 10 mmol/l, debido al intento del riñón de reabsorberlo. Dentro de estas causas encontramos los vómitos, las diarreas, hemorragia, sudoración excesiva o quemaduras.

En las *pérdidas renales* encontramos sodio en orina superior a 20 mmol/l. Dentro de las causas encontramos los diuréticos, déficit de mineralcorticoides y nefropatías. En los diuréticos destacan las tiazidas, ya que los diuréticos de asa aumentan el aclaramiento de agua libre y por tanto se tiende a la hipernatremia. El déficit de aldosterona cuando existe una insuficiencia primaria suprarrenal o enfermedad de Addison, produce un aumento de las pérdidas de sodio por el riñón y esto a través de los barorreceptores estimula la ADH que produce retención de agua, e hiponatremia secundaria. Un caso cuya etiología no está aclarada es el síndrome pierde-sal, que se produce tras neurocirugía o traumatismo craneal. Se caracteriza por pérdida primaria de sodio a nivel renal y una estimulación secundaria de la ADH. Una causa propia del paciente crítico es el paciente con nutrición enteral baja en sodio.

Hiponatremia hipotónica con volumen extracelular normal

El estado de euvolemia es difícil de evaluar, aunque medidas como el ácido úrico, la urea o la excreción de sodio urinario, sirven de ayuda.

Síndrome de secreción inadecuada de ADH

Las causas se encuentran en la tabla 3.2. Para establecer el diagnóstico, debe haber hiponatremia con hipoosmolaridad; además, la osmolaridad urinaria debe estar aumentada en relación el plasma, que es hipotónico. Debe existir euvolemia, descartándose los estados hiper e hipovolémicos. La excreción urinaria de sodio es superior a 30 mmol/l.

TABLA 3.2. Causas del síndrome de secreción inadecuada de ADH.

Tumores
– Carcinoma broncogénico, timoma, mesotelioma. – Carcinoma renal, pancreático, duodenal, uterino.
Alteraciones SNC
– Masas intracraneales: abscesos, tumores, hematoma subdural. – Meningitis, encefalitis, esclerosis múltiple. – Guillain-Barré. – Traumatismo craneal, hemorragia subaracnoidea.
Medicamentos
– Potenciadotes de la secreción de la ADH: nicotina, tricíclicos. – Potenciadores de los efectos de la ADH a nivel renal: oxitocina, inhibidores prostaglandinas. – Varios: omeprazol, vincristina, clofibrato, ciclofosfamida.
Enfermedad pulmonares
– Tuberculosis, neumonía, aspergilosis, empiema – EPOC, PEEP.
Otras
– SIDA, ejercicio extenuante, idiopática.

Déficit de glucocorticoides

Existe una secreción de ADH no dependiente de la osmolaridad plasmática. Este efecto sobre la natremia se ve incrementado en la fase aguda por la hipotensión y la disminución del filtrado glomerular, que lleva a la disminución del aclaramiento de agua libre.

Hipotiroidismo

El mecanismo de la hiponatremia no se conoce completamente. Se postula que el bajo gasto existente estimula la secreción de ADH. También parece influir la disminución del filtrado glomerular en casos hipotiroidismo grave, que limita la excreción de agua libre.

Hiponatremia hipotónica con volumen extracelular aumentado

Tienen en común un aumento de la retención de sodio y agua con mayor proporción de ésta última. El volumen extracelular aumentado viene definido por la situación de edemas. Para que haya edemas debe haber un cierto grado de alteración de la función renal en el manejo del exceso de sodio. La pérdida de líquido efectivo al acumularse éste entre los tejidos condiciona una reducción del filtrado glomerular, con aumento de la ADH y consecuentemente, reteniendo agua debido al intento del riñón de reabsorber sodio. En las situaciones de fracaso renal el sodio en orina es mayor a 20 mmol/l; en el resto de las causas, cuyo fracaso es prerrenal, el sodio es inferior a 10 mmol/l.

Insuficiencia cardiaca congestiva

En este caso el bajo gasto produce un aumento de la reabsorción mediado por el sistema renina-angiotensina-aldosterona y ADH no dependiente de osmolaridad.

Cirrosis

La vasodilatación esplácnica produce una hipovolemia relativa que conlleva, de nuevo, la activación del sistema renina-angiotensina-aldosterona y la ADH no dependiente de osmolaridad.

Síndrome nefrótico

En este caso, el desencadenante es la disminución del volumen efectivo por la hipoproteinemia.

Fracaso renal: agudo y crónico

Existe defecto en la excreción de agua libre.

Tratamiento de la hiponatremia

La sintomatología de la hiponatremia dependerá de la velocidad de instauración del cuadro. La mayoría de los pacientes no presentan sintomatología hasta hiponatremias inferiores a 125 mmol/l. Los síntomas predominantes son neurológicos y totalmente inespecíficos, que pueden llegar desde la fatiga ligera hasta el coma, según la progresión de la hiponatremia. Se debe evaluar en el laboratorio: los electrolitos en sangre y orina, la glucosa, la función renal y las osmolaridades, tanto plasmática como urinaria. Algunas causas subyacentes como el hipotiroidismo o la insuficiencia suprarrenal tienen tratamiento sustitutivo. El resto de causas basan el tratamiento en la corrección de la hiponatremia.

La hiponatremia aguda con clínica neurológica, como el coma o las convulsiones, es una urgencia. Se debe comenzar con suero hipertónico para incrementar 1-2 mmol/l/h. No se debe superar este ritmo de reposición porque existe el riesgo de herniación cerebral por edema cerebral.

Para el cálculo del déficit de sodio se sigue la siguiente fórmula:

Déficit de sodio = (140 – sodio actual) x 0,6 x Peso corporal

En el caso de la mujer el 0,6 se sustituye por 0,5

En los estados hipovolémicos se repone con suero salino isotónico para una reposición de 0,5-1 mmol/l/h y evitar así la mielinolisis centropontina. El sodio se debe monitorizar cada 4-6 horas. Cuando existe hipervolemia, se utilizan diuréticos de asa y restricción hídrica. Cuando estamos ante un síndrome de secreción inadecuado de ADH se debe restringir la ingesta a 500 cc por debajo de las salidas urinarias, excepto en los casos de hemorragia subaracnoidea por el peligro de desarrollar infartos cerebrales.

3.1.3. HIPERNATREMIA

Hipernatremia hipervolémica

Aquí se tiene un exceso de administración, ya sea por bicarbonato, nutrición parenteral total o nutrición enteral sin una administración adecuada de agua libre. También se puede encontrar en el caso de semiahogados en agua salada.

Hipernatremia por hipodipsia

Se encuentra en el caso de que no se ingiera agua libre. Es característico de pacientes de edad avanzada con alteraciones del sensorio.

Hipernatremia hipovolémica

Se identifican en este apartado una amplia variedad de causas. Las pérdidas pueden ser a *nivel renal* por diuresis osmótica en caso de la hiperglucemia, por hipercalcemia o por hipopotasemia; y dentro de las *pérdidas a nivel extrarrenal,* donde destacan las diarreas o la sudoración excesiva.

Diabetes insípida

Es un caso especial de hipernatremia caracterizado por orina con osmolaridad inferior a 800 mosm/kg agua en el contexto de una situación de hipernatremia. Este defecto de concentración urinaria puede ser de origen renal o de origen central.

La de origen *central* se debe a un defecto secreción de ADH por la hipófisis posterior. Esto no se encuentra hasta que se ven afectas el 85% de las neuronas. Es una enfermedad rara, en su mayoría de causa tumoral o infiltrativa por sarcoidosis o histiocitosis del hipotálamo. Hasta un 20% de los casos son idiopáticos. Existe un menor número tras cirugía o trauma, y algunos casos, son genéticos.

La de origen *renal* se debe a una resistencia del riñón al efecto de la ADH. Existen formas genéticas y formas adquiridas. De las formas adquiridas destacan la hipercalcemia, la hipopotasemia y medicaciones como el litio.

Para distinguir la central de la renal se precisa generalmente del test de deprivación de agua.

Tratamiento de la hipernatremia

Los objetivos del tratamiento van a ser la corrección del déficit de agua y reducir las pérdidas urinarias. Para el cálculo del déficit de agua se sigue la siguiente fórmula:

Déficit de agua = 0,6 x Peso corporal x [1-140/ Sodio sérico]

El control de la diabetes insípida central será la administración de ADH (1-2 microgramos intravenosos, intramuscular, subcutáneo o intranasal inicialmente). Si existe hipernatremia se debe suministrar agua libre en forma de glucosado. Aunque algunas formas renales responden, el tratamiento de estos casos se basa en tiazidas y restricción hídrica. Se utilizan también inhibidores de la prostaglandina sintasa tal como el clonixinato de lisina.

3.2. Alteraciones del equilibrio ácido-base

3.2.1. INTRODUCCIÓN

Para el buen funcionamiento de los sistemas metabólicos del organismo se necesita el mantenimiento de un pH adecuado. En casi todos estos procesos se desprenden ácidos, teniéndose una carga diaria de unos 80 mEq/l de ácidos no volátiles. La eliminación o neutralización de estos ácidos es vital.

Las fuentes de ácidos no volátiles provienen de: el metabolismo proteico (ácido clorhídrico y sulfúrico), la combustión incompleta de hidratos de carbono (ácido láctico) y grasas (cetoácido) y el metabolismo de las nucleoproteínas (ácido úrico).

Existen muchos sistemas que se encargan de tamponar el exceso de protones generados por la sobrecarga ácida. En el líquido extracelular el principal sistema tampón de los hidrogeniones es el bicarbonato. Éste se combina con el exceso de hidrogeniones formando el ácido carbónico con menos tendencia a la cesión de hidrogeniones. En el medio intracelular los tampones más importantes son las proteínas, los fosfatos orgánicos y los carbonatos óseos. A nivel pulmonar tenemos la formación de ácido carbónico a partir de los 15000 mmol producidos diariamente de dióxido de carbono.

Para el manejo del equilibrio acido-base es necesario conocer los valores de ph (7,35-7,45), pCO_2 (35-45 mmHg) y HCO_3^- (22-26 mEq/l).

Teniendo en cuenta el tampón o *buffer* del sistema carbónico/bicarbonato, el pH nos vendría dado por la fórmula de Henderson-Hasselbach:

$$\mathbf{pH = pK + \log [HCO_3^-]/[H_2CO_3]}$$
$$\mathbf{(donde\ el\ pk = 6{,}1)}$$

De esta formula se infiere la relación directamente proporcional del pH con el bicarbonato y la inversamente proporcional con el dióxido de carbono. Los cambios en el pH van a ser compensados tanto por el riñón como por el pulmón (Tabla 3.3.). *En el riñón* ante una situación de acidosis se producirá un aumento de la excreción de ácidos y se reabsorberá más bicarbonato, mientras que en una situación de alcalosis ocurrirá lo contrario. *En el pulmón* ante una situación de acidosis se producirá un estímulo a los quimiorreceptores que aumentarán la ventilación y por lo tanto la eliminación de dióxido de carbono, mientras que en la alcalosis tenemos de nuevo el mecanismo contrario.

Otro apartado importante en la fisiología del equilibrio ácido base es lo que se ha denominado *hiato aniónico*. Es un parámetro utilizado en las acidosis metabólicas para averiguar si el problema consiste en una acumulación de hidrogeniones o en una pérdida de bicarbonato. El concepto se basa en el equilibrio electroquímico, es decir, en que los elementos iónicos del líquido extracelular deben tener una carga neta de cero. Eso deja que la suma de aniones cargados negativamente y de cationes cargados positivamente debe hallarse equilibrada:

Hiato aniónico = Na^+ - [Cl^- + $HCO3^-$] = 12

Hiato aniónico = [Anión?] - [Cationes?] = 12

TABLA 3.3. Patogenia de los trastornos del equilibrio ácido-base y los cambios esperados.

ALTERACIÓN METABÓLICA		
Trastorno primario	→	Alteración del bicarbonato sérico
Consecuencia	→	Modificación del pH
Compensación	→	Ventilación (variación pCO_2) Renal (si el riñón no es la causa)
Acidosis metabólica → $pCO_2 = 1{,}5 \times HCO_3^- + (8 \pm 2)$ Alcalosis metabólica → $pCO_2 = 0{,}7 \times HCO_3^- + (21 \pm 2)$		
ALTERACIÓN RESPIRATORIA		
Trastorno primario	→	Ventilación (variación pCO_2)
Consecuencia	→	Modificación del pH
Compensación	→	Reabsorción renal bicarbonato (compensación lenta)
Acidosis respiratoria aguda → $\Delta pH = 0{,}008 \times (pCO_2 - 40)$ Acidosis respiratoria crónica → $\Delta pH = 0{,}003 \times (pCO_2 - 40)$ Alcalosis respiratoria aguda → $\Delta pH = 0{,}008 \times (40 - pCO_2)$ Alcalosis respiratoria crónica → $\Delta pH = 0{,}017 \times (40 - pCO_2)$		

(Aniones= Albúmina, fosfato, sulfato, lactato y cetoácidos; Cationes: gammaglobulinas, Ca^{2+}, Mg^{2+}, K^{+}, Litio). El valor considerado normal es hasta 12.

Este cálculo lleva a a clasificar las acidosis metabólicas en: hiato aniónico normal (o hiperclorémicas, ya que existe elevación del cloro ante la pérdida de bicarbonato) e hiato aniónico elevado (o normoclorémicas), dependiendo del aumento de aniones indeterminados.

3.2.2. ACIDOSIS METABÓLICA

Las causas se encuentran recogidas en la tabla 3.4. Se define como pH inferior a 7,35 con bicarbonato inferior a 22 mEq/l. Como consecuencia de esta alteración se tiene una hiperventilación compensadora, con respiración de Kussmaul (rápida, superficial). A nivel miocárdico existe una reducción de la contractilidad miocárdica y el riesgo de arritmias ventriculares. La clínica neurológica es inespecífica, pudiendo existir deterioro del nivel de conciencia, debilidad muscular, etc. En las formas crónicas puede conllevar retraso en el crecimiento en los niños y desmineralización ósea en el adulto.

El tratamiento se basa en la corrección de la causa de la acidosis y el aporte del déficit de bicarbonato, sobre todo si éste es inferior a 7,2. La correción debe ser lenta. Para la administración intravenosa, el bicarbonato suele estar disponible en soluciones 1 M (1 mEq/l) y 1/6 M (17 mEq/100 cc). La cantidad a administrar para lograr un determinado incremento de la concentración de bicarbonato puede calcularse aplicando la fórmula:

Bicarbonato a reponer = (24-Bicarbonato real) x 0,4 x Peso

Para evitar complicaciones es preferible administrar sólo 1/3 de la cantidad calculada y continuar después en función de los niveles de pH y bicarbonato.

3.2.3. ALCALOSIS METABÓLICA

Las causas también se encuentran recogidas en la tabla 3.4. Se define como pH superior a 7,45 con bicarbonato superior a 26 mEq/l. A nivel neurológico encontramos los signos de la vasoconstricción cerebral, con confusión e irratibilidad. La alcalosis hace que el calcio se una a las proteínas y disminuya el calcio iónico, esto tiene sus consecuencias pudiendo producir tetania a nivel muscular y arritmias a nivel miocárdico. A nivel iónico se produce hipopotasemia.

El tratamiento se basa en la corrección de la causa. Deben suspenderse los diuréticos de estar presentes y pueden emplearse inhibidores de la secreción ácida en el caso de vómitos. Así, en casos de hipovolemia se administra NaCl o KCl dependiendo de la severidad de la hipopotasemia. Ante casos de alcalosis severa o persistente puede requerirse cloruro amónico. Si existe hiperfunción suprarrenal deben buscarse inhibidores de su acción como la aldosterona, hasta la resolución de la causa productora si la hay o bien en el caso de formas secundarias utilizar diuréticos inhibidores de la anhidrasa carbónica como la acetazolamida que genera acidosis metabólica.

3.2.4. ACIDOSIS RESPIRATORIA

Las causas asimismo están recogidas en la tabla 3.4. Se define como pH inferior a 7,35 con pCO_2 mayor a 45 mmHg. La clínica es dependiente del nivel de pCO_2 y su rapidez de instauración. Predominan los síntomas neurológicos: asterixis cefalea, somnolencia, confusión y coma. A nivel de la retina se tiene ingurgitación de los vasos y papiledema. La situación de hipercapnia

TABLA 3.4. Causas de las alteraciones del equilibrio ácido-base.

ACIDOSIS METABÓLICA	
Anión GAP elevado	**Anión GAP normal**
Insuficiencia renal Acidosis láctica Cetoacidosis Diabética Alcohólica Ayuno prolongado Drogas y fármacos Salicilatos Metanol Paraldehído Etilenglicol	Pérdidas renales bicarbonato Acidosis tubular renal Síndrome Fanconi Acetazolamida Neovejiga-ileal Posthipocapnia Pérdidas digestivas bicarbonato Diarrea Ureterosigmoidostomía Fístula entérica Íleo
Alcalosis metabólica	**Alcalosis respiratoria**
Vómitos Aspiración gástrica Diuréticos De asa Tiazidas Adenoma velloso Hipermineralcorticismos Síndrome Conn Síndrome Cushing Síndromes Bartter y Liddle Administración bicarbonato	Ansiedad Intoxicación por salicilatos Insuficiencia hepática Trastornos del SNC Asma Fiebre Ejercicio Embolismo pulmonar Respiradores
Acidosis respiratoria	
Depresión del SNC Fármacos Metabólica Orgánica Trastornos neuromusculares Miopatía Síndrome Guillain-Barré Enfermedades pulmonares EPOC Asma Cifoescoliosis Neumotórax	

crónica se asocia a hipertensión pulmonar y cor pulmonale.

El tratamiento de la forma aguda es la corrección de la situación basal, incluso llegando a la ventilación mecánica si se precisa. Hay que tener precaución en la fase aguda de las enfermedades porque la oxigenoterapia puede disminuir o anular el estímulo hipóxico sobre el centro respiratorio de estos pacientes.

3.2.5. ALCALOSIS RESPIRATORIA

Las causas se encuentran recogidas al final de la tabla 3.4. Se define como pH superior a 7,45 con pCO_2 menor a 35 mmHg. Vamos a tener en estos casos los síntomas propios de la hipocalcemia, con deterioro del nivel de conciencia.

El tratamiento se basa en la corrección de la causa de base. La hiperventilación se puede tratar con fármacos depresores del centro respiratorio o haciendo respirar al paciente su propio aire exhalado.

3.3. Resumen y Conclusiones

- El equilibrio hidroelectrolítico se regula por el balance de presiones hidrostáticas y oncóticas.
- En el control de la volemia existen mecanismos nerviosos, renales y hormonales.
- Las alteraciones del sodio en el paciente crítico son frecuentes.
- Es fundamental el estado osmolar del plasma para conocer las causas de la alteración del sodio.
- La hormona antidiurética y el sistema renina-angiotensina-aldosterona son pilares básicos del control de las alteraciones de la volemia.
- El principal tampón del plasma es el bicarbonato.
- Para conocer el tipo de alteración del equilibrio ácido-base debemos conocer el pH, el bicarbonato y la presión parcial de CO_2.
- Existe un mecanismo compensador a la alteración primaria del pH por el aparato respiratorio o el riñón, y que es opuesto al cambio del mismo. Así pues, una acidosis respiratoria se compensa con una alcalosis metabólica.

3.4. Bibliografía

Adler S.M., Verbales J. G. Disorders of body water homeostasis in critical illness. Endocrinol Metab Clin North Am. 2006; 35:873-894.

Burton DR, Post TW. Trastornos de los electrolitos y del equilibrio ácido-base. Marbán; 2002. p. 241-371.

Burton DR. Simple and mixed acid-base disorders. www.UPTODATE. Noviembre 2009.

Gunnerson K. J., Kelum J. A. Acid-base and electrolyte analysis in critically ill patients: are we ready for the new millennium? Curr Opin Crit Care. 2003; 9:468-473.

Marino PL. Afecciones hipertónicas e hipotónicas. The ICU Book. 3 ed. Masson; 2007. p. 561-575.

Oufella HA, Offenstadt G. Disorders of water, electrolytes and acid-base equilibrium. Rev Pract 2003; 53: 883-891.

4

Shock: Fisiopatología y tipos

José A. Lorente Balanza
Nicolás Nin Vaeza

Objetivos docentes

- Conocer cuáles son los elementos definitorios del shock desde el punto de vista fisiopatológico.
- Conocer los diferentes tipos de shock y sus diferentes perfiles hemodinámicos.
- Conocer los determinantes del gasto cardiaco.
- Conocer la dificultad de valorar la precarga mediante la medición de las presiones de llenado.
- Conocer las particularidades del shock séptico y otros tipos de shock distributivo que se desarrollan en el contexto de una situación de inflamación sistémica.
- Conocer que todos los tipos de shock, si se prolonga la situación de hipoxia tisular, conducen, una vez resuelta la causa, a un shock distributivo.
- Conocer los mecanismos por los cuales el shock se asocia a disfunción celular.

4.1. Definición

Al final del siglo XIX, el término shock se utilizaba para indicar la respuesta inmediata al trauma, describiendo una situación de pulso débil o imperceptible y sudoración fría. La hipotensión arterial fue incluida como parte del síndrome en 1930 por Blalock, que definió el shock como el fallo circulatorio periférico consecuencia de una discrepancia entre el tamaño del lecho vascular y el volumen del fluido intravascular. Posteriormente, en 1964 Simeone indicó que existe shock cuando el gasto cardiaco es insuficiente para llenar el árbol arterial con sangre a la suficiente presión para proporcionar a los órganos y tejidos un flujo sanguíneo suficiente.

En la actualidad es posible medir la perfusión de forma independiente de la presión, de forma que la definición de shock incluye el concepto de déficit de perfusión en relación a la función celular. En este contexto, Fink definió shock como una situación de alteración sistémica de la perfusión que conduce a hipoxia celular diseminada y disfunción de órganos vitales. Finalmente, Cerra definió shock en términos de un desequilibrio entre el aporte y la demanda de nutrientes, como la respuesta inapropiada del organismo a un equilibrio inapropiado en el balance entre el aporte y la demanda de sustratos a nivel celular.

En realidad, la definición de shock depende del contexto. Para el personal médico de emergencia, shock es el síndrome caracterizado por hipotensión, oliguria, taquipnea y taquicardia y disminución del nivel de conciencia. Para el fisiólogo, shock se define de acuerdo con patrones hemodinámicas característicos, en compañía de alteraciones del metabolismo bioenergético celular. Para el médico intensivista, shock es un estado de hipotensión y disminución de la perfusión efectiva de los órganos asociada a disfunción celular.

4.2. Determinantes de la perfusión tisular

La disminución de la perfusión tisular efectiva es el cambio fisiológico que define al shock. Es, pues, relevante el conocimiento de los determinantes de la perfusión tisular. Tanto factores macro como microhemodinámicos determinan la perfusión de los tejidos.

La perfusión tisular depende del gasto cardiaco, de cómo se encuentre distribuido el gasto cardiaco entre los órganos y tejidos, de la función de la microcirculación, y del aporte de oxígeno a las células.

El gasto cardiaco depende de la precarga, postcarga y contractilidad. El gasto cardiaco es igual al retorno venoso, pues el sistema circulatorio es un circuito cerrado. El retorno venoso está condicionado por la función vascular, la cual se encuentra determinada por la presión circulatoria media, la presión auricular derecha y la resistencia al retorno venoso (*vide Infra*).

La distribución del gasto cardiaco está determinada por factores locales vasculares y factores extrínsecos (estímulo adrenérgico). El uso de fárrmacos vasoactivos influye marcadamente en la distribución del flujo sanguíneo entre los órganos y tejidos.

La función de la microcirculación está determinada por el estado de contracción de los esfínteres pre y postcapilar y la integridad endotelial. El flujo sanguíneo microvascular depende de la respuesta a estímulos metabólicos locales, como la acidosis, la hipoxia y la hipercapnia.

El aporte de oxígeno a los tejidos depende de la afinidad de la hemoglobina por el oxígeno.

Finalmente, un determinante del estado energético celular, es la capacidad de mantener una producción normal de energía (i.e.,síntesis de ATP). El estado metabólico celular depende del aporte normal de oxígeno a través del flujo sanguíneo. Puesto que el transporte de oxígeno depende de la concentración de hemoglobina, de la saturación de la hemoglobina por el oxígeno (SaO_2) y del flujo sanguíneo, el aporte de oxígeno puede encontrarse disminuído en tres condiciones: disminución de la concentración de hemoglobina (hipoxia anémica), disminución de la SaO_2 (hipoxia hipóxica) o disminución del flujo sanguíneo (hipoxia por bajo flujo).

Estos tipos de hipoxia no contemplan una situación fisiopatológica que reviste particular importancia en un tipo de shock que aparece en el contexto de inflamación sistémica, el shock distributivo *(vide Infra)*. En condiciones de inflamación sistémica, la célula presenta una alteración del metabolismo energético por la cual, aun cuando la concentración de oxígeno en el entorno y en el interior celulares es normal (no hay hipoxia de los tres tipos descritos anteriormente), la síntesis de ATP se encuentra empeorada. Esta alteración se debe a disfunción de la cadena respiratoria inducida por determinados mediadores químicos. Este situación se denomina hipoxia citopática, pera designar un estado de deficiente producción de energía en condiciones de suficiente aporte de oxígeno a la célula.

4.3. Clasificación

El tipo de shock inicialmente reconocido fue el shock hemorrágico en el contexto de trauma. Posteriormente, se observó que se pueden originar los mismos signos de shock en otras condiciones, como la hipovolemia, la lesión espinal, la alteración grave de la función cardiaca, la infección grave, la disfunción suprarrenal, la obstrucción al flujo sanguíneo y la reacción de hipersensibilidad.

La forma más general de clasificar el shock es atendiendo a los cambios hemodinámicos asociados. En todos ellos la presión arterial se encuentra disminuida, bien por disminución del flujo sanguíneo (debida a disminución del gasto cardiaco), o bien por disminución de la resistencia vascular sistémica.

(1) Shock hipovolémico, debido a disminución de la precarga; (2) shock cardiogénico, debido a alteración de la contractilidad miocárdica; (3) shock obstructivo, debido a aumento de la postcarga; (4) shock distributivo, debido a un estado de vasodilatación sistémica excesiva.

4.3.1. SHOCK HIPOVOLÉMICO

En el shock hipovolémico se encuentra una disminución del volumen circulante en relación a la capacidad vascular. Se caracteriza por una disminución de las presiones de llenado ventricular y del gasto cardiaco y un aumento de la resistencia vascular sistémica. Debido a la disminución del gasto cardiaco la presión de pulso se encuentra disminuida. El shock hipovolémico se presenta cuando hay hemorragia grave o pérdida de fluidos muy marcada (i.e., diarrea, poliuria).

En situaciones en las que la situación de shock se prolonga en el tiempo, la reposición de la volemia puede ser insuficiente para restaurar la perfusión tisular y la estabilidad hemodinámica. Debido a la hipoxia celular prolongada, aun cuando se corrija la hipovolemia, se desarrolla una situación de shock de tipo distributivo y disfunción vascular.

Es importante señalar que otros tipos de shock no hipovolémico, pueden presentar un componente hipovolémico que ha de ser tratado adecuadamente. Por ejemplo, en condiciones de venodilatación (i..e, sepsis, daño espinal, ciertos fármacos o toxinas) existe un estado de hipovolemia relativa. Igualmente, pacientes con shock cardiogénico, que frecuentemente han recibido tratamiento diurético, pueden presentar cuando desarrollan shock un componente hipovolémico que contribuye al shock.

4.3.2. SHOCK CARDIOGÉNICO

El shock es debido a una disminución de la contractilidad miocárdica. Se caracteriza por presiones de llenado y volúmenes cardíacos elevados, bajo gasto cardiaco, elevación de la resistencia vascular sistémica, saturación venosa mixta de oxígeno (SvO_2) disminuida, diferencia arterio-venosa de oxígeno disminuida, e hiperlactatemia.

El shock cardiogénico se manifiesta generalmente en la enfermedad isquémica coronaria que afecta a más del 40% de la masa muscular cardiaca, bien de forma aguda o bien en el curso de sucesivos eventos isquémicos. Hay que considerar que un infarto de tamaño no extenso puede asociarse a shock debido a disfunción contráctil de áreas de miocardio aturdido. En el contexto de la enfermedad isquémica, hay que considerar otras causas de shock, como la rotura de músculos papilares y la insuficiencia mitral, la insuficiencia aórtica aguda, o la rotura del septo interventricular.

Un caso particular de shock es el que sucede en el contexto de infarto del ventrículo derecho. La mitad de los casos con infarto inferior presentan afectación del ventrículo derecho, pero sólo los más extensos (10-20% de los casos de infarto de ventricular derecho) se asocian a shock. Esta forma de shock debe recibir tratamiento con fluidos e inotropos. Debe hacerse el diagnóstico diferencial con otras causas de compromiso del ventrículo derecho, como el taponamiento pericárdico, la pericarditis constrictiva, la miocardiopatía restrictiva y el embolismo pulmonar.

En general, los enfermos con shock cardiogénico han recibido tratamiento diurético, de forma que suele existir un componente hipovolémico del shock. Por eso, no se debe diagnosticar shock cardiogénico hasta que no se demuestre un gasto cardiaco disminuido (índice cardiaco menor de 2,2 $l/min/m^2$) con una presión de enclavamiento capilar pulmonar de al menos 18 mm Hg).

4.3.3. SHOCK OBSTRUCTIVO

El shock obstructivo se debe a obstrucción del flujo sanguíneo o a un empeoramiento del llenado ventricular (i.e., taponamiento). El embolismo pulmonar produce obstrucción al flujo sanguíneo. El llenado ventricular se puede encontrar comprometido en el taponamiento pericárdico, la pericarditis constrictiva, el neumotórax a tensión y los tumores mediastínicos.

El perfil hemodinámico es, en general, semejante al del shock cardiogénico: disminución del gasto cardiaco, SvO_2 y diferencia arterio-venosa de oxígeno, e hiperlactatemia. A diferencia del shock hipovolémico, en el caso de tumores mediastínicos y neumotórax a tensión, existe distensión de las venas yugulares. El taponamiento pericárdico se asocia con presiones sistólicas elevadas e igualadas (presión diastólica del ventrículo derecho e izquierdo, presión venosa central, presión de oclusión de la arteria pulmonar). En el caso del embolismo pulmonar, las presiones de llenado del ventrículo derecho se encuentran elevadas, mientras que las del ventrículo izquierdo se hallan disminuidas.

4.3.4. SHOCK DISTRIBUTIVO

El shock distributivo se debe a vasodilatación sistémica. Una vez resucitado y corregido el componente hipovolémico inicial, se caracteriza por una disminución de la resistencia vascular y elevación del gasto cardiaco. La resistencia vascular sistémica se encuentra disminuida. La SvO_2 es elevada, y la diferencia arterio-venosa de oxígeno está disminuida.

La razón de estos cambios no se conoce en detalle. Tres explicaciones se han propuesto: (1) La existencia de shunts anatómicos o funcionales en la circulación capilar, de forma que el oxígeno arterial no se hace disponible a las células. (2) Alteraciones de la reactividad microvascular, que originan áreas de vasoconstricción excesiva que coexisten con áreas de vasodilatación. La vasoconstricción en áreas con alta demanda metabólica, o la vasodilatación en áreas con una baja demanda metabólica, puede explica los cambios en la SvO_2. Adicionalmente, los capilares pueden encontrarse obstruidos por depósitos de fibrina y plaquetas en el contexto de la activación de la coagulación característica de la sepsis. (3) Alteraciones metabólicas intracelulares. Se ha descrito que en la sepsis existe una alteración en la síntesis de ATP aún en presencia de una concentración normal de oxígeno en el entorno celular, debido a una alteración en la función mitocondrial (hipoxia citopática).

En otros tipos de shock el cambio primario es el que afecta al flujo sanguíneo (i..e, disminución de la contractilidad, o disminución de la precarga). Sin embargo, algunas formas de shock distributivo se desarrollan en el contexto de inflamación sistémica como cambio primario. El ejemplo más típico es la sepsis. Igualmente se puede encontrar shock distributivo en situación en las cuales se desarrolla una respuesta proinflamatoria sistémica no causada por infección. Este es el caso del trauma resucitado, el paciente gran quemado, la pancreatitis aguda grave, o el postoperatorio de situaciones caracterizadas por isquemia-reperfusión (i.e., cirugía de la aorta).

El desarrollo del típico patrón hemodinámico característico del shock séptico, consistente en una elevación de gasto cardiaco y una vasodilatación sistémica, depende de la capacidad del paciente de desarrollar una respuesta hiperdinámica tras el insulto (i.e., la infección) y del momento de evolución de la sepsis.

En la fase inicial del shock distributivo existe un componente de hipovolemia absoluta (debida a diarrea, vómitos, fiebre y pérdida de fluidos al espacio intersticial por hiperpermeabilidad capilar...) o relativa (debida a un estado de vasodilatación sistémica e insuficiente fluido para ocupar el aumentado espacio intravascular). Sólo cuando el paciente es resucitado, el shock, inicialmente hipodinámico (gasto cardiaco disminuido) se transforma en hiperdinámico (elevación del gasto cardiaco). Por otro lado, es frecuente que pacientes con edad avanzada o enfermedad cardiaca previa no sean capaces de desarrollar una respuesta hiperdinámica, presentando un patrón de bajo gasto cardiaco como respuesta a la infección.

Así, pues, aunque el patrón hiperdinámico es típico de la sepsis, numerosos enfermos con sepsis no desarrollan estos cambios. No es correcto basar en diagnóstico de sepsis en la presencia o ausencia de una respuesta hiperdinámica. El patrón hemodinámico considerado como típico de la sepsis no se observará en enfermos infraresucitados, con una reserva cardiovascular disminuida, o gran depresión de la contractilidad miocárdica.

Otras formas de shock distributivo es la anafilaxia, la lesión espinal (debido a pérdida del tono vascular), la anestesia espinal, y el síncope vasovagal. La crisis adrenal causa alteraciones hemodinámicas semejantes a las que caracterizan al shock séptico. Adicionalmente, la sepsis se asocia a insuficiencia adrenal relativa. Así, pues, un déficit relativo de cortisol explica con frecuencia la inestabilidad hemodinámica de enfermos con sepsis.

4.4. Determinantes del gasto cardiaco en el shock

El gasto cardiaco depende de la contractilidad, la precarga y la postcarga. La **contractilidad** depende de la masa muscular miocárdica y del estado de activación simpatoadrenal. La contractilidad se encuentra disminuida en condiciones como la isquemia-reperfusión (i.e., post-fibrinolisis), la acidosis, y la liberación de sustancias depresoras del miocardio (i.e., trauma, quemaduras, sepsis, inflamación sistémica).

La **precarga** indica el grado de dilatación del ventrículo derecho. Suele estimarse por la medición de la presión de llenado (presión venosa central, o presión de enclavamiento de la arteria pulmonar en el caso de la estimación de la precarga del ventrículo izquierdo). Esta estimación es inadecuada porque (i) la relación entre la precarga y las presión de llenado no es lineal; (ii) la relación depende de una variable cuya magnitud es desconocida (la *compliance* del ventrículo), de forma que presiones de llenado elevadas son compatibles con una precarga disminuida; (iii) las presión que determina el llenado ventricular (y que, por tanto, se relaciona con la precarga a través de la *compliance*) es la presión transmural vascular.

Sin embargo, la única presión que se puede medir directamente es la intravascular (presión venosa central o de enclavamiento de la arteria pulmonar). La presión transmural no es fácil de medir y no se puede estimar fácilmente en todas las condiciones mediante la medición de la presión intravascular (presión venosa central o de enclavamiento de la arteria pulmonar). En efecto, la presión transmural está influida por otras variables frecuentemente presentes en el enfermo crítico y cuyo impacto en la presión transmural es difícil de determinar (i.e., esfuerzos musculares espiratorios, aumento de la presión intratorácica por la ventilación mecánica, uso de PEEP, etc.)

La precarga se encuentra disminuida en la fase inicial (antes de la resucitación con fluidos) del shock distributivo, en el shock hipovolémico, y con el uso de vasodilatadores; y se encuentra aumentada en la hipervolemia y con el uso de agentes presores. Por eso, el uso de vasodilatadores puede asociarse con disminución del gasto cardiaco, dependiendo de el estado de la volemia del paciente, y el uso de agentes presores se asocia con un aumento transitorio del gasto cardiaco.

La **postcarga** es una medida de la resistencia total a la eyección de sangre por el ventrículo durante la contracción. Si aumenta la postcarga, la eyección de sangre disminuye y la duración de la eyección aumenta. *Ex vivo*, la postcarga se define fácilmente como la fuerza resistiva aplicada a un músculo papilar aislado. La definición *in vivo* es difícil, porque el corazón no mueve una masa, sino que desplaza un líquido viscoso no newtoniano de forma pulsátil a través de conductos ramificados viscoelásticos. La postcarga se puede definir relativa al corazón como el stress sistólico de la pared miocárdica o, desde el lado vascular, como la impedancia al flujo aórtico. La impedancia al flujo aórtico representa la resistencia total al flujo sanguíneo y está determinada por las propiedades inerciales y viscosas de la sangre y las propiedades resistivas y viscoelásticas del sistema arterial. Este concepto incluye a la resistencia vascular sistémica, a los efectos de la frecuencia cardiaca y la reflexión de la onda de pulso en el árbol arterial. La valoración de la impedancia es difícil. La resistencia vascular sistémica es una aproximación a la impedancia, y ambos parámetros son equivalentes en condiciones de frecuencia cardiaca igual a cero.

La postcarga se encuentra aumentada en el shock hipodinámico (hipovolémico, obstructivo, cardiogénico) y con el uso de agentes presores; y disminuida en el shock hiperdinámico y con el uso de vasodilatadores.

4.5. Retorno venoso en el shock

La relación de Starling entre precarga y volumen de eyección (o, ignorando el efecto de la frecuencia cardiaca, gasto cardiaco) define la función cardiaca. Paralelamente, la cantidad de sangre que llega al corazón (el retorno venoso, RV), depende del gradiente de presión en el sistema y la resistencia al flujo (Rv, resistencia del circuito venoso al flujo). El gradiente de presión en el sistema es la diferencia entre la presión que impulsa la sangre hacia el corazón (presión circulatoria media [Pcm] y la presión en la aurícula derecha (PAD). La Pcm es la presión en el sistema vascular (y, por tanto, en la aurícula derecha) cuando el corazón está detenido, es decir, cuando el retorno venoso es cero. La Pcm es, pues el intercepto de la curva de retorno venoso en el eje de abscisas (valor de PAD cuando RV=0) (Figura 4.1).

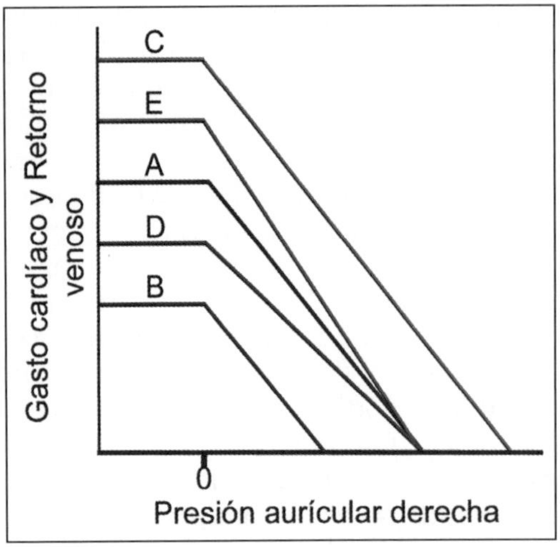

FIGURA 4.1. **Curva de función vascular,** definiendo al relación entre el retorno venoso (RV) y la presión auricular derecha (PAD). La presión circulatoria media (Pcm) es la intersección con el eje de abscisas de cada una de las curvas. Si la relación normal está representada por la línea A, el RV puede disminuir si disminuye la Pcm (línea A a línea B) debido a disminución del volumen stresado (hipovolemia, vasodilatadores). El RV puede aumentar si aumenta la Pcm (aumento del volumen stresado por administración de fluidos o agentes vasoconstrictores) (línea A a línea C). Adicionalmente, el RV disminuye si aumenta la resistencia al retorno venoso (agentes vasoconstrictores), disminuyendo la pendiente de la relación RV/PAD (línea A a línea D); y el RV aumenta si disminuye la resistencia al RV (aumentando la pendiente de la relación) (agentes vasoconstrictores) (línea A a línea E).

Así, pues: **RV = (Pcm - PAD) / Rv**.

Al disminuir la PAD, aumenta el gradiente de presión para el retorno venoso, y el retorno venoso aumenta. Cuando los valores de PAD son próximos a cero, se produce colapso de las grandes venas que impide que el RV continúe aumentando para valores menores de PAD. Por eso la relación RV/PAD alcanza un plateau para valores de PAD muy bajos.

Cambios en la Pcm se manifiestan por un desplazamiento de la relación RV/PAD hacia la izquierda (disminución de la Pcm) (Figura 4.1, línea A a línea B), o hacia la derecha (aumento de la Pcm) (Figura 4.1, línea A a línea C), sin cambios en la pendiente de la relación. La pendiente de la línea de la relación RV/PAD es la inversa de la resistencia al retorno venoso. Si aumenta la Rv, la pendiente de la relación RV/PAD disminuye (Figura 4.1, línea A a línea D). Si disminuye la Rv, la pendiente de la relación RV/PAD aumenta (Figura 4.1, línea A a línea E). El valor concreto de RV y de gasto cardiaco en cada condición viene determinado por la intersección con el eje de ordenadas.

El volumen intravascular total (Vt) se compone del volumen no *stresado* (Vo), que es el volumen que permanecería en el interior del sistema vascular si la presión del circuito se igualara con la atmosférica; y el volumen *stresado* (Vs), que es el volumen que contribuye a la presión intravascular. El Vs es el que, en combinación con la *compliance* media vascular (C) determina la Pcm: **Pcm = Vs / C**. La *compliance* se refiere a las propiedades mecánicas del sistema cardiovascular incluyendo el corazón y los vasos.

Puesto que el sistema vascular es un circuito cerrado, cambios en el retorno venoso se acompañan de los mismos cambios en el gasto cardiaco. Cambios en el retorno venoso pueden deberse, pues, a cambios en la resistencia al retorno venoso (Rv) o a cambios en la Pcm. A su vez, cambios en la Pcm pueden originarse por cambios en el volumen *stresado* (Vs) o en cambios en la *compliance* del sistema vascular.

La resistencia venosa al flujo cambia en situaciones en que se modifica el diámetro venoso, como infusión de agentes presores o vasodilatadores. Los cambios en el tono venoso inducen dos efectos opuestos sobre el RV y, por tanto, sobre el gasto cardiaco. Por ejemplo, la dilatación del sistema venoso induce: (1) Disminución del Vs y, por tanto, de la Pmc (Figura 4.1, "línea A" a "línea B"), sin cambiar la resistencia al flujo (Rv), es decir, sin alterar la pendiente de la relación. Para cada valor de PAD, el RV es menor, y el gasto cardiaco disminuye. Por otro lado, la venodilatación disminuye la resistencia al retorno venoso (aumenta la pendiente de la relación RV/PAD) (Figura 4.1 "línea A" a "línea E"). Por tanto, para cada valor de PAD el RV es mayor y el gasto cardiaco aumenta.

El gasto cardiaco en un conjunto de condiciones fisiológicos específicas viene definido por: (1) la curva de función cardiaca (curva de Starling), en la cual el gasto cardiaco está determinado por la precarga, postcarga y contractilidad; (2) la curva de función vascular, en la cual el retorno venoso está determinado por la presión circulatoria media y por la resistencia al retorno venoso (Figura 4.2).

Los ejes de la curva de función cardiaca y la curva de función vascular coinciden (eje de abscisas, PAD; eje de ordenadas, flujo sanguíneo, bien que llega al corazón [retorno venoso], o bien que sale del corazón [gasto cardiaco]). El valor del gasto cardiaco está, pues, determinado por la intersección de ambas curvas representadas de forma superpuesta. La intersección de ambas curvas define el gasto cardiaco en las condiciones fisiológicas especificadas.

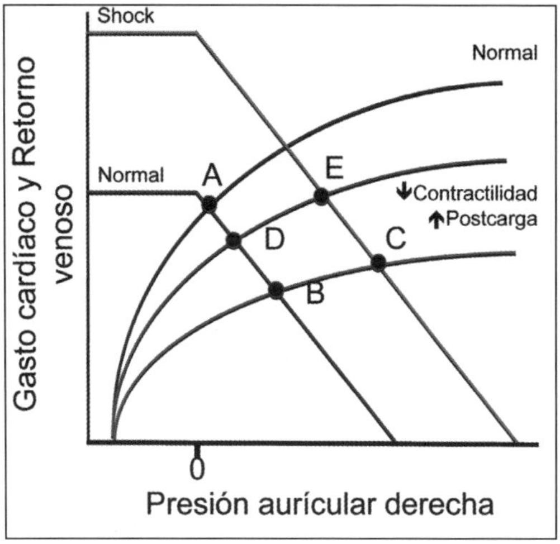

FIGURA 4.2. Cambios en la curva de función vascular y de función cardiaca en el **shock cardiogénico** y en el **shock obstructivo**. Se representa la situación normal (línea azul), la situación en condiciones de shock (línea roja) y los efectos de diversas intervenciones terapéuticas (línea verde) (ver texto).

4.6. Fisiología del shock: función cardiaca y función vascular

En el shock cardiogénico y en el shock obstructivo la curva representativa de la relación de Starling se aplana, desplazándose hacia abajo y hacia la derecha. El gasto cardiaco disminuye y la PAD aumenta (Figura 4.2, punto A a punto B). La administración de fluidos aumenta el volumen *stresado* y la Pcm (Figura 4.2, punto B a punto C), mejorando discretamente el RV y el gasto cardiaco. La administración de un agente inotropo, mejora la contractilidad miocárdica, desplazando la relación de Starling hacia arriba y hacia la izquierda (Figura 4.2, punto B a punto D). La administración combinada de un agente inotropo y de fluidos para aumentar la Pcm produce el mayor efecto sobre el gasto cardiaco (Figura 4.2, punto B a punto C y a punto E). Si la contractilidad miocárdica está muy deteriorada y la relación de Starling está muy aplanada, aumentos en la Pcm no conducirán a aumentos del retorno venoso.

El uso de catecolaminas conducirá a afectos que pueden se opuestos sobre el gasto cardiaco: aumento de la contractilidad (curva de Starling hacia arriba y hacia la izquierda) y aumento consiguiente del gasto cardiaco; o aumento de la postcarga (curva de Starling hacia abajo y hacia la derecha), limitando el efecto beneficioso sobre el gasto cardiaco. El efecto venoconstrictor aumentará la Pcm y mejorará por tanto el retorno venoso y el gasto cardiaco.

En el **shock hipovolémico**, el volumen *stresado* y la Pcm disminuyen, disminuyendo el retorno venoso (Figura 4.3, punto A a punto B). La resucitación con fluidos tiende a normalizar la Pmc mediante el aumento del volumen *stresado* (Figura 4.3, punto B a punto C).

Los efectos de fármacos vasoactivos son impredecibles. Pueden aumentar el gasto cardiaco por aumento de la contractilidad y del volumen *stresado* (aumento de la Pcm); o pueden disminuir el gasto cardiaco por aumento de la resistencia al retorno venoso y por aumento de la postcarga.

Si aumenta primariamente la contractilidad miocárdica, mejorará el gasto cardiaco (Figura 4.3, punto C a punto D) (desplazamiento hacia arriba y hacia la izquierda de la curva de función cardiaca). El mismo efecto (aumento de gasto cardiaco) se produce por aumento del volumen *stresado* sin cambiar el volumen total intravascular (por vasoconstricción), aumentando la Pcm y desplazando la curva de función venosa hacia la derecha (sin cambiar la pendiente) (Figura 4.3, punto C a punto A).

Por otro lado, los agentes vasoactivos pueden aumentar la resistencia al retorno venoso por un efecto venoconstrictor, disminuyendo la pendiente de la curva de función venosa, y por tanto disminuyendo el RV y el gasto cardiaco. También pueden aumentar la postcarga aplanando la curva de función cardiaca y disminuyendo el gasto cardiaco.

En el **shock séptico** el perfil hemodinámico es particularmente complejo, implicando elementos de hipovolemia, depresión de la contractilidad y vasodilatación sistémica. En fases iniciales, debido a pérdida de fluidos al espacio intersticial por aumento de la permeabilidad capilar (en ocasiones la pérdida de fluidos se agrava por diarrea, vómitos, sudoración profusa,

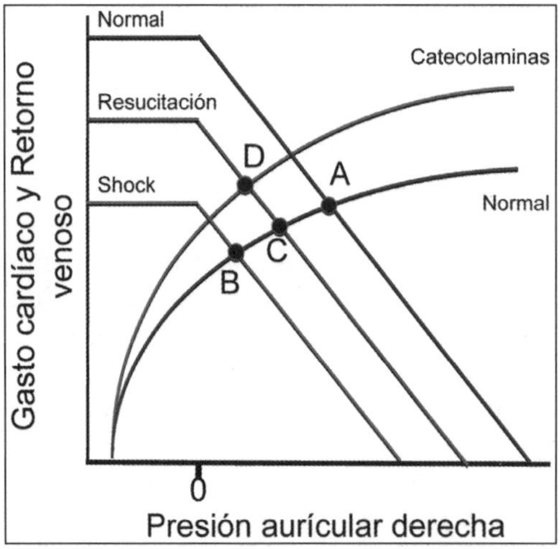

FIGURA 4.3. Cambios en la curva de función vascular y de función cardiaca en el **shock hipovolémico**. Se representa la situación normal (línea azul), la situación en condiciones de shock (línea roja) y los efectos de diversas intervenciones terapéuticas (línea verde) (ver texto).

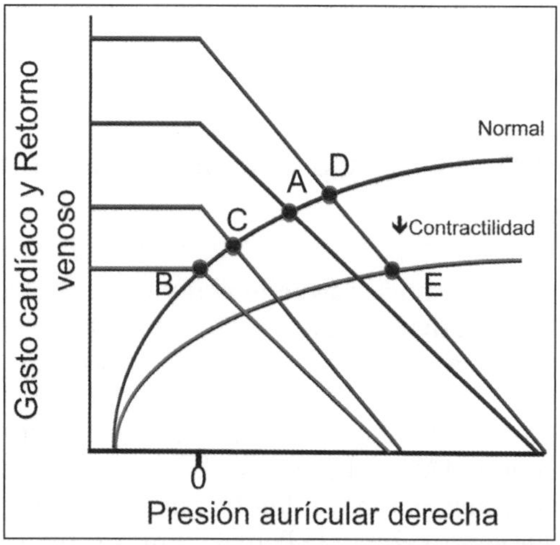

FIGURA 4.4. Cambios en la curva de función vascular y de función cardiaca en el **shock séptico.** Se representa la situación normal (línea azul), la situación en condiciones de shock (línea roja) y los efectos de diversos mecanismos de compensación e intervenciones terapéuticas (línea verde y marrón) (ver texto).

etc.), el volumen total intravascular (Vt) disminuye, y consiguientemente disminuye el volumen *stresado* (Vs) conduciendo a una disminución de la Pcm (Figura 4.4, punto A a punto B) y del retorno venoso. Adicionalmente, la vasodilatación sistémica conduce a efectos opuestos sobre el gasto cardiaco y el retorno venoso: (a) una disminución directa del Vs (sin cambiar el Vt), agravando la disminución del retorno venoso por disminución de la Pcm (Figura 4.4, punto A a punto B).; (b) una disminución de la resistencia al retorno venoso, aumentando la pendiente de la curva de función venosa y aumentando el retorno venoso y el gasto cardiaco (Figura 4.4, punto B a punto C). Tras la resucitación con fluidos, el aumento de Vt y de Vs conduce a un aumento de Pcm que, en presencia de una Rv disminuida (mayor pendiente de la curva de función venosa) permite que se manifieste la circulación hiperdinámica con elevación marcada del gasto cardiaco (Figura 4.4, punto B a punto D). La contractilidad miocárdica se encuentra deprimida en la sepsis, limitando la respuesta hiperdinámica de forma variable (Figura 4.4, punto D a punto E).

4.7. Función vascular en el shock

La perfusión de los órganos depende del gradiente de presión a través de ese órgano. En casi todos los tejidos y órganos existe una autorregulación del flujo sanguíneo, gracias a la cual la perfusión (el flujo sanguíneo) no cambia aun cuando la presión arterial oscile dentro de un rango. En situaciones en que la presión arterial no puede ser mantenida dentro del rango de autorregulación, el flujo del órgano disminuye de forma paralela a la presión arterial. Por otro lado, la autorregulación puede perderse en ciertas situaciones como la sepsis y las fases tardía del shock hemorrágico, haciendo que el flujo dependa pasivamente de la presión arterial. Así, pues, la pérdida de la autorregulación y la disminución de la presión arterial (característica del shock) hace que los tejidos se encuentren particularmente vulnerables a disminuciones de la presión de perfusión en estas condiciones.

El shock es una situación de disfunción vascular inducida por un insulto, que se manifiesta como una perfusión tisular inadecuada. La disfunción vascular está causada por inflamación. Esta inflamación es secundaria a la hipoxia celular en el caso de los tipos de shock debidos a bajo flujo sanguíneo (hipovolémico, obstructivo, cardiogénico). En el caso de algunas formas de shock distributivo, la inflamación sistémica es parte de la respuesta del organismo al insulto (trauma, sepsis, pancreatitis).

Por tanto, mientras que los diferentes tipos de shock se caracterizan por cambios macrohemodinámicos que definen patrones hemodinámicas característicos, el único tipo de shock que afecta, además, a la microcirculación es el shock distributivo. Este tipo de shock aparece en el contexto de inflamación sistémica. Los mediadores inflamatorios y el stress oxidativo y nitrosativo asociados dañan la pared vascular e inducen disfunción vascular.

Es importante señalar que si se prolonga en el tiempo el shock de cualquier origen (i.e., hipovolémico, obstructivo...), aunque se resuelva la causa del shock (resucitación con fluidos en el caso del shock hipovolémico, resolución de la obstrucción en el caso del shock obstructivo) se genera una situación de disfunción vascular semejante a la que caracteriza al shock séptico, debido a hipoxia celular y al desarrollo de una respuesta inflamatoria.

En el shock distributivo (y en otros tipos de shock si la situación de hipoxia celular es prolongada, aunque la causa inicial se haya resuelto) existe disfunción de la pared vascular. El músculo liso responde probremente a agentes vasoconstrictores. El correlato clínico de este cambio fisiopatológico es el empeoramiento de la respuesta a la administración de agentes presores. Estos pacientes requieren la administración de fármacos vasoconstrictores a dosis elevadas para aumentar el tono vascular y mantener la presión arterial.

El endotelio vascular también se encuentra dañado en el shock séptico. Esta alteración no sólo determina una situación de hiperpermeabilidad capilar (con pérdida de fluido intravascular al espacio intersticial) sino que altera profundamente la reactividad vascular. El endotelio produce tanto sustancias vasoconstrictoras (endotelina, tromboxano A2) como vasodilatadores (prostaciclina, óxido nítrico). La lesión endotelial se traduce en una disregulación profunda del tono vascular, apareciendo áreas dentro de los tejidos con vasoconstricción o vasodilatación inadecuadas. La regulación vascular normal permite al aporte de mayor flujo a aquella áreas tisulares con mayores necesidades metabólicas. En el contexto de la disfunción vascular característica del shock, áreas con elevada demanda metabólica pueden presentar un flujo disminuido, mientras que áreas con baja demanda metabólica pueden presentar una perfusión excesiva. Estos cambios se acompañan de una elevación de la SvO_2 y una disminución de la diferencia arterio-venosa de oxígeno.

4.8. Mecanismos de disfunción celular en el shock

La característica esencial del shock desde el punto de vista fisiopatológico es la disminución de la perfusión efectiva de los tejidos. Como consecuencia, el metabolismo energético celular se altera, y aparece hipoxia celular. El principal mecanismo de la disfunción celular en el shock es, pues, la hipoxia.

El mecanismo de la hipoxia en todos los tipos de shock (excepto el distributivo) es la disminución del flujo sanguíneo tisular. El caso del shock distributivo es más complejo. Existe debate sobre si realmente existe hipoxia celular en el shock distributivo. En la fase previa a la resucitación, debido al componente hipovolémico del shock distributivo, existe disminución del flujo sanguíneo tisular e hipoxia. Sin embargo, tras la resucitación, es improbable que la hipoxia debida a bajo flujo contribuya a la disfunción celular.

Estudios recientes han demostrado, sin embargo, que aun cuando la concentración de oxígeno en el tejido es normal (no hay hipoxia por bajo flujo), la producción celular de ATP se encuentra empeorada. Esta disfunción energética, semejante a la que se desarrolla en condiciones de hipoxia por bajo flujo, se denomina hipoxia citopática: la célula dispone de oxígeno para sintetizar ATP, pero la maquinaria para el metabolismo energético normal disfunciona. Este tipo de hipoxia (hipoxia citopática) es característica del shock séptico y, en general, del shock distributivo que aparece en el contexto de inflamación sistémica.

El mecanismo íntimo de la hipoxia citopática no es bien conocido. Hay pruebas que demuestran que un exceso de formación de óxido nítrico y peroxinitrito (un oxidante muy potente que se forma al reaccionar el óxido nítrico con el radical superóxido) inducen disfunción mitocondrial disminuyendo la actividad de varios enzimas de la cadena respiratoria.

4.9. Identificación clínica del shock

La identificación clínica precoz del shock es importante para iniciar el tratamiento de forma puntual. El retraso en el tratamiento se asocia con peores desenlaces y una mayor mortalidad. Es importante considerar que la aparición de hipotensión es una fase final de la respuesta del organismo al insulto, en la cual los mecanismos de compensación son incapaces de mantener la presión arterial. La hipotensión representa, pues, el estadío final de la disfunción vascular y el fracaso de los mecanismo de compensación. Debe reconocerse que el enfermo está desarrollando una situación de shock antes de que aparezcan estos signos tardíos.

Las manifestaciones del shock son la hipotensión y los signos y síntomas de hipoperfusión tisular. Generalmente, se reconocen como signos de hipoperfusión de los diferentes órganos la oliguria, la acidosis, la hiperlactatemia, y el aumento de las transaminasas. El enfermo presenta hipoperfusión cutánea, livideces, sudoración fría, taquipnea y taquicardia. En ocasiones, previo al desarrollo de hipotensión, el enfermo puede presentar de hecho hipertensión acompañada de estos signos de hipoperfusión tisular. Un aumento de la necesidad de fluidos para mantener la presión arterial y signos de retención de fluidos (balance positivo) indican que el paciente puede estar desarrollando una situación de shock distributivo. Los signos tardíos son la hipotensión con oliguria y la necesidad de la administración de agentes presores (i.e., noradrenalina) para mantener la presión arterial.

4.10. Resumen y Conclusiones

- El shock es una situación fisiopatológica caracterizada por una disminución de la perfusión efectiva de los tejidos. Clínicamente se manifiesta como hipotensión y signos de hipoperfusión tisular
- Los diferentes tipos de shock se clasifican por la causa de la disminución de la perfusión y de la presión arterial: hipovolémico (disminución del gasto cardiaco por disminución de la precarga); obstructivo (disminución del gasto cardiaco por aumento de la postcarga); cardiogénico (disminución del gasto cardiaco por disminución de la contractilidad miocárdica); distributivo (disminución de la presión arterial por vasodilatación sistémica excesiva).
- La fisiopatología del shock se entiende mejor analizando la curva de función venosa (que relaciona el retorno venoso y la presión auricular derecha) y la curva de función cardiaca (que relaciona el gasto cardiaco con la precarga, la postcarga y la contractilidad).
- El shock se acompaña de disfunción vascular, caracterizada por un empeoramiento de la función del músculo liso (disminución de la respuesta a agentes vasoconstrictores) y del endotelio vascular (disminución de la respuesta vasodilatadora a agentes

vasodilatadores dependientes del endotelio).

- El shock se asocia a disfunción celular debida a hipoxia por bajo flujo sanguíneo o a hipoxia citopática. La hipoxia citopática aparece en el contexto de inflamación sistémica y se debe a una incapacidad celular de utilizar el oxígeno para sintetizar ATP con normalidad.

4.11. Bibliografía

Dellinger RP. Cardiovascular Management of Septic Shock. Crit Care Med 2003; 31:946-955.

Kumar A., Parrillo JE. Shock: Classification, Pathophysiology, and Approach to Management. En: Parrillo JE, Dellinger RP, eds. Critical Care Medicine. Principles of Diagnosis and Management in the Adut. Philadelphia: Mosby-Elsevier, 2008, pp. 379-422.

Rodgers KG. Cardiovascular shock. Emerg Med Clin North Am. 1995; 13:793-810.

Septic Shock. In: Fink MP, Abraham E., Vincent J., Kochanek PM., eds. Textbook of Critical Care. 5th ed. Philadelphia: Saunders Elsevier, 2005: chap 147.

Vincent JL. Septic shock. All information. University of Maryland Medical Center. En: http://www.umm.edu/ency/article/000668all.htm.

5

Terapeútica de emergencia ante una situación de shock

María Antonia Arce Mendiburu

Objetivos docentes

- Considerar el shock como una urgencia vital, que requiere intervención inmediata.
- Preservar las funciones respiratoria y cardiovascular de forma inmediata, para así asegurar una adecuada oxigenación tisular.
- Objetivos de las medidas de soporte.
- Tener unas bases claras sobre el aporte de volumen en esta situación.
- Conocer de forma básica la utilización de inotropos y fármacos vasoactivos.
- Saber que técnicas básicas debemos realizar y que variables debemos monitorizar en este tipo de pacientes.
- Datos básicos de laboratorio y técnicas de exploración.

5.1. Introducción

Denominamos shock a un fracaso agudo y potencialmente reversible del sistema cardiovascular, que tiene como consecuencia una insuficiente oferta de sustratos metabólicos, principalmente O_2, a los tejidos. Esta hipoxia tisular produce daño celular, que como hemos dicho es inicialmente reversible, pero si se perpetua producirá daño celular definitivo y, evolucionará hasta el fallo multiorgánico y finalmente, la muerte del paciente.

Fisiológicamente, la perfusión tisular esta determinada por el Gasto Cardiaco (GC) y las resistencias vasculares sistémicas (RVS).

El GC es el producto de la frecuencia cardiaca (fc) por el volumen sistólico (VS), que a su vez depende de la precarga, contractibilidad y poscarga del Ventrículo Izquierdo.

La disminución del GC, vendrá dada por una disminución del GC, una disminución de las RVS, o una disminución de ambos.

Clasificación del shock:

- Shock hipovolémico: Secundario a una disminución de la precarga debido a pérdida de volumen circulante eficaz. Como consecuencia se producirá una caída del GC, las RVS estarán elevadas en un intento de compensar la caída del GC y mantener una adecuada perfusión tisular.

  A su vez, el shock hipovolémico, se divide en *hemorrágico*: Secundario a pérdidas de sangre como por ejemplo en traumatismos, hemorragia digestiva, rotura de hematomas, etc. Y *no hemorrágico*: Secundario a pérdidas de fluidos diferentes a la sangre, como ocurre en los cuadros de diarrea, vómitos, pérdidas insensibles, quemaduras, existencia de tercer espacio, etc.
- Shock cardiogénico: El problema primario es un fallo del corazón como bomba. La consecuencia será una disminución del GC, y un aumento de las RVS, para compensar esta caída y mantener una adecuada perfusión y oxigenación tisular.

  El shock cardiogénico, a su vez se subdivide en:
  - Disminución contractibilidad: Cardiopatía isquémica, miocardiopatías, etc.
  - Alteraciones del ritmo: Bradicardias, bloqueos, fibrilación, etc.

- Anomalías mecánicas: Estenosis valvular, insuficiencia valvular, mixoma auricular, etc.
- Causas obstructivas extracardiacas: Tromboembolismo pulmonar, taponamiento, neumotórax, etc.

• Shock distributivo: Caracterizado por la disminución de las RVS (vasodilatación). El GC esta típicamente elevado, intentando compensar la caída de las RVS.
Este tipo de shock es el que aparece en:

- Sepsis.
- Síndrome de respuesta inflamatoria sistémica.
- Anafilaxia.
- Shock neurogénico.
- Endocrino.

• Shock mixto
En ocasiones coexisten diferentes tipos de shock. Por ejemplo, pacientes con shock séptico, pueden tener componente de hipovolemia, por ingesta inadecuada o exceso de pérdidas. En ocasiones presentan cierto componente cardiogénico, por la presencia de factores depresores de la función miocárdica. En casos de IAM, puede existir un cierto componente distributivo, por la liberación de factores tisulares, que activan la respuesta inflamatoria y provocan vasodilatación, etc.

5.2. Actitud ante un paciente con shock

Cuando nos enfrentamos a un paciente que presenta un shock, la evaluación diagnóstica debe hacerse al mismo tiempo que iniciamos las *medidas de reanimación*. Dichas medidas no pueden demorarse para conseguir una historia clínica, esperar resultados de laboratorio, o realizar una pormenorizada exploración física.

Las medidas de reanimación estarán encaminadas a restituir la presión de perfusión tisular, aportando volumen, administrando fármacos vasoactivos, y preservando la función respiratoria. No olvidemos que el sistema respiratorio, es el gran aliado junto con el cardiovascular, para ofertar O_2 a los tejidos.

Todo paciente en shock, deberá recibir *oxigenoterapia,* con sistemas de alto flujo (mascarillas).

Habrá que evaluar, si el paciente necesita *soporte ventilatorio* (intubación y ventilación mecánica). Las medidas de aporte de volumen deben cesar, si condicionan aumento del agua extravascular pulmonar (por edema agudo de pulmón, o por paso de agua secundario a aumento de la permeabilidad de la membrana alveolo capilar), y repercuten negativamente en la oxigenación, que se pondrá de manifiesto por disminución de la Saturación de O_2 arterial.

Es conveniente *canalizar* una vía central, para la administración de fluidos y medicación, monitorizar Tensión arterial, Saturación de oxigeno y diuresis.

La historia clínica, si puede obtenerse, ira encaminada a obtener datos que nos orienten hacia la etiología del shock: Enfermedades previas, historia de alergias, clínica de fiebre previa, dolor torácico, traumatismo, intoxicación,...

La exploración física debe ir encaminada a valorar la severidad y el tipo de shock. No obstante, los hallazgos físicos, son sensibles, pero poco específicos.

Los datos de laboratorio, deben incluir:

• Hemograma completo.
• Coagulación.

- Bioquímica, incluyendo enzimas cardiacos, amilasa, enzimas hepáticos.
- Gasometría.
- Tests toxicológicos.
- ECG con 12 derivaciones.
- Rx tórax.
- En determinadas ocasiones Ecografía cardiaca (IAM, taponamiento, TEP).
- Si se sospecha infección como causa del shock: Test microbiológicos, y pruebas de imagen que faciliten la localización de dicho foco.

5.3. Tratamiento del shock hipovolémico

5.3.1. TRATAMIENTO DEL SHOCK HIPOVOLÉMICO NO HEMORRÁGICO

Deberemos reponer con fluidos, para recuperar la volemia y secundariamente conseguir un GC adecuado.

Ritmo de infusión de fluidos

Se aconseja infundir rápidamente 2.000 cc de suero salino fisiológico, continuando con una reposición más lenta.

La mejor guía clínica de que el paciente esta respondiendo será la mejoría del volumen urinario en el control de diuresis horaria, del nivel de conciencia, de la acidosis metabólica y la disminución de los niveles de lactato.

Tipo de fluido: coloides versus cristaloides

Ambos coloides y cristaloides se han utilizado en la reposición de pacientes con shock hipovolémico. Los defensores de los coloides argüían, ciertas ventajas sobre el S.Salino:

1) Expansión plasmática mas rápida, dado que los coloides permanecen en el sistema vascular mientras que el salino pasa al intersticio.
2) Menor riesgo de edema pulmonar, al no provocar hipoalbuminemia dilucional.

Hoy por hoy consideramos que en las situaciones de hipovolemia las soluciones salinas isotónicas son de elección y se deben asociar –en un segundo estadio– a los coloides basados en almidón.

Administración de Bicarbonato:

Los pacientes con shock hipovolémico, desarrollan una marcada acidosis láctica.

Las soluciones de bicarbonato, pueden ser utilizadas en esta situación en aras a corregir tanto la hipovolemia como la acidosis. Sin embargo, la eficacia de la administración de estas soluciones, continúa siendo controvertida, y hay autores que recomiendan no utilizarlas.

En principio, las drogas vasoactivas, no están indicadas.

5.3.2. TRATAMIENTO DEL SHOCK HIPOVOLÉMICO HEMORRÁGICO

Los objetivos del tratamiento serán:

- Restaurar el volumen intravascular
- Mantener una adecuada perfusión tisular.
- Cohibir el cuadro hemorrágico lo antes posible: Cirugía, endoscopia terapéutica, embolización de arterias responsables de la hemorragia, etc.

El ritmo y tipo de fluidos:

- Inicialmente infundiremos 2.000 cc de salino isotónico, tan rápido como permitan las vías canalizadas (es conveniente canalizar al menos 2 vías venosas) seguido de colides basados en almidón en relación cristaloide: coloide de 2:1.
- Si tras su infusión no se consigue estabilidad hemodinámica, se aconseja comenzar con 2 *unidades de concentrado de hematíes.*
  En la mayor parte de los casos será sangre isogrupo (0 Negativo) ya que el tiempo en que se cruza sangre compatible en el banco de sangre, tiene una demora entre 30-45 min.
  Lo ideal será mantener una cifra de Hemoglobina en torno a 8 gr/dl.
  Si existe riesgo de síndrome coronario agudo, en torno a 10 gr/dl.
- El tratamiento con cristaloides y concentrado de hematíes incrementa riesgo de coagulopatía, por dilución de las plaquetas y de los factores de coagulación, además de los que se pierden por la propia hemorragia. Para prevenir dicha coagulopatía, habrá que iniciar también la trasfusión de *plasma fresco congelado,* si el INR>2, concentrado de *plaquetas* si caen por debajo de 50.000, y *fibrinógeno,* si sus valores son inferiores a 100 mg/dl.
- Los fármacos vasoactivas, en principio, no están recomendados.

5.3.3. SHOCK EN EL PACIENTE POLITRAUMATIZADO

- El shock del paciente politraumatizado es un shock hemorrágico, con algunas características peculiares. En principio consideraremos que el componente fundamental del mismo es la pérdida de sangre, pero hemos de descartar, dentro de la valoración inicial que coexistan otras causas potenciales de shock, como son:
  - Taponamiento cardiaco.
  - Neumotórax a tensión.
  - Contusión pulmonar o hemotórax.
  - Contusión miocárdica, que condicione componente cardiogénico.
  - Lesión medular, que provoque shock neurogénico.
  - Embolismo graso o aéreo.
- La resucitación inicial es la misma que la del shock hemorrágico, intentado cohibir las hemorragias externas lo antes posible (fase prehospitalaria) con compresión directa, torniquetes, medias neumáticas, etc.
- Una vez en el hospital, y al mismo tiempo que iniciamos la reanimación, tendremos que localizar lo antes posible, la existencia de hemorragias internas. En ese sentido, la ayuda de la *ecografía* es fundamental. Nos servirá para descartar taponamiento cardiaco, hemotórax, y la presencia de sangre en cavidad peritoneal o en retroperitoneal. Estas cavidades son, sin duda, las que pueden almacenar mayores volúmenes de sangre, condicionantes del shock.
- Si el paciente presenta neumotórax o hemotórax o taponamiento cardiaco, al mismo tiempo que se reanima, habrá que drenarlos urgentemente, y tener alertados a los equipos quirúrgicos pertinentes.
- Una vez localizada la zona de hemorragia, habrá que actuar, también con urgencia para cohibir las hemorragias: Cirugía, embolización, fijación de las fracturas pélvicas inestables, etc.
- Como en todos los shock hemorrágicos, en principio, las drogas vasoactivas, no están indicadas. Solo se plantearan si en el paciente, coexisten, por el tipo de lesiones, otras causas de shock, antes mencionadas.

5.4. Tratamiento del shock distributivo

En este tipo de shock, las características fisiopatológicas que llevan a la hipoperfusión tisular son:

- Un déficit relativo de volumen circulante eficaz.
- Vasodilatación periférica, con importante disminución de las RVS.
- En ocasiones, existe también un cierto componente cardiogénico, por la presencia de factores inflamatorios que actúan como depresores de la función miocárdica.

El tratamiento inicial, ira encaminado a solventar estos problemas.

- Reposición de fluidos:
  Es el primer escalón terapéutico.
  Debemos hacer una reposición inicial rápida de unos 2.000 cc (coloides y cristaloides), aunque en ocasiones, es necesario un volumen mucho mayor.
  El único limitante a continuar el aporte de volumen es que el volumen infundido empeore la función respiratoria por paso de líquido al alveolo, dado el aumento de permeabilidad de la membrana alveolo capilar, que acompaña a este tipo de shock.
  Aunque también ha existido controversia entre la utilización de coloides o cristaloides, es preferible utilizar cristaloides.
  En ocasiones, solamente el aporte de volumen, puede ser suficiente para restaurar una tensión de perfusión adecuada, que clínicamente se plasmará en una TA media> 65, y recuperación de la diuresis.
- Vasopresores (Ver tabla 5.1).

TABLA 5.1. Medicación vasoactiva. Receptores y efectos clínicos

Droga	Receptor				Efectos clínicos
	Alpha-1	Beta-1	Beta-2	Dopaminergico	
Fenilefrina	+++	0	0	0	SVR↑↑, CO↔/↑
Noradrenalina	+++	++	0	0	SVR↑↑ , CO↔/↑
Adrenalina	+++	+++	++	0	CO↑↑, SVR↓ (dosis bajas) SVR/↑ (dosis altas)
Dopamina (mcg/kg/min)*					
0,5 a 2.	0	+	0	++	CO
5. a 10.	+	++	0	++	CO↑, SVR↑
10. a 20.	++	++	0	++	SVR↑↑
Dobutamina	0/+	+++	++	0	CO↑, SVR↓
Isoproterenol	0	+++	+++	0	CO↑, SVR↓

+++: Efecto muy potente; ++: Efecto moderado; +: Efecto débil; 0: Sin efecto.
* Dosis entre 2. y 5. mcg/kg/min tienen efecto variable.
CO: Gasto Cardiaco. SVR: resistencias vasculares sistémicas.

Su acción va a ir encaminada a actuar aumentando las RVS, y se utilizaran como segundo escalón terapéutico, si el aporte de volumen no ha sido suficiente.
El fármaco de elección, va a ser la Noradrenalina, que habrá que administrar a través de una vía venosa central.
Aunque la Dopamina también puede utilizarse, algunos autores no la recomiendan por su potencial efecto arritmogénico.
En pacientes en los que se asocie disfunción miocárdica, deberán usarse agentes inotrópicos. En este caso, la Dobutamina es la droga de elección. A dosis bajas, puede ocasionar caída de la Tensión arterial, por su efecto vasodilatador, sin embargo, a dosis mayores, usualmente, la aumenta, por incrementar el GC.

- Control del foco de sepsis
  - Identificación: Para ello, realizaremos una historia clínica cuidadosa. Recogida de muestras para microbiología: hemocultivos, material para cultivo de aquellos focos sospechosos de ser el origen de la infección, test serológicos, etc.
  - Erradicación de la infección: Tratamiento antibiótico empírico, cirugía, etc.

5.5. Tratamiento del shock cardiogénico

En este tipo de shock, se produce un fallo del corazón como bomba (siempre que la precarga y la presión de llenado del ventrículo izquierdo sean adecuadas) y secundariamente una disminución del gasto cardiaco, y por tanto de la presión de perfusión tisular.

Las etiologías pueden ser varias, pero sin duda la más frecuente es el infarto agudo de miocardio (más del 75% de los casos).

Dado, que la cardiopatía isquémica aguda, es objeto de otro capitulo en este manual, expondremos la actitud geral ante este tipo de shock.

5.5.1. ACTITUD ANTE UN PACIENTE CON SHOCK CARDIOGÉNICO

- Reconocer la situación y la etiología del shock: para ello serán imprescindibles una adecuada historia clínica, analítica con enzimas cardiacos, ECG, y ecocardiograma, que nos dará una valiosa información no solo respecto al GC y función miocárdica, si no también, sobre la presencia de anomalías valvulares, derrame pericárdico, rotura de pared, etc.
- Otro factor fundamental en el tratamiento de estos pacientes, será mantener una oxigenación adecuda.
- Utilizaremos siempre oxigenoterapia, y si es preciso, se valorará la necesidad de intubación y ventilación mecánica.

5.5.2. MEDICACIÓN INICIAL

- Fluidos iv: Los utilizaremos en pacientes con severa hipotensión y sin clínica de congestión pulmonar (la hipovolemia puede estar presente en estos pacientes, particularmente en aquellos que hayan presentado vómitos o tratamiento diurético previo).
- Se utilizarán cristaloides (salino isotónico), en bolos de 250 cc, vigilando la oxigenación.

- Drogas inotrópicas y vasopresoras: Su uso, tiene como objeto corregir la hipotensión lo antes posible.
  En pacientes en los que la hipotensión no es muy severa, puede iniciarse tratamiento con *Dobutamina* (inotropo positivo y vasodilatador periférico).
  Si no es suficiente para corregir la hipotensión (TAM<65), se puede optar por *Noradrenalina* o *Dopamina* a dosis alfa.
- En pacientes con edema pulmonar, deberá iniciarse tratamiento con diuréticos iv.
- Si coexiste una arritmia grave, utilizaremos *amiodarona* iv.
- Los beta-bloqueantes y nitritos deben ser evitados en la fase aguda.
- En pacientes con cardiopatía isquémica aguda, debe administrarse aspirina.

5.5.3. SOPORTES MECÁNICOS

Se utilizaran, si todo lo anterior no es suficiente, y en fases tardías de la reanimación. Su utilización es exclusivamente hospitalaria, y dentro de áreas especializadas.

- Balón de contrapulsación aórtico: Se inserta a través de la arteria femoral y se coloca distal a la arteria subclavia, hinchándose y deshinchándose de forma sincrónica con el ciclo cardiaco.
  Incrementa el flujo coronario, disminuye la precarga del ventrículo Izq, y disminuye su presión telediastólica, sin aumentar el consumo de O_2. El gasto cardiaco, aumenta discretamente. Puede ser útil para estabilizar a un paciente con shock cardiogénico.
- Asistencia ventricular mecánica.

En los pacientes con cardiopatía isquémica aguda se realizarán cuanto antes técnicas de *reperfusión coronaria.*

Lo ideal será realizar coronariografia urgente y angioplastia.

Si no fuese posible, se realizará fibrinolisis, siempre que no existan contraindicaciones.

5.6. Resumen y Conclusiones

- Una vez reconocida la situación de shock, las medidas de soporte deben iniciarse inmediatamente
- Debemos preservar siempre la oxigenación. Administrar oxigeno y valorar si es necesario soporte ventilatorio mecánico.
- Los objetivos de la reanimación, serán conseguir una adecuada presión de perfusión tisular: TAM>65. Clínicamente, nos podemos guiar por la disminución del lactato y el volumen de diuresis.
- En la mayor parte de las ocasiones, iniciaremos reposición con volumen, preferiblemente cristaloides (entre 1.500-2.000 cc). Si se sospecha shock cardiogénico utilizaremos bolos repetidos de 250 cc.
- Solamente obviaremos este paso, si existe congestión pulmonar y deterioro importante de la oxigenación.
- En situaciones de shock hemorrágico, habrá que trasfundir sangre. No olvidar utilizar factores de la coagulación y plaquetas, que también se pierden, para evitar coagulopatía y perpetuación del sangrado.

- Si el aporte de volumen no es suficiente, iniciaremos drogas vasoactivas, dirigidas a aumentar el inotropismo cardiaco y/o aumentar las resistencias vasculares sistémicas, dependiendo de la etiología del shock.
- En la aproximación inicial al paciente con shock, deberemos descartar lo antes posible, etiologías que merezcan tratamiento inmediato como el neumotórax o el taponamiento cardiaco. Estas situaciones son especialmente relevantes en el enfermo politraumatizado.
- Deberemos monitorizar TA, frecuencia cardiaca, Saturación de O_2 y diuresis
- Si es posible, lo ideal es canalizar una vía central. Si no, canalizar dos vías periféricas del mayor calibre posible.

5.7. Bibliografía

Critical Care Medicine. The Essentials. JJ Marini. AP Wheeler. Lippincott Williams&Wilkins ed.3rd ed. 2006.

Critical Care Medicine. Principles of Diagnosis and Management. JE Parrillo, P. Dellinger. Mosby ed. 3rd edition. 2008.

Topalian S, Ginsberg, F,Parrillo JE. Cardiogenic shock. Crit Care Med 2008, Vol. 36,N 1 (Suppl) S66-S74.

www.uptodate.com.

6

Síndrome coronario agudo y arritmias cardiacas agudas potencialmente letales

Juan Caturla Such
Manuel Solera Suárez
José Cánovas Robles

Objetivos docentes

PRIMERA PARTE: Síndrome coronario agudo con infra y supradesnivel persistente del segmento ST diagnóstico y tratamiento

- Conocer el procedimiento diagnóstico del síndrome coronario agudo.
- Valorar la utilidad del trazado electrocardiográfico en la elección de la estrategia de revascularización.
- Establecer la importancia del factor tiempo de evolución, factor de riesgo y tipo de hospital en la estrategia de revascularización.
- Conocer la diferencia entre recanalización coronaria y reperfusión miocárdica.
- Describir los fármacos indicados en el tratamiento inicial del síndrome coronario agudo.

SEGUNDA PARTE: Diagnóstico y tratamiento de las arritmias cardíacas potencialmente letales en el síndrome coronario agudo

- Conocer las arritmias potencialmente letales y sus posibles mecanismos arritmogénicos.
- Establecer los criterios electrocardiográficos diferenciales de las taquicardias con QRS ancho y las indicaciones del tratamiento farmacológico y eléctrico.
- Establecer las indicaciones de estimulación eléctrica transitoria en el bloqueo auriculoventricular completo.

PRIMERA PARTE:
Síndrome coronario agudo con infra y supradesnivel persistente del segmento ST diagnóstico y tratamiento

6.1. Introducción

La enfermedad coronaria implica la existencia de dos procesos interdependientes, la aterosclerosis y la trombosis. De ahí, que se utilice el término aterotrombosis para definir el proceso origen de la mayor parte de los casos de síndrome coronario agudo (SCA), siendo la aparición del evento clínico agudo, desigual e impredecible.

La aterosclerosis es el resultado de una respuesta inespecífica de carácter fibroproliferativa, inmunoinflamatoria y multifocal frente al insulto crónico del endotelio, con fases alternativas de estabilidad e inestabilidad, en base al concepto de vulnerabilidad tanto de la placa por su núcleo lipídico, como del paciente por los factores de riesgo. A ella, se suma en el caso de la enfermedad coronaria la aparición de trombosis que se suele desarrollar en el lugar de la placa vulnerable. Por ello, las lesiones coronarias sintomáticas contienen una mezcla de ambos procesos, con un claro predominio trombótico en las lesiones que desencadenan la aparición de un SCA.

El SCA, término unificador, engloba un conjunto de entidades clínicas que con fisiopatología común, la isquemia miocárdica aguda, presentan diferentes grados de oclusión de la luz vascular y un pronóstico progresivamente grave. Representa un proceso dinámico que desde la angina inestable, pasa por el daño miocárdico mínimo solo detectado por la elevación de troponina, hasta llegar al infarto agudo de miocardio con supra o infradesnivel persistente del segmento ST y que incluye a la muerte súbita.

El trazado electrocardiográfico basal, inicial, nos permite en la mayoría de los casos clasificar con la clínica a los pacientes con SCA en dos grandes grupos, excluidos los que el debut lo hacen con un bloqueo completo de la rama izquierda, en base a la alteración del segmento ST en relación a la línea del TP, onda T - onda P:

a) Pacientes con dolor torácico agudo típico y supradesnivel persistente, >20 minutos, del segmento ST. Grupo que denominamos SCA con elevación del segmento ST (SCACEST) y que en la mayoría de los casos evoluciona hacia un infarto agudo de miocardio (IAM) con elevación del segmento ST (IAMCEST) sin o con onda "Q" con predominio de esta última, fruto de una oclusión coronaria completa y duradera.
b) Pacientes con dolor torácico agudo típico e infradresnivel persistente del segmento ST. Grupo que denominamos SCA con infradesnivel del segmento ST (SCASEST). Este último grupo, también incluiría inicialmente a los pacientes que con una clínica típica, presentan cambios no en el segmento ST, sino en la onda T en forma de inversión, aplanamiento o seudonormalización e incluso aquellos con ausencia de cambios en el ECG inicial, a pesar de la clínica. El diagnóstico del (SCASEST) se concretará con la determinación de marcadores bioquímicos de daño miocárdico y según el resultado en (IAM) sin elevación del segmento ST (IAMSEST) sin onda "Q" o en angina inestable de alto riesgo. En el caso del IAMSEST la oclusión trombótica coronaria es parcial y en el caso de oclusión completa limitada en el tiempo.

De las múltiples escalas de valoración de riesgo descritas, GRACE, PURSUIT, FRISC, TIMI y TIMI ampliado, para la predicción de episodios, actuaciones terapéuticas o de mortalidad, lo más importante es tener en cuenta que la evaluación del riesgo individual es un proceso dinámico que debe de ser actualizado en base a la evolución clínica.

El tipo de recomendación (Clase I, II, III), así como la evidencia científica (A, B, C) que se mencionan, están basadas en las actuales guías de práctica clínica.

6.2. Diagnóstico

Basado principalmente en la historia clínica y en la exploración física y complementaria que nos permiten establecer el diagnostico diferencial con las entidades nosológicas que se relacionan en la Tabla 6.1.

El síntoma principal, no siempre presente, en los SCA que evolucionan a IAM es el dolor torácico agudo de características isquémicas. Dolor definido como opresión o peso retroesternal, centrotorácico o interescapular, con irradiación centrífuga predominante a miembro superior izquierdo, zona cervical o mandibular de duración >20 minutos, aparición en reposo y no siempre acompañado de fenomenología vegetativa en forma de náuseas, vómitos, palidez o de diaforesis profusa. Valorar otras posibles formas de presentación como dolor epigástrico, aparición súbita de disnea o de episodio sincopal. Al ser el dolor el síntoma capital determinar su ho-

Tabla 6.1. Procesos que pueden plantear diagnóstico diferencial con un SCA.

CARDIACAS	PULMONARES	VASCULARES	DIGESTIVAS	TRAUMA
Miocarditis Pericarditis Miocardiopatía Estenosis aórtica Apical ballooning	Embolia pulmonar aguda Infarto pulmonar Neumonía Neumotórax	Síndrome Aórtico Agudo Coartación aórtica Enfermedad aguda cerebrovascular	Espasmo esofágico Esofagitis Úlcera péptica Pancreatitis aguda Colecistitis aguda	Discopatía Daño / inflamación muscular aguda Costocondritis

rario de aparición para establecer el tiempo transcurrido, tiempo de evolución, al hacer símil la aparición del dolor con el comienzo del infarto, clave para establecer la actuación terapéutica. Sin olvidar que el dolor en ocasiones no es referido en ancianos, mujeres, diabéticos de tipo 1 ó 2, o en portadores de insuficiencia renal crónica o de alteraciones cognitivas.

Es importante identificar posibles causas que pueden incrementar o precipitar la aparición de un SCA como son la anemia, infección, inflamación, alteraciones metabólicas o endocrinas (hipertiroidismo, tirotoxicosis...)

En la exploración física, determinar y valorar en relación con los antecedentes la tensión arterial, frecuencia cardiaca y respiratoria, la saturación de oxígeno por pulsioximetría si no hay inestabilidad hemodinámica y la temperatura corporal.

Descartar signos de fracaso ventricular izquierdo o derecho, de inestabilidad hemodinámica, hipoperfusión o de complicaciones mecánicas cardíacas.

Excluir causas no cardiacas y alteraciones cardíacas no isquémicos (tromboembolismo pulmonar agudo, síndromes aórticos agudos, pericarditis, valvulopatías) o causas extracardíacas (neumotórax, neumonía, derrame pleural).

La incidencia anual del SCASEST es superior al IAMCEST. Presenta una incidencia anual de admisiones hospitalarias alrededor de 3 de cada 1000 habitantes, con una tasa de mortalidad hospitalaria superior para IAMCEST, que se iguala a los 6 meses y que al año es claramente superior para el SCASEST.

Dado que vivimos la "era de la troponización" en el SCA describiremos los principales marcadores bajo el punto de vista bioquímico.

6.2.1. MARCADORES BIOQUÍMICOS

Marcadores de daño miocárdico

La determinación plasmática de la troponina T ó I, es hoy por hoy el parámetro bioquímico más especifico y sensible comparado con la creatinfosfoquinasa, su isoenzima CK-MB o incluso con la mioglobina. Su elevación refleja necrosis celular irreversible, daño miocárdico de origen no siempre coronario, Tabla 6.2, excluido su ascenso de origen bioquímico por reactividad cruzada a fosfatasa alcalina o bilirrubina, o por hemolisis. No hay diferencia entre la troponina I y la troponina T. Su elevación en el IAM se inicia a las 3-4 horas del comienzo del dolor, con pico máximo entre las 12-20 horas pudiendo permanecer elevada hasta 2 semanas debido a la proteolisis del aparato contráctil.

Para excluir la existencia de daño miocárdico se debe obtener valores inferiores a 0,06 ng/ml en las determinaciones realizadas en las primeras 6 horas de evolución.

Si el cuadro se inició ≥12 horas antes de la primera determinación de troponina, la

TABLA 6.2. Causas de elevación de la troponina T ó I.

PATOLOGÍA CARDIACA	OTRAS PATOLOGÍAS
Síndrome Coronario Agudo Vasoespasmo coronario Intervencionismo CP y no coronario Insuficiencia Cardiaca aguda y crónica Hipertrofia Ventricular Izda Miocarditis Pericarditis aguda Contusión cardiaca Cardioversión eléctrica Desfibrilador implantable Terapia de ablación arritmia Taquiarritmias Rechazo agudo postransplante cardiaco Postcirugía cardiaca y no cardiaca Disección coronaria aguda Síndrome apical-balloning (Síndrome de Tako-Tsubo)	Tromboembolismo pulmonar agudo Sepsis grave y Shock séptico Pacientes críticos Accidente cerebrovascular agudo (hemorrágico) Hemorragia Subaracnoidea Aguda SIDA Hipotiroidismo Insuficiencia renal o hepática Quemaduras>30% de la superficie corporal Rabdomiolisis

segunda determinación de TnT/I puede omitirse.

Entre los nuevos biomarcadores, destaca la troponina ultrasensible que mejora la sensibilidad de la troponina convencional.

Marcadores de función renal

La alteración de la función renal es un predictor de mortalidad a largo plazo en el paciente coronario. De ahí la importancia de la determinación de la Tasa de Filtración Glomerular (TFG) según la fórmula de modificación de la dieta en la Enfermedad Renal (MDRD) o la determinación del aclaración de creatinina. Si bien, en la actualidad cobra cada vez más interés como marcador pronóstico la determinación de cistatina C, inhibidor de la proteinasa de la cisteína producido por todas las células nucleadas a tasa constante, excretada a la circulación y eliminada exclusivamente por filtración glomerular.

La microalbuminuria basal es otro de los predictores de riesgo relacionados con marcadores de arteriosclerosis subclínica, al estar relacionada con el síndrome metabólico a través de la resistencia a la insulina con la consiguiente hiperinsulinemia en ayunas y la aparición de daño endotelial.

Marcadores de actividad antiinflamatoria

De los marcadores de actividad inflamatoria es la PCR ultrasensible, el marcador que se ha relacionado con la aparición de efectos adversos. Sin embargo, no tiene utilidad para el diagnostico de SCA.

Marcadores de actividad neurohormonal

Los péptidos natriuréticos (BNP o NT-proBNP), han demostrado utilidad para diferenciar la disnea de causa cardiaca de las no cardiacas, al ser altamente sensibles y muy específicos para la detección de la disfunción ventricular izquierda, además de ser marcadores pronóstico a largo plazo.

La copeptina, fragmento terminal de la vasopresina es un marcador de stress endógeno.

6.2.2. ECOCARDIOGRAMA

Valora la contractibilidad segmentaria, la función ventricular sistólica y diastólica y la existencia de hipertensión pulmonar. Descarta patología no coronaria (estenosis aórtica, disección aórtica, embolia pulmonar o miocardiopatía hipertrófica o restrictiva) y detecta posibles complicaciones mecánicas asociadas (rotura de músculo papilar, rotura de cuerda tendinosa, rotura de la pared libre ventricular, taponamiento cardiaco, derrame pericardico o zonas de disquinesia ventricular o el remodelado ventricular). Por ello, se recomienda la realización de un ecocardiograma al ingreso y al alta de la unidad coronaria. Requiere de un equipo experimentado para su realización.

6.2.3. ELECTROCARDIOGRAMA

Las actuales técnicas de imagen principalmente la cardioresonancia nuclear magnética o la tomografía computarizada por emisión de fotón único, han puesto de manifiesto la necesidad de cambiar la terminología de la localización infarcial posterior por el de lateral y por tanto introducir la localización inferolateral o laterobasal. Cambio que propuesto por las Sociedades Internacionales de Holter y Electrocardiografía No invasiva, por el momento no han sido aceptados de forma unánime manteniendo la denominación existente y por tanto, la que nosotros vamos a seguir utilizando.

El trazado ECG es una exploración fundamental, de fácil acceso y utilización universal. Se debe realizar ECG de 12 derivaciones estándar y valorar la realización de V3R, V4R, derivaciones derechas y de V7 a V9, derivaciones posteriores. El trazado nos permite establecer la localización eléctrica del infarto, su posible relación con la arteria coronaria obstruida y la existencia o no de reperfusión miocárdica. Sin olvidar que además de la valoración del segmento ST, hemos de valorar la duración del complejo QRS, la onda T y la duración del intervalo QT corregido por frecuencia cardiaca y género.

6.3. SCA con infradesnivel persistente del ST

Caracterizado en el registro ECG basal por un infradesnivel, valorada a 60 mseg del punto J, del segmento ST ≥ 0,5 mm (0,05 mv) en 2 o más derivaciones contiguas o por la inscripción de ondas T negativas, profundas en derivaciones precordiales de V2 a V4 y ocasionalmente en V5 con prolongación del intervalo QT. En este último caso, su aparición se relaciona con la existencia de una estenosis severa de la arteria coronaria descendente anterior a nivel proximal, descartada la existencia de una hemorragia cerebral.

Un trazado ECG interpretado como normal no excluye ante un dolor torácico agudo, un SCA. De ahí, la importancia de determinar los marcadores bioquímicos de daño miocárdico y realizar registros comparativos las primeras 24 horas.

Entre un 15-30% de los pacientes con SCASEST presentan episodios transitorios de infradesnivel del segmento ST y de un 34-54% el segmento ST no muestra alteraciones a su llegada al hospital, siendo su curso evolutivo heterogéneo.

El número de derivaciones que muestran descenso del ST, así como la profundidad alcanzada, indican el alcance y la gravedad de la isquemia y se correlacionan con el pronóstico. Un infradesnivel ≥ 1mm

(0,1 mV) se relaciona con una tasa de mortalidad e infarto de miocardio al año del 11% y si es ≥ 2 mm, con un riesgo de muerte 6 veces mayor.

6.4. SCA con elevación persistente del segmento ST

El trazado ECG se caracteriza por una elevación en 2 o más derivaciones contiguas, valorada a 60 mseg del punto J, del segmento ST ≥ 2 mm (0,2 mv) en derivaciones V1 a V3 ó ≥ 1 mm (0,1mV) en el resto de derivaciones. Elevación que debe relacionarse con la edad, el género y la derivación, cuando estas sean V3R, V4R ó de V7 a V9.

El trazado ECG pese a sus limitaciones relacionadas con la variación individual en la anatomía coronaria o por la presencia de enfermedad coronaria preexistente, nos permite establecer la localización de la obstrucción de la arteria coronaria epicárdica responsable del infarto.

En el caso del infarto de miocardio de localización en la pared anterior ventricular izquierda, la oclusión se localiza en la arteria coronaria epicardica anterior. Si la obstrucción se localiza por encima de la primera septal y de la primera diagonal, es decir en su segmento proximal, la elevación del segmento ST la encontraremos en las derivaciones V1 a V4 y en ocasiones hasta V6, en I, en aVL y en ocasiones también en aVR, con mayor elevación en aVL con respecto a aVR y mayor depresión del segmento ST, efecto especular, en III con respecto a II. Si la obstrucción de la arteria descendente anterior estuviese por debajo de las arterias anteriormente citadas, es decir a nivel medio o distal, la elevación del segmento ST la evidenciaríamos de V3 a V6 sin infradesnivel en II, III y aVF.

Mención especial presenta la identificación de la obstrucción del tronco coronario común izquierdo a través del análisis vectorial del segmento ST y del complejo QRS. Son signos indicativos de su obstrucción con una especificidad y valor predictivo positivo del 100%, valor predictivo negativo del 97% y sensibilidad del 95%, la localización del vector del segmento ST en el plano frontal entre -90º y ±180º, relacionado con el infradesnivel del ST en derivaciones I, II y III y su elevación > 2mm en aVR superior a la de V1, siendo la localización del segmento ST anterior en el plano horizontal dada su elevación en V1 y V2 y el infradesnivel de V3 a V6. El análisis del complejo QRS en el plano frontal presenta una sensibilidad del 75% para su localización ≥ -30º, hemibloqueo anterior, que cuando se combina con la localización del segmento ST en el plano frontal anteriormente mencionada, presenta una especificidad del 100%.

Ante un IAM de localización posteroinferior caracterizado en el trazado por una elevación del segmento ST en II, III y aVF, establecer la obstrucción en la arteria coronaria derecha o en la circunfleja en ocasiones puede ser problemática. Son signos a favor de la obstrucción en la coronaria derecha una mayor elevación del segmento ST en III con respecto a II, a la inversa en el caso de obstrucción de la circunfleja. Cuando la obstrucción se localiza en la porción proximal de la coronaria derecha a los signos anteriores se suma la elevación del ST en V1 y en derivaciones V3R y V4R, principalmente en esta última. En este último caso sería indicativo de la afectación simultánea del ventrículo derecho. La elevación del segmento ST en derivaciones derechas es menos duradera en el tiempo respecto a las derivaciones II, III y aVF y registrarse sólo en las primeras 24-48 horas de evolución. La detección del infarto eléctrico de la aurícula derecha es solo deductivo a expensas de la aparición de arritmias supraventriculares o de alteraciones en el segmento PR.

El trazado ECG mostrará en los casos de SCACEST, cambios eléctricos evolutivos relacionados con la onda "q" de características patológicas, la alteración del segmento ST y la onda T. Podemos establecer sin mediar estrategia de revascularización alguna y sin valorar la localización del infarto, cuatro estadíos eléctricos evolutivos en relación con el tiempo de evolución:

Hiperagudo, primeras horas, caracterizado por la elevación convexa del segmento ST con onda T positiva y sin inscripción de ondas "q" patológicas.

Agudo, a partir de las primeras 4 horas, persiste la elevación del ST y la positividad de la onda T con aparición de ondas "q" patológicas.

Subagudo, a partir de las primeras 12 horas, aunque puede persistir la elevación del ST siempre en relación la localización del infarto, la onda T se hace negativa y son claras las ondas "q" patológicas.

Crónico, a partir de las primeras 4 semanas, ST isoeléctrico con persistencia de ondas "q" patológicas y ondas T negativas que con el paso del tiempo pueden llegar a positivizarse e incluso llegar a desaparecer las características patológicas de la onda "q".

6.5. Tratamiento inicial del SCA con elevación o depresión persistente del segmento ST

El manejo óptimo, principalmente en el IAMCEST, se inicia a nivel prehospitalario con el traslado del paciente en base a la distancia y tiempo, en unidades móviles, a hospitales con servicios de hemodinámica las 24 horas y se mantiene evitando innecesarios retrasos en el área de urgencias.

Obtener en el área de urgencias hospitalarias, si el paciente acude por medios propios, el primer ECG en los primeros 10 minutos después del primer contacto médico, es un importante índice de calidad y en base a la interpretación del trazado, el traslado a la unidad coronaria o a la sala de hemodinámica. En el caso de un trazado no concluyente mantener la monitorización electrocardiográfica y solicitar marcadores bioquímicos de daño miocárdico. Repetir en base a los marcadores un nuevo ECG a las 6 horas y 24 horas, y siempre en caso de presentar nuevo episodio de dolor torácico u otra sintomatología asociada al SCA (Clase I, Nivel de evidencia C). Un ECG normal no excluye la posibilidad de un SCA, aproximadamente un 5% de los pacientes dados de alta del área de urgencias tenían un IAM o una angina inestable.

A la llegada al hospital de un paciente con SCA que por sus características va a evolucionar a IAM, es importante iniciar la monitorización ECG, con monitor-desfibrilador de corriente bifásica para identificación y precoz tratamiento de posibles arritmias, hasta su traslado en base al diagnóstico a la sala de hemodinámica o a la unidad coronaria.

Canalizar una vía venosa central con acceso periférico con control radiológico del terminal de catéter. No realizar excepto en determinadas situaciones clínicas gasometrías de muestra arterial.

En líneas generales podemos en las primeras 24 horas de evolución basados en la evidencia, seguir el siguiente esquema en dos tiempos en base a la realización de intervencionismo coronario percutáneo, ICP, para los SCACEST y los SCASEST de alto riesgo, subgrupo este último que representa de un 2-15% de los pacientes ingresados.

6.5.1. TRATAMIENTO PRE-ICP

a) Monitorización mínima del ECG para detección y tratamiento de arritmias.
b) Oxigenoterapia, si la saturación de oxigeno por pulsioximetría es < 90% con estabilidad hemodinámica, existe dificultad respiratoria, dolor torácico de origen coronario ó durante las primeras 6 horas devolución.
c) Analgesia con morfina por vía intravenosa, analgésico de elección. Efecto venodilatador y bradicardizante. Por ello, es necesario el control de la frecuencia respiratoria, cardiaca, estado cognitivo, tensión arterial y de las posibles manifestaciones digestivas en forma de náuseas ó vómitos.
d) Antiagregación plaquetar:

- Acido acetilsalicílico, AAS, inhibidor irreversible de COX-1 plaquetar. El efecto secundario más frecuente, 5-40%, es la intolerancia gastrointestinal. No administrar con historia reciente de sangrado gastrointestinal, ulcera gástrica o duodenal, alteraciones hemorrágica o hipersensibilidad. No dar AINES selectivos o no selectivos, excepto AAS y suspenderlos si lo estaba tomando previamente. Interfieren la inactivación de COX-1 por acción competitiva, interacción no establecida para los inhibidores selectivos de COX-2.
- Clopidogrel, inhibidor específico del receptor ADP plaquetar P_2Y_{12}. De los 3 receptores para el ADP, solo bloquea uno por lo que la inhibición que produce es incompleta. Al ser un profármaco, precisa ser metabolizado por el citocromo P450 hepático para ser activo. No administrar en embarazo, lactancia o combinado con inhibidores de la bomba de protones por interacción con la isoenzima CYP_2C_{19} del citocromo P450. Valorar en ese caso Ranitidina, inhibidor anti-H_2. En la actualidad se dispone de inhibidores del receptor P_2Y_{12} más potentes y de efecto más rápido al no ser pro-fármacos, como Prasugrel ó Cangrelor.

  Hoy en día y en términos generales se utiliza la doble antiagregación, es decir AAS y Clopidogrel.

e) Nitroglicerina, vasodilatador de predominio venoso, Clase IIb, nivel de evidencia A. No está justificado su uso sistemático. Utilizar solo en caso de HTA o de disfunción ventricular izquierda. En tales casos, tritiar la perfusión. Precaución si la presión sistólica es < 90 mmHg en normotenso, existe infarto del ventrículo derecho o la frecuencia cardiaca es >100 lat/min. o <50 lat/min

6.5.2. TRATAMIENTO POST-ICP

a) Betabloqueante selectivo oral, clase I, nivel de evidencia A, sobre todo con taquicardia sinusal o hipertensión arterial. No administrar si existe disfunción ventricular izda aguda o bajo gasto cardiaco; bloqueo AV de primer grado (PR ≥ 0,24 mseg), bloqueo de segundo o tercer grado; asma o hiperreactividad bronquial o existencia de factores de riesgo de shock cardiogénico (edad > 70 años, PAS < 120 mm Hg, taquicardia sinusal >110 lpm ó bradicardia sinusal < 60 lpm. Mayor probabilidad de aparición en relación al número de factores de riesgo). Tritiar bisoprolol o carvedilol, objetivo frecuencia cardiaca 50-60 lpm, en las primeras 24 h.

b) IECA oral, clase I, nivel de evidencia A. Iniciar ramipril en los IAM de localización anterior, en diabéticos y en los casos de FEVI deprimida ≤ 40%, sin shock. Control tensión arterial. En caso de intolerancia a los IECA, edema angioneurótico ó tos, valorar inhibidores del receptor ARA-II. Ambos contraindicados en embarazo o estenosis bilateral de la arteria renal Si la TFG < 30 ml/min/1,73m^2, iniciar ramipril a bajas dosis.

c) Eplerenona, antagonista del receptor de aldosterona con afinidad para el receptor de progesterona 1000 veces menor que la espironolactona. Uso agudo en los casos de FEVI ≤ 40% y signos de fracaso ventricular o diabetes mellitus, clase I, nivel de evidencia B. No utilizar en casos de insuficiencia renal grave o de hiperpotasemia. Control de enzimas hepáticos, función renal y potasemia.

d) Estatina, independiente de la concentración de colesterol. Prescripción precoz por sus efectos estabilizadores en el seguimiento a largo plazo de la placa, antiinflamatorios y de mejora de la función endotelial, clase I, nivel de evidencia B. Inicio precoz y con dosis altas en la primeras 24 horas. Valorar posible interacción con clopidogrel.

6.5.3. ANTICOAGULACIÓN

En base a las actuales guías europeas de recomendación de actuación en el SCACEST, la administración de un tratamiento antitrombótico y/o fibrinolítico antes del ICP, con el objetivo de disminuir el efecto del retraso que supone el traslado a un Centro con hemodinámica las 24 horas del día, no solo no es beneficiosa sino que se ha mostrado perjudicial. Por ello, plantearemos la anticoagulación solo en los casos de SCASEST no tratados inicialmente por sus características clínicas y evaluación de riesgo, con intervencionismo coronario percutáneo, ICP, ó los SCACEST tratados con un fibrinolítico selectivo. Valorar riesgo hemorrágico. El tiempo de uso, en días, y el tipo de anticoagulación se relaciona con la estrategia utilizada. En general en el caso de terapia fibrinolítica selectiva, se administrará una HBPM tipo enoxaparina por vía subcutánea, clase I nivel de evidencia A.

Las heparinas actúan sobre la antitrombina III, inactivando la trombina y el factor Xa, con mayor efecto sobre el factor Xa en el caso de las heparinas de bajo peso molecular, HBPM, frente a las heparinas no fraccionadas, HNF. Su dosificación se relacionará con el peso corporal y la función renal. En el caso de las HNF su administración se realizará por vía intravenosa y siempre con control del APTT, con las HBPM no es necesario tal control y su administración es por vía subcutánea. Las HNF son las recomendadas cuando la TFG < 30 ml/min/1,73m^2.

Fondaparinux, pentasacárido sintético que se une a la antitrombina-III e inhibe de forma selectiva al factor Xa, se elimina principalmente por vía renal. Una vez iniciada su administración si se realiza ICP, es necesario administrar una dosis adicional de HNF para evitar la trombosis del catéter.

Bivalirudina, inhibidor directo de la trombina circulante y la ligada a la fibrina. No está indicada en tratamientos fibrinolíticos y su uso queda restringido a los casos de trombocitopenia relacionada con heparina.

6.5.4. INHIBIDORES DEL RECEPTOR PLAQUETAR GLICOPROTEICO IIB/IIIA

Actúan bloqueando la vía final común de la activación plaquetar uniéndose al fibrinógeno y, en condiciones de estrés por cizallamiento, al factor von Willebrand, con lo que inhiben la formación de puentes entre las plaquetas activadas. Eptifibatida, es un péptido cíclico con baja inmunogenicidad, de eliminación renal y con recuperación rápida, 2-4 horas postadministración, del 50% de la función plaquetar. Tirofibán, es un inhibidor peptidomimético de baja inmunogenicidad y de eliminación renal y hepática con recuperación rápida, 2-4 horas postadministración, del 50% de la función plaquetar. Abciximab, es un fragmento de un anticuerpo monoclonal y por tanto con potencial inmunogenicidad, es de eliminación renal y recuperación lenta, 12-24 horas post-administración, del 50% de la función plaquetar.

La indicación, hoy en día, de los inhibidores está en entredicho pese a que en la práctica diaria se mantiene su uso. Este, generalmente, queda reducido tanto en el SCASEST de alto riesgo como en el SCACEST a la administración en determinados casos con indicación IIa, nivel B ó IIb nivel A de abcximab durante el ICP y a la de tirofibán o eptifibatide IIb nivel B ó IIb nivel C en los SCASEST de riesgo intermedio – alto siempre que el ICP se realice en las primeras 72 horas de evolución.

6.6. Estrategia de revascularización

En base al crecimiento de la lesión aterosclerótica hacia el exterior, fenómeno de Glagow, el análisis de la luz solo permite identificar grados de estenosis luminal cuando la lesión ya tiene un diámetro >50% del lumen arterial y la arteria haya agotado su capacidad de remodelado. De ahí, la importancia de las técnicas de imagen que valoran la composición, biología y actividad de la placa.

En la estrategia de revascularización, es necesario diferenciar recanalización coronaria de reperfusión miocárdica. La **recanalización coronaria** se relaciona con la apertura de la arteria coronaria epicárdica y la **reperfusión miocárdica** con la perfusión tisular y por lo tanto con el estado de la microcirculación. Por ello, podemos tener recanalización sin reperfusión.

De las técnicas utilizadas para el establecimiento de reperfusión miocárdica, es el trazado ECG el de uso más universal a través de la monitorización continua de la evolución del segmento ST en ausencia de alteraciones de la conducción intraventricular. Es signo de reperfusión, si el sumatorio de la elevación del segmento ST a los 90 minutos en el caso de que la estrategia de revascularización sea el tratamiento fibrinolítico o inmediato en el caso de intervencionismo percutáneo, descienda un 70% con respecto al sumatorio basal, pre-estrategia. Otro de los marcadores de reperfusión con menor grado de sensibilidad es la aparición de ondas T negativas profundas en las primeras cuatro horas en el caso de fibrinolisis e inmediata en el caso de ICP o la aparición de un ritmo idioventricular acelerado, RIVA. A ello hemos de añadir la posible aparición de la lesión de reperfusión relacionada con los radicales libres de oxígeno, la sobrecarga intracelular de calcio con la aparición de bandas de contracción, el metabolismo miocárdico alterado y la disfunción microvascular y endotelial. Este último, dará origen al fenómeno de "no reflujo" relacionado con el edema intracelular e intersticial, la disminución de la producción de óxido nítrico y el bloqueo capilar por material tromboembólico.

6.6.1. SCA CON INFRADESNIVEL PERSISTENTE DEL SEGMENTO ST

En la actualidad es opinión unánime la realización de intervencionismo coronario percutáneo en los pacientes con SCASEST de alto riesgo, persistiendo la controversia con respecto a los de riesgo medio, en base a la utilización de las escalas anteriormente mencionadas, principalmente la de GRACE.

Nos limitaremos a establecer que el grupo de alto riesgo viene caracterizado por aquellos pacientes que con tratamiento médico óptimo presentan: Angina refractaria o recurrente, signos de disfunción ventricular aguda, de inestabilidad hemodinámica o arritmias ventriculares tipo taquicardia o fibrilación ventricular.

El principal aspecto a valorar en la estrategia invasiva, ICP, al estar contraindicada la terapia fibrinolítica en el SCASEST sigue siendo la incidencia relativamente alta de infarto de miocardio periprocedimiento, que en algunos estudios alcanza el 10%.Hoy en día minimizada su aparición con el uso de los stents.

En caso de administrar durante el procedimiento un inhibidor del receptor glicoproteico plaquetar IIb/IIIa, realizar recuento plaquetar en el seguimiento tras su administración.

6.6.2. SCA CON ELEVACIÓN PERSISTENTE DEL SEGMENTO ST

El objetivo es restaurar de forma precoz la perfusión miocárdica y epicárdica con la administración de un fibrinolitico en ausencia de contraindicaciones, Tabla 6.3, tipo estretoquinasa o uroquinasa o un derivado del activador tisular del plasminógeno, tipo alteplase, reteplase o tenecteplase o con la realización de ICP. Este último, es más eficaz siempre que pueda sea realizado con tiempos adecuados, siendo la limitación logística y técnica su principal desventaja para su aplicación universal, sin valoración de costes. Independientemente de los tiempos de demora, es el tratamiento de elección en paciente en shock cardiogénico y en los casos de contraindicación de la terapia fibrinolítica.

En estadío hiperagudo-agudo, inicialmente solo se dilatará la lesión responsable del infarto, posponiendo el ICP del resto de las lesiones en un segundo tiempo, a excepción del shock cardiogénico.

El tipo de estrategia terapéutica a utilizar va a depender del tiempo de evolución del infarto, tiempo transcurrido comienzo del dolor, símil a comienzo del infarto, y llegada al hospital, de las características del hospital que realiza la primera atención al paciente, en el sentido de disponer o no de alerta hemodinámica y en este último caso de su distancia, tiempo de traslado, al hospital con alerta. En situación ideal, tanto el transporte primario como el secundario debe de ser realizado por los servicios de atención médica urgente.

Si el tiempo transcurrido inicio del dolor-llegada al hospital sin alerta hemodinámica es inferior a 2 horas y el tiempo de traslado al hospital con alerta, tiempo puerta-balón es superior a 90 minutos, es aconsejable la administración en ausencia de contraindicaciones, Tabla 6.3, de un fibrinolítico selectivo ajustado a peso corporal. Si la fibrinolisis no es eficaz, no se obtiene reperfusión miocárdica valorada por la resolución en porcentaje, con respecto al inicial supradesnivel del segmento ST, a los 90 minutos de la administración del lítico, el paciente debe de ser trasladado para la realización un ICP de rescate. Si la fibrinolisis se acompaña de signos de reperfusión, valorar realización de ICP dentro de las primeras 24 horas, procedimiento que se conoce como angioplastia post-trombolisis ó pronóstica y que introduce el concepto de reperfusión farmacomecánica y de que el tratamiento fibrinolítico no es estrategia final.

La administración de inhibidores del receptor plaquetar IIb/IIIa con o sin fibrinoli-

TABLA 6.3. Contraindicaciones terapia fibrinolitica absolutas relativas.

ABSOLUTAS	RELATIVAS
Antecedentes de hemorragia intracraneal	HTA grave refractaria
Neoplasia o lesión vascular intracraneal previa (de causa no establecida)	Ictus isquémico (más de 3 meses)
Sangrado gastrointestinal último mes	Anticoagulación crónica
Diátesis hemorrágica	Cirugía mayor (últimas 3 semanas)
Trauma craneoencefálico o facial en los últimos 3 meses	Embarazo o 1ª semana postparto
Sospecha de síndrome aórtico agudo	Retinopatía diabética hemorrágica
	Tratamiento previo con estreptoquinasa (solo para este fibrinolítico)
	Hepatopatía avanzada
	Endocarditis infecciosa
	Punción vascular no compresible
	Ulcera péptica activa

tico a mitad de dosis, con el objetivo de disminuir el efecto del retraso que supone el traslado para ICP facilitado, hoy en día ha sido abandonado dada la frecuente aparición de complicaciones.

La realización de ICP transcurridas 24 horas del comienzo del dolor solo esta indicada en el caso de aparición de signos o síntomas de isquemia.

El esquema de estrategia de revascularización-reperfusión, siguiendo las actuales guías de recomendación de actuación, se muestra en la Tabla 6.4.

TABLA 6.4. Estrategias de revascularización-reperfusión.

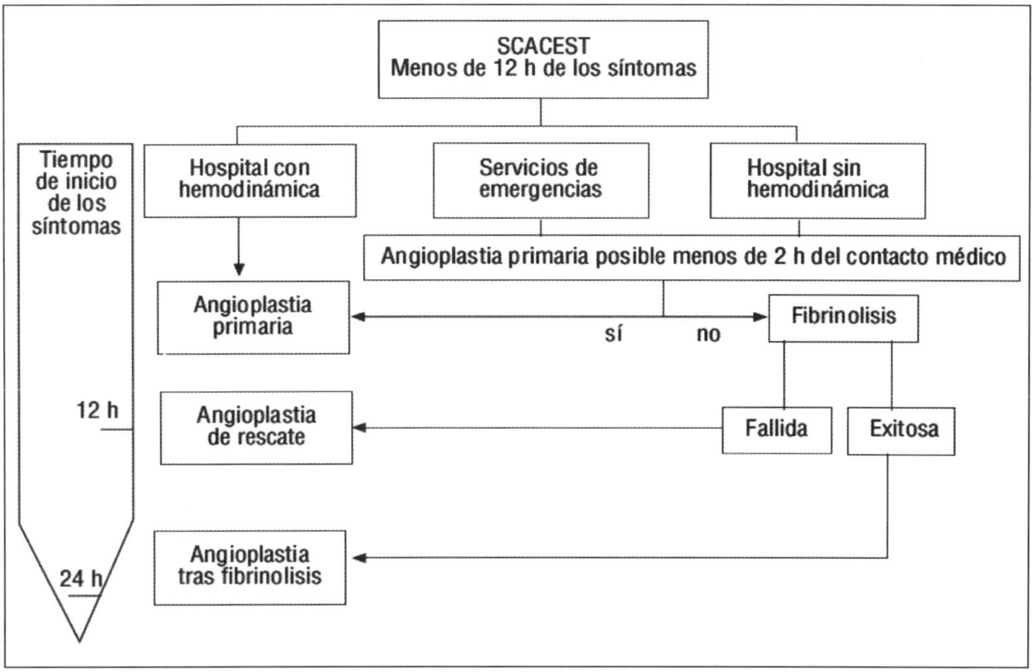

6.7. Resumen y Conclusiones

- Un trazado ECG basal, inicial, sin alteraciones no excluye la existencia ante una clínica isquémica aguda positiva, un SCA.
- El trazado ECG nos permite una vez establecido el diagnóstico determinar la estrategia de revascularización y nos ayuda a conocer si la recanalización de la arteria coronaria epicárdica se acompaña o no de reperfusión miocárdica.
- El ICP en el SCACEST, IAM, es la estrategia de reperfusión de elección. En caso de no disponer de ICP en los casos de tiempo de evolución del IAM inferior a 2 horas y retraso en el traslado a hospital con ICP superior a 90 minutos realizar estrategia farmacoinvasiva, es decir fibrinolisis y posterior traslado en UVI móvil a hospital para ICP.
- El ICP de rescate es el tratamiento de elección en las primeras 24 horas de evolución en pacientes con IAM y fibrinolisis sin signos de reperfusión miocárdica.
- Las actuales guías de práctica clínica no aconsejan la realización de ICP sistemático en pacientes con infarto de miocardio con más de 24 de evolución y situación clínica estable.
- El ICP facilitado, hoy en día está contraindicado por aumento de la mortalidad, reinfarto, hemorragia e ictus.

SEGUNDA PARTE:
Diagnóstico y tratamiento de las arritmias cardíacas potencialmente letales en el síndrome coronario agudo

6.1. Mecanismos de producción

La primera manifestación de la isquemia miocárdica aguda puede ser la muerte súbita eléctrica relacionada con la aparición de taquicardia ventricular (TV), fibrilación o flutter ventricular (FV) o un episodio sincopal por bloqueo auriculoventricular (AV) completo.

Los mecanismos responsables de su aparición se relacionan con alteraciones en la formación o en la conducción del impulso o una combinación de ambos.

6.1.1. ALTERACIONES EN LA FORMACIÓN DEL IMPULSO

De las alteraciones en la formación mencionaremos las relacionadas con los mecanismos no automáticos, por ser los más frecuentes en la célula miocárdica isquémica en concreto, la formación de pospotenciales o posdespolarizaciones, la repolarización incompleta o la diferencia de potenciales locales.

Un pospotencial, representa un potencial que se produce en la fase 4 o que interrumpe la fase 2 ó 3 del potencial de acción transmembrana (PAT) y cuando alcanza el potencial umbral, origina un nuevo estímulo. Se denominan pospotenciales o posdespolarizaciones precoces, cuando aparecen en la fase 2 ó 3 y tardíos o diferidos cuando lo hacen en la fase 4. La taquicardia ventricular (TV) inducida por el ejercicio y el ritmo idioventricular acelerado (RIVA) del infarto agudo de miocardio (IAM) su mecanismo de producción se relaciona con los pospotenciales tardíos; en cambio, la taquicardia por "torsión de puntas", podría estar producida por pospotenciales precoces.

La repolarización incompleta del PAT origina que algunas fibras cardiacas tengan un potencial diastólico cercano al potencial umbral y por tanto con posibilidad de producir un nuevo estímulo.

La duración del período refractario aunque no es idéntica para todas las células cardiacas, sus diferencias son mínimas entre grupos próximos. Sin embargo, en condiciones de isquemia las células adyacentes pueden repolarizarse con diferencias significativas y dar origen a una reestimulación de las células ya repolarizadas que son nuevamente excitables.

6.1.2. ALTERACIONES EN LA CONDUCCIÓN DEL IMPULSO

De las alteraciones en la conducción, la reentrada es su exponente máximo y el mecanismo más frecuente. El concepto de reentrada implica que un solo estímulo despolariza dos veces a las mismas células y para su aparición es necesaria la existencia de un bloqueo unidireccional del impulso y de conducción enlentecida para que las células previamente despolarizadas recuperen su excitabilidad. Si estas condiciones se dan, se establecerá un movimiento circular del impulso o ritmo recíproco. Para su mantenimiento, es necesario que el tiempo que tarde el impulso en recorrer el circuito sea mayor que el período refractario de las fibras que lo componen; de no ser así el impulso encontrará tejido refractario y el ritmo recíproco se interrumpirá. Según el tamaño anatómico o funcional, los circuitos pueden ser grandes, macroreentrada, ó pequeños, micro-reentrada. Las arrítmias así producidas se caracterizan porque pueden ser inducidas y terminadas, de forma reproducible, con técnicas de estimulación eléctrica programada.

En el caso del SCA, las TV monomórfas, así llamadas por exhibir una sola morfología del complejo QRS durante la taquicardia, los mecanismos implicados en su génesis se relacionan con alteración en la conducción, reentrada o con alteración en la formación del impulso, foco ectópico. Las TV polimórfas, morfología variable del complejo QRS, o por torsión de puntas, se relacionan con alteraciones en la formación del impulso, aparición de pospotenciales precoces, dispersión o repolarización incompleta.

6.2. Diagnóstico de taquicardia ventricular

A la sucesión en el trazado ECG de tres o más impulsos ventriculares con QRS ≥ 0,12 seg. con una frecuencia entre 100 y 250 por minuto, se le denomina taquicardia ventricular. No es excluyente el origen ventricular ante un QRS estrecho, duración inferior a 0,12 seg.; es el caso de la TV fascicular originada en las porciones proximales de la rama derecha o en las subdivisiones anterior o posterior de la rama izquierda que pueden sugerir erróneamente un origen supraventricular. Cuando la duración de la taquicardia ventricular es ≥ 30 segundos, se le llama "taquicardia ventricular sostenida" y "no sostenida" cuando termina en forma espontánea antes de 30 segundos.

Los síntomas durante el episodio agudo se relacionan con la frecuencia ventricular, la duración, la presencia de cardiopatía de base y la función ventricular sistólica y diastólica.

El examen físico independiente o sumado a la situación hemodinámica muestra en la auscultación en ritmo sinusal, tonos cardiacos rápidos regulares que dificultan su interpretación y la del ciclo cardiaco, con refuerzo intermitente del primer ruido cardiaco cuando la contracción auricular precede a la contracción ventricular, signo de disociación auriculoventricular que desaparece en fibrilación auricular y de una onda "a" cañón en la morfología del pulso venoso de la yugular interna, debido a que la contracción auricular se produce cuando las válvulas AV están cerradas. Las maniobras vagales, masaje del seno carotideo derecho o compresión del globo ocular, dado el origen de la taquicardia no modifican la arritmia.

Es el trazado ECG la prueba no invasiva que nos llevará a establecer el diagnóstico de probabilidad de taquicardia ventricular en base a los siguientes hallazgos, si bien ninguno de ellos es patognomónico (Figura 6.1). En caso de duda, actuar como si fuera una taquicardia ventricular, máxime si se tiene el antecedente de infarto de miocardio:

- Frecuencia ventricular habitual entre 150 y 220 / minuto.
- Intervalo RR regular. No es infrecuente una ligera irregularidad, 0,01-0,03 seg., difícil de apreciar.
- Disociación aurículoventricular, no hay relación P-QRS. Es decir, la activación auricular y la ventricular son independientes. Su presencia indica que la taquicardia no es auricular, pero no excluye la taquicardia de la unión.
- Complejos de captura ventricular que se reconocen por ser anticipados con QRS estrecho, sin muescas y precedidos de una onda P sinusal. Es indicativo de disociación auriculoventricular (AV).
- Latidos de fusión ventricular, QRS con morfología intermedia entre los de la taquicardia y los capturados sinusales. Es indicativo de disociación AV.

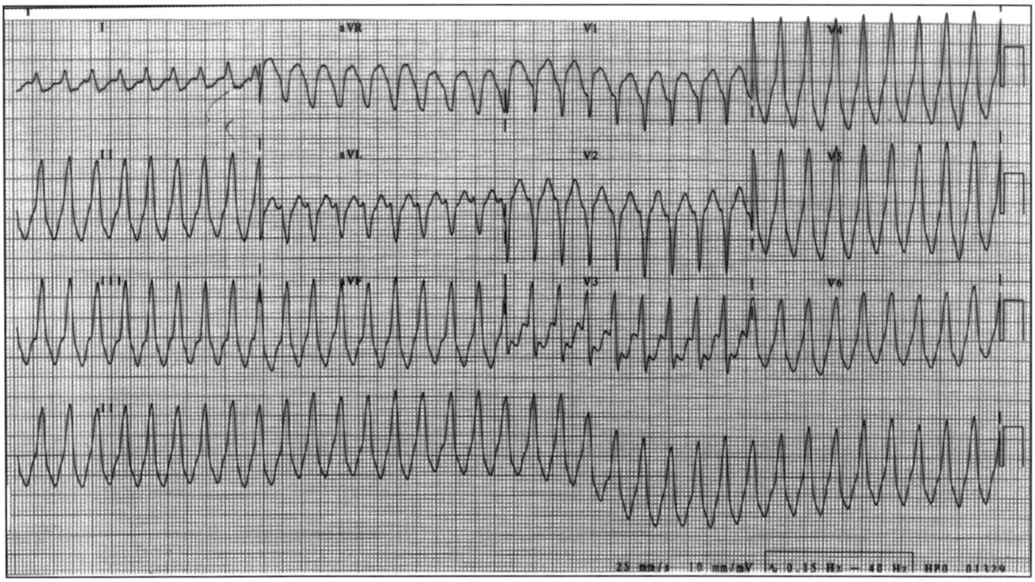

FIGURA 6.1. Taquicardia ventricular monomorfiva sostenida. Intervalo R-R de 280 ms FC a 215 lpm.

- Duración del QRS ≥ 0,12 seg con muescas y empastamientos, casi siempre mayor de 140 milisegundos.
- Eje del QRS en el plano frontal diferente al mostrado en ritmo sinusal.
- Morfología del QRS de bloqueo completo de rama derecha con patrón monofásico o bifásico, R ó qR con muesca en la rama descendente en V1-2 y en V6 patrón RS (R<S) o QS.
- Morfología del QRS de bloqueo completo de rama izquierda con onda r ó R inicial >30 milisegundos en V1 y un intervalo del inicio del complejo al nadir de la onda S >70 milisegundos, con patrón tipo QR o QS en V6.
- Morfología del QRS de bloqueo completo de rama izquierda y eje QRS en el plano frontal entre +60º y +120º, origen músculo papilar anterior derecho.
- Concordancia del QRS, todas las derivaciones precordiales son positivas o negativas.
- Comparar morfología del QRS de la taquicardia con la de posibles contracciones prematuras ventriculares aisladas.

La taquicardia ventricular por torsión de puntas, taquicardia ventricular polimorfa, se caracteriza por complejos QRS con amplitud variable e inscripción hacia "arriba" y "abajo" alrededor de la línea isoeléctrica. El ECG sin la taquicardia suele mostrar repolarización ventricular prolongada con intervalo QT prolongado en relación al género ≥ 460 msg en mujeres y ≥ 480 mseg en hombres.

6.2.1. DIAGNÓSTICO DIFERENCIAL DE LA TAQUICARDIA DE COMPLEJO QRS ANCHO

Las taquicardias más comunes en la práctica clínica que se pueden presentar con complejo QRS ancho en el trazado ECG, son la taquicardia ventricular monomórfa, la taquicardia supraventricular con bloqueo de rama funcional frecuencia dependiente, es decir aberrancia o con bloqueo de rama preexistente, la taquicardia de movimiento circular ortodrómica con bloqueo de rama funcional o preexistente y la taquicardia supraventricular con conducción preferencial por vía anómala.

Cuando la taquicardia con complejo QRS ancho presente un intervalo RR irregular, probablemente estemos ante una fibrilación auricular con preexcitación ventricular o con bloqueo de rama funcional o preexistente.

Una taquicardia regular de complejo QRS ancho con patrón diferente, contralateral, al del bloqueo de rama preexistente, es probable que su origen sea ventricular. Es necesario en este caso disponer de un ECG previo al episodio de taquicardia con imagen de bloqueo de rama.

Para el diagnóstico ECG además de utilizar los criterios reseñados anteriormente, utilizaremos el **algoritmo de Brugada** con las excepciones señaladas, siguiendo sus cuatro pasos:

1º. Ausencia de complejos QRS con morfología RS en derivaciones precordiales. SI: Taquicardia ventricular. NO: Aplique el paso siguiente.

2º. Duración del intervalo RS, medido del comienzo de la R al final de la onda S mayor de 100 milisegundos, en cualquier derivación precordial. SI: Taquicardia ventricular. NO: Aplique el paso siguiente.

3º. Existe disociación AV, con las excepciones establecidas. SI: Taquicardia ventricular. NO: Aplique el paso siguiente.

4º. Los criterios morfológicos clásicos para taquicardia ventricular se cumplen todos en V1 (V2) y en V6. SI: Taquicardia ventricular. NO: Taquicardia supraventricular aberrante.

6.2.2. TRATAMIENTO DE LA TAQUICARDIA VENTRICULAR

Cuando la taquiarritmia se acompaña de hipotensión arterial, angina, insuficiencia cardiaca o hipoperfusión cerebral, indicación inmediata de **cardioversión eléctrica sincronizada,** con 1-2 julios/kg. de peso. En ocasiones la frecuencia rápida ventricular y la duración de los complejos, hace que la sincronización no sea posible; en estos casos, realizar desfibrilación bifásica con 200 julios o monofásica con 360 julios. A excepción de extrema urgencia o paciente inconsciente, realizar sedación intravenosa previa.

Si la taquicardia no se acompaña de inestabilidad hemodinámica, puede ser manejada con fármacos, sin olvidar el poder arrítmico de todo antiarritmico y su acción depresora de la función miocárdica. La Tabla 6.5, muestra la indicación en base a clase y nivel de evidencia de los fármacos según la clasificación de Vaughan Willians y de la estimulación eléctrica.

En los casos de torsión de puntas, el sulfato de magnesio intravenoso es el tratamiento inicial con eficacia relacionada a la duración del intervalo QT y la implantación de un marcapaso cardiaco temporal endocavitario o transcutáneo.

TABLA 6.5. Tratamiento farmacológico y eléctrico de las arritmias en el SCA. Clase y nivel de evidencia.

RECOMENDACIONES	CLASE	NIVEL
TV sin pulso / Fibrilación / Flutter Ventricular		
Desfibrilación	I	C
TV monomórfica / polimórfica con inestabilidad hemodinámica		
Cardioversión sincronizada	I	B
TV monomorfa sostenida		
Procainamida (Grupo IA de V W) / Amiodarona (Grupo III de V W)	IIa	B
Lidocaína (Grupo IB de V W)	IIb	C
TV refractaria a Cardioversión / Desfibrilación		
Amiodarona (Grupo III de V W). Vía IV	I	B
Lidocaina (Grupo IB de V W) / Sotalol (Grupo III de V W). Via IV	IIa	C
Estimulación eléctrica con marcapasos endocavitario	IIa	C
TV sintomática no sostenida		
Amiodarona / Sotalol / Metoprolol (Grupo II de V W). Via IV	IIa	C
TV Polimórfica / Torsión de puntas		
Intervalo QT basal normal		
Sotalol / Metoprolol / Amiodarona. Via IV	I	C
Intervalo QT basal prolongado		
Retirada de fármacos que prolongan QT. Corregir alt. Iónicas	I	A
Estimulación eléctrica aguda. Marcapaso endocavitario	I	A
Magnesio / Metoprolol / Isoproterenol (estimulante). Via IV	IIa	B
Bloqueo AV III grado con hipotensión o insuficiencia cardiaca		
Estimulación eléctrica aguda. Marcapaso endocavitario	I	C

V W: Clasificación de Vaughan Willians.

6.3. Flutter y fibrilacion ventricular

6.3.1. DIAGNÓSTICO

El flutter ventricular, se caracteriza en el trazado ECG por una frecuencia > 200/min. con un patrón de ondas continuas, regulares, amplias e iguales, sin una clara diferenciación entre el complejo QRS y la onda T (Figura 6.2). La amplitud de las ondas se relaciona con el estado del miocardio ventricular.

La fibrilación ventricular, es la expresión eléctrica de despolarización ventricular caótica, con ondas en el ECG irregulares, de contorno y amplitud variables, unas amplias y rápidas, otras pequeñas y lentas, sin posibilidad de identificar complejo alguno (Figura 6.3). Es sinónimo de paro cardiaco clínico.

La incidencia de FV durante las primeras 48 h de la presentación del IAMCEST se ha reducido con el uso extendido de estrategias de reperfusión y bloqueadores de los receptores beta. La FV en la fase hiperaguda o aguda del infarto de miocardio se asocia a un aumento de la mortalidad pero no a un aumento de la mortalidad a largo plazo.

En pacientes con IAM que presentan un episodio de parada cardiaca, el 75% es por fibrilación ventricular y el resto por bradicardia o asistolia.

6.3.2. TRATAMIENTO

El tratamiento del flutter es similar al de la fibrilación ventricular y en ambos casos, de no mediar una actuación terapéutica precoz y eficaz conlleva la muerte. El tratamiento de ambas arritmias es la desfibrilación eléctrica con un cho-

FIGURA 6.2. Flutter ventricular. Intervalo RR de 240 ms que se corresponde con una FC de 250 lpm.

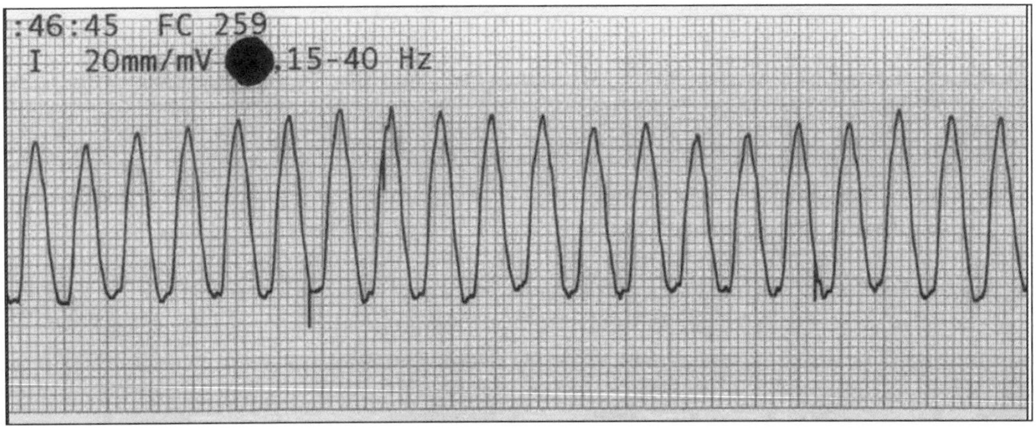

FIGURA 6.3. Fibrilación ventricular. Tratamiento eléctrico mediante DF de 150 julios bifásicos y recuperación ritmo sinusal.

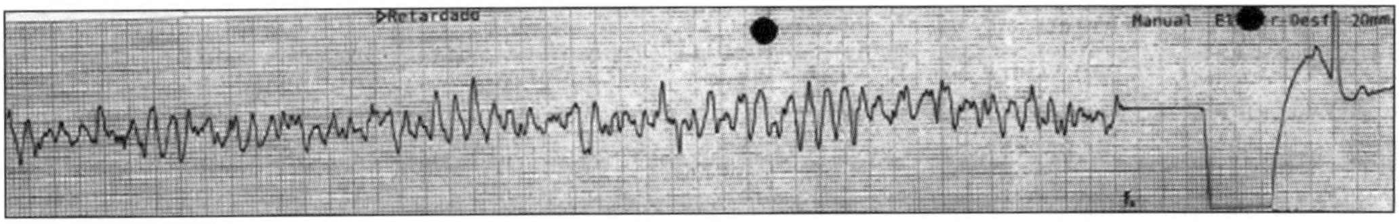

que de corriente continua no sincronizada de 200 julios en los desfibriladores bifásicos y 360 julios en los monofásicos.

No perder tiempo en realizar otras maniobras de reanimación cardiopulmonar si la desfibrilación eléctrica inmediata puede realizarse o en realizar un electrocardiograma. Las palas del cardiodesfibrilador sirven de electrodos torácicos para identificar el tipo de ritmo e incluso para determinar la impedancia transtorácica en algunos desfibriladores.

6.4. Bloqueo auriculoventricular completo

Los datos derivados de cuatro grandes estudios aleatorizados indican que el bloqueo AV ocurre en casi el 7% de los casos de IAMCEST. El bloqueo AV completo o de tercer grado periinfarto incrementa la mortalidad tanto intrahospitalaria como en el seguimiento; y el incremento en la morbimortalidad se relaciona con la extensión del daño miocárdico y no con la aparición de la alteración de la conducción AV y la pérdida de la contribución auricular al llenado ventricular. Si bien, su significado es distinto en relación a la localización del infarto y al momento de aparición precoz, primeras 24 horas o tardío.

Los criterios ECG para su diagnóstico son la presencia de ondas P independientes de los complejos QRS siempre regulares y con una frecuencia auricular superior a la ventricular; si el ritmo de base fuese la fibrilación auricular la regularidad de los complejos QRS será su característica. La morfología del QRS y su frecuencia se relacionan con la localización del foco de escape a nivel yuncional, intrahisiano (troncular) o infrahisiano.

El bloqueo AV completo asociado con el infarto inferior generalmente con participación ventricular derecha suele ser transitorio, se instaura de forma progresiva y el ritmo de escape exhibe QRS estrecho con frecuencia > 40 lat/min. Por contra, el bloqueo AV relacionado con el infarto anterior suele ser de instauración brusca en ocasiones precedido de alteración en la conducción intraventricular, el ritmo de escape ventricular suele estar localizado por debajo del nódulo AV, se asocia a un ritmo de escape inestable y lento y el complejo QRS es ancho ≥ 0,12 seg.

Hoy en día, la indicación de estimulación endocavitaria temporal, transitoria, se relaciona con la localización del infarto, la situación clínica y la respuesta a la estrategia de revascularización, aceptandose para un mejor manejo en los casos de bloqueo AV completo con infarto anterior, no así en los casos de localización inferior y con independencia de la duración del complejo QRS. Queda por establecer de forma unánime el lugar de estimulación si es en el apex o en el tracto de salida ventricular derecho, en base a la sincronía ventricular o incluso la estimulación secuencial auriculoventricular.

6.5. Resumen y Conclusiones

- Todo paciente con SCA debe estar monitorizado de forma continua con un monitor desfibrilador con miras al tratamiento de una arritmia potencialmente letal.

- El trazado ECG es la prueba no invasiva que exhibe una alta sensibilidad y especificidad para establecer el diagnóstico de taquicardia ventricular.
- La detección y actuación precoz, inmediata, ante una arritmia considerada letal, tipo taquicardia ventricular sostenida, flutter o fibrilación ventricular ha supuesto una importante reducción en la morbimortalidad del SCA.

6.6. Bibliografia

Síndrome coronario agudo con infra y supradesnivel persistente del segmento ST diagnóstico y tratamiento

Antman EM, Hand M, Armstrong PW, Bates ER, Green LA, Halasyamani LK et al. Guidelines for the management of patients with ST-elevation acute myocardial infarction. Circulation 2008; 117:296-329.

Bassand JP, Hamm CW, Ardissino D, Boersma E, Budaj A, Fernandez-Aviles F, Hasdai D, Ohman E, Wallentin L y Wijns W. Guía de la práctica clínica para el diagnóstico y tratamiento del síndrome coronario agudo sin elevación del segmento ST. Rev Esp Cardiol 2007; 60 (10):e1-e80.

Espinosa MA, Avila P, Sánchez P. Estrategias de reperfusión en el infarto agudo de miocardio con elevación del segmento ST. Rev Esp Cardiol 2009; 9:3c-10c.

Lemos JA and O´Rourke R. Unstable angina and non-ST elevation myocardial infarction. Chapter 59:1351-1374. In: Hurst´s The Heart. 12th edition. Mc Graw Hill 2008.

Yang E, Gersh B and O´Rourke R. ST-elevation myocardial infartion. Chapter 60:1375-1404. In: Hurst´s The Heart. 12th edition. Mc Graw Hill 2008.

Diagnóstico y tratamiento de las arritmias cardíacas potencialmente letales en el síndrome coronario agudo

Guías de la práctica clínica del ACC/AHA/ESC 2006 sobre el manejo de pacientes con arritmias ventriculares. Rev Esp Cardiol 2006; 59(12):1328.e1-e51.

Olgin J y Zipes D. Arritmias específicas: diagnóstico y tratamiento. Capítulo 32:803-863 En: Braunwald Tratado de Cardiología. 7ª edicion. Elsevier Saunders 2006

Rubart M y Zipes D. Génesis de las arritmias cardiacas: aspectos electrofisiológicos. Capítulo 27:653-687. En: Braunwald Tratado de Cardiología. 7ª edición. Elsevier Saunders 2006.

Vardas P, Auricchio A, Blanc JJ, Daubert JC, Drexler H, Ector H, et al. Guidelines for cardiac pacing and cardiac resynchronization therapy. ESC Guidelines. European Heart Journal 2007; 28:2256-2295.

7

Embolismo pulmonar agudo grave

José Ángel Sánchez-Izquierdo Riera
Gonzalo Leoz Abellanas

Objetivos docentes

- Conocer los datos epidemiológicos básicos de la enfermedad tromboembólica, valorando la magnitud de este problema sanitario.
- Estudiar los factores de riesgo para el desarrollo de la enfermedad tromboembólica.
- Entender la fisiopatología del tromboembolismo pulmonar desde un punto de vista hemodinámico, diferenciando los conceptos de TEP sin compromiso hemodinámico, TEP submasivo y TEP masivo.
- Entender la fisiopatología del tromboembolismo pulmonar desde un punto de vista del intercambio gaseoso.
- Conocer los diferentes síntomas y signos que conforman la clínica del paciente que acude al hospital aquejado de un tromboembolismo pulmonar.
- Determinar la probabilidad de padecer un tromboembolismo pulmonar mediante la aplicación de escalas predictivas como el Score de Wells.
- Comprender el valor de las diferentes pruebas complementarias en el diagnóstico de la enfermedad tromboembólica.
- Sistematizar una aproximación diagnóstica secuencial mediante el uso de un algoritmo fundamentado en la probabilidad pre-test, la determinación de dímeros D y la realización de TAC torácico con estudio vascular.
- Aprender las diferentes opciones terapéuticas según las últimas guías de práctica clínica, entendiendo el mecanismo de acción, indicaciones y contraindicaciones de los diferentes fármacos utilizados.
- Entender la importancia de la prevención primaria de la enfermedad tromboembólica y conocer las diferentes estrategias, farmacológicas y no farmacológicas disponibles.

7.1. Aspectos generales

El tromboembolismo pulmonar (TEP) es una complicación aguda y potencialmente letal de la trombosis venosa profunda (TVP). Supone una patología frecuente y que conlleva una importante morbilidad y mortalidad. Además, su habitual asociación con la cirugía, el trauma, la enfermedad crítica y el embarazo, hace que se encuadre frecuentemente dentro de las entidades nosocomiales, con connotaciones, muchas veces, yatrogénicas.

La incidencia anual del TEP oscila entre 23 y 69 casos por 100.000 habitantes, con una mortalidad del 20-50% que, en series americanas, se traduce en 100.000 muertes al año. Resulta importante conocer que aproximadamente el 79% de los pacientes con TEP padece TVP en los miembros inferiores en el momento del diagnóstico y que, por otro lado, cerca del 50% de los pacientes con TVP desarrollará TEP en su evolución.

El espectro clínico del TEP varía desde formas paucisintomáticas, que pueden pasar inadvertidas, hasta la muerte súbita por shock obstructivo en el TEP masivo. Igualmente, los pacientes podrán recuperarse de forma completa o bien desarrollar una hipertensión pulmonar tromboembólica crónica o un síndrome post-trombótico que oscurezcan su evolución.

7.2. Fisiopatología

El TEP supone fundamentalmente un problema hemodinámico. La migración de un trombo desde el territorio venoso profundo hacia el árbol vascular pulmonar condiciona una elevación aguda de la presión en la arteria pulmonar. El ventrículo derecho (VD), cuya pared muscular es mucho más fina y débil que la del ventrículo izquierdo (VI), acostumbrado a trabajar en un circuito de alta distensibilidad y bajas presiones, tiene muy poca capacidad de adaptación ante sobrecargas de presión. Por este motivo, y si el trombo es de suficiente magnitud, se producirá una dilatación del VD que limitará su función sistólica. Por otro lado, y al elevarse también la presión telediastólica, se dificultará el flujo coronario del VD, pudiendo aparecer isquemia miocárdica que redundará en un mayor deterioro de la función sistólica. Además, y en vista de la interdependencia entre las cavidades derechas e izquierdas del corazón condicionada por el pericardio, la dilatación del VD, producirá un abombamiento del septo interventricular deteriorando el llenado (precarga) del VI. La consecuencia de lo anteriormente expuesto será una caída en el volumen de eyección del VI que obligará a un aumento de la frecuencia cardiaca para poder mantener el gasto cardiaco (GC). Cuando este mecanismo compensatorio claudique o resulte insuficiente, la caída del GC se traducirá en hipotensión arterial sistémica. Así se cerrará un círculo vicioso en el que la hipotensión y el bajo gasto aumentarán la isquemia del VD y su fracaso mecánico. La consecuencia final, caso de no resolverse el TEP, será la disociación electromecánica y la muerte. Así pues, podemos hablar de TEP sin compromiso hemodinámico, de TEP submasivo (cuando exista dilatación del VD o datos de sufrimiento del VD como es la elevación de troponinas o de pro-BNP, pero sin hipotensión ni bajo gasto) y de TEP masivo (cuando el paciente se encuentre en situación de shock). Estas tres situaciones, como veremos más adelante, requerirán de un manejo diferente.

Paralelamente a sus efectos hemodinámicos, el TEP condiciona una alteración del intercambio gaseoso que, por norma general, es menos dramática. La embolización de un trombo al árbol arterial pulmonar condiciona un aumento del espacio muerto motivado por el incremento de unidades alveolares normoventiladas que pierden su irrigación. Por otro lado, se produce una liberación local de sustancias vasoactivas y broncoactivas, como la serotonina, producidas por las plaquetas presentes en el trombo, que determinan la aparición de áreas de *shunt*. El resultado final es un trastorno de la ventilación/perfusión que se traduce en una elevación del gradiente alveolo-arterial de oxígeno y en el desarrollo de una insuficiencia respiratoria aguda hipoxémica. Curiosamente, y pese al aumento del espacio muerto, suele desarrollarse de forma casi invariable hipocapnia. La explicación de este fenómeno, conocida la mayor difusión del CO_2 a través de la membrana alveolo-capilar, radica en la marcada taquipnea que desarrollan los pacientes.

7.3. Factores de riesgo

La clásica triada de Virchow resume los principales factores de riesgo para el desarrollo de ETE: estasis sanguíneo, daño venoso e hipercoagulabilidad. En la práctica diaria la estasis sanguínea viene determinado por la inmovilidad prolongada, propia de los pacientes encamados, y supone uno de los principales factores de riesgo. Por otro lado puede ocurrir daño vascular en muchas situaciones como las cirugías ortopédicas o en los traumatismos graves; sin olvidar la inserción de dispositivos endovenosos, tan habitual en los servicios de Medicina Intensiva. Por último la hipercoagulabilidad, bien sea mediada a través de citocinas inhibidoras de la fibrinólisis en el seno de un síndrome de respuesta inflamatoria sistémica o de una enfermedad tumoral, bien por una causa congénita como el déficit de proteína C o la existencia de un factor V de Leiden, o por otros factores como la deshidratación, tiene gran repercusión. Otros factores de riesgo que se han detectado han sido la obesidad y los estrógenos. [Tabla 7.1].

TABLA 7.1. Factores de riesgo

Factor de riesgo	*Odds ratio (intervalo de confiaza p<0,05)*
Edad ≥ 40 años	2,29 (2,07-2,55)
Fractura pélvica	2,93 (2,01-4,27)
Fractura de miembros inferiores	3,16 (2,85-3,51)
Trauma medular con parálisis secundaria	3,39 (2,41-4,77)
Traumatismo craneoencefálico (con AIS ≥ 3)	2,59 (2,31-2,90)
>3 días de ventilación mecánica	10,62 (9,32-12,11)
Daño vascular venoso	7,93 (5,83-10,78)
Shock al ingreso (TAS < 90 mmHg)	1,95 (1,62-2,34)
Cirugía mayor	4,32 (3,91-4,77)

AIS, Abbreviated Injury Scale; TAS, Tensión arterial sistólica.

7.4. Clínica

La clínica del TEP puede variar mucho de unos pacientes a otros. El cuadro más típico lo conforma una paciente obesa, con factores de riesgo (como puede ser el antecedente de una cirugía de prótesis de cadera), que debuta, de forma aguda, con disnea, dolor torácico de características pleuríticas, tos con ocasional hemoptisis y molestias en miembros inferiores tales como tumefacción, dolor o enrojecimiento compatibles con trombosis venosa profunda. En casos de TEP con repercusión hemodinámica los pacientes pueden referir clínica sincopal o presincopal asociada, o no, a palpitaciones. Finalmente otros pacientes, particularmente aquellos con patología pulmonar previa como la EPOC, consultarán exclusivamente por dificultad respiratoria. [Tabla 7.2].

TABLA 7.2. Síntomas, signos y hallazgos en las pruebas complementarias básicas útiles en el diagnóstico de la ETE.

Síntomas	Disnea aguda. Dolor pleurítico. Palpitaciones. Dolor en MMII.
Signos	Taquipnea. Hemoptisis. Taquicardia
Exploración	Elevación de la PVC. Reforzamiento del segundo tono. Galope por tercer tono derecho. Tumor, rubor, calor en MMII. *Signo de Homans* positivo.
EKG	Taquicardia sinusal. Trastorno de la conducción por la rama derecha. S_I-$Q_{III}T_{III}$ (existencia de onda S en la derivación I y de onda Q significativa en derivación III junto con onda T negativa). Eje derecho. Onda P *pulmonale*.
RX	Una RX *normal* en un paciente con IRA sugiere TEP. Podemos ver los hallazgos clásicos de: *Signo de Westermark*: presencia de oligoemia focal; *Signo de Palla*: visualización de la arteria pulmonar descendente derecha dilatada; *Joroba de Hampton*: en el seno costofrénico por infarto pulmonar.
GA	Hipoxemia. $PaO_2/FiO_2 < 300$ siendo previamente normal. Hipocapnia.
Laboratorio	Dímeros-D elevados. Troponina-T y CK-MB elevadas (en la sobrecarga, isquemia e infarto de VD). BNP elevado (en la insuficiencia de VD).

EKG, Electrocardiograma; RX, Radiografía simple de tórax; GA, Gasometría arterial; PVC, Presión venosa central; BNP, Brain Natriuretic Peptide.

7.5. Diagnóstico

El diagnóstico del TEP requiere de un alto grado de sospecha. Así pues en todo paciente que presente alguno de los síntomas mencionados anteriormente deberemos considerar inmediatamente la posibilidad de esta entidad. El siguiente paso en el diagnóstico consistirá en una exploración clínica exhaustiva y en una serie de pruebas complementarias básicas: electrocardiograma, radiografía simple de tórax y analítica con bioquímica que incluya troponinas, hemograma y estudio de coagulación [Tabla 7.2]. Dentro del estudio de coagulación la determinación de dímeros D (fragmentos derivados de la degradación de la fibrina) no debe de ser rutinaria dado que, en pacientes con alta probabilidad de TEP, un resultado negativo no excluye el diagnóstico y, por el contrario, un resultado positivo, con independencia de la probabilidad pretest no lo confirma. En este sentido resulta de utilidad la aplicación de algún modelo para estimar el riesgo de TEP como es el score de Wells. [Tabla 7.3]. De esta forma, en pacientes en los que el diagnóstico de TEP sea improbable (≤ 4 puntos), una determinación por ELISA de dímeros D menor de 0,5 mg/l prácticamente excluye el diagnóstico, puesto que en este grupo de pacientes, la determinación de dímeros D posee un alto valor

TABLA 7.3. Score de Wells.

Item	*Puntuación*
Síntomas y/o Signos de TVP	3
FC > 100 lpm	1,5
Inmovilización y/o Cirugía en las últimas 4 semanas	1,5
TVP y/o TEP previos	1,5
Hemoptisis	1
Cáncer	1
TEP como diagnóstico más probable que otros alternativos	3

TVP, Trombosis venosa profunda; FC, Frecuencia cardiaca; TEP, Tromboembolismo pulmonar.

predictivo negativo. Por el contrario, en pacientes con alta probabilidad de TEP (> 4 puntos), obviaremos la determinación de dímeros D y solicitaremos, por norma general, una TAC multicorte [Ver Figura 7.1]. Revisaremos a continuación las diferentes técnicas de imagen con valor en el diagnóstico de la ETE.

7.5.1. ARTERIOGRAFÍA PULMONAR

La arteriografía pulmonar con contraste yodado sigue siendo el *gold standard*. No obstante, su uso ha disminuido con el paso del tiempo dado que es una técnica invasiva, no exenta de complicaciones, y que requiere de la presencia de un radiólogo vascular con experiencia. Por ello, a día de hoy, queda restringido su uso en aquellos pacientes con alta sospecha de TEP en los que la TAC sea negativa o invalorable y en pacientes con hipertensión pulmonar por enfermedad tromboembólica crónica que vayan a someterse a tromboendarterectomía quirúrgica. En algunos centros, en pacientes con alta carga embólica, realizan fibrinolisis intraarterial.

7.5.2. TAC

La TAC, a día de hoy, puede ser utilizada en la mayoría de los centros como la única prueba de imagen para descartar la existencia de un TEP. Con los nuevos aparatos multidetectores podremos estudiar hasta las arterias subsegmentarias de 5º orden y, así, los algoritmos diagnósticos basados en la TAC y la determinación de dímeros D (como el presentado en la Figura 7.1) permiten decidir el manejo de los pacientes en el 98% de los casos. De hecho, el riesgo de diagnóstico de TEP en los siguientes 3 meses en pacientes con una primera TAC normal es de sólo el 1%. Adicionalmente podremos valorar el parénquima pulmonar obteniendo, en ocasiones, diagnósticos alternativos o concomitantes al del TEP. Igualmente permite estudiar la presencia de dilatación del VD, dato que posee un valor pronóstico negativo. También podremos localizar el foco de TVP mediante cortes de abdomen-pelvis y MMII en fase venosa (venografía). No obstante la combinación de TAC pulmonar y venografía incrementa la radiación sin aumentar significativamente la tasa de detección de ETE.

7.5.3. GAMMAGRAFÍA DE VENTILACIÓN/PERFUSIÓN

Esta técnica de imagen, cuando resulta normal, descarta la existencia de TEP. El problema es que muy pocos pacientes tienen gammagrafías de ventilación/perfusión normales. Concretamente, los pacientes

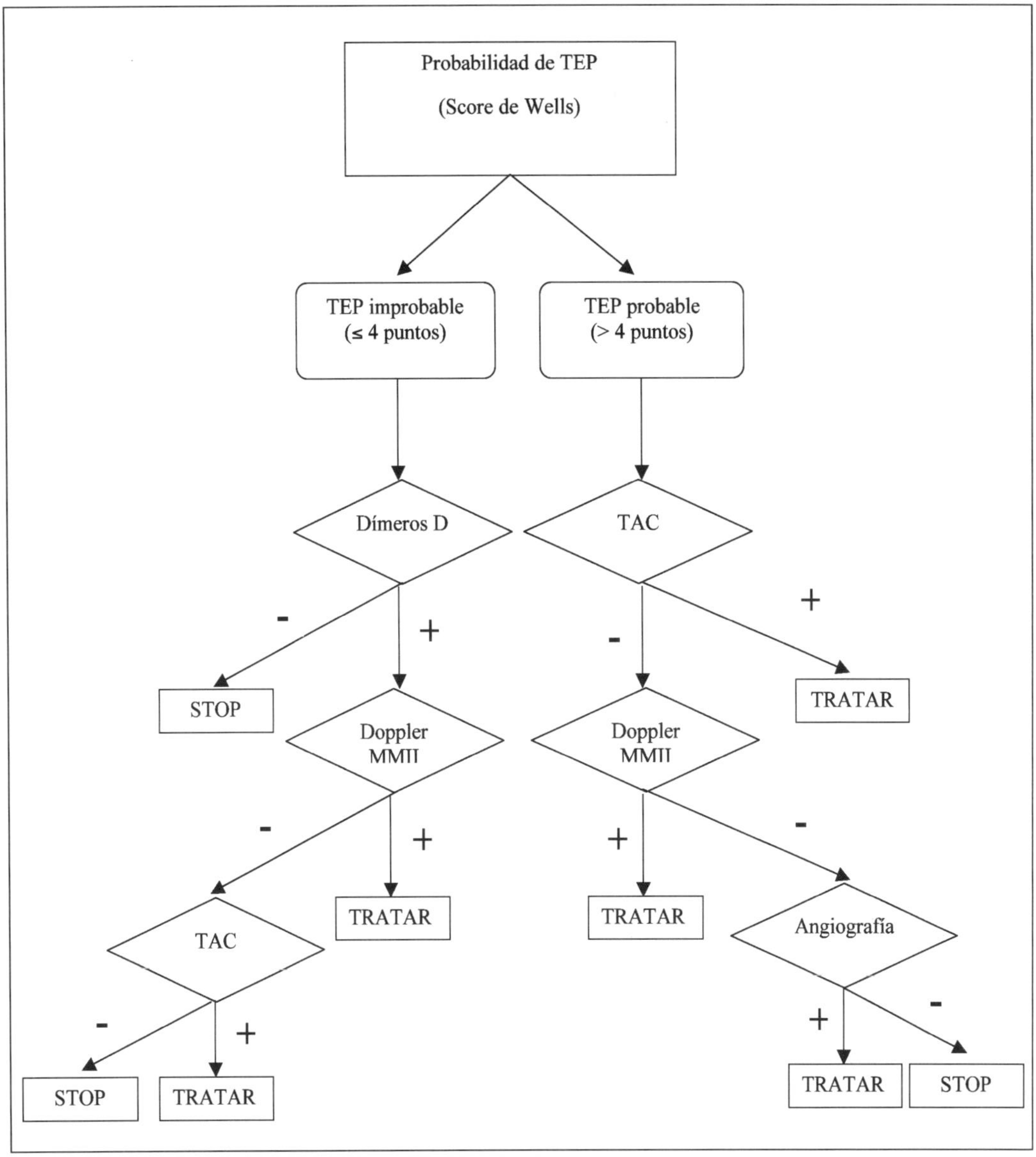

FIGURA 7.1.

críticos, en los que la existencia de atelectasias por decúbito prolongado, o derrame pleural por sobrecarga hídrica, o sobreinfección, es muy frecuente, prácticamente nunca tendrán una prueba negativa. Por lo tanto esta técnica quedaría relegada como una alternativa a la TAC en pacientes en los que no se pueda administrar contraste intravenoso.

7.5.4. RESONANCIA MAGNÉTICA

El traslado de un paciente crítico a la resonancia magnética siempre resulta difícil. Fundamentalmente por la limitada monitorización compatible con los campos magnéticos y por lo prolongado de los estudios. Además, a día de hoy, la RM no tiene una aceptable sensibilidad en el estudio de las ramas distales de las arterias pulmonares.

UCI, aunque quedan dudas acerca de la efectividad de esta estrategia.

7.5.5. ECOGRAFÍA DE MIEMBROS INFERIORES

La ecografía 2D con efecto Doppler es una técnica operador-dependiente pero que, en manos expertas, puede tener una sensibilidad cercana al 90%. No obstante uno de los problemas en el paciente crítico es que la TVP, y por lo tanto el foco embolígeno, puede localizarse tanto a nivel abdominal como pélvico, siendo inaccesible a la insonación ecográfica. En todo caso se trata de una prueba barata, que evita la administración de radiación o contraste y que, siendo positiva, confirma el diagnóstico de ETE. Además podría emplearse, mediante estudios seriados, en el *screening* de la TVP en los pacientes ingresados en UCI, aunque quedan dudas acerca de la efectividad de esta estrategia.

7.5.6. ECOCARDIOGRAMA

La ecocardiografía transtorácica (ETT) y transesofágica (ETE) permiten valorar la repercusión del TEP sobre la funcionalidad del VD; guiar la reposición de volumen en aquellos pacientes en shock; valorar la respuesta al tratamiento e incluso, ayudar en el establecimiento de la indicación quirúrgica. Los hallazgos que podemos realizar incluyen: presencia del *signo de McConnell*, o hipocinesia de la pared libre del VD con normal movimiento del ápex (considerado como específico del TEP); *movimiento paradójico del septo; dilatación del VD* y *visualización directa del trombo* en cavidades cardiacas o tronco de la arteria pulmonar.

7.6. Tratamiento

El tratamiento agudo actual de la ETE se fundamenta en la anticoagulación parenteral, en aquellos pacientes hemodinámicamente estables, y en la fibrinolisis, en presencia de un TEP masivo, siempre que no existan contraindicaciones para ambas. Además habrá que considerar el papel de los filtros de vena cava inferior así como de la cirugía. Finalmente no podemos olvidar el tratamiento de soporte, particularmente de los pacientes con insuficiencia cardiaca derecha aguda, que no desarrollaremos en este capítulo por existir uno precedente dedicado al shock.

7.6.1. ANTICOAGULACIÓN

La anticoagulación parenteral precoz con heparina no fraccionada [HnF], heparina de bajo peso molecular [HBPM], o Fondaparinux, mejora la supervivencia. El tratamiento anticoagulante permite la actuación del sistema fibrinolítico endógeno sobre el trombo y evita la aparición de nuevos trombos con progresión de la ETE. El inicio del tratamiento no debe esperar a la confirmación diagnóstica y bastará con la alta sospecha clínica. Aunque el tratamiento a largo plazo suele realizarse con dicumarínicos, no se recomienda utilizarlos de inicio dado que, al disminuir también la síntesis de proteína C y proteína S, pueden tener un efecto protrombótico durante los primeros días. Entre las diferentes pautas de tratamiento inicial podremos emplear HBPM a dosis de 1mg/Kg cada 12 horas por vía subcutánea [recomendación Grado 1A], HnF con bolo inicial de 80 U/Kg e infusión posterior de 18 U/Kg/hora para lograr un TTPA de 1,5-2 veces el control [Grado 1A], o Fondaparinux con dosis ajustada a peso (5 mg/24 horas en <50 Kg; 7,5 mg entre 50-100 Kg y 10 mg en >100 Kg) por vía subcutánea [Grado 1A]. En general, si el TEP no es masivo, se recomienda el uso de HBPM sobre la HnF [Grado 1A].

Se han estudiado varias HBPM siendo las más utilizadas la Enoxaparina, la Nadroparina y la Dalteparina. Cuando empleemos HBPM, sólo monitorizaremos el nivel de actividad frente al factor F-Xa en pacientes de >150 Kg ó <40 Kg, en la insuficiencia renal grave y en embarazadas. En este caso la determinación anti-Xa se hará a las 3-4 horas de la administración de la HBPM, siendo el objetivo para asegurar una adecuada anticoagulación 0,5-1.

La duración del tratamiento, en presencia de factores de riesgo transitorios para ETE, será de 3 meses [Grado 1A]. En pacientes en los que persistan dichos factores o en los que la ETE sea de causa idiopática, se considerará la anticoagulación prolongada (6-12 meses) o de por vida. Para este tratamiento de mantenimiento se emplearán dicumarínicos para lograr un INR entre 2 y 3 [Grado 1A]. El paso a anticoagulación oral con dicumarínicos se realizará manteniendo el tratamiento previo con heparinas o Fondaparinux hasta que se haya estabilizado el INR durante más de 24-48 horas [Grado 1C]. En general, si el paciente puede deglutir, podremos comenzar el tratamiento con dicumarínicos a la vez que el tratamiento inicial.

En pacientes con ETE y trombocitopenia inducida por heparina podremos emplear inhibidores directos de la trombina como la Hirudina, la Lepirudina o el Argatroban, aunque existe poca experiencia en su empleo.

7.6.2. FIBRINOLÍSIS

En pacientes con TEP masivo se debe realizar trombolisis [recomendación Grado 1B] a través de una vía periférica mejor que a través de un catéter de arteria pulmonar [Grado 1B] siempre que no existan contraindicaciones [Tabla 7.4].

TABLA 7.4. Contraindicaciones para la fibrinólisis.

Absolutas	*Relativas*
Historia de ACVA hemorrágico o isquémico en los 6 meses previos.	AIT en los 6 meses previos.
Neoplasias del SNC.	Uso de anticoagulantes orales de forma crónica.
Trauma grave en las 3 semanas previas.	Embarazo y primera semana postparto.
Cirugía mayor en las 3 semanas previas.	RCP traumática.
TCE en las 3 semanas previas.	HTA no controlada (TAS>180 mmHg). Hepatopatía avanzada. Endocarditis infecciosa. Úlcera péptica activa. Existencia de zonas de punción no compresibles.

ACVA, Accidente cerebro-vascular agudo; SNC, Sistema nervioso central; TCE, Traumatismo Cráneoencefálico; AIT, Accidente isquémico transitorio; RCP, Resucitación cardio-pulmonar; HTA, Hipertensión pulmonar; TAS, Tensión arterial sistólica.

Otras situaciones en las que se contemplará el uso de la fibrinolisis (fuera de las recomendaciones de las guías de práctica clínica) son: el TEP submasivo, máxime si existen cifras elevadas de Troponina-T; el TEP que se acompaña de importante TVP, en el que un nuevo fenómeno embólico podría ser mortal, y el TEP con insuficiencia respiratoria refractaria al tratamiento. En estos casos habrá que hacer una valoración individualizada de cada paciente. En todo caso existen estudios que demuestran que el resultado angiográfico a la semana es indistinguible cuando se comparan pacientes fibrinolisados al ingreso y pacientes manejados sólo con anticoagulación.

Se han empleado diferentes agentes fibrinolíticos como la Estreptokinasa, la Urokinasa y el activador tisular recombinante del plasminógeno (rt-PA), siendo éste el más utilizado. Cuando se emplea rt-PA se debe iniciar simultáneamente el tratamiento anticoagulante preferiblemente con HnF que con HBPM [Grado 2C].

7.6.3. FILTRO DE VENA CAVA INFERIOR

Su uso está contemplado en pacientes con TVP proximal y contraindicación para la anticoagulación por alto riesgo de sangrado [Grado 1C] así como en el caso de que se hayan producido complicaciones hemorrágicas mayores durante la terapia anticoagulante que obliguen a suspenderla. Estaría también indicado en pacientes con TEP recurrente a pesar del tratamiento. En todo caso habrá que asociar anticoagulantes en cuanto desaparezcan las contraindicaciones para su utilización, dado que el uso de filtros de vena cava aumenta el riesgo de TVP a largo plazo.

7.6.4. CIRUGÍA

En pacientes con TEP masivo en los que exista contraindicación para la fibrinolisis se contemplará la realización de una embolectomía [Grado 2C].

7.7. Prevención primaria

A la vista de las dificultades que puede suponer el diagnóstico de TEP en el paciente crítico y de las frecuentes contraindicaciones que pueden presentar estos pacientes para instaurar un tratamiento anticoagulante y/o fibrinolítico, resulta primordial evitar el desarrollo de un TEP.

Las medidas profilácticas disponibles a día de hoy incluyen los dispositivos mecánicos de compresión de miembros inferiores (fija o alternante) y las medidas farmacológicas destinadas a alterar la coagulación.

Todos los pacientes críticos deberían recibir tromboprofilaxis [recomendación Grado 1A], y ésta debería de hacerse con heparinas de bajo peso molecular (HBPM) [Grado 1A] o bien mediante el uso de dispositivos mecánicos en pacientes en los que exista alto riesgo de sangrado [Grado 1B]. La Enoxaparina (30 mg subcutáneos cada 12 horas) es superior a la profilaxis con heparina no fraccionada (HnF) a dosis baja (5000 U subcutáneas de heparina sódica cada 12 horas) y, además, la Enoxaparina es superior al uso de dispositivos de compresión neumática. La duración de la profilaxis debería prolongarse hasta el alta hospitalaria [Grado 1C] salvo que el paciente quede con déficit motor, en cuyo caso podría estar indicado el mantenerla a largo plazo.

En todo caso deberemos considerar una serie de posibles limitaciones a la hora de instaurar una profilaxis farmacológica de TVP en pacientes críticos. En concreto el potencial riesgo de sangrado. Efectivamente uno de los problemas teóricos de las HBPM es que, además de inhibir al factor X activado (F-Xa) a través de su unión a la antitrombina III, inhiben a la trombina, evitando así la conversión del fibrinógeno en fibrina y aumentando de esta forma el riesgo hemorrágico. Para evitar esta situación se están desarrollando diferentes fármacos con acción específica anti-F-Xa. Hasta la fecha son dos los que tienen indicación en este campo: el Fondaparinux, de administración subcutánea y el Rivaroxaban, de administración enteral. El Fondaparinux, en profilaxis de ETE (2,5 mg subcutáneos una vez al día), está indicado en pacientes sometidos a cirugías ortopédicas de reemplazo de cadera y rodilla [Grado 1A, al mismo nivel que las HBPM y los dicumarínicos] y en paciente intervenidos de fracturas de cadera [Grado 1A, por delante de las HBPM que tienen una recomendación Grado 1B]. Además la FDA ha aprobado su uso en pacientes sometidos a cirugía abdominal y en pacientes médicos con alto riesgo para ETE. Hay que tener cuidado con su dosificación en pacientes ancianos y en pacientes con fracaso renal.

Otra posible limitación (más de carácter comercial) radica en la elección de la HBPM. En este sentido existe la dudad de si existe o no efecto de clase. Sin poder afirmarse de forma rotunda, sí que existen estudios de no-inferioridad realizados con Dalteparina (2500 UI al día subcutáneas en pacientes de moderado riesgo o cada 12 horas en los de alto riesgo) o con Nadroparina (3075 UI al día subcutáneas) entre otras HBPM.

Finalmente hay que considerar la indicación de implantar un filtro de vena cava inferior como profilaxis de la ETE que, a día de hoy, no se recomienda [Grado 1C]. No obstante se podría contemplar su empleo en pacientes con alto riesgo de sangrado dada su alta efectividad en prevenir el TEP, aunque sin olvidar sus potenciales complicaciones: aumento de la incidencia de TVP y del síndrome post-trombótico, migración del filtro y la posibilidad de una trombosis de vena cava.

7.8. Otros embolismos

7.8.1. EMBOLIA GRASA

La embolización de partículas grasas al pulmón induce daño endotelial local que degenera en una lesión pulmonar aguda. Clásicamente se distinguen dos tipos de embolismo graso: el traumático y el no traumático. La embolia grasa traumática se asocia a la fractura de huesos largos (típicamente el fémur) y la pelvis, y es consecuencia de la liberación de fragmentos de médula ósea al torrente sanguíneo. Por el contrario, la embolia grasa no traumática, presenta una fisiopatología menos clara. En este caso se ha podido demostrar que el suero de pacientes críticos induce la aglutinación de los quilomicrones y de las lipoproteínas de muy baja densidad, siendo ésta la causa de que, en patologías tan dispares como la pancreatitis, las grandes quemaduras, la sepsis o las crisis falciformes, puedan producirse embolismos grasos al pulmón. No obstante, se puede hablar de un síndrome embólico graso, puesto que ambas situaciones comparten semejanzas. La primera es que, salvo embolizaciones masivas de médula ósea, no suelen suponer una sobrecarga hemodinámica inicial del VD, destacando la insuficiencia respiratoria aguda secundaria a la importante respuesta inflamatoria local y sistémica. Posteriormente, la vasoconstricción hipóxica y el propio distrés respiratorio agudo (SDRA) pueden ocasionar hipertensión pulmonar, elevando la postcarga del VD. En segundo lugar, muchas de las partículas lipídicas son capaces de atravesar los capilares pulmonares y embolizar a nivel sistémico, originando igualmente daño endotelial. De ahí que la clínica típica sea la aparición de disnea brusca (por afectación pulmonar), obnubilación o coma (por afectación cerebral) y petequias cutáneas de predominio en tronco, cuello y cara (por afectación de capilares sistémicos, cutáneos). Además, en el caso de la embolia grasa traumática, esta clínica suele ocurrir tras un intervalo de 12-72 horas desde que se produjo la fractura responsable. El diagnóstico de esta entidad es de exclusión cuando el cuadro no es florido, siendo la TAC torácica de gran ayuda. En la misma se observará una afectación intersticial bilateral difusa en vídrio deslustrado y, por otro lado, se podrá descartar la existencia de un TEP que, como ya se ha mencionado, es una patología mucho más frecuente. El manejo es conservador y superponible al del SDRA. El cuanto a la prevención primaria parece que la fijación precoz de las fracturas de huesos largos es la estrategia más útil. En el caso concreto de la artoplastia completa de cadera y de otras cirugías ortopédicas, el uso de dispositivos de fresado óseo con aplicación de vacío resulta prometedor. Como en otras patologías con un importante componente inflamatorio, se ha evaluado en diferentes trabajos el uso de los esteroides (metilprednisolona) tanto en prevención como en tratamiento, con resultados dispares. Por este motivo, y dadas las potenciales complicaciones asociadas (aumento de la tasa de infecciones y defecto de la cicatrización) no se recomienda su uso.

7.8.2. EMBOLIA GASEOSA

Esta entidad se produce por la entrada de aire en el torrente circulatorio, generalmente a nivel venoso. Existen numerosas causas descritas que justifican esta entrada. Una de las causas más frecuentes es el uso de dispositivos endovenosos (generalmente catéteres venosos centrales de grueso calibre). Durante la inserción y retirada (por una técnica inapropiada) o durante la utilización de los mismos (por desconexiones de las líneas de infusión) puede pasar aire al sistema venoso, particularmente cuando estos catéteres están colocados por encima del corazón, a nivel yugular o subclavio. Otras situaciones de riesgo para la embolia gaseosa la constituyen diferentes cirugías con apertura de vasos como la cirugía cardiovascular, el trasplante hepático y la neurocirugía (máxime si se interviene al paciente en sedestación). Otra causa frecuente es la enfermedad descompresiva asociada al buceo profesional y recreativo con botella. Finalmente, la ventilación mecánica en pacientes con contusión pulmonar, de manera excepcional, puede derivar en embolias gaseosas. Las consecuencias del paso de gas al torrente circulatorio pueden identificarse a nivel pulmonar, hemodinámico y sistémico. En el primer caso, la llegada de aire a los capilares pulmonares interferirá con el normal intercambio gaseoso produciendo un aumento del espacio muerto y, consecuentemente, una insuficiencia respiratoria aguda hipercárbica. Además, y por lesión endotelial, desencadenará una respuesta inflamatoria local que se traducirá en el desarrollo de un SDRA. Hemodinámicamente, si la embolia gaseosa es de suficiente entidad (más de 100 ml de aire) podrá ocasionar parada cardiaca por ocupación de las cavidades derechas con gas. En casos en los que el volumen de aire no sea tan importante, podrá producirse una elevación de las presiones en la arteria pulmonar, por ocupación del lecho vascula, que, según la gravedad, comprometerá en diferente medida el funcionamiento del VD. Finalmente observaremos complicaciones sistémicas cuando el gas pase al circuito arterial. Este paso de aire a la circulación sistémica puede ocurrir en 3 circunstancias: 1) en pacientes con comunicaciones derecha-izquierda a nivel cardiaco (embolia paradójica), como son la CIA y la CIV, o la repermeabilización de un foramen oval secundaria a una hipertensión pulmonar aguda; 2) por paso de pequeñas burbujas a través de los capilares pulmonares hacia la circulación sistémica, situación que suele ser menos grave; 3) cuando la puerta de entrada del gas es arterial, como es el caso de ciertas cirugías cardiacas o en pacientes con balón de contrapulsación intraaórtica cuya membrana se haya roto, escenario en que la afectación cerebral suele ser muy importante. En estos tres supuestos la embolización de gas a los capilares sistémicos ocasionará isquemia: cerebral, cutánea, renal, etc. El diagnóstico de este síndrome es relativamente sencillo cuando se ha presenciado la entrada de aire, pero exige de un alto nivel de sospecha y es de exclusión, cuando no se dé esta circunstancia. La visualización mediante ecocardiografía o bien en una TAC (cerebral o torácica) de aire en el interior de los vasos, facilitará el diagnóstico. El manejo, en todo caso, es de soporte y, como dijimos en el apartado 7.8.1., será similar al de otros tipos de SDRA. En el caso de la enfermedad descompresiva es de utilidad la cámara hiperbárica. Al someter al paciente a una presión supraatmosférica se favorecerá, según la Ley de Boyle-Mariotte, la disminución del volumen del gas. En todo caso, salvo que se haya producido una embolización cerebral masiva, el síndrome suele resolverse en unas 48 horas.

7.8.3. EMBOLIA DE LÍQUIDO AMNIÓTICO

La embolia de líquido amniótico, también descrita como síndrome anafilactoide del embarazo, es una situación crítica que ocurre durante el embarazo o justo tras el parto. Es un síndrome raro, con una incidencia de 1 caso por cada 8.000-80.000 partos, según las series; que pone en riesgo la supervivencia materna y fetal. Entre sus factores de riesgo se describen la avanzada edad materna, el parto por cesárea, el parto instrumentado, la placenta previa, el *abruptio placentae*, la multiparidad, la eclampsia, la inducción del parto, las laceraciones cervicales y el distres fetal. En todo caso se asume que se trata de una situación impredecible y no prevenible. Su fisiopatología es poco conocida, pero se supone que el desencadenante del síndrome lo constituye el paso de líquido amniótico a la circulación materna, bien a través de un trauma uterino (como el que se produce en una cesárea), bien a través del sitio de inserción placentario o a través de la venas endocervicales. Las consecuencias de esta migración de líquido amniótico son un shock cardiogénico, una insuficiencia respiratoria aguda y un SRIS. El cuadro ocurre de forma abrupta y fulminante durante el parto o inmediatamente tras el mismo. El paso de líquido amniótico a la circulación materna parece producir una oclusión y vasoespasmo de los vasos pulmonares, que condicionan el desarrollo de un cor pulmonale. Por otro lado, y sin conocerse el mecanismo exacto, probablemente a través de un mecanismo tóxico-inflamatorio directo, se produce una disfunción ventricular izquierda asociada a edema agudo de pulmón. Paralelamente, a través de un doble mecanismo de inducción de daño endotelial y broncoespasmo, se produce un fracaso respiratorio secundario a una alteración de la ventilación/perfusión, con desarrollo de un SDRA o edema de pulmón no cardiogénico. Finalmente, el paso de antígenos fetales a la circulación materna induce una respuesta inflamatoria sistémica mediada por inducción inmunológica, la cuál se caracteriza, fundamentalmente, por el desarrollo de una coagulación intravascular diseminada (80% de los casos). En ocasiones este cuadro fulminante puede precederse de síntomas inespecíficos tales como náuseas, vómitos, agitación y tiritona, tras los que el desarrollo de disnea e hipotensión es la norma. El diagnóstico suele basarse en la clínica. En todo caso está descrito que el hallazgo de células trofoblásticas, mucina o lanugo en muestras de sangre obtenidas del puerto distal de un catéter de arteria pulmonar o de Swan-Ganz, tiene una aceptable sensibilidad para el diagnóstico del síndrome. De hecho, la positividad de técnicas de tinción inmunohistoquímicas con uso de anticuerpos monoclonales TKH-2 (que detectan antígenos fetales comunes) en muestras de sangre materna, tienen una alta sensibilidad. El manejo de este síndrome es de soporte, siendo fundamental un adecuado manejo respiratorio y una buena monitorización hemodinámica. No obstante, y pese a un diagnóstico precoz y un manejo óptimo, la mortalidad materna oscila entre una 20 y un 90%, siendo la mortalidad infantil de un 20-60%.

7.9. Resumen y Conclusiones

- La enfermedad tromboembólica es una entidad potencialmente mortal, infradiagnosticada, y habitualmente asociada a los cuidados médicos.
- La triada de Virchow (estasis sanguínea, daño venoso e hipercoagulabilidad) resume los factores de riesgo para el desarrollo de trombosis venosa profunda y, secundariamente, tromboembolismo pulmonar. El paciente crítico, encamado y con dispositivos endovasculares, posee un alto riesgo de TVP.
- El TEP supone una sobrecarga aguda de presión para el ventrículo derecho. Cuando la carga trombótica sea de suficiente magnitud el ventrículo derecho comenzará a dilatarse y a sufrir isquemia. Esta situación, también conocida como TEP submasivo, puede detectarse mediante pruebas de imagen pero, también, mediante la elevación de biomarcadores como las troponinas o el pro-BNP. Superada la capacidad de adaptación del sistema cardiovascular se produce una situación de shock obstructivo, conocida como TEP masivo.
- Las alteraciones de la ventilación/perfusión motivadas por el TEP producen una elevación del gradiente alveoloarterial de oxígeno y una insuficiencia respiratoria hipoxémica. Típicamente el paciente presentará hipocapnia secundaria a la taquipnea acompañante.
- La clínica del paciente que padece un TEP es muy variada y abarca desde la disnea aislada hasta la muerte súbita. El cuadro típico asocia disnea aguda, dolor pleurítico, tos irritativa, hemoptisis, taquicardia y taquipnea.
- Escalas sencillas como el Score de Wells permiten valorar el TEP como probable o improbable y, en función de esta probabilidad previa a cualquier prueba diagnóstica (probabilidad *pre-test*) decidir cuál es el mejor algoritmo diagnóstico.
- La exploración clínica, el electrocardiograma y la radiografía simple de tórax poseen muy bajas sensibilidad y especificidad, aunque pueden ser útiles para sugerir el diagnóstico de TEP.
- A día de hoy se recomienda solicitar dímeros D en pacientes con probabi-

lidad *pre-test* baja (≤4), por su alto valor predictivo negativo, y TAC torácico con contraste intravenoso en pacientes con alta probabilidad (>4). Un estudio realizado con un TAC multidetector de última generación e interpretado por un radiólogo experto puede facilitar el diagnóstico en casi el 98% de los pacientes.

- El tratamiento no debe demorarse cuando la sospecha clínica sea muy alta. En pacientes hemodinámicamente estables iniciaremos anticoagulación con heparinas de bajo peso molecular, Fondaparinux o heparina sódica y, posteriormente, cambiaremos a dicumarínicos. En pacientes con TEP masivo realizaremos fibrinólisis sistémica. Plantearemos el uso de filtros de vena cava en pacientes con TEP estable o submasivo en los que no podamos anticoagular. Plantearemos trombectomía quirúrgica en pacientes con TEP masivo y contraindicación para la fibrinolisis.
- Se debe realizar profilaxis de TVP en todo paciente crítico. Si no existe contraindicación ésta se realizará con heparinas de bajo peso molecular o Fondaparinux. En caso contrario se emplearán medias de compresión mecánica.

7.10. Bibliografía

Greyson CR. Pathophysiology of right ventricular failure. Crit Care Med 2008;36[Suppl.]:S57-S65.

Kearson C, Kahn SR, Agnelli G, et al. Antithrombotic Therapy for Venous Thromboembolic Disease: American College of Chest Physicians Evidence-Based Clinical Practice Guidelines (8th edition). Chest 2008;133(6):454S-545S.

Knudson MM, Ikossi DG, Khaw L, et al. Thromboembolism after trauma: an analysis of 1602 episodes from the American College of Surgeons National Trauma Data Bank. Ann Surg 2004;240(3):490-6.

Konstantinides S. Acute Pulmonary Embolism. N Engl J Med 2008;359:2804-13.

Meyer NJ, Schmidt GA. Pulmonary Embolic Disorders: Thrombus, Air and Fat, In Hall JB, Schmidt GA, Wood LDH. (eds): Principles of Critical Care, 3rd ed. New York, McGraw-Hill, 2005, p. 347.

Tapson VF. Acute Pulmonary Embolism. N Eng J Med 2008;358:1037-52.

Wells PS, Anderson DR, Rodger M, et al. Excluding pulmonary embolism at the bedside without diagnostic imaging: management of patients with suspected pulmonary embolism presenting to the emergency department by using a simple clinical model and d-dimer. Ann Intern Med 2001;135:98-107.

8

Urgencias y Emergencias Hipertensivas

Miriam Ruiz Miralles
Ramón Díaz-Alersi

Objetivos docentes

- Conocer la definición y la clasificación actual de la hipertensión arterial según las guías clínicas.
- Conocer las bases fisiopatológicas y las causas más frecuentes de las urgencias y emergencias hipertensivas.
- Recordar cuales son los llamados órganos diana de la HTA.
- Repasar los síntomas y signos de los diferentes cuadros hipertensivos y aprender a realizar una historia dirigida.
- Aprender cuando una hipertensión no debe ser tratada y cuando es urgente remitir a un paciente hipertenso al Servicio de Urgencias.
- Conocer los límites de seguridad de la presión arterial que deben ser los objetivos del tratamiento urgente en los diferentes cuadros hipertensivos.
- Repasar los diferentes fármacos recomendados por las guías de consenso para el tratamiento de la HTA sintomática o con afectación de los órganos diana.
- Recordar cuales son los efectos adversos de los fármacos hipotensores y sus contraindicaciones.

8.1. Definiciones y clasificaciones

Históricamente, se ha considerado a la presión arterial diastólica como el mejor predictor de morbimortalidad cardiovascular, sin embargo, muchos estudios observacionales han mostrado que la morbimortalidad cardiovascular está relacionada tanto con la presión arterial diastólica (PAd), como con la sistólica (PAs). La hipertensión es un factor de riesgo importante para muchas enfermedades cardiovasculares y relacionadas con ellas, así como para otras que dan lugar a un notable aumento del riesgo cardiovascular. Esto, junto con la gran prevalencia de la hipertensión hace que la OMS la considere como la primera causa de muerte en el mundo.

La presión arterial tiene una distribución unimodal en la población, así como una relación continua con el riesgo cardiovascular desde valores sistólicos y diastólicos de 110-115 y 70-75 mmHg, respectivamente. Por ello, la clasificación de la hipertensión arterial se basa en puntos de corte en cierto sentido arbitrarios, más que en criterios científicos. Sin embargo, esta clasificación se sigue manteniendo, tanto por lo problemas que podría generar la sustitución de una clasificación ampliamente conocida y aceptada, como porque el uso de valores de corte simplifica el abordaje clínico.

La clasificación de la hipertensión actualmente más extendida es la de las guías de práctica clínica de la ESH/ESC de 2003, que se han mantenido en la edición de 2007 (Tabla 8.1).

La HTA severa a menudo se define como una PAs ≥180 mmHg y/o una PAd ≥110-120 mmHg, que se corresponde con la HTA grado 3 de la ESH/ESC y puede producir una variedad de complicaciones agudas y amenazantes para la vida, al afectar a una serie de órganos que son considerados como "órganos diana" de la hipertensión (cerebro, retina y riñón, prin-

TABLA 8.1. Clasificación de la HTA según las guías europeas (ESH/ESC 2003 Guidelines for the management of arterial hipertensión).

CATEGORÍA	PAS		PAD
HTA grado 1	140-159	y/o	90-99
HTA grado 2	160-179	y/o	100-109
HTA grado 3	≥ 180	y/o	≥ 110
Hipertensión sistólica aislada	≥ 140		≤ 90

cipalmente). Esta HTA recibe el nombre de **emergencia hipertensiva**. En este caso, el tratamiento debe de ser rápido. Otros pacientes, con un grado de HTA semejante, están relativamente asintomáticos (con cefaleas como mucho) y no tienen signos de agudos de afectación de los órganos dianas. Esta otra situación se ha llamado **urgencia hipertensiva** o crisis hipertensiva.

A los aumentos notables de la PA asociados a un agravamiento agudo de las lesiones de los órganos diana, frecuentes en ancianos con hipertensión arterial sistólica aislada, a veces se los definen como emergencias hipertensivas y, aunque deben de ser tratados urgentemente, el tratamiento no es el de la emergencia, sino el de las elevaciones crónicas de la presión arterial.

Recibe el nombre de **hipertensión maligna** la HTA severa (PAd generalmente mayor de 140 mmHg) con hemorragias retinianas, exudados o papiledema. Aunque se ha considerado el papiledema como representante de una lesión más grave, no parece tener peor pronóstico que las hemorragias o el exudado solos (a lo que se ha llamado hipertensión acelerada).

El cuadro más grave relacionado con la hipertensión maligna es la encefalopatía hipertensiva, la cual causa frecuentemente alteraciones irreversibles de la función neurológica. Suele manifestarse clínicamente por cefaleas, alteración del estado mental y alteraciones visuales. A su vez, la encefalopatía hipertensiva puede asociarse a un deterioro de la función renal (nefrosclerosis maligna). El grado de la afectación de la función renal tiene una gran importancia pronóstica, asociándose las formas más graves con una importante reducción en la esperanza de vida, a pesar del tratamiento inmediato y eficaz de la HTA. A veces la lesión renal es irreversible, obligando a reemplazar la función renal mediante hemodiálisis de forma permanente.

Las emergencias hipertensivas más importantes se muestran en la tabla 8.2.

TABLA 8.2. Emergencias hipertensivas más importantes por su gravedad o frecuencia.

EMERGENCIAS HIPERTENSIVAS
• Encefalopatía hipertensiva. • Insuficiencia ventricular izquierda. hipertensiva (con o sin edema agudo de pulmón). • Hipertensión con síndrome coronario agudo. • Hipertensión con disección de aorta. • Hipertensión con hemorragia. subaracnoidea o accidente vascular cerebral. • Crisis asociada a feocromocitoma. • Hipertensión asociada a consumo de drogas. • Hipertensión perioperatoria. • Preeclampsia y eclampsia.

8.2. Epidemiología

Ya se ha citado que la OMS considera a la HTA como la primera causa de muerte en el mundo. En España, en la población general adulta, la prevalencia de HTA es del 35%, llegando al 40% en las edades medias y a más del 60% en los mayores de 60 años. De las aproximadamente 54.000 muertes anuales ocurridas durante los años 90 en España en la población de edades medias, 17.000 son atribuibles a la presión arterial elevada, es decir, más del 30% de todas las muertes. De ellas, un 20% ocurrieron en individuos con niveles de presión arterial considerados normales o casi normales, rango en el que se encuentra un tercio de la población total. Por ello, el foco de atención está cambiando desde la HTA a la presión arterial en sí, ya que el riesgo de padecer un evento cardiovascular depende, no solo del grado de HTA, sino de otros factores de riesgo cardiovascular y de otros trastornos clínicos asociados, de manera que individuos no hipertensos pueden estar en mayor riesgo absoluto de sufrir un evento cardiovascular relacionados con la presión arterial, que individuos hipertensos sin otros factores de riesgo.

Así como el tratamiento adecuado y a largo plazo de la HTA puede reducir la incidencia de las complicaciones, es probable que también disminuya la incidencia de las urgencias y emergencias hipertensivas. De hecho, en la actualidad, la HTA maligna afecta a menos del 1% de los hipertensos. Además, la supervivencia al año asociada con este cuadro ha aumentado desde el 20% de antes de la década de los 50 del siglo XX, hasta la de más del 90% actual con el tratamiento adecuado. Las personas que más frecuentemente padecen de HTA maligna suelen pertenecer a los grupos de la población con menos recursos o son personas que no observan bien el tratamiento. La mayoría de los casos de HTA maligna se dan personas aquejadas de HTA esencial. Cuando se identifica una causa, en el 80% de los casos es una lesión renal. La HTA maligna puede desarrollarse en un paciente con o sin antecedente de HTA. Gracias a los avances en el tratamiento, el pronóstico de la HTA maligna se ha aproximado al de la HTA primaria sin complicaciones.

8.3. Fisiopatología

El mecanismo fisiopatológico fundamental de las emergencias hipertensivas es la pérdida del fenómeno de autorregulación, en especial en determinados lechos vasculares, como los del cerebro, la retina y el riñón. Por autorregulación se entiende la capacidad que tienen los pequeños vasos para dilatarse o contraerse para mantener la presión de perfusión adecuada a cada situación, mediante ella, se puede mantener una buena perfusión orgánica con una amplia variación en el rango de la presión arterial media, generalmente entre 60 y 150 mmHg. Esto permite que en la hipertensión establecida crónicamente se siga manteniendo la perfusión orgánica en unos niveles suficientes, sin que aparezca isquemia.

Cuando la elevación de la tensión arterial es ligera o moderada, se produce de manera inmediata una vasoconstricción arteriolar. Con ello se asegura una perfusión de los tejidos relativamente constante además de prevenir el aumento de la presión por trasmisión a los vasos mas pequeños.

Cuando la HTA es severa (PAs ≥ 180 mmHg y/o una PAd ≥ 110-120 mmHg), este mecanismo de autorregulación se pierde. El incremento de presión en capilares y arteriolas produce daño en su pared vascular, dando lugar a la entrada en ella de componentes del plasma, incluido el fibrinógeno, que irán estrechando y obliterando el vaso. Esto es lo que se denomina necrosis fibrinoide. Hay estudios experimentales que muestran que el aumento brusco de la presión sobre las células endoteliales provoca la secreción de moléculas proinflamatorias, vasoconstrictoras y de adhesión, lo cual favorece la agregación plaquetaria y la aparición de trombosis y de edema perivascular. Por otro lado, la elevación de la presión arterial da lugar a una natriuresis. Esto ocasiona un círculo vicioso, ya que la natriuresis provoca hipovolemia y esta mantiene la vasoconstricción y provocan lesiones endoteliales. La presión ejercida sobre el endotelio también provoca la liberación de óxido nitroso, que tiene efecto vasodilatador y que intenta contrarrestar la elevación de la presión.

El otro mecanismo que ocasiona el daño visceral es endocrino, por activación del sistema renina angiotensina aldosterona. La liberación de angiotensina 2 favorece la vasoconstricción y produce hiperaldosteronismo secundario, y también tiene efectos perjudiciales sobre el endotelio vascular de los órganos diana.

La severidad de este proceso depende de las cifras de basales de presión arterial, ya que la hipertensión crónica genera una hipertrofia arteriolar que minimiza la transmisión de la presión a los capilares. Así, la hipertensión maligna aparece con cifras de presión arterial diastolica de alrededor de 120 mmHg y el fenómeno de encefalopatía hipertensiva ocurre en pacientes con presiones diastólicas mas bajas, incluso en normotensos.

La hipertrofia arteriolar también hace que los fenómenos de hipoperfusión sean mas frecuentes al inhibirse el mecanismo por el que se mantiene flujos más o menos constantes a los tejidos.

TABLA 8.3. Etiología de las urgencias y emergencias hipertensivas.

CAUSAS DE URGENCIAS Y EMERGENCIAS HIPERTENSIVAS
• Enfermedad renal parenquimatosa: pielonefritis crónica, glomerulonefritis primaria, nefritis túbulo-intersticial (80% de todas las causas secundarias). • Enfermedades sistémicas con afectación renal: lupus, esclerosis sistémica, vasculitis. • Enfermedad renovascular: arteriosclerosis, displasia fibromuscular, poliarteritis nodosa. • Enfermedades endocrinas: feocromocitoma, síndrome de Cushing, hiperaldosteronismo primario. • Drogas: cocaína, anfetaminas, ciclosporina, abstinencia de clonidina, fenciclidina, pastillas adelgazantes, anticonceptivos. • Interacciones farmacológicas: inhibidores de la monoaminoxidasa con antidepresivos tricíclicos, antihistamínicos o alimentos con tiramina. • SNC: traumatismos o alteraciones de la médula como el síndrome de Guillain-Barré. • Coartación aórtica. • Eclampsia y preeclampsia. • Hipertensión postoperatoria.

8.4. Etiología

La causa más frecuente de una crisis hipertensiva es la elevación rápida e inexplicada de la presión arterial en un paciente con HTA esencial. Muchos de estos pacientes tienen una historia de tratamiento inadecuado o de cese brusco de la medicación. Otras causas se exponen en la tabla 8.3.

8.5. Clínica

8.5.1. CRISIS O URGENCIAS HIPERTENSIVAS

Es típico que los síntomas sean escasos o inespecíficos, como cefalea, acúfenos, fosfenos, epístaxis o nicturia.

Si el paciente es un hipertenso conocido y con tratamiento establecido, hay que investigar sobre el grado de control del HTA, el cumplimiento del tratamiento y sobre posibles complicaciones de la enfermedad o el tratamiento. Como causas desencadenantes del episodio, son frecuentes la interrupción del tratamiento (que puede causar una hipertensión de rebote), la ansiedad, la presencia de dolor, el consumo de medicamentos que pueden contrarrestar la eficacia de los hipotensores (como los protectores gástricos o los AINE, sobre todo), las drogas de adicción y otras circunstancias como la presencia de un globo vesical, de hipercapnia, de acidosis o de hipoglucemia.

Si el paciente no es un hipertenso conocido, es frecuente que se encuentre un factor desencadenante, que una vez eliminado, permite normalizar la presión arterial sin otro tratamiento que el reposo. Estos pacientes, sin embargo, deben ser estudiados posteriormente.

8.5.2. HIPERTENSIÓN MALIGNA

Suele haber alteración del estado general, pérdida de peso y sed intensa por la poliuria y la hipovolemia secundaria a la natriuresis. Puede haber cefaleas, fallo cardiaco con o sin edema agudo de pulmón, signos de isquemia miocárdica, y accidentes vasculares cerebrales o encefalopatía hipertensiva. Puede haber también hemólisis, fragmentación eritrocitaria y signos de coagulación intravascular diseminada. El diagnóstico se confirma mediante un fondo de ojo. En ausencia de tratamiento, la hipertensión maligna tiene una mortalidad del 50% en un plazo de 12 meses.

8.5.3. EMERGENCIAS HIPERTENSIVAS

Además de la elevación brusca de la presión arterial, los signos y síntomas depende de los órganos diana más afectados, es decir: signos de sufrimiento cerebral, síndrome coronario, fallo cardiaco agudo, eclampsia o insuficiencia renal aguda. En este capítulo interesa especialmente la encefalopatía hipertensiva y la preeclampsia/eclampsia.

Encefalopatía hipertensiva

La encefalopatía hipertensiva puede acompañarse de signos de afectación de los otros órganos diana y se caracteriza por la instauración en un plazo de uno o dos días de un cuadro de aumento brusco de la presión arterial, cefaleas progresivas, náuseas, vómitos y trastornos visuales. Poco tiempo después puede instaurarse un cuadro de alteración del estado de conciencia. El plazo de presentación permiten diferenciar este cuadro del de la hemorragia cerebral, de presentación mucho más brusca. En ausencia de tratamiento, el cuadro evoluciona a coma y muerte en un plazo de horas o días.

Eclampsia y preeclampsia

Preeclampsia es la hipertensión que se manifiesta más allá de la semana 20 del embarazo, acompañada de proteinuria. Aparece en el 3% al 14 % de las gestaciones. El diagnostico se basa en la aparición de HTA y proteinuria de más de 300 mg al día.

La preeclampsia se clasifica en moderada y severa. Se considera severa si aparecen algunos de los siguientes criterios: HTA severa, trombocitopenia, retraso de crecimiento fetal severo, daño hepatocelular, alteración del sistema nervioso central, oliguria, proteinuria de más 5 gramos en 24 horas o edema pulmonar. El síndrome HELLP (hemolysis, elevated liver enzimes, low platelets count) es la asociación de preeclampsia con alteración en la función hepática y plaquetopenia. Se denomina eclampsia cuando la embarazada con preeclampsia sufre alteraciones visuales (fotopsias), convulsiones y oliguria. De no tratarse puede desencadenar insuficiencia cardiaca congestiva, accidentes cerebrovasculares, incluso la muerte. Este cuadro puede aparecer, de forma más incompleta, en el periodo postparto.

Los factores favorecedores de la aparición de preeclampsia se enumeran en la tabla 8.4.

TABLA 8.4. Factores que pueden predisponer a la eclampsia.

FACTORES FAVORECEDORES DE PRECLAMPSIA
• Embarazo múltiple. • Edades extremas. • Lupus. • Diabetes mellitus. • Predisposición familiar. • Primíparas. • HTA esencial. • Embarazo molar. • Obesidad. • Patología renal. • Enfermedades del colágeno. • Síndrome antifosfolípido. • Intervalos de tiempo prolongados entre embarazo.

La embarazada con preeclampsia debe ser ingresada para observación y control de la tensión arterial. Si se encuentra entre las semanas 28 y 32 se debe intentar continuar la gestación con el fin de alcanzar una maduración fetal adecuada. Si se encuentra a termino se recomienda provocar el parto.

Hay una serie de circunstancias en las que, independientemente del periodo de gestación en la que se encuentre la paciente, se recomienda terminar el embarazo:

- HTA que persiste tras 48 horas de tratamiento.
- Síndrome HELLP.
- Insuficiencia renal.
- Signos premonitorios de eclampsia.
- Sufrimiento fetal.

Haber padecido preeclampsia aumenta el riesgo de recurrencia en posteriores embarazos, así como de padecer enfermedades cardiovasculares y cáncer.

La leucoencefalopatía posterior reversible (LPR) es un síndrome clínico-radiológico, descrito por primera vez por Hinchey et al en 1996, que puede asociarse a la eclampsia, incluso en el periodo postparto, y a la encefalopatía hipertensiva, siendo más frecuente en mujeres en este caso. Se caracteriza por cefalea, alteración de la conciencia, convulsiones, trastornos visuales y, ocasionalmente, signos neurológicos focales. La resonancia magnética encefálica muestra edema vasógenico reversible en la sustancia blanca de las regiones posteriores. El pronostico es favorable siendo importante un tratamiento precoz y agresivo tanto de las convulsiones como de la hipertensión con el fin de evitar el desarrollo de isquemia e infarto cerebral.

8.6. Historia y exploración

8.6.1. HISTORIA

Debe investigarse la presencia de disfunción de los órganos diana y las posibles etiologías. La historia y la exploración permiten determinar la naturaleza y la gravedad del episodio y como debe tratarse. En especial debe indagarse sobre los siguientes puntos:

- Medicación: tratamiento del paciente y sobre todo:
  - Antihipertensivos, dosis y grado de cumplimiento.
  - Consumo de medicamentos que no precisan receta, en especial agentes simpaticomiméticos.
  - Uso de drogas de abuso, como la cocaína.
- Duración y gravedad de la HTA previa.
- Grado de control de la presión arterial.
- Presencia de afectación previa de órganos diana (enfermedad renal o vascular cerebral).
- Fecha de la última menstruación, si procede.
- Valoración de síntomas y signos que sugieren afectación orgánica:
  - Dolor torácico (isquemia o infarto miocárdico).
  - Dolor de espalda (disección aórtica).
  - Disnea (fallo cardiaco).
  - Síntomas neurológicos: alteraciones visuales, convulsiones, alteración del nivel de conciencia (encefalopatía hipertensiva o accidente vascular cerebral).

8.6.2. EXPLORACIÓN

Igualmente debe estar enfocada a la valoración de disfunciones orgánicas:

- Constantes vitales:
  - La presión arterial debe medirse en supino y en bipedestación (cuando sea posible) para valorar la depleción de volumen.
  - Debe medirse en ambos brazos (una diferencia importante sugiere disección aórtica).
  - Cardiovascular: la presencia de distensión yugular, crepitantes o edemas periféricos indican fallo cardiaco.
  - Abdomen: búsqueda de masas y soplos.
  - SNC: nivel de conciencia, campos visuales y signos de focalidad, para va-

lorar la presencia de una encefalopatía hipertensiva un accidente vascular cerebral.
- Fondo de ojo: la presencia de exudados, hemorragias o papiledema sugiere una hipertensión maligna.

8.6.3. PRUEBAS DE LABORATORIO

- Bioquímica: electrolitos, urea y creatinina para valorar la función renal.
- Hematología: recuento y frotis para excluir la anemia hemolítica microangiopática.
- Orina: anormales y sedimento para detectar hematuria, proteinuria, leucocitaria o cilindros.
- Otros estudios que pueden ser de interés: análisis toxicológico, test de embarazo y pruebas endocrinas.

8.6.4. RADIOLOGÍA Y OTRAS PRUEBAS DE IMAGEN

- Radiografía torácica: está indicada de manera prácticamente general, en especial en pacientes con dolor torácico o disnea. Permite observar la presencia de cardiomegalia, ensanchamiento mediastínico o edema pulmonar.
- TAC craneal: indicada en pacientes con alteraciones neurológicas o con sospecha de infarto, hemorragia o edema cerebrales.
- Ecocardiografía transtorácica o transesofágica, TAC torácica, angiografía aórtica: en caso de sospecha de disección aórtica.
- Electrocardiograma: permite descartar la presencia de isquemia miocárdica o infarto, así como valorar la hipertrofia del ventrículo izquierdo.

8.7. Tratamiento

8.7.1. PREHOSPITALARIO

En la fase prehospitalaria, el objetivo del tratamiento es controlar las manifestaciones de la emergencia hipertensiva, como el dolor torácico o el fallo cardiaco. No está indicado tratar la hipertensión en este momento en la mayoría de las circunstancias, ya que un descenso excesivo puede disminuir críticamente la perfusión de los órganos diana.

8.7.2. EN EL DEPARTAMENTO DE URGENCIAS

Dado que entre el 3% y el 45% de los pacientes vistos en un departamento de Urgencias tienen al menos una determinación anómala de la presión arterial, resulta fundamental determinar cuales de ellos deben ser tratados como una emergencia hipertensiva y, en este contexto, el dato principal es la presencia o ausencia de disfunción de los órganos diana.

El paciente debe ser trasladado a un ambiente tranquilo y reevaluado tras la entrevista inicial. Si tiene signos de ansiedad, hay que tratarla. La evidencia sugiere que dos determinaciones de la presión arterial son suficientes para la evaluación. Hay que considerar la presión arterial en su contexto e intentar eliminar posibles causas desencadenantes, como un dolor agudo, por ejemplo. A continuación debe descartarse la presencia de afectación de los órganos diana mediante la historia, exploración, los datos de laboratorios y demás, como se ha delineado antes. Si no se detectan signos de disfunción orgánica, el paciente puede ser tratado de forma ambulatoria.

Existe el concepto erróneo de que un paciente no debe ser dado de alta de Urgencias para ser tratado ambulatoriamente mientras no se haya normalizado la presión arterial. Esto puede llevar a tratarlo de manera oral con medicamentos como el nifedipino en un esfuerzo de bajar la presión arterial rápidamente antes del alta, lo cual no solo no está indicado, sino que puede ser peligroso. Por otro lado, el descenso rápido de la presión arterial durante el corto tiempo de estancia del paciente en el departamento de Urgencias, no mejora la morbimortalidad.

8.7.3. TRATAMIENTO EN LA UCI

Consideraciones generales

Los pacientes con signos de afectación de los órganos diana, requieren el ingreso hospitalario. Este será en la UCI cuando haya disfunción grave de estos órganos. En estos casos, es necesario bajar rápidamente la presión arterial, usualmente con fármacos intravenosos y monitorización estrecha, pero incluso aquí, la presión arterial no debe ser descendida hasta niveles normales.

La reducción rápida de la presión arterial más allá de los rangos de autorregulación del cerebro, el riñón y la circulación coronaria, puede conducir a una marcada disminución de la perfusión orgánica, lo cual puede provocar isquemia e infarto. Por ello, la presión arterial en general no debe bajar más de un 20% en la primera hora de tratamiento. Posteriormente, si el paciente está estable, el objetivo debe ser una PA de 160/100-110 mmHg en las siguientes dos a seis horas. Este objetivo se alcanza mejor mediante infusiones venosas continuas de fármacos de acción corta tituladas mediante una estrecha monitorización de las constantes. La administración de hipotensores por vía sublingual, como el nifedipino, está formalmente contraindicada ya que su acción es imprevisible y pueden originar hipotensiones difíciles de controlar.

Una excepción es la disección aórtica, en la que es necesario descender la presión arterial media más de un 20% y este descenso ha de conseguirse idealmente en 10 minutos. En estos casos, es imprescindible un estrecho control neurológico para detectar la hipoperfusión cerebral.

En los pacientes con HTA maligna, que frecuentemente están hipovolémicos, puede ser necesario rellenar el espacio vascular con soluciones cristaloides o coloides.

Tratamiento farmacológico

Las indicaciones expuestas aquí están basadas en las guías clínicas actuales, las europeas de la ESC/ESH de 2007 y las americanas de la JNC. Las escasas diferencias entre ellas se deben principalmente a la diferente disponibilidad de algunos fármacos a uno y a otro lado del Atlántico.

TABLA 8.5. Fármacos empleados en las emergencias hipertensivas clasificados por su mecanismo de acción principal.

- Vasodilatadores de acción directa
  - Nitroprusiato
  - Nitroglicerina
  - Hidralazina
- Bloqueantes-alfa
  - Urapidil
- Bloqueantes-beta
  - Labetalol (también alfa)
  - Esmolol
- Antagonistas del calcio
  - Nicardipino

Encefalopatía hipertensiva

Los fármacos preferidos son el labetalol, el nicardipino y el esmolol. El nitroprusiato y la hidralazina están contraindicados. El objetivo es la reducción de la presión arterial media en un 25% durante ocho horas.

El labetalol es un alfa y beta bloqueante que está disponible para administrar por vía parenteral y oral. No afecta al flujo cerebral ni coronario y tiene una buena tolerancia, salvo en las excepciones generales de los betabloqueantes. Se comienza con una dosis en bolo de 0,25 – 1 mg/Kg que se puede repetir en 15 o 30 minutos. El mantenimiento es con una perfusión continua a 0,1 – 0,3 mg/Kg/h.

El nicardipino es un antagonista del calcio que produce vasodilatación arterial y que no tiene acción inotrópica negativa. Puede producir taquicardia refleja, por lo que hay que usarlo con precaución en caso de enfermedad coronaria. Se comienza con una dosis de 5 mg/h que se puede aumentar progresivamente hasta los 15 mg/h hasta obtener la presión arterial objetivo. El mantenimiento se hace con una perfusión de 4 mg/h.

El esmolol es un betabloqueante cardioselectivo de acción rápida y corta. Su acción comienza en un minuto y dura entre 10 y 20 minutos. Muy útil en caso de taquicardia supraventricular. Su metabolismo es independiente del riñón y del hígado, por lo que no es necesario ajustar su dosis en caso de insuficiencia de estos órganos. No debe utilizarse en las crisis catecolaminérgicas, ya que su ausencia de acción bloqueante alfa puede exacerbar la hipertensión. La dosis de carga es de 200 µg/Kg en un minuto y el mantenimiento es de 50 – 200 µg/Kg/m (máximo de 300).

Accidente vascular cerebral isquémico

Las fármacos indicados y contraindicados son los mismos que en la encefalopatía hipertensiva. Sin embargo, no deben emplearse fármacos hipotensores a menos que la PAs sea superior a 220 mmHg o la PAd sea superior a 120 mmHg, salvo que el paciente vaya a recibir fibrinolisis sistémica. En este caso, el objetivo debe ser una PAs < 185 mmHg y una PAd < 110 mmHg. Tras la fibrinolisis, debe mantenerse una PAs < 180 mmHg y una PAd < 105 mmHg durante 24 horas.

Hemorragia intracerebral

Las fármacos indicados y contraindicados son los mismos que en la encefalopatía hipertensiva. El tratamiento debe ser guiado por los signos de aumento de la presión intracraneal. Si existe evidencia de una PIC aumentada, la presión arterial media debe mantenerse por debajo de 130 mmHg (o la PAs por debajo de180 mmHg) durante las primeras 24 horas. Algunos estudios recientes sugieren que un control intensivo precoz (en las primeras 6 horas) de la presión arterial puede estabilizar el crecimiento del hematoma. La presión arterial

TABLA 8.6. Dosificación de los principales fármacos utilizados en la emergencia hipertensiva.

FÁRMACO	DOSIS INICIAL	MANTENIMIENTO
Nitroprusiato	0,3 - 0,5 mg/Kg/m	1 - 6 mg/Kg/m
Nitroglicerina	5 mcg/m	20 - 200 mcg/m
Hidralazina	10 - 20 mg	10 - 40 mg/4-6 horas
Urapidil	20 mg	9 - 30 mg/h
Labetalol	0,25 - 1 mg/Kg	0,1 - 0,3 mg/Kg/h
Esmolol	200 mcg/Kg	50 - 200 mcg/Kg/m
Nicardipino	5 - 15 mg/h	4 mg/h

sistólica objetivo utilizada en esos estudios fue de 140 mmHg que fue mantenida mediante perfusión intravenosa de la medicación hipotensora durante 7 días.

Hemorragia subaracnoidea

Las fármacos indicados y contraindicados son los mismos que en la encefalopatía hipertensiva. Aunque se usa nimodipino para prevenir los déficit neurológicos tardíos, está contraindicado como tratamiento de la hipertensión aguda. El objetivo es mantener una PAs < 160 mmHg, hasta el tratamiento de la lesión responsable o la instauración del vasoespasmo cerebral.

Disección aórtica

Los antihipertensivos de elección son el labetalol, el nicardipino, el nitroprusiato más un betabloqueante, y el esmolol. Los betabloqueantes deben evitarse en caso insuficiencia valvular aórtica o taponamiento cardiaco.

El nitroprusiato es un vasodilatador directo por acción sobre la musculatura de arteriolas y venas. Produce una disminución simultánea de la precarga y la postcarga del ventrículo izquierdo. Es uno de los hipotensores más potentes. Su comienzo de acción es muy rápido y su vida media muy corta. Su uso prolongado o a dosis elevadas puede producir intoxicación por cianuro, uno de sus metabolitos, especialmente en caso de insuficiencia renal o hepática. Por ello, no debe emplearse por periodos prolongados de tiempo. Otros efectos indeseables que tiene, como la ototoxicidad, el robo coronario y el aumento del shunt intrapulmonar, hace que se lo reserve para ocasiones en que es preciso disminuir más rápidamente la presión arterial.

La dosis es de 0,3-0,5 mcg/Kg/minuto inicialmente, incrementándose en 0,5 mcg/Kg/minuto hasta alcanzar el efecto deseado. La dosis media es de 1-6 mcg/Kg/minuto. Perfusiones de >10 mcg/Kg/minuto pueden originar intoxicación por cianuro.

El objetivo del tratamiento es mantener una PAs < 110 mmHg, salvo que aparezcan signos de hipoperfusión de los órganos diana. Para conseguirlo puede ser necesario combinar varios fármacos, generalmente un betabloqueante (labetalol o esmolol) con un vasodilatador (nitroprusiato o nicardipino) y con un opiáceo (morfina o fentanilo).

Síndrome coronario agudo

Los fármacos de elección son los betabloqueantes y la nitroglicerina. Esta es un vasodilatador directo de acción mixta, pero preferentemente venosa, que disminuye la precarga del ventrículo izquierdo.

Los hipotensores están indicados solo si la PAs es superior a 160 mmHg o la diastólica es superior a 100 mmHg y el objetivo debe ser reducirla en un 20%–30%. Los fibrinolíticos están contraindicados si la PA es superior a 185/100 mmHg. Por ello, en caso de infarto e indicación de fibrinolisis, debe valorarse reducir la PA por debajo de ese nivel o emplear otras alternativas terapéuticas, si están disponible, como la angioplastia primaria percutánea.

Fallo cardiaco agudo

El tratamiento en este caso es el del edema agudo de pulmón: oxigenoterapia (incluso mediante CPAP), nitroglicerina, furosemida, morfina, hasta conseguir una PAs no menor de 140 mmHg.

Preeclampsia y eclampsia

Los medicamentos de elección son el labetalol, el urapidilo y la hidralazina. Deben evitarse el nitroprusiato, los IECA y el esmolol.

El urapidilo es un antagonista selectivo de receptores alfa-1-adrenérgicos postsinápticos periféricos. A nivel central inhibe los receptores alfa-1-adrenérgicos y estimula receptores 5-HT1A serotoninérgicos. No ocasiona taquicardia refleja ni altera el sistema renina angiotensina. Se comienza con un bolo de 25 mg en 20 segundos, que se puede repetir si es necesario, a los cinco minutos. La dosis de mantenimiento es de 9 a 30 mg/hora en perfusión continua. Debe emplearse con precaución en caso de fallo cardiaco y en la estenosis aórtica o mitral.

La hidralazina es un vasodilatador arteriolar directo, por lo que produce una reducción de las resistencias vasculares sistémicas. Para las guías americanas es el fármaco de elección. Está contraindicado en la cardiopatía isquémica, en la enfermedad valvular mitral reumática y en caso de taquicardia no controlada. La dosis inicial es de 10 a 20 mg que se puede aumentar a 40 mg cada 4 o 6 horas, según necesidades. Debe pasarse a vía oral lo antes posible.

El tratamiento hipotensor debe iniciarse cuando la PAs supera los 180 mmHg o la diastólica los 110 mmHg. El objetivo es mantener una PAs inferior a 160 mmHg y una PAd inferior a 110 mmHg hasta el momento del parto. Si existe trombopenia de menos de 100.000 plaquetas, el objetivo será 150/100 mmHg. Debe añadirse al tratamiento sulfato magnésico para evitar las convulsiones.

Crisis adrenérgicas

Los medicamentos de elección son el urapidilo, el nitroprusiato y la nitroglicerina. Los antagonistas betaadrenérgicos deben evitarse a menos que se administre previamente un bloqueante alfa. La hipertensión y la taquicardia ocasionadas por el abuso de cocaína rara vez necesitan tratamiento hipotensor, a menos que curse con un síndrome coronario.

Hipertensión perioperatoria

El origen suele ser una activación adrenérgica. Los medicamentos preferidos son el nitroprusiato, la nitroglicerina y el esmolol. En caso de cirugía vascular o en pacientes con riesgo de complicaciones cardiaca, los betabloqueantes son la primera elección. El objetivo debe de estar dentro de un 20% de la presión arterial basal del paciente, salvo que haya riesgo de sangrado arterial amenazante para la vida.

8.8. Pronóstico, prevención e información al paciente

La mortalidad al año de la emergencia hipertensiva no tratada es del 79%. Por otro lado, la supervivencia a los cinco años de todos los pacientes que sufren una crisis hipertensiva es del 74%. La educación y el seguimiento estrecho del paciente es fundamental para ello, siendo el uso apropiado de la medicación antihipertensiva la mejor herramienta para evitar el desarrollo de una emergencia hipertensiva.

Es preciso proporcionar al paciente una educación continuada sobre los medicamentos que toma y sobre las complicaciones que pueden causar un control inadecuado de la presión arterial. Especialmente, debe hacerse hincapié sobre los peligros de la hipertensión incontrolada, como la aparición de enfermedades asociadas y la muerte.

8.9. Resumen y Conclusiones

- La hipertensión arterial es la principal causa de muerte en el mundo. En España, el 60% de la población superior a los 60 años es hipertensa.
- Con los nuevos fármacos, el correcto tratamiento y el seguimiento de los pacientes, la hipertensión maligna solo afecta a menos de un 1% de los hipertensos y la supervivencia a ella ha aumentado con el tratamiento adecuado hasta superar el 90%.
- La mejora del tratamiento de los diferentes cuadros de urgencias y emergencias hipertensivas ha mejorado también notablemente su pronóstico.
- A pesar de ello, la HTA sigue siendo una afección muy prevalente en los Servicios de Urgencias que es preciso saber cuando, donde y como tratar.

8.10. Bibliografía

Banegas JRB. Epidemiología de la hipertensión arterial en España. Situación actual y perspectivas. Hipertensión. 2005; 22:353-362.

Domínguez-Fuentes B., García-Gil D., Romero-Palacios A., et al. Leucoencefalopatía posterior reversible en una paciente con eclampsia posparto. Med Intensiva. 2008; 32: 361-363.

Grupo de Trabajo para el Tratamiento de la Hipertensión Arterial de la Sociedad Europea de Cardiología. ESH/ESC 2007 Guidelines for the management of arterial hipertensión. Rev Esp Cardiol. 2007; 60:968-994.

Hopkins C. Hypertensive Emergencies. En: Emedicine.com [on line]. (http://emedicine.medscape.com).

Maizel J, Teboul J. L'accès hypertensif aigu. En: EMC (Elsevier Maisson SAS, Paris). Anesthésie Réanimation, 2008; 36:725-750.

National Heart, Lung, and Blood Institute Joint National Committee on Prevention, Detection, Evaluation, and Treatment of High Blood Pressure; National High Blood Pressure Education Program Coordinating Committee. The Seventh Report of the Joint National Committee on Prevention, Detection, Evaluation, and Treatment of High Blood Pressure: the JNC 7 report. JAMA. 2003; 21; 289:2560-2572.

Slovis CM, Reddi AS. Increased blood pressure without evidence of acute end organ damage. Ann Emerg Med. 2008; 51(3):S7-9.

9

Fallo pulmonar agudo: lesión pulmonar aguda/síndrome de distrés respiratorio agudo

José Manuel Añón Elizalde

Objetivos docentes

- Conocer la definición, actualmente vigente, de la Conferencia de Consenso Americana-Europea de 1994 de Lesión Pulmonar Aguda/ Síndrome de Distrés Respiratorio Agudo (LPA/SDRA) y su importancia en las UCI, por tratarse de una entidad con alta prevalencia y mortalidad, así como las causas asociadas a su desarrollo y la diferencia entre las causas de producción por daño pulmonar directo e indirecto
- El concepto de LPA/SDRA como la disfunción-fracaso pulmonar en el contexto del Síndrome de Disfunción-Fracaso Orgánico Múltiple.
- Los mecanismos fisiopatológicos de su producción y las alteraciones en la fisiología del intercambio gaseoso provocadas.
- Las diferentes estrategias terapéuticas ensayadas y los resultados obtenidos.
- La importancia del daño producido por la ventilación mecánica y los conceptos de volutrauma, atelectrauma y biotrauma.
- La importancia de la aplicación de estrategias de ventilación protectora, como única medida asociada a una disminución en la mortalidad.
- Las medidas coadyuvantes a la ventilación mecánica y la utilización de algunas de ellas en la práctica clínica diaria como medidas de rescate.

9.1. Introducción

La primera descripción de lo que actualmente conocemos por Síndrome de Distrés Respiratorio Agudo (SDRA) es quizá la publicada por Laennec en 1821 quien en su "Tratado de Enfermedades del Tórax" describía una entidad caracterizada por "anasarca idiopática del pulmón" definida como la presencia de edema pulmonar sin insuficiencia cardiaca. Durante la primera mitad del siglo XX el SDRA ha recibido diferentes denominaciones tales como "colapso pulmonar postraumático" (primera guerra mundial), "pulmón húmedo" (segunda guerra mundial), "pulmón de shock" (guerra de Corea), "pulmón Da Nang" (guerra de Vietnam), etc. En 1967 Ausbaugh y cols describieron un cuadro de insuficiencia respiratoria aguda compuesto por disnea, taquipnea, infiltrados pulmonares bilaterales en la radiología de tórax y disminución de la distensibilidad pulmonar en 12 pacientes que no tenían antecedentes de patología respiratoria. El cuadro clínico descrito se definió como Síndrome de Distres Respiratorio del Adulto por sus similitudes anatomopatológicas con el Síndrome de distres respiratorio del neonato.

9.2. Definición

En 1994 se publicaron los resultados de la conferencia de consenso americana-europea (CCAE) en la que se establecieron los criterios para la definición del SDRA y se introdujo el concepto Lesión Pulmonar Aguda (LPA) cuya única diferencia con respecto al SDRA estriba en el cociente Presión arterial de oxígeno/Fracción inspirada de oxígeno (PaO_2/FiO_2) (Tabla 9.1).

Estudios recientes han demostrado que esta definición tiene una exactitud moderada, con una sensibilidad del 75% y una especificidad del 84%. Comparada con otras definiciones, estos criterios son más sensibles, lo que hace que actualmente sea la más adecuada para su utilización en la práctica clínica. No obstante, queda pendiente conocer si la inclusión en la definición de LPA/SDRA de alguna medida directa y cuantificable de lesión pulmonar puede mejorar su rendimiento. Se ha recomendado la determinación de la permeabilidad capilar o, en su defecto, la inclusión de la determinación del agua pulmonar extravascular lo cual podría ser una importante ayuda a la hora de identificar y estratificar estos pacientes.

TABLA 9.1. Criterios para la definición de LPA/SDRA (Conferencia de consenso norteamericana-europea 1994).

LESIÓN PULMONAR AGUDA	SÍNDROME DE DISTRÉS RESPIRATORIO AGUDO
• Insuficiencia Respiratoria de comienzo agudo. • $PaO_2/FiO_2 < 300$. • Infiltrados bilaterales en Rx tórax. • PCP < 18 mm Hg o ausencia de aumento de presión en AI.	• Los mismos criterios de LPA a excepción de $PaO_2/FiO_2 < 200$.

9.3. Epidemiología

La verdadera incidencia de la LPA/SDRA es difícil de establecer debido a la variabilidad de los resultados obtenidos en los diferentes trabajos publicados. Entre 1967 y 1994 se llevaron a cabo diferentes estudios epidemiológicos pero la comparación entre ellos es difícil debido a varios factores entre los que cabe destacar la ausencia de unos criterios consensuados para su definición y la inclusión en algunos estudios de enfermos con patología respiratoria de otras etiologías.

El United States National Heart and Lung Institute Task Force estimó la incidencia de SDRA en 75 casos por 100.000 personas/año en 1972. En un estudio publicado poco después en el que se analizó la incidencia en una determinada área del Reino Unido se obtuvo una incidencia de 4,5 casos por 100.000 personas/año. Estudios publicados posteriormente pero anteriores a la definición de la CCAE también encontraron incidencias inferiores a la publicada por el grupo de trabajo norteamericano y que oscilaron entre 1,5 y 8,3 casos por 100.000 habitantes/año.

La publicación de los criterios de la CCAE de 1994 condujo a la aceptación y consecuentemente utilización internacional de su definición lo que contribuyó a que los resultados de los diferentes estudios fuesen comparables entre si. Aún así el análisis de los trabajos más rigurosos muestran un rango que oscila entre 17,9 y 34 casos de LPA/SDRA por 100.000 personas/año.

9.4. Etiología

En la CCAE se describieron las causas asociadas al desarrollo de LPA/SDRA y se establecieron dos vías patogénicas:

1. Causas que producen lesión pulmonar directa (situaciones de agresión en las que el pulmón sufre daño primario o directo).
2. Causas que producen lesión pulmonar indirecta (secundaria o extrapulmonar, en las que el daño directo o primario se produce en otro sistema orgánico y el daño pulmonar sería secundario a una respuesta inflamatoria sistémica) (Tabla 9.2). De todas, las más frecuentemente asociadas a LPA/SDRA son: sepsis, politransfusión, contusión pulmonar, síndrome de aspiración de contenido gástrico, múltiples fracturas, e intoxicaciones.

En los últimos años se han descrito nuevos factores de riesgo. La lesión pulmonar aguda producida por transfusión (*Transfusión Related Acute Lung Injury -TRALI*) descrita en 1985 es la tercera reacción transfusional tras la incompatibilidad ABO y la hepatitis, y se considera el efecto adverso más mortal de los producidos por la transfusión sanguínea. Se han propuesto dos etiologías. La primera es un episodio mediado por anticuerpos debido a la transfusión de anticuerpos contra el antígeno leucocitario o anticuerpos antigranulocito a pacientes cuyos leucocitos presentan antígenos afines. La segunda es un modelo en el que se precisan dos eventos: el primero está relacionado con el cuadro clínico del receptor (sepsis, trauma, etc.) que produce activación endotelial y secuestro de neutrófilos, y el segundo; la transfusión de sustancias con capacidad de modificar la respuesta biológica que activa los leucocitos adheridos que produce daño endotelial y aumento de permeabilidad capilar. Otro grupo de enfermos con mayor riesgo de desarrollar LPA/SDRA es el de los receptores de trasplante estimándose una incidencia de 51/100.000 habitantes. En ellos, los factores de riesgo han sido el rechazo y el uso de globulina antilinfocitaria. Además, la inmunosupresión requerida para un trasplante predispone de forma individual a la aparición de dos causas frecuentes de LPA/SDRA: neumonía y sepsis. El último factor descrito es la infección por el virus del síndrome respiratorio agudo severo (SARS). El 23% de los adultos con SARS de una serie de 199 cumplieron criterios de LPA.

Otros factores relacionados con el desarrollo de LPA/SDRA ha sido la propia venti-

TABLA 9.2. Causas de LPA/SDRA (Conferencia de consenso norteamericana-europea 1994).

CAUSAS DE LESIÓN PULMONAR DIRECTA	CAUSAS DE LESIÓN PULMONAR INDIRECTA
• Neumonía (bacteriana, fúngica, vírica o atípica). • Aspiración de contenido gástrico. • Traumatismo torácico (contusión pulmonar). • Embolia grasa. • Casi ahogamiento. • Síndrome de inhalación. • Reperfusión pulmonar tras trasplante pulmonar o embolectomía.	• Sepsis. • Traumatismo no torácico grave con shock y politransfusión. • By-Pass Cardiopulmonar. • Politransfusión. • Sobredosis-intoxicación (opiáceos, paraquat, tiacidas). • Pancreatitis Aguda. • Coagulación Intravascular Diseminada.

lación mecánica con presión positiva; concepto denominado lesión pulmonar producida por el ventilador (*"ventilador induced acute lung injury"*) y que se explicará con mayor detalle en la sección Tratamiento.

Actualmente hay evidencias que sugieren que hay factores genéticos que se podrían asociar con una mayor susceptibilidad para desarrollar LPA/SDRA. En los últimos años varios estudios han descrito polimorfismos genéticos relacionados con la producción de surfactante, la respuesta inflamatoria, vías endocrinas y receptores.

9.5. Patogenia

Como se ha expuesto anteriormente el origen de la LPA/SDRA puede ser pulmonar o extrapulmonar. La importancia de esta diferenciación ha aumentado en los últimos años debido a la publicación de varios trabajos que establecen diferencias en el patrón radiológico, en la mecánica pulmonar y en la respuesta al tratamiento cuando la etiología de la LPA/SDRA es por lesión directa o indirecta. Asimismo, existen evidencias que apuntan a que la patogenia del síndrome puede ser distinta en función de si éste es causado por uno u otro tipo de agresión.

Después de un daño directo, el epitelio pulmonar es la estructura primariamente dañada. La lesión del epitelio alveolar conduce a la activación de los macrófagos alveolares y de la cascada inflamatoria lo que determina el comienzo de la inflamación pulmonar. El daño epitelial conlleva:

1. Encharcamiento alveolar (la barrera epitelial es mucho menos permeable que la barrera endotelial),
2. Reducción de la capacidad de eliminación del edema del espacio alveolar (pérdida de la integridad epitelial y lesión de las células tipo II que alteran el normal transporte de fluidos),
3. Disminución de la producción y *"turn-over"* de surfactante (por lesión de las células tipo II).
4. Fibrosis. Por lo tanto el daño tras la lesión directa es primariamente intraalveolar con ocupación alveolar por edema, fibrina, colágeno, agregados de neutrófilos y/o sangre.

Cuando la lesión es indirecta, la lesión pulmonar es originada por los mediadores liberados desde focos extrapulmonares al torrente sanguíneo (ej: peritonitis, pancreatitis). La estructura diana dañada es la célula endotelial del lecho capilar pulmonar. La activación de la cascada inflamatoria resulta en un aumento de la permeabilidad de la barrera endotelial y reclutamiento de monocitos, neutrófilos, plaquetas y otras células.

El SDRA es actualmente considerado como la disfunción pulmonar en el contexto del Síndrome de Disfunción Orgánica Múltiple como resultado del Síndrome de Respuesta Inflamatoria Sistémica, caracterizado por una activación de neutrófilos circulantes mediada por citocinas. Los neutrófilos se adhieren al endotelio de los capilares pulmonares donde liberan enzimas proteolíticas y metabolitos tóxicos del oxígeno que lesionan el endotelio y causan exudación en el parenquima pulmonar. Neutrófilos y material proteináceo llegan al parenquima pulmonar y llenan los espacios aéreos alveolares. Esta inflamación pulmonar en el SDRA es destructiva. La agresión a las células del epitelio alveolar puede desencadenar fenómenos de necrosis, caracterizada por un fallo global de todas las estructuras celulares, pérdida de la integridad de membrana y liberación del contenido celular. Todo esto desencadena una respuesta inflamatoria alrededor de la célula necrosada.

El depósito de fibrina en los pulmones es otra característica del SDRA. La fibrina puede sufrir un remodelado y causar fibrosis pulmonar por un proceso similar al de cicatrización. La fuente de fibrina es consecuencia de un estado procoagulante desencadenado por la liberación de factor tisular en los pulmones.

En resumen: la LPA/SDRA se debe a una lesión inflamatoria y su patogenia se sustenta en 4 pilares fundamentales:

a) daño endotelial y epitelial;
b) activación de células inflamatorias;
c) balance entre citocinas pro y antiinflamatorias y
d) necrosis y apoptosis.

9.6. Fisiopatología del intercambio gaseoso en la LPA/SDRA

Para un mejor conocimiento de las alteraciones del intercambio gaseoso en la LPA/SDRA es conveniente recordar las características básicas del intercambio gaseoso en condiciones normales.

El intercambio de gases se produce gracias al acoplamiento entre la ventilación alveolar (diferencia entre volumen minuto –ventilación de espacio muerto) (V) y la perfusión (flujo sanguíneo o volumen de sangre que pasa por los pulmones por minuto) (Q). El intercambio gaseoso ocurre en la región alveolar, que en el pulmón adulto contiene más de 100 millones de capilares dispuestos en una red tridimensional. La unidad alveolo-capilar consiste en el endotelio capilar con su membrana basal, el espacio intersticial y el epitelio alveolar con su membrana basal. El espacio o barrera alveolo-capilar, que separa el alveolo de la sangre capilar es de 0,5 m lo que permite un adecuado intercambio gaseoso. En condiciones fisiológicas la relación ventilación/perfusión global (V/Q) es aproximadamente 1. No obstante, a nivel local existen variaciones del cociente V/Q por diferencias regionales del flujo sanguíneo. Las áreas con elevado cociente V/Q (unidades ventiladas y pobremente perfundidas) causan ventilación ineficaz, que en su máximo extremo (V/Q tiende a ∞) se denomina efecto espacio muerto. Las áreas con cociente V/Q bajo (unidades perfundidas y pobremente ventiladas) en su máximo extremo (V/Q tiende a 0) se denomina efecto shunt (fracción del volumen minuto cardiaco que regresa a cavidades izquierdas cardiacas sin haber realizado un intercambio gaseoso perfecto con los alveolos) y causan hipoxemia (Figura 9.1).

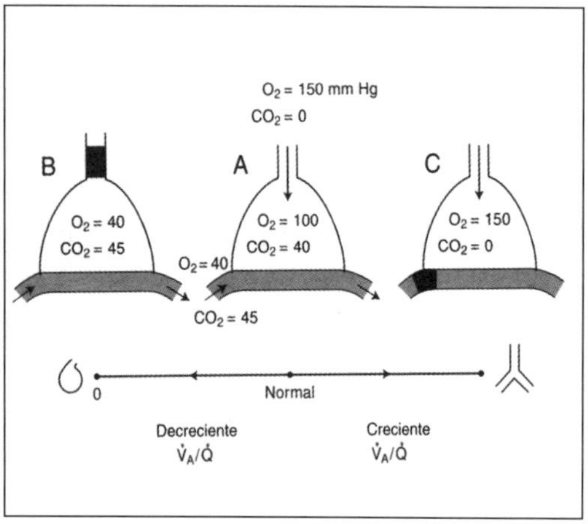

FIGURA 9.1. Efectos de la relación V/Q sobre PaO_2 y $PaCO_2$ en la unidad pulmonar. West JB. Fisiología Respiratoria. 7ª ed. Madrid: Editorial Médica Panamericana; 2005.

En la LPA/SDRA se produce una reducción de la superficie alveolar disponible para la realización del intercambio gaseoso que se traduce en un aumento de zonas perfundidas pero pobremente o nada ventiladas o lo que es lo mismo un aumento de áreas con pobre o nula relación V/Q lo que se traducirá en shunt e hipoxemia (Figura 9.2). El concepto de shunt intrapulmonar referido en la LPA/SDRA correspondería al denominado "shunt capilar" que debe diferenciarse del concepto "shunt anatómico" cuyos ejemplos más típicos pueden ser los tumores vasculares del pulmón o shunts intracardiacos derecha-izquierda.

La respuesta del organismo ante esta disminución de la presión arterial de oxígeno será un aumento del volumen minuto. Esta hiperventilación se dirigirá hacia aquellas unidades pulmonares preservadas sin conseguir mejorar las zonas con V/Q=0. Por ello en las primeras fases la gasometría arterial puede observarse hipoxemia e hipocapnia. A medida que progresa la LPA/SDRA se producirán otros fenómenos. Cuando la PO_2 del gas alveolar desciende, se produce una respuesta activa que consiste en la contracción del músculo liso de las paredes de las arteriolas en la región hipóxica (vasoconstricción pulmonar hipóxica). Esta vasoconstricción hace la que la sangre se desvíe desde las regiones hipóxicas del pulmón

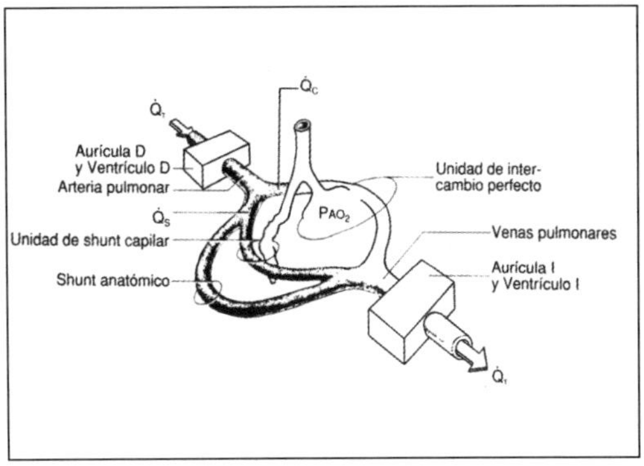

FIGURA 9.2. Concepto visual del shunt. QT: volumen cardiaco por unidad de tiempo. Qc: porción del volumen cardiaco que se intercambia en forma perfecta con el aire alveolar. Qs: porción del volumen cardiaco que no se intercambia con el aire alveolar PAO_2: presión de oxígeno alveolar. Shapiro BA, Peruzzi WT, Kozlowski-Templin R. Manejo clinico de los gases sanguíneos. 5ª ed. Madrid: Editorial Médica Panamericana; 1996.

hacia otras zonas bien ventiladas. Asimismo se producen zonas de microtrombosis en la microcirculación pulmonar que producirán zonas de espacio muerto que contribuirán a un mayor desequilibrio de la relación V/Q.

Aunque la gravedad del shunt ha sido el marcador más comúnmente utilizado en clínica para evaluar la gravedad del SDRA, recientemente se ha revitalizado la idea de emplear el espacio muerto como un marcador adicional de gravedad.

9.7. Tratamiento

9.7.1. VENTILACIÓN MECÁNICA

La base del tratamiento de la LPA/SDRA continúa siendo actualmente la ventilación mecánica invasiva.

A principios de los años 70 el SDRA se consideraba una afectación pulmonar que producía unos pulmones rígidos y difusamente enfermos. Las estrategias ventilatorias se dirigían a conseguir una adecuada oxigenación y ventilación mediante la utilización de elevados volúmenes y altas presiones. Se incorporó la presión positiva al final de la espiración (*positive end expi-*

ratory pressure -PEEP-) como una maniobra clave para mejorar la oxigenación. Los objetivos por lo tanto se centraban en conseguir niveles normales de PaO_2 y $PaCO_2$ a expensas de la utilización de niveles elevados de FiO_2, PEEP (mejoría oxigenación) y elevados volúmenes minuto (mejoría ventilación) con la consecuente elevación de las presiones en vía aérea.

A mediados de los años 80 los estudios con técnicas de imagen (tomografía axial computarizada –TAC-) constituyeron una revolución en la forma de entender el SDRA. La TAC demostró que lejos de tratarse de una lesión difusa, el SDRA, era un trastorno focal y heterogéneo. A grandes rasgos, en el pulmón con SDRA se identificaron: zonas aireadas, zonas pobremente aireadas y zonas no aireadas correspondientes a las consolidaciones (Figura 9.3).

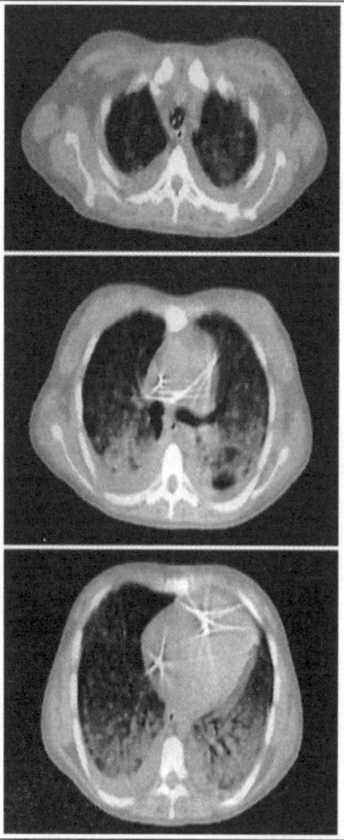

FIGURA 9.3. Imágenes de TAC de un paciente con SDRA en las que se muestra el patrón heterogéneo y así como el gradiente craneocaudal y esternovertebral. Gattinoni L, Pesenti A. The concept of baby lung. Intensive Care Med 2005; 31:776-84.

Se estimó que las zonas normalmente aireadas medidas al final de la espiración correspondían a aproximadamente 200-500 gramos en el SDRA grave lo que correspondería al tejido pulmonar normalmente aireado de un niño sano de aproximadamente 5-6 años. De este hallazgo surgió el concepto de *"baby lung"*. La cantidad de tejido no aireado se correlacionaba con la fracción shunt, el grado de hipoxemia y la hipertensión pulmonar y la cantidad de tejido normalmente aireado se correlacionaba con la distensibilidad pulmonar. Este modelo ayudó a entender los efectos deletéreos que derivaban de la ventilación con elevados volúmenes y elevadas presiones. Era fácil de entender que la ventilación con un volumen corriente de 1000 ml a un pulmón de un niño de 6 años podría producir unos efectos devastadores. Es decir, el concepto de *"baby lung"* introducido en 1987 traduce que en el pulmón del SDRA existen zonas sanas con distensibilidad y mecánica pulmonar normal que coexisten con zonas enfermas en las que predomina la atelectasia de las unidades pulmonares. En contraposición al modelo de pulmón rígido descrito en décadas anteriores, este nuevo modelo pone de manifiesto un pulmón "pequeño" pero con zonas funcionalmente normales.

Un año más tarde se comunicó que no es tanto la presión sino el volumen lo que podía producir daño a un pulmón de las características descritas, concepto denominado "volutrauma" y que se complementaba perfectamente con el recientemente surgido. Pero no solo es la sobredistensión alveolar producida por la ventilación con presión positiva con elevados volúmenes (volutrauma), sino también la apertura y cierre cíclicos de los alveolos producidos por ventilación sin o con niveles muy bajos de PEEP (atelectrauma) lo que puede conducir al daño pulmonar producido por la ventilación mecánica *("ventilator induced lung injury")* que se caracteriza por perpetuar la

LPA/SDRA y por producir lesiones de órganos a distancia debido a la liberación de mediadores inflamatorios a nivel del endotelio capilar pulmonar, concepto denominado biotrauma.

Los conceptos anteriormente expuestos, sentaron las bases para la puesta en marcha de estudios dirigidos a la búsqueda de estrategias de ventilación protectora. De todos ellos, el trabajo publicado por el grupo ARDSnetwork en 2000 marcó una nueva etapa en la forma de ventilar a los pacientes con LPA/SDRA. El estudio mencionado pasó a ser el único en el que se encontró una diferencia significativa en la supervivencia utilizando una estrategia ventilatoria frente a otra, de forma que el grupo de enfermos ventilados con una estrategia de protección basada en ventilación con volumen corriente bajo (6 ml/kg de peso corporal "teórico") para conseguir una presion plateau menor o igual de 30 cm H_2O presentó una mayor supervivencia que aquellos que fueron ventilados con estrategias convencionales (volumen corriente de 12 ml/kg de peso corporal teórico). Desde ese momento la ventilación con volúmenes bajos pasó a ser la estrategia recomendada y las líneas de investigación actuales se dirigen a buscar el nivel óptimo de PEEP para mantener abierta la mayor cantidad de tejido pulmonar posible.

9.7.2. ESTRATEGIAS COADYUVANTES A LA VENTILACIÓN MECÁNICA

Decúbito prono

En 1976 Douglas y cols ensayaron el decúbito prono en 6 pacientes con insuficiencia respiratoria aguda, y observaron un aumento en la PaO_2 arterial que permitió la reducción de la fracción inspirada de oxígeno en 4 de ellos. Desde entonces se han llevado a cabo múltiples estudios con la intención de entender los mecanismos de esta medida y evaluar sus potenciales ventajas en la LPA/SDRA.

Los beneficios que sobre la oxigenación aporta el decúbito prono en la LPA/SDRA son producidos por una mejoría en la relación V/Q. La presión transpulmonar es la diferencia entre la presión alveolar y la presión intrapleural; por lo tanto, cuanto mayor es la presión transpulmonar, mayores son la expansión del pulmón y la entrada de aire. En el decúbito supino el gradiente de presión transpulmonar es mayor en las zonas no dependientes (esternal) que en las dependientes (dorsal). La consecuencia es un llenado alveolar heterogéneo. En el SDRA, la diferencia del gradiente transpulmonar entre zonas dependientes y zonas no dependientes se acentúa. El decúbito prono varía la distribución de este gradiente de presión transpulmonar en relación con la redistribución de los infiltrados, reduce la compresión del corazón sobre los segmentos pulmonares y mejora el desplazamiento diafragmático, todo lo cual lleva a una ventilación alveolar más homogénea. Además, se ha observado un aumento en la distensibilidad tras la posición en decúbito prono lo que traduce una mejoría en la mecánica respiratoria. A pesar de la mejoría sobre la oxigenación producida por el decúbito prono, en los estudios aleatorizados más rigurosos se ha encontrado que su utilización no disminuye la mortalidad ni los días de ventilación mecánica. Sin embargo en un reciente metaanálisis en el que se incluyeron 10 ensayos clínicos se ha concluido que el decúbito prono reduce la mortalidad en el grupo de enfermos con hipoxemia más grave. Aún así, y aunque es una medida utilizada como rescate, no se recomienda actualmente su utilización sistemática en el SDRA. Habrá que esperar para conocer si los resultados del metaanálisis referido harán cambiar o no las estrategias para su utilización, o si de él derivará la puesta en marcha de nuevos estudios para evaluar sus efectos en aquellos grupos de mayor gravedad.

Membrana de oxigenación extracorpórea

La membrana de oxigenación extracorpórea (*extracorporeal membrane oxygenation* -ECMO-) es un sistema invasivo que consiste en la obtención de sangre desde un catéter central que es bombeada a través de un oxigenador artificial para su posterior reinfusión al paciente. Su uso como terapia coadyuvante es infrecuente puesto que pocos centros disponen de esta tecnología. Por otra parte son pocos los estudios que se han diseñado en adultos para evaluar su eficacia en el SDRA y aunque los resultados parecen haber sido favorables no existe actualmente evidencia para su recomendación.

9.7.3. CONTROL DE FLUIDOS

El control de fluidos en el SDRA suele tener por objetivo la reducción del agua extravascular en los pulmones mediante la utilización de diuréticos. Sin embargo, algunos aspectos deben tenerse en cuenta a la hora de establecer tal estrategia. 1º Aunque los diuréticos pueden eliminar el líquido del edema, la infiltración pulmonar es un proceso inflamatorio y los diuréticos no reducen la inflamación. 2º La ventilación mecánica con presión positiva produce un aumento de la presión intratorácica por lo que las presiones venosas deben ser lo suficientemente elevadas para superarla y mantener un adecuado retorno venoso al corazón. El tratamiento agresivo con diuréticos podría reducir las presiones venosas y comprometer el retorno venoso lo que finalmente produciría una disminución del gasto cardiaco que es el parámetro más importante a mantener en lo que respecta al transporte de oxígeno a los tejidos.

$$TO_2 = GC \times 1{,}34 \times Hb \times SaO_2$$

TO_2 = Transporte de Oxígeno.
GC = Gasto Cardiaco.
1,34 = capacidad de unión del oxígeno a la hemoglobina (expesada en ml de oxígeno por gramo de hemoglobina).
Hb = Hemoglobina.
SaO_2 = Saturación arterial de oxígeno.

Teniendo en cuenta las limitaciones y los peligros de una agresiva restricción de volumen, se ha confirmado recientemente que una estrategia conservadora en el ámbito de la fluidoterapia (con protocolos guiados por monitorización hemodinámica) condujo a una mejoría de la función pulmonar con disminución del tiempo en ventilación mecánica y de la estancia en la UCI. No se ha demostrado sin embargo un beneficio en la supervivencia.

9.7.4. TRATAMIENTO FARMACOLÓGICO

Óxido Nítrico

En 1987 se describió el óxido nítrico (NO) como un factor relajante de la musculatura vascular derivado del endotelio y con acción vasodilatadora a nivel local. Aunque la inhalación de elevadas concentraciones del mismo puede ser letal por causar edema pulmonar agudo y metahemoglobinemia, existe poca evidencia de toxicidad cuando la concentración es menor de 50 partes por millón. A diferencia de otros vasodilatadores con acción sistémica, el NO inhalado produce vasodilatación en unidades pulmonares, sin producir vasodilatación sistémica lo que conlleva una derivación del flujo sanguíneo de zonas no ventiladas a zonas ventiladas con la consecuente mejoría en la relación V/Q y reducción en la presión arterial pulmonar (Figura 9.4). Pero a pesar de los beneficios atribuidos al NO inhalado los resultados de los ensayos clínicos han puesto de manifiesto que su utilización en la LPA/SDRA conlleva mejorías limitadas en la oxigenación sin repercusión

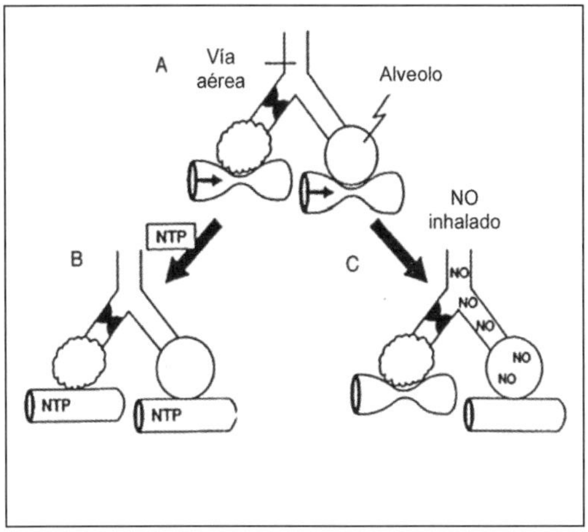

FIGURA 9.4. Diferencias de actuación entre un vasodilatador pulmonar no selectivo (nitroprusiato -NTP-) y el óxido nitrico (NO) inhalado (vasodilatador selectivo). El NTP aumenta el flujo sanguíneo tanto en areas ventiladas como no ventiladas lo que conduce a un aumento del shunt y empeoramiento de la oxigenación. El NO inhalado aumenta el flujo sanguineo en areas ventiladas lo que produce una derivación de sangre desde áreas no ventiladas con la consecuente disminución del shunt y mejoría en la oxigenación. Klinger JR. Inhaled nitric oxide in ARDS. Crit Care Clin 2002; 18:45-68.

sobre la supervivencia por lo que actualmente constituye una herramienta de uso como terapia de rescate en la hipoxemia refractaria pero no se recomienda su utilización rutinaria.

Otros fármacos ensayados en el tratamiento del SDRA

Los intentos de frenar la mortalidad del SDRA han conducido a ensayar diferentes fármacos que aunque no han demostrado beneficios deben ser mencionados.

1. Esteroides. El fundamento fisiopatológico para su uso fue la clara naturaleza inflamatoria de la LPA/SDRA. Se planteó la hipótesis de que la inhibición de los mecanismos inflamatorios, mediante el empleo de esteroides (en el momento adecuado, a la dosis adecuada y durante un tiempo prolongado), podría disminuir tanto la incidencia de SDRA (en pacientes con factores de riesgo), como su progresión, además de mejorar el pronóstico. Sin embargo diferentes estudios clínicos pusieron de manifiesto: la ausencia de beneficios de los corticoides administrados precozmente tras el desarrollo de SDRA, la falta de prevención de su aparición, la ausencia de reducción de la mortalidad en el SDRA persistente y un aumento de la misma cuando se administran tardíamente (más allá de 14 días de evolución).
2. Surfactante. El surfactante se compone de fosfolípidos, lípidos neutros y de al menos tres diferentes tipos de proteínas específicas denominadas SP-A, SP-B y SP-C. Hay varios posibles mecanismos por los que pueden producirse anomalías en el surfactante de enfermos con LPA/SDRA: inhibidores funcionales de origen plasmático encontrados en el lavado broncoalveolar, lesión directa de las células tipo II y sustancias oxidantes y/o proteolíticas dirigida contra componentes del surfactante. Aunque trabajos experimentales apuntaban potenciales beneficios del tratamiento con surfactante en la LPA/SDRA, los ensayos clínicos realizados no han podido encontrar beneficios ni en oxigenación ni en supervivencia.
3. Otros fármacos ensayados han sido: Antioxidantes (N-acetilcisteína, debido al papel de los radicales libres en el desarrollo del daño pulmonar), Prostaglandinas (puesto que la PGE_1 a altas concentraciones podría inhibir la agregación plaquetaria, la activación de los macrófagos y la quimiotaxis de los neutrófilos), Ketoconazol (bloquea la tromboxano sintetasa e inhibe la síntesis de leucotrienos), Pentoxifilina (inhibe la quimiotraxia y la activación de los neutrófilos), Antiinflamatorios

no esteroideos (como inhibidor del ácido araquidónico cuyos metabolitos se han visto implicados en el desarrollo de SDRA). Ninguno de ellos ha demostrado beneficios en estudios clínicos.

9.8. Pronóstico

La posibilidad de que la mortalidad de la LPA/SDRA haya disminuido a lo largo de los años sigue siendo objeto de debate. Para su análisis deben tenerse en cuenta los periodos previo y posterior a los criterios de la definición de la CCAE.

Mientras para algunos autores la mortalidad descendió desde aproximadamente un 60% hasta un 30% desde la década de los 80 a la década de los 90, en un metanálisis de 101 artículos publicados entre 1967 y 1994 la mortalidad fue del 53±22%. Si se analiza la mortalidad de los estudios observacionales publicados posteriormente a la definición de la CCAE hasta la actualidad ésta oscila entre el 20% y el 68% y si se analiza la mortalidad publicada en los ensayos clínicos aleatorizados entre el 20% y el 71% por lo que se puede decir que a pesar del consenso para su identificación, los datos referentes a la mortalidad (al igual que los referidos a la incidencia) presentan un amplio rango y que no existen claras evidencias de que esta haya disminuido desde su definición.

En cuanto a las causas de mortalidad en la LPA/SDRA, el fracaso respiratorio se ha comunicado en el 9%-27% de los casos y el papel de la hipoxemia como causa de muerte es discutido en la literatura. Es decir, aunque las estrategias terapéuticas se han dirigido mayoritariamente al tratamiento de la problemática respiratoria, la mayoría de muertes no son debidas a insuficiencia respiratoria, sino a disfunción multiorgánica lo que viene a enfatizar el concepto anteriormente expuesto de que el SDRA es un "eslabón" dentro del síndrome de disfunción multiorgánica y que las estrategias terapéuticas deberían dirigirse más allá del pulmón.

9.9. Resumen y Conclusiones

- La LPA/SDRA es una entidad importante por su prevalencia y mortalidad en las Unidades de Cuidados Intensivos polivalentes.
- A pesar de su moderada sensibilidad y especificidad los criterios para su definición continúan siendo los de la Conferencia de Consenso Americana-Europea de 1994.
- Las causas asociadas a su desarrollo son variadas y se dividen en causas pulmonares (cuando el pulmón es el órgano diana) y causas extrapulmonares (cuando el organo diana es otro diferente al pulmón).
- Actualmente la LPA/SDRA se considera la disfunción pulmonar en el contexto del síndrome de disfunción orgánica múltiple.
- Entre los mecanismos fisiopatológicos implicados se incluyen: a) el daño epitelial y endotelial, b) la activación

de células inflamatorias, c) el balance entre citocinas pro y antiinflamatorias, d) la necrosis y apoptosis celular e) el estrés relacionado con la ventilación mecánica.

- La alteración del intercambio gaseoso típica de la LPA/SDRA es el shunt por la presencia de unidades perfundidas pero no ventiladas, con cociente V/Q con tendencia a 0.
- Aunque la gravedad del shunt ha sido el marcador más comúnmente utilizado en clínica para evaluar la gravedad del SDRA, recientemente se ha revitalizado la idea de emplear el espacio muerto como un marcador adicional de gravedad.
- No existe actualmente un tratamiento para la LPA/SDRA más que las medidas de soporte de las que la única intervención beneficiosa (ventilación con volúmenes bajos) no es realmente un tratamiento sino la reducción de los efectos nocivos de la ventilación mecánica invasiva.
- La causa de muerte más frecuente es la disfunción multiorgánica. El fracaso respiratorio como causa de muerte se ha comunicado en el 9-27% de los casos.

9.10. Bibliografía

Bernard GR, Artigas A, Brigham KL, Carlet J, Falke K, Hudson L et al. Report of the American-European Consensus Conference on ARDS: definitions, mechanisms, relevant outcomes and clinical trial coordination. The Consensus Committee. Intensive Care Med 1994; 20:225-32.

The Acute Respiratory Distress Síndrome Network. Ventilation with lower tidal volumes as compared with traditional tidal volumes for acute lung injury and the acute respiratory distress syndrome. New Engl J Med 2000; 342:1301-8

Ware LB, Matthay MA. The acute respiratory distress syndrome. N Engl J Med 2000; 342:1334-49.

http://www.ardsnet.org.

10

Indicaciones de la ventilación mecánica invasiva y no invasiva

Gumersindo González Díaz
Andrés Carrillo Alcaraz

Objetivos docentes

- Definir el concepto de insuficiencia respiratoria aguda.
- Analizar los criterios para iniciación de soporte ventilatorio
- Comparar las ventajas e inconvenientes de las 2 formas de soporte ventilatorio.
- Enfatizar la importancia de la selección del paciente candidato para cada una de las terapias ventilatorias.
- Examinar las complicaciones relacionadas con la intubación y ventilación artificial.
- Analizar de forma critica las indicaciones para ventilación no invasiva.
- Resumir la evidencia aportada por los diferentes estudios en las indicaciones de la ventilación no invasiva.
- Comentar los factores de riesgo para éxito/fracaso de la terapia en las principales indicaciones de ventilación no invasiva.

10.1. Definición de insuficiencia respiratoria aguda

El sistema respiratorio desempeña, entre otras, la función vital del intercambio gaseoso entre el torrente sanguíneo y el entorno. Mediante ésta, el oxígeno (O_2) es transportado hasta la superficie alveolar donde difunde a través de la membrana alveolo-capilar. Ya en la sangre, el O_2 se conjuga principalmente con la hemoglobina (permaneciendo un pequeño porcentaje disuelto en el plasma) para su transporte hacia los diferentes tejidos donde supone el sustrato básico para el metabolismo celular. El principal producto de desecho de este metabolismo aerobio es el dióxido de carbono (CO_2), que realiza el recorrido opuesto al oxígeno para finalmente ser espirado a la atmósfera. Por tanto, la insuficiencia respiratoria se define como aquel síndrome en el cual se produce una incapacidad, por parte del sistema respiratorio, para la formalización de un intercambio gaseoso adecuado de cara a los requerimientos metabólicos del individuo.

La definición de insuficiencia respiratoria aguda (IRA) se ha realizado de forma clásica mediante la realización de una gasometría arterial, de esta forma queda reflejada la presencia de hipoxemia como la disminución a nivel arterial de la presión parcial de oxígeno ($PaO_2 < 60$ mm Hg) e hipercapnia como el aumento en la presión parcial de dióxido de carbono ($PaCO_2 > 45$ mm Hg); respirando aire ambiente a nivel del mar, en estado de vigilia y en situación de reposo. Esta definición se ha mantenido desde su presentación en la primera mitad de la década de los 60 del siglo pasado, aunque más recientemente se han presentado otras definiciones que implican una mayor severidad del cuadro. Así, la insuficiencia respiratoria hipercápnica es definida como la presencia de una $PaCO_2$ mayor de 45 mm Hg y la insuficiencia respiratoria hipoxémica si la PaO_2 es menor de 55 mm Hg cuando la fracción inspirada de oxigeno es mayor o igual a 0,6. Independientemente de los valores utilizados para definir la insuficiencia respiratoria, esta definición y la diferenciación entre hipoxémica e hipercápnica es algo simplista, por un lado porque la gasometría debe de valorarse junto a los antecedentes, síntomas y signos de enfermedad y además debido a que en muchas ocasiones el fallo respiratorio hipoxémico e hipercápnico coexisten, ya que la insuficiencia inicialmente hipoxémica puede complicarse con un fallo en la bomba muscular respiratoria y desarrollar hipercapnia, y por el contrario un fallo de bomba respiratoria puede complicarse con un proceso patológico del parénquima pulmonar y desarrollar hipoxemia.

Tradicionalmente las indicaciones para ventilación mecánica han sido realizadas en relación a estas formas de fracaso respiratorio. Pese a ello, hay que tener en cuenta aquellas circunstancias en las que puede producirse fracaso respiratorio dependiente de otros factores. La anemia grave o la intoxicación por monóxido de carbono pueden producir una hipoxia tisular en ausencia de hipoxemia debido a una reducción del contenido arterial de oxigeno. Pese a unos niveles adecuados de hemoglobina y PaO_2 puede presentarse un aporte inadecuado de oxigeno a los tejidos como en los casos de shock cardiogénico. Finalmente, incluso con un normal aporte de oxigeno a los tejidos, se puede producir hipoxia por una inadecuación del sistema circulatorio, como ocurre en los estados sépticos, o incluso incapacidad para la utilización del oxígeno por la propia célula, como en la intoxicación por cianuro.

10.2. Indicaciones para el soporte ventilatorio en la insuficiencia respiratoria aguda

Los síntomas y signos clínicos de insuficiencia respiratoria aguda son muchas veces subjetivos y, sobre todo, poco específicos de trastorno respiratorio, no siendo muy útiles para indicar el soporte ventilatorio (Tabla 10.1). Durante muchos años los indicadores de intubación endotraqueal y ventilación mecánica (VM) han sido diferentes medidas objetivas realizadas sobre distintos aspectos de la función respiratoria (Tabla 10.2). Sin embargo, la propuesta de algunas de estas medidas han sido realizadas en el contexto del destete del ventilador y no en el de indicación de VM, pero además, la dificultad o imposibilidad de la medición de muchos de estos parámetros en el contexto del paciente con insuficiencia respiratoria, junto al conoci-

TABLA 10.1. Sintomas y Signos relacionados con la IRA.

HIPOXIA O HIPOXEMIA	HIPERCAPNIA AGUDA
• Cefalea	• Cefalea
• Afectación motora	• Vértigo
• Confusión y/o delirio	• Confusión
• Alteración de la conciencia hasta coma	• Alteración de conciencia hasta coma
• Hipotensión	• Asterixis
• Taquicardia	• Miosis, papiledema
• Cianosis central	• Hipertension
• Vasodilatación periferica	• Diaforesis

TABLA 10.2. Medidas recomendadas para indicación de VM.

VARIABLE	NIVEL NORMAL	INDICACIÓN VM
• Volumen corriente (ml/kg)	5-8	< 5
• Capacidad vital (ml/kg)	65-75	< 10-15
• FEV1 (ml/kg)	50-60	< 10
• CRF (% valor predicho)	>80	< 50
• Frecuencia respiratoria (respiraciones/minuto)	12-20	>35
• Presión inspiratoria máxima (cm H_2O)	80-120	< 20-30
• Ventilación minuto (litros/minuto)	5-8	>10
• Ventilación voluntaria máxima (litros/minuto)	120-180	< 20
• Fracción espacio muerto	0,25-0,40	>0,60
• $PaCO_2$ (mm Hg)	36-44	>50
• PaO_2 (mm Hg)	75-100	<70 (mascarilla O_2)
• Diferencia alveolo-arterial de O_2 mientras se respira O_2 al 100% (mm Hg)	25-65	>350-400
• Razón entre PaO_2 y PAO_2	0,75	<0,15
• PaO_2 / FiO_2 (mm Hg)	350-450	<200
• Shunt intrapulmonar	<0,05	>20-30

(ml:mililitros; kg: kilo de peso; FEV1: volumen espiratorio forzado en 1 segundo; CRF: capacidad residual funcional; cm H_2O: centímetro de agua; mm Hg: milímetro de mercurio; PaO_2: presión arterial de oxígeno; $PaCO_2$: presión arterial de CO_2).

miento de que la IRA no debe de contemplarse como únicamente la medida de los gases sanguíneos, es lo que motiva la necesidad de otra aproximación a la indicación de soporte ventilatorio. Por ello parece más lógico el intento de conseguir una serie de objetivos clínicos y fisiológicos a la hora de indicar VM (Tabla 10.3). Pese a ello hay que tener en cuenta que estas indicaciones se basan muchas veces en consenso de expertos más que en resultados de trabajos bien diseñados y por tanto con una evidencia débil para su uso.

Durante décadas, el paciente con insuficiencia respiratoria aguda ha sido tratado con un soporte respiratorio administrado mediante un tubo endotraqueal. Aunque la presencia de insuficiencia respiratoria aguda cuando precisan intubación suele llevar asociado la necesidad de ventilación mecánica hay que reconocer que no siempre es así. En determinadas etiologías de fracaso respiratorio, la colocación de una vía aérea artificial condiciona una solución del proceso patológico y el paciente puede mantenerse con respiración espontanea sin apoyo ventilatorio. La epiglotitis aguda con obstrucción de la vía aérea superior, una insuficiencia respiratoria por retención de secreciones respiratorias o la incapacidad de protección de la vía aérea en el paciente con accidente cerebrovascular son, en muchas ocasiones, indicación de instauración de una vía aérea artificial sin necesidad de ventilación mecánica.

Tabla 10.3. Objetivos clínicos y fisiológicos de la VM.

OBJETIVOS FISIOLÓGICOS	RACIONALIZACIÓN PARA SU USO
Mejoría intercambio gaseoso	
Ventilación alveolar	Normalizar ventilación alveolar (precaución: incremento presión intracraneal)
Oxigenación arterial	Conseguir niveles aceptables (PaO_2 > 60 mm Hg y SaO_2 > 90%)
Incremento volumen pulmonar	
Inflación pulmonar al final de espiración	Mantener una inflación pulmonar suficiente para prevenir o tratar atelectasias
Volumen pulmonar al final de espiración	Mantener la CRF para impedir alteración del intercambio de gases
Reducir o mejorar el trabajo respiratorio	
Trabajo músculos respiratorios	Reducción de trabajo respiratorio debido a incremento de resistencia via aérea o disminución de la compliance pulmonar
OBJETIVOS CLÍNICOS	**RACIONALIZACIÓN PARA SU USO**
Revertir hipoxemia	Corregir hipoxia grave comprometedora de vida
Revertir la acidosis respiratoria aguda	Corregir acidosis grave mas que conseguir nivel $PaCO_2$ normal
Mejorar disnea	Mejorar el disconfort del paciente mientras el proceso etiológico mejora
Prevenir/Tratar atelectasia	Mejorar los efectos adversos de la disminución de inflación pulmonar
Revertir la fatiga muscular	Disminuir la sobrecarga de los músculos respiratorios
Permitir sedación / bloqueo neuromuscular	Necesario hasta la recuperación de la capacidad de respiración espontánea
Disminuir consumo oxígeno sistémico / miocárdico	Necesario cuando el trabajo respiratorio contribuye a la afectación aporte de oxígeno sistémico o excesivo trabajo cardiaco
Reducir presión intracraneal	Mediante hiperventilación controlada reduce volumen sangre intracraneal
Estabilizar pared torácica	Compensación de la expansión y función inadecuada pulmonar debido a la pérdida de integridad torácica

(PaO_2: presión arterial de oxígeno; $PaCO_2$: presión arterial de CO_2; CRF: capacidad residual funcional).

10.3. Ventilación invasiva o no invasiva en el tratamiento de la insuficiencia respiratoria aguda

Ante un paciente con insuficiencia respiratoria aguda o crónica agudizada el tratamiento debe de dirigirse a la enfermedad que ocasiona el fracaso respiratorio y, además, corregir las anormalidades respiratorias relacionadas con el proceso etiológico. En este sentido, durante años, la colocación de un tubo endotraqueal para la administración de un volumen aéreo enriquecido en oxigeno ha sido el tratamiento de elección de los pacientes con una alteración del intercambio gaseoso que pudiera comprometer la vida del paciente o ante el fracaso de las medidas conservadoras. Esta modalidad de ventilación mecánica no está exenta de riesgo (Tabla 10.4) e incluso se hipotetiza sobre una relación entre la ventilación mecánica invasiva y el desarrollo o potenciación del síndrome de disfunción orgánica múltiple en el paciente crítico. Debido a ello, en los últimos años ha resurgido la noción de administrar soporte ventilatorio al paciente con insuficiencia respiratoria sin necesidad de tubo endotraqueal. De esta forma surge la ventilación mecánica no invasiva, definida como aquel soporte ventilatorio que no precisa intubación endotraqueal, como una alternativa, pero no un sustituto, a la ventilación mecánica convencional.

Ante la pregunta de si un paciente con insuficiencia respiratoria seria más conveniente tratar con ventilación invasiva o no invasiva deberíamos de plantearnos tres cuestiones. En primer lugar, ¿con un soporte no invasivo se logra una mejoría de la insuficiencia respiratoria, tanto del intercambio de gases como en reducción de sobrecarga de los músculos respiratorios, similar a la del paciente intubado con ventilación convencional? En segundo lugar, ¿existen ventajas para ventilar al paciente de forma no invasiva? Y, en tercer lugar, y derivado de las dos primeras cuestiones, ¿existen estudios bien diseñados que avalen la utilización de ventilación no invasiva que demuestren su eficacia disminuyendo la morbimortalidad en pacientes con insuficiencia respiratoria?

En relación con la primera cuestión, Antonelli et al, en un ensayo controlado y aleatorizado, demuestra una mejoría del intercambio gaseoso similar en pacientes con insuficiencia respiratoria hipoxémica tratados con VMNI que en los que reciben VMI. De forma similar, cuando se inicia VMNI cabe esperar una disminución de la frecuencia respiratoria y una mejoría de los signos de fatiga muscular, aunque en el caso del soporte invasivo, la rápida mejoría de la taquipnea y de los signos de fatiga muscular vienen determinados por la utilización, en la mayoría de los pacientes, de medicación sedante utilizada para mejorar el confort y la sincronía paciente-ventilador. En relación con la segunda cuestión, la mayoría de autores están de acuerdo en asignar una serie de ventajas a la VNI. La utilización de una interfaz no invasiva que suministra el flujo aéreo a un paciente, en vez de tubo endotraqueal, preserva los mecanismos de defensa respiratorios ante la infección pulmonar. Tanto estudios observacionales, como controlados y aleatorizados, así como metanálisis donde se recogen y agrupan los resultados de los anteriores, demuestran una disminución de la infección nosocomial global y en particular la respiratoria en los pacientes que reciben VNI. Por otro lado, las presiones pulmonares alcanzadas durante la VNI suelen ser menores que las relacionadas con la VMI, lo que también redundaría en una disminución de las complicaciones derivadas tanto de la presión como del volumen insuflado. Debido a ello, la princi-

TABLA 10.4. Complicaciones relacionadas con la ventilación mecánica.

VENTILACIÓN INVASIVA	VENTILACIÓN NO INVASIVA
Momento intubación • Trauma orofaringeo • Lesión cuerdas vocales • Trauma traqueal • Hipoxemia • Intubación esofágica • Intubación bronquio derecho *Mantenimiento tubo* • Sinusitis • Edema glotis • Lesión traqueal • Neumonía nosocomial *Lesión Pulmonar* • AutoPEEP • Barotrauma • Volutrauma • Toxicidad por oxígeno • NAVM *Cardioscular* • Disminución gasto cardiaco • Retención hídrica *Digestivas* • Lesión mucosa gástrica • Ileo paralítico *Drogas* • Sobresedación • Delirio • Reprivación	*Relacionadas con interfaz* • Claustrofobia • Disconfort • Lesión cutánea fronto-nasal • Obstrucción nasal • Irritación ocular • Aumento espacio muerto • Ruido excesivo *Relacionadas con flujo-presión* • Disconfort • Dolor en oídos y senos paranasales • Sequedad orofaringea • Congestión nasal • Insuflación gástrica • Vomitos • Neumotórax *Complicaciones graves* • Neumotórax • Aspiración jugo gástrico • Hipotensión • Hipoxemia grave • Obstrucción glótica por tapón mucoso *Uso inadecuado* • Retraso en la intubación endotraqueal en fracaso de VNI • Sobre utilización en ONI • Inadecuación de sedación

(PEEP: presión positiva al final de la espiración; NAVM: neumonía asociada a ventilación mecánica; ONI: orden de no intubación).

pal ventaja es la reducción de la morbi-mortalidad de los pacientes, una disminución de estancia en unidades especiales (UCI, intermedios, etc.) lo que podría condicionar una disminución de costes económicos. Otras ventajas también importantes están relacionadas con la posibilidad de administrar VNI fuera de las unidades donde se realiza de forma convencional soporte ventilatorio, la posibilidad de uso intermitente del soporte ventilatorio, la evitación o minimización de la necesidad de sedación intensa (relacionada con complicaciones en el paciente intubado), y finalmente un paciente con VNI es un paciente que mantiene una relación con el medio, ya que el soporte ventilatorio le permite comer, beber hablar y toser.

De forma convencional se ha achacado una menor gravedad a las complicaciones relacionadas con VNI (tabla 10.5). Aunque esto es, en parte cierto, no hay que olvidar que, incluso lesiones aparentemente banales como es la lesión cutánea fronto-nasal, puede condicionar una intolerancia a la mascarilla que lleve al fracaso de la VNI, con necesidad de intubación endotraqueal. Pese a ello, se puede afirmar que las complicaciones más frecuentes de la VNI son las menos graves, que están relacionadas sobre todo con la interfaz utilizada (mascarilla facial, nasal, etc.) y que las más graves son infrecuentes pero algunas de ellas pueden poner en peligro la vida del paciente.

Finalmente, en relación con la pregunta sobre la existencia o no de evidencia científica suficiente que avale la indicación de VNI en la IRA, podría decirse que, esta evidencia es suficiente en algunas etiologías concretas, e insuficiente en la mayoría de ellas como explicaremos mas adelante.

TABLA 10.5. Contraindicaciones a la ventilación mecánica.

VENTILACIÓN INVASIVA	VENTILACIÓN NO INVASIVA
• Rechazo por el paciente / familia • Estadio final de la enfermedad (futilidad) • EPOC exacerbado (debe de intentarse primero VNI a no ser que existan contraindicaciones a la misma)	*Absolutas* • Parada respiratoria • Parada cardiaca • Imposibilidad interfaz *Relativas* • Paciente inestable (no controlado): • Hipotenso • Isquemia cardiaca • Arritmias ventriculares • Hemorragia digestiva alta • Agitado / No cooperador • Incapaz de proteger la vía aérea • Riesgo elevado de aspiración • Secreciones respiratorias excesivas que no pueden manejarse mediante fisioterapia • Fallo orgánico múltiple (2 o más órganos) • Reciente cirugía de vías aéreas o gastrointestinal superior

10.4. Elección del paciente para soporte invasivo y no invasivo

Cuando un paciente presenta una cuadro de IRA que no responde a tratamiento con oxigenoterapia simple o cuando el estado clínico es lo suficientemente grave como para plantear de entrada el uso de un soporte ventilatorio, la cuestión que se nos plantea sería ¿es este paciente un buen candidato para ventilación no invasiva? La elección del paciente para VNI es fundamental para que la técnica tenga éxito y por tanto, no sea intubado. Los factores más importantes que determina el uso de VNI en vez de intubación y ventilación invasiva son, la etiología y gravedad del proceso respiratorio, la colaboración del paciente y la presencia o no de contraindicaciones para el uso de VNI. En general, se puede afirmar que las formas más graves de fracaso respiratorio, sobre todo hipoxémico, como es la neumonía y el síndrome de distrés respiratorio del adulto, presentan una tasa de fracaso más elevadas que otras etiologías. De igual forma, dentro de una misma etiología, la mayor afectación respiratoria suele ir acompañada de peor pronóstico. La colaboración de un paciente es un determinante esencial para una correcta aplicación de la técnica ventilatoria en el paciente con VNI y por tanto para el éxito de la misma. Múltiples son los factores que afectan a la adaptación del paciente al ventilador. Es frecuente que el paciente en IRA presente taquipnea y disnea que le ocasiona un estado de ansiedad, a veces agitación, que impide la correcta aplicación de la técnica. Aunque muchas veces la explicación por parte del personal sanitario y la aplicación gradual del soporte ventilatorio en los primeros minutos es suficiente para una correcta sincronización entre el paciente y el ventilador, en otras ocasiones es preciso la utilización de dosis discontinuas, o en perfusión continua, de drogas ansiolíticas, no existiendo una uniformidad en el uso de esta medicación, pudiendo utilizarse opiáceos, benzodiacepinas o propofol en dosis bajas. Finalmente las contraindicaciones a la VNI deben de tenerse en cuenta a la hora de iniciar la terapia. De acuerdo con Nava y Hill, las contraindicaciones a la VNI pueden ser absolutas o relativas (Tabla 10.5). La presencia de parada cardiaca o respiratoria o la imposibilidad de colocar al paciente en ninguna de las interfases de las que disponemos en la actualidad serian las únicas contraindicaciones absolutas. El resto de contraindicaciones deben de ser consideradas relativas y podría intentarse la VNI en estos pacientes, teniendo en cuenta algunas consideraciones: el uso de VNI en estos casos debería de realizarse por equipos sanitarios con una gran experiencia en la técnica, en zonas de críticos donde se dispusiera de monitorización estricta y la posibilidad de una pronta intubación en caso de fracaso de la VNI, y sobre todo recordando que si en estos pacientes no se consigue una mejoría rápida de la situación respiratoria deberían de intubarse sin demora. Cumpliéndose estas premisas, condiciones como la presencia de coma hipercápnico (pacientes con una puntuación ≤ 8 puntos en la escala de coma de Glasgow debido a una $PaCO_2$ > 60 mm Hg y pH arterial < 7,20) secundario a insuficiencia respiratoria, que ha sido considerada una contraindicación clásica por el riesgo teórico de broncoaspiración en un paciente sin reflejos defensivos respiratorios, han sido tratados con éxito mediante VNI sin incremento de las complicaciones derivadas de la misma, con tasas de evitación de intubación muy elevadas y supervivencia hospitalaria por encima del 70%.

¿Y de qué depende el éxito de la técnica no invasiva? De factores relacionados con el paciente, pero también de la etiología que produce el fallo respiratorio, de cuando se inicia el soporte no invasivo y, finalmente, del lugar donde se inicie la técnica y de que medios se dispone para aplicarla. El momento de inicio de la VNI no debe de realizarse ni demasiado tarde pero tampoco demasiado pronto, en el inicio del fracaso respiratorio, ya que la aplicación de VNI en una fase muy temprana puede no beneficiar la mejoría de los síntomas o signos de IRA, pudiendo favorecer la intolerancia del paciente a la técnica. Pero el iniciarla demasiado tarde, en un paciente crítico puede ocasionar no solo la no mejoría del proceso respiratorio, sino además la claudicación de otros sistemas orgánicos y abocar al paciente a un pronóstico fatal.

Teniendo estas consideraciones en cuenta, el inicio de la VNI debería contemplarse si un paciente presenta disnea al menos moderada o grave, junto a aumento de la frecuencia respiratoria (> 24 respiraciones por minuto en paciente obstructivo; > 30 respiraciones por minuto en paciente con restricción pulmonar) y/o presencia de signos de trabajo respiratorio excesivo, utilización de la musculatura accesoria respiratoria o respiración paradójica abdominal. Los signos gasométricos que marcan una indicación de VNI son la presencia de fallo ventilatorio agudo o crónico agudizado ($PaCO_2$ > 45 mm Hg o pH <7,35) o hipoxemia severa (ratio $PaO2/FiO_2$ < 200). La utilización precoz de la VNI tiene la ventaja, además, de de poder ser empleada en una zona hospitalaria diferente a la Unidad de Cuidados Intensivos con menor necesidad de controles, monitorización y personal de enfermería. Finalmente la etiología que produce el fracaso respiratorio es fundamental para indicar un tipo de soporte ventilatorio u otro. Dependiendo de la evidencia existente, la indicación de VNI en una determinada patología tendrá un mayor grado de fortaleza que en otras. De igual forma, los estudios realizados hasta la fecha han demostrado un mayor grado de cautela del uso de soporte no invasivo en determinadas patologías. Por ello, dependiendo del diseño del estudio y sus resultados, la fuerza de recomendación para el uso de VNI según la etiología del fracaso respiratorio, puede graduarse en 4 niveles de recomendación (figura 10.1).

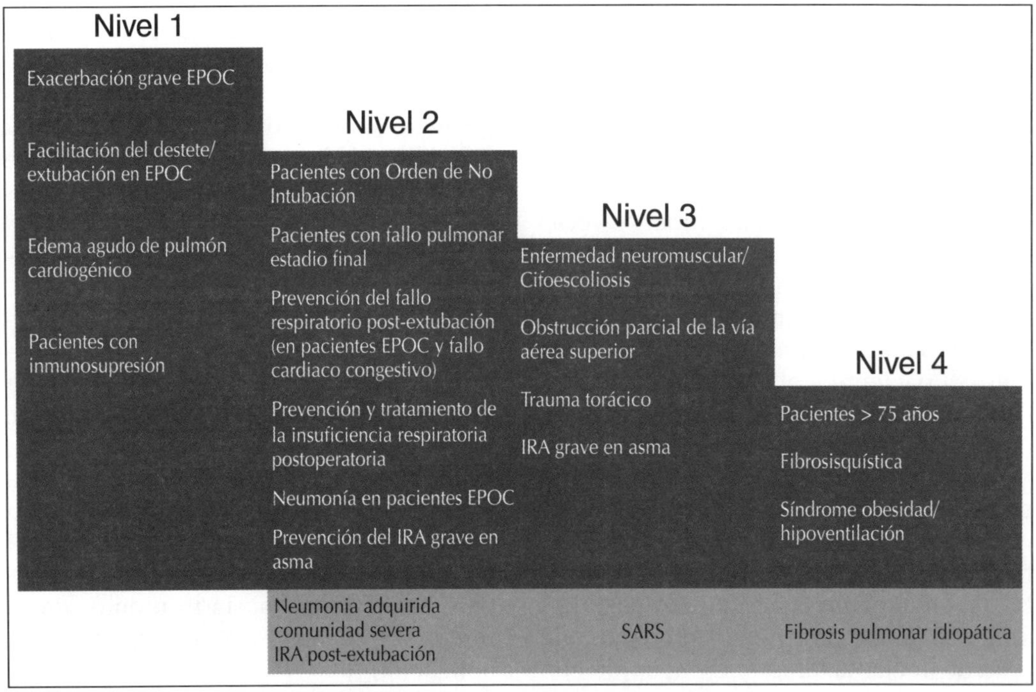

FIGURA 10.1. Indicaciones de VNI según el grado de evidencia para su uso,
■ recomendación favorable para el uso de VNI,
■ utilización con cautela o incluso peligroso (adaptación de Nava et Hill () con permiso).

10.5. Indicaciones para VM en los diferentes escenarios clínicos

10.5.1. APNEA Y PARADA RESPIRATORIA INMINENTE

Lógicamente, por obvios motivos éticos, no existen estudios controlados que hayan comparado los dos modos de soporte ventilatorio en pacientes con apnea o parada respiratoria inminente. Debido a ello, la intubación endotraqueal y conexión a ventilación mecánica permanece como el tratamiento de elección en estos pacientes. Únicamente en pacientes con orden de no intubación, se podría plantear la utilización de VNI, aunque habría que contemplar la enfermedad de base y la posibilidades de recuperación del paciente.

10.5.2. EXACERBACIÓN AGUDA DEL EPOC

Actualmente, se considera al paciente EPOC con exacerbación aguda grave con acidosis respiratoria la principal indicación de VNI. La evidencia, basada en múltiples ensayos controlados y aleatorizados, además de metanálisis, demuestra una mejoría en los parámetros respiratorios, disminución de la tasa de intubación endotraqueal, estancia hospitalaria y mortalidad en los pacientes que reciben VNI con respecto a tratamiento convencional.

Un estudio británico muestra que la utilización de VNI en plantas convencionales de hospitalización puede realizarse de forma eficaz y segura en pacientes con EPOC exacerbada con una disminución ligera-moderada de pH (entre 7,35 y 7,30), mientras que los pacientes con pH arterial más bajo deberían de tratarse en unidades clínicas con mayor vigilancia y monitorización.

La utilización de VNI por tanto debe de realizarse en aquellos pacientes con EPOC que ingresan por una descompensación aguda en los que a pesar del tratamiento estándar e iniciar oxigenoterapia simple persiste la acidosis respiratoria. Una vez sometido el paciente a soporte ventilatorio no invasivo, la necesidad de intubación endotraqueal debe de estar motivada por la no mejoría o empeoramiento tanto de los parámetros respiratorios (frecuencia respiratoria, fatiga muscular o nivel de $PaCO_2$) como neurológicos, pero siempre tras haber optimizado el tratamiento o la interfaz del soporte no invasivo. Aunque la tasa de éxito de la VNI, determinada por la evitación de intubación endotraqueal y muerte, es muy variable dependiendo de los estudios analizados, podría esperarse que el fracaso de la VNI se produzca entre un 10 a un 20% de los pacientes tratados. También han sido estudiados los factores de riesgo para fracaso de VNI, que aunque a veces con resultados contradictorios, suelen evidenciar un peor pronóstico en los pacientes con mayor gravedad de la insuficiencia respiratoria, mayor afectación respiratoria previa, o intolerancia al tratamiento no invasivo.

10.5.3. EDEMA AGUDO DE PULMÓN CARDIOGÉNICO

El fracaso respiratorio debido a edema agudo de pulmón de origen cardiogénico fue la primera indicación para soporte no invasivo. Actualmente disponemos de múltiples ensayos bien diseñados, recogido en metanálisis que, han evaluado el papel de las 2 modalidades más utilizadas de apoyo respiratorio no invasivo (CPAP: presión positiva continua en la vía aérea y BiPAP: doble nivel de presión en la vía aérea) comparándolas con la oxigenoterapia simple en esta patología. La evidencia demuestra que la aplicación de cualquiera de ambas modalidades disminuye la tasa de intubación endotraqueal, aunque la reducción de mortalidad hospitalaria solo ha sido demostrada con el uso de CPAP (debido, en parte a que existen menos ensayos realizados con BiPAP que con CPAP). De hecho, los ensayos que comparan ambas modalidades no difieren ni en la tasa de intubación ni en la mortalidad.

Por su mayor sencillez de uso, se prefiere el tratamiento inicial con CPAP en los pacientes con edema pulmonar, reservándose el modo BiPAP en los pacientes con mayor repercusión gasométrica, sobre todo ante la presencia de hipercapnia o ante la no mejoría con CPAP.

Recientemente se ha publicado un ensayo multicentrico comparando oxigenoterapia simple, CPAP y BiPAP en pacientes con edema agudo de pulmón, sobre todo en áreas de urgencias hospitalarias. Los resultados no muestran diferencias en los resultados, tasa de intubación y mortalidad, entre las 3 opciones terapéuticas. Algunas limitaciones en el diseño del estudio, así como una muy baja tasa de intubación en estos pacientes, que podría indicar que la gravedad de los mismos no era importante, hace que la VNI siga siendo considerada como el tratamiento de elección en la insuficiencia respiratoria grave debida a fallo cardiaco agudo, precisando intubación endotraqueal los pacientes que no mejora la situación respiratoria pese a optimización del soporte no invasivo.

Durante algún tiempo se recomendaba evitar la VNI en pacientes con edema pulmonar en el marco de un síndrome coronario agudo, por una supuesta asociación del soporte no invasivo y el desarrollo o acentuación de la isquemia coronaria. Actualmente se ha descartado esta posibilidad, pero deben de tomarse precauciones a la hora de aplicar esta terapia a pacientes con infarto de miocardio, cuando el paciente presente inestabilidad hemodinámica que pueden indicar la presencia de un shock cardiogénico. En estos casos es preferible la intubación endotraqueal y ventilación mecánica para optimizar el aporte de oxigeno al miocardio, no debiendo utilizarse la VNI a menos que existan ordenes de no intubación.

10.5.4. PACIENTES INMUNOCOMPROMETIDOS

Durante la evolución de los pacientes con inmunosupresión de cualquier origen es frecuente la aparición de lesión pulmonar que condiciona insuficiencia respiratoria. La aplicación de VNI en estadios tempranos en estas circunstancias, podría suponer una alternativa efectiva a la intubación endotraqueal, minimizando la infecciones secundarias derivadas de la intubación. Dos ensayos aleatorizados han evaluado el tratamiento con VNI en pacientes inmunodeprimidos de diferentes etiologías, habiendo demostrado una disminución de las tasa de intubación endotraqueal, complicaciones, estancia y mortalidad. Algunos autores abogan por el uso precoz de esta modalidad terapéutica en las plantas de hospitalización, pero la no mejoría de la sintomatología debería de motivar el ingreso en la unidad de cuidados intensivos, para una más estrecha monitorización y la necesidad de intubación endotraqueal.

10.5.5. UTILIZACIÓN DE LA VNI EN EL PERIODO POST-EXTUBACIÓN

La utilización de VNI en el periodo post-extubación en la unidad de cuidados intensivos puede plantearse en 2 marcos diferentes, en el post-operatorio y en el paciente que ha recibido intubación prolongada previa. En este último grupo, la VNI se ha utilizado en 3 escenarios diferentes. En primer lugar, se puede aplicar la VNI en el paciente que es extubado y desarrolla insuficiencia respiratoria post-extubación; en segundo lugar se puede aplicar VNI para facilitar la extubación de los pacientes; y finalmente la aplicación de VNI puede realizarse para prevenir la aparición de insuficiencia respiratoria en el paciente con riesgo de desarrollarla.

Paciente post-operatorio

La cirugía torácica y la abdominal, sobre todo si se trata de intervenciones importantes y de hemiabdomen superior, suelen complicarse con atelectasias que a su vez pueden sobreinfectarse. Varios ensayos aleatorizados, han analizado el papel de la VNI (tanto CPAP como BiPAP) en la prevención y tratamiento de la insuficiencia respiratoria post-operatoria. Un estudio demuestra que la utilización de CPAP reduce las atelectasias y previene neumonía en pacientes con cirugía de hemiabdomen superior. Otro estudio realizado en pacientes con obesidad tras cirugía de gastroplastia muestra que la VNI mejora el intercambio de gases y el funcionalismo pulmonar. Otros estudios ha utilizado la VNI antes y después de cirugía torácica, cardiaca o vascular sugiriendo una mejor prevención de atelectasias que el tratamiento convencional. Finalmente un estudio aleatorizado utilizando VNI en el tratamiento de la insuficiencia respiratoria aguda tras resección pulmonar demuestra una mejoría de la supervivencia con respecto al tratamiento estándar. Todos estos hallazgos apuntan a un uso del soporte no invasivo en el paciente postoperatorio.

Paciente con intubación previa prolongada

Sin embargo, varios ensayos han evaluado el papel de la VNI en la insuficiencia respiratoria post-extubación en pacientes críticos, sin demostrar ninguna mejoría con su uso. En uno de ellos, un estudio multicéntrico español, se evidenciaba un aumento de mortalidad en UCI de los pacientes que recibían VNI. Sin embargo, analizando este estudio donde se permitía utilizar la VNI en los pacientes del grupo control que recibían oxigenoterapia simple, cuando estos no mejoraban, se observaba que los pacientes del grupo control que finalmente recibían VNI eran los que mejor pronostico tenían, pudiendo teorizarse que la aplicación de la VNI resultaba eficaz como medida de rescate en estos pacientes, lo que de alguna manera contradecía las conclusiones de dicho trabajo.

Un porcentaje importante de pacientes de la unidad de cuidados intensivos que han sido intubados, presentan un destete de la ventilación mecánica prolongado y dificultoso. Para intentar acortar este periodo y facilitar una mas rápida extubación y mantenimiento de los pacientes en respiración espontanea, se ha investigado el uso de VNI en los pacientes que no cumplen los criterios para retirar el tubo endotraqueal, una vez recuperados de la situación que motivó su intubación. A estos pacientes que no cumplen los criterios de weaning (destete), se les retira el tubo endotraqueal e inmediatamente se les aplica ventilación no invasiva. De esta forma cambiamos un soporte ventilatorio a través de un tubo endotraqueal por otro a través de una mascarilla. Varios ensayos aleatorizados y controlados han evaluado esta modalidad terapéuticas en pacientes con patología respiratoria crónica habiendo demostrado una reducción de la morbi mortalidad en los pacientes a los que se extuba y se aplica VNI, en relación a los que persisten intubados y el destete se realiza de forma convencional.

Por último, se han realizado varios ensayos sobre la utilización de VNI en el paciente que es extubado y se mantiene sin insuficiencia respiratoria pero están en riesgo de desarrollarla. Los resultados de estos estudios apuntan a que en pacientes de alto riesgo, aquellos que presentan hipercapnia en situación basal, se podrían beneficiar con el uso de VNI preventiva, al disminuir la reintubación y mejorar la supervivencia.

10.5.6. NEUMONÍA GRAVE ADQUIRIDA EN LA COMUNIDAD

La neumonía adquirida en la comunidad severa es un proceso muy importante debido a su frecuencia de presentación y su gravedad. La mayoría de estudios que han analizado el papel de la VNI en el tratamiento de la insuficiencia respiratoria debida a neumonía han sido observacionales. Únicamente se ha publicado un ensayo controlado y aleatorizado multicentrico de pacientes con esta patología, donde la aplicación de VNI demuestra una reducción en la tasa de intubación endotraqueal y estancia en UCI, pero sin modificar la estancia hospitalaria y la mortalidad. Sin embargo, en el subgrupo de pacientes con EPOC la VNI demuestra una reducción significativa de mortalidad a los 2 meses de evolución. Aunque los resultados de los análisis de subgrupos no tienen el mismo peso de evidencia, debido a este estudio se puede recomendar el uso de la VNI en pacientes con antecedentes de enfermedad pulmonar previa.

De todas maneras, de la aplicación de VNI a pacientes con neumonía grave puede esperarse únicamente unos resultados modestos. La tasa de fracasos de la VNI en el tratamiento de estos pacientes en estudios observacionales muestra cifras de intubación que varían mucho entre el 30 y 66%. Debido a ello, el uso de VNI está muy controvertido, sobre todo en pacientes sin antecedentes de enfermedad respiratoria crónica previa y no debería de aplicarse de forma rutinaria o al menos no prolongar de forma innecesaria cuando los parámetros respiratorios no mejoran rápidamente. En estos casos la aplicación de ventilación mecánica invasiva resulta la primera elección.

10.5.7. UTILIZACIÓN DE LA VNI EN EL MARCO DE LOS CUIDADOS PALIATIVOS DE PACIENTES CON INSUFICIENCIA RESPIRATORIA

Cada vez son más frecuentes los pacientes con enfermedad crónica que desarrolla insuficiencia respiratoria en los que se considera inapropiada la terapia invasiva ventilatoria, pero en los que se puede plantear un soporte no invasivo. En varios estudios observacionales, los pacientes con fracaso respiratorio en los que se instauran ordenes de no intubación se benefician del uso de VNI, con supervivencias hospitalarias alrededor del 50%, siendo esta mayor en los pacientes con fallo cardiaco, seguido de EPOC, mientras que los pacientes con neumonía y cáncer son los que presentan mayor mortalidad hospitalaria. Por otro lado, un ensayo aleatorizado en pacientes con insuficiencia respiratoria crónica en estadio terminal, donde comparan VNI y oxigenoterapia estándar en este tipo de pacientes, los pacientes a los que se aplicaba VNI presentaban menos síntomas y precisaban menos morfina.

10.5.8. ATAQUE AGUDO DE ASMA

Dos estudios aleatorizados en pacientes con ataque agudo de asma antes de desarrollar insuficiencia respiratoria severa, han mostrado resultados prometedores al reducir la necesidad de ingreso hospitalario, pero presentando ambos estudios diversas limitaciones sobre todo en relación con el pequeño número de pacientes estudiados. Pese a ello puede recomendarse un intento de VNI en pacientes con ataque asmático que no respondan adecuadamente al tratamiento broncodilatador inicial.

10.5.9. TRAUMA TORÁCICO

Los pacientes con trauma torácico presentan múltiples complicaciones que pueden llevar al fracaso respiratorio que muchas veces requiere intubación endotraqueal. Tres ensayos controlados y aleatorizados han analizado el papel del soporte ventilatorio no invasivo en el paciente con trauma torácico. En un primer ensayo de 70 pacientes con fracturas costales múltiples sin insuficiencia respiratoria severa, se aleatorizó a CPAP aplicada con mascarilla frente a intubación endotraqueal y VMI, evidenciándose una disminución de la infección nosocomial respiratoria (14% frente a 48%). En un segundo ensayo de 52 pacientes con volet torácico e insuficiencia respiratoria aguda, la aplicación de CPAP condicionó menor número de complicaciones infecciosas respiratorias y mortalidad. Finalmente en un ensayo aleatorizado reciente que comparaba VNI frente a oxigenoterapia estándar, hubo de interrumpirse el trabajo cuando en el segundo análisis intermedio se demostró una diferencia significativa en la tasa de intubación y mortalidad en el grupo que recibía VNI.

10.5.10. INSUFICIENCIA RESPIRATORIA AGUDA HIPOXÉMICA

Hasta la fecha, solo se ha publicado un ensayo controlado y aleatorizado comparando el uso de soporte ventilatorio invasivo frente a no invasivo en pacientes con IRA hipoxémica. Aunque la mortalidad no difirió de forma significativa en ambos grupos, los pacientes que recibieron VNI, presentaban una menor estancia en la UCI y menor tasa de complicaciones, sobre todo infecciones del tracto respiratorio.

Diversos estudios controlados han comparado la eficacia de la VNI con respecto a la oxigenación simple en el tratamiento del fallo respiratorio agudo en pacientes hipoxémicos, mostrando resultados contradictorios. En un ensayo, multicentrico comparando CPAP frente a oxigenoterapia en pacientes con insuficiencia respiratoria aguda severa (con más del 50% cumpliendo criterios de síndrome de distrés respiratorio agudo) no se observo diferencias en la morbimortalidad de los pacientes de ambos grupos. En otro ensayo, esta vez unicéntrico, Wysocki et al. aleatoriza a 41 pacientes a VNI o tratamiento estándar, sin encontrar diferencias en los resultados entre los dos grupos de pacientes, pero si una mejoría en la tasa de intubación y mortalidad en el subgrupo de pacientes con hipercapnia en la gasometría. Finalmente Ferrer en un estudio multicentrico aleatorizando pacientes a VNI u oxigenoterapia simple, demuestra una reducción en la tasa de intubación y mortalidad en UCI en los pacientes con soporte respiratorio no invasivo.

Sin embargo estos resultados contradictorios motivados por múltiples causas: diferencias en la población estudiada, etiología y gravedad de fallo respiratorio, ventiladores, interfaces y protocolo de actuación, etc. hacen que la recomendación para el uso de VNI en estos pacientes sea difícil y problemática, debiendo individualizarse su uso cuando se prefiere el uso de VNI a la intubación.

Aunque no se ha publicado ningún estudio controlado sobre el uso de VNI en la forma más grave del fallo respiratorio hipoxémico en el síndrome de distrés respiratorio agudo, estudios observacionales encuentran que aplicado a pacientes muy seleccionados puede evitarse la intubación en la mitad de los casos. Sin embargo, esta patología que se acompaña de otras disfunciones orgánicas, con mucha frecuencia hace que solo en un pequeño porcentaje de los casos pueda ser aplicada.

Finalmente, los factores de riesgo para fracaso de la VNI en pacientes con insuficiencia respiratoria aguda hipoxémica han sido analizados en un estudio multicentrico internacional. La presencia de algunos parámetros relacionados con la gravedad del proceso clínico, frecuencia respiratoria mayor de 37 respiraciones por minuto al inicio del soporte ventilatorio, presencia de un nivel del índice de severidad SAPS II igual o mayor a 35, así como la no mejoría respiratoria con el soporte ventilatorio medida mediante la presencia de un índice PaO_2/FiO_2 menor de 146 a la hora de iniciada la ventilación no invasiva, son factores que predicen el fracaso de la misma. De igual forma, cuando la etiología del fracaso respiratorio es una neumonía o un síndrome de distrés respiratorio agudo la probabilidad de fracaso del soporte no invasivo es 4 veces mayor que en otras etiologías.

10.6. Resumen y Conclusiones

- La insuficiencia respiratoria es un síndrome frecuente que precisa en muchos casos soporte ventilatorio
- En la actualidad disponemos de un soporte invasivo mediante intubación endotraqueal, y otro no invasivo para el tratamiento de la insuficiencia respiratoria aguda
- Aunque la ventilación no invasiva presenta ventajas sobre la invasiva y es eficaz para mejorar el intercambio gaseoso y disminuir la fatiga muscular en el paciente con fracaso respiratorio, no debe de considerarse un sustituto de la ventilación convencional invasiva
- La selección del paciente para un modo ventilatorio determinado es esencial para la buena evolución del paciente
- Ambos modos ventilatorios presentan frecuentes complicaciones, siendo, en general, menos graves las relacionadas con la ventilación no invasiva
- El grado de recomendación de la ventilación no invasiva en las diferentes etiologías que desencadenan fracaso respiratorio es muy variable
- La indicación principal para ventilación no invasiva es la exacerbación aguda y grave del paciente EPOC cuando no responde rápidamente al tratamiento convencional
- La evidencia existente en pacientes inmunocomprometidos con fracaso respiratorio, los que presentan edema pulmonar cardiogénico y en algunos casos de pacientes post-extubados favorece el uso de ventilación no invasiva sobre la intubación endotraqueal.

10.7. Bibliografía

Antonelli M, Conti G, Moro ML, Esquinas A, Gonzalez-Diaz G, Confalonieri M, et al. Predictors of failure of noninvasive positive pressure ventilation in patients with acute hypoxemic respiratory failure: a multi-center study. Intensive Care Med 2001; 27:1718-1728.

Antonelli M, Conti G, Rocco M, Maurizio Bufi M, Alberto De Blasi R, Vivino G. A comparison of noninvasive positive-pressure ventilation and conventional mechanical ventilation in patients with acute respiratory failure. N Engl J Med 1998; 339:429-435.

Gay PC. Complications of Noninvasive Ventilation in Acute Care.Respir Care 2009;54:246 –257

Lightowler JV, Wedzicha JA, Elliott MW, Ram FSF. Noninvasive positive pressure ventilation to treat respiratory failure resulting from exacerbations of chronic obstructive pulmonary disease: Cochrane systematic review and meta-analysis. BMJ 2003; 326:1-5.

Nava S, Hill NS. Non-invasive ventilation in acute respiratory failure. Lancet. 2009; 374:250-259.

Pierson DJ. Indications for mechanical ventilation in adults with acute respiratory failure. Respir Care 2002; 47:249-262.

11

Monitorización en el paciente crítico

María José Asensio Martín
Manuel Sánchez Sánchez

Objetivos docentes

- Introducción a la monitorización en el paciente crítico.
- Conocimiento de los diferentes tipos de monitorización.
- Indicaciones de la monitorización respiratoria.
- Limitaciones en la monitorización respiratoria.
- Indicaciones de la monitorización hemodinámica.
- Variables hemodinámicas obtenidas de la monitorización.
- Complicaciones derivadas de la monitorización hemodinámica invasiva.
- Conocimiento de los nuevos dispositivos mínimamente invasivos en la monitorización hemodinámica.
- Monitorización de la hipoperfusión tisular.
- Limitaciones en la monitorización de la perfusión tisular.
- Indicaciones y limitaciones en la monitorización neurológica.

11.1. Introducción

La monitorización es un elemento clave en el manejo del paciente crítico, permitiendo monitorizar tanto la estabilidad del paciente como detectar de forma precoz el deterioro hemodinámico, identificar sus causas y la respuesta al tratamiento.

Las técnicas de monitorización se clasifican en no invasivas, mínimamente invasivas e invasivas en relación a la severidad en la penetración en la piel y mucosas, la extensión de dicha disrupción y el riesgo que la técnica representa para el paciente.

La monitorización ideal en el paciente crítico debería reunir las siguientes características: segura, fácil de usar tanto para el personal médico como para el de enfermería, versátil en el número de parámetros analizados, capaz de valorar la respuesta a estrategias terapéuticas que han demostrado su efectividad en el pronóstico del paciente crítico y con una buena relación coste-efectividad.

11.2. Monitorización respiratoria

La monitorización de la función respiratoria tiene como objetivo conocer la situación funcional respiratoria y la eficacia de la ventilación mecánica o espontánea.

11.2.1. MONITORIZACIÓN NO INVASIVA

Frecuencia Respiratoria

La inspección visual del paciente para detectar cambios en la frecuencia o la profundidad de la respiración es inadecuada, por la subjetividad del observador, empleándose monitores de impedancia para una monitorización objetiva. Se emplean los mismos electrodos que los del ECG y miden la impedancia generada por el cambio en la distancia entre los electrodos ocasionado por los movimientos respiratorios. Para obtener una señal clara deben situarse en puntos de cambios máximos durante los movimientos respiratorios, programándose alarmas sonoras de máxima o mínima frecuencia respiratoria.

Pulsioximetría

Método simple y no invasivo que estima la saturación funcional de la oxihemoglobina. Dado que la saturación arterial de O2 (SaO_2) y la presión parcial de oxígeno (PaO_2) están relacionadas por la curva de disociación de la hemoglobina, bajo ciertas condiciones, la SaO_2 se correlaciona bien con la PaO_2.

Para la medición se utiliza un pulsioxímetro, que consta de un sensor en forma de pinza, que emite una luz compuesta por dos longitudes de onda de 660 nm (roja) y 940 nm (infrarroja), que son absorbidas de forma específica por la oxihemoglobina y la hemoglobina reducida. La absorción en la sangre arterial aumenta con cada latido, lo que significa que es necesaria la presencia de pulso arterial para que el aparato reconozca alguna señal. Un detector situado en el otro extremo de la pinza compara la absorción de luz de cada hemoglobina durante la onda pulsátil respecto a la absorción basal y ofrece el resultado en valor porcentual (% de saturación de la hemoglobina arterial). Los valores normales varían entre 95%-97%. Los aparatos disponibles en la actualidad son muy fiables para valores entre el 80%-100%, disminuyendo su fiabilidad por debajo del 80%.

Debido a la forma en "S itálica" de la curva de disociación de la Hb, existe un valor crítico de PaO_2 de 60 mmHg que se corresponde con una SaO_2 del 90%, por debajo de la cual, pequeñas disminuciones en la PaO2 ocasionan desaturaciones importantes. Por el contrario, por encima del 95%, grandes incrementos en la PaO_2 no suponen incrementos significativos en la SaO_2 (Tabla 11.1).

TABLA 11.1. Relación entre la SaO_2 y la PaO_2.

Saturación de oxígeno (SaO_2) en %	PaO_2 en mmHg
100	677
98	100
95	80
90	59
80	48
70	40
60	30
50	26
40	23
35	21
30	18

La pulsioximetría no mide ni el pH, ni la presión parcial de CO_2 ($PaCO_2$) ni la PaO_2, por lo tanto no sustituye a la gasometría en la valoración completa de la función respiratoria, sin embargo supera a la gasometría en rapidez. Por su sencillez, fiabilidad, reproductibilidad e inocuidad la pulsioximetría se ha consolidado como una monitorización básica en el enfermo crítico.

Las limitaciones de la pulsioximetría son:

- Presencia en sangre de valores significativos de otros tipos de hemoglobinas: La Carboxihemoglobina (CoHb) absorbe a una longitud de onda cercana a la oxiHb, por lo que la SaO_2 muestra un valor normal aunque exista una marcada hipoxemia. En presencia de metahemoglobina, la SaO_2 se muestra anormalmente baja no relacionándose con la PaO_2.
- Presencia de colorantes en la zona de medida (azul de metileno, fluoresceí-

na, esmalte de uñas, bilirrubina, pigmentos cutáneos...) que tienden a producir medidas falsamente bajas.

- La SaO_2 se puede artefactar en situaciones de hipoperfusión periférica, escalofríos, hipotermia o intensa luz ambiental, ofreciendo valores poco fiables.

Capnografía

El capnógrafo permite medir la PCO_2 teleespiratoria ($PteCO_2$), mediante la cuantificación de forma continua e inmediata de la concentración de CO_2 durante la fase inspiratoria y espiratoria obteniéndose un registro temporal (capnografía).

Durante la inspiración, la concentración de CO_2 alcanza el nivel basal (el aire inspirado no contiene CO_2) mientras que durante la espiración se produce un incremento progresivo de la PCO_2 que alcanza el máximo justo al final de la espiración, es la presión telespiratoria o $PteCO_2$.

Aunque la $PteCO_2$ no se corresponde exactamente con la $PaCO_2$, ya que existe una diferencia alvelo-arteriolar de aproximadamente 5 mmHg, ambos parámetros están relacionados de forma directa y cualquier ascenso o descenso de la PCO_2 se acompaña de cambios inmediatos en $PteCO_2$ en la misma dirección. La capnografía se puede utilizar tanto en respiración espontánea como en ventilación mecánica, siendo esta última la forma más utilizada en la monitorización del paciente crítico. El valor normal de la $PtCO_2$ es de 45 mmHg.

Valores de $PteCO_2$ mayores de 45 mmHg se observan en situación de ventilación inadecuada y en situaciones de aumento de la producción PCO_2: aporte de grandes cantidades intravenosas de bicarbonato, inyección de CO_2 intraperitoneal durante la cirugía laparoscópica o por entrada súbita de CO_2 a la circulación sistémica procedentes de zonas isquémicas reperfundidas.

Valores de $PteCO_2$ menores de 25 mmHg se observan en: hiperventilación, aumento del espacio muerto (tromboembolismo pulmonar masivo) o disminución de la producción de PCO_2 (parada cardiaca, hipotermia).

Las principales indicaciones de la capnografia son:

- Confirmación de la correcta posición del tubo orotraqueal.
- Adecuar la ventilación a las características individuales del paciente.
- En situación de parada cardiorespiratoria se utiliza como marcador de la presión de perfusión coronaria. Así, en paradas cardiacas de duración mayor de 20 minutos, lecturas mantenidas de la capnografía inferiores a 10 mmHg indican que la probabilidad de recuperación de la circulación espontánea es mínima (cerca del 0%).
- Como monitorización del tratamiento en la cetoacidosis diabética.

11.3. Monitorización hemodinámica

11.3.1. MONITORIZACIÓN NO INVASIVA

Electrocardiograma

Utilizada de forma rutinaria en todas las UCIs tanto coronarias como polivalentes. Para la monitorización se utilizan electrodos cutáneos que detectan los impulsos eléctricos cardiacos y los transmiten como señal eléctrica a una pantalla en forma de trazado electrocardiográfico.

Se suele utilizar monitores de 5 electrodos que permiten la monitorización continua del electrocardiograma detectando de forma inmediata la aparición de arritmias, trastornos electrolíticos, disfunción de marcapasos y mediante el análisis del segmento ST la aparición de isquemia miocárdica.

Tensión arterial

La monitorización no invasiva de la Tensión o Presión Arterial (TA) se realiza mediante un dispositivo mecánico que produce un inflado y desinflado periódico de un manguito similar al sistema manual. La restauración del flujo sanguíneo se detecta mediante sistema doppler o más frecuentemente mediante la detección de las oscilaciones del pulso que son analizadas por un microprocesador que cuantifica la TA media (TAM) y extrapola la TA sistólica y diastólica.

El manguito puede colocarse a nivel de brazo, antebrazo o muslo y debe tener una anchura correspondiente al 30-40% de la circunferencia de la extremidad para evitar errores de medida; bien sobreestimando la lectura al utilizar manguitos estrechos o mal ajustados o infravalorando la lectura si son demasiado anchos.

Deben evitarse determinaciones muy frecuentes (inferiores a 2 minutos) para evitar tromboflebitis, lesión del nervio cubital o congestión venosa, así como su utilización si existe una fistula arterio-venosa.

11.3.2. MONITORIZACIÓN INVASIVA

Tensión arterial

En el paciente critico, la monitorización obtenida con la medición no invasiva de la TA puede ser insuficiente siendo necesaria la canalización arterial. Mediante la monitorización arterial directa se obtiene un registro continuo y preciso de la presión arterial.

Las arterias que habitualmente se canalizan son la arteria femoral y la radial (de fácil acceso y además tiene circulación colateral a través del arco palmar con la arteria cubital). Tras introducir un catéter dentro de la luz arterial mediante punción percutánea se conecta a un catéter relleno de solución fisiológica que termina en un Transductor de Presión, que transforma la señal mecánica en señal eléctrica, permitiendo representar de forma continua en un monitor la forma del trazado de la TA y la obtención de los valores de TA sistólica, diastólica y media.

Las complicaciones de la técnica son: isquemia, trombosis, infección o hematoma en la zona de punción, fistula arterio-venosa o aneurisma.

Las indicaciones de la monitorización arterial invasiva son:

- Situaciones que precisen control estricto de la TA (uso de drogas vasoactivas, hipotensores...).
- Necesidad de extracción de más de 4 muestras de sangre arterial al día.

Presión venosa central

La presión venosa central (PVC) depende: del volumen intravascular, tono venoso y de la función del corazón derecho. Tras canalizar una vía central cuyo extremo debe quedar alojado en la vena cava superior, se conecta a un traductor de presión. La medición de la PVC refleja la presión telediastólica del ventrículo derecho. Los valores normales varían entre 6-12 mmHg (Torr). Su medición tiene utilidad para guiar la reposición de volumen en el shock hipovolémico. En situaciones de hipertensión pulmonar, valvulopatía mitral o enfermedad pulmonar crónica los valores de PVC y presión de llenado de ventrículo izquierdo pueden no ser equiparables.

Arteria pulmonar

En los años 70, la introducción en la práctica clínica del catéter de Swan-Ganz supuso una auténtica revolución en la monitorización hemodinámica del paciente crítico. Desde entonces más de 2 millones de catéteres han sido canalizados en la Unidades de Cuidados Intensivos y aún hoy en día, a pesar de la controversia suscitada sobre su uso en los últimos años, sigue siendo el referente sobre el que se comparan los diferentes dispositivos de monitorización.

El catéter de Swan-Ganz es un catéter de 110 cm de longitud constituido por 5 o 7 conductos o luces:

- Proximal cuya punta termina a 30 cm del extremo del catéter.
- Distal, que recorre toda la longitud del catéter hasta la punta del mismo.
- Una tercera luz permite el inflado de un balón de 1,5 cc situado en la punta del catéter.
- Un termistor situado en la superficie externa del catéter que detecta cambios en la temperatura de la sangre y permite el cálculo del gasto cardiaco por termodilución.

Adicionalmente pueden existir:

- Una o dos luces extras utilizables para la infusión de líquidos o para la introducción de electrocatéteres temporales para la estimulación eléctrica de VD y AD.
- Un sistema de fibra óptica que termina en la punta del catéter y permite monitorizar de forma continua la saturación venosa mixta (SvO_2).
- Una resistencia eléctrica alojada en el VD que produce cambios ligeros y periódicos en la temperatura de la sangre ventricular que son detectados por el termistor, lo que permite cuantificar de forma continúa el gasto cardiaco.

La monitorización con catéter de Swan-Ganz se realiza a pie de cama y debe realizarse por personal médico entrenado. La vía de acceso puede ser a través de la vena yugular interna, subclavia o femoral. Una vez canalizada la vena con un introductor, se conectan las luces proximal y distal a traductores de presión y se introduce el catéter a través del introductor. Al inflar el balón de aire, el flujo sanguíneo lo irá progresando por la AD, VD, arteria pulmonar y finalmente queda enclavado en una arteria lobar. Al inflar el balón cuando se encuentra enclavado contra las paredes de una arteria lobar, se impide el paso de sangre procedente de la arteria pulmonar, por lo que la punta del catéter registra la presión hidrostática de una columna de sangre que comienza en la punta del catéter y acaba en la aurícula izquierda. La presión obtenida se denomina presión capilar pulmonar o de enclavamiento (PCP) (Figura 11.1).

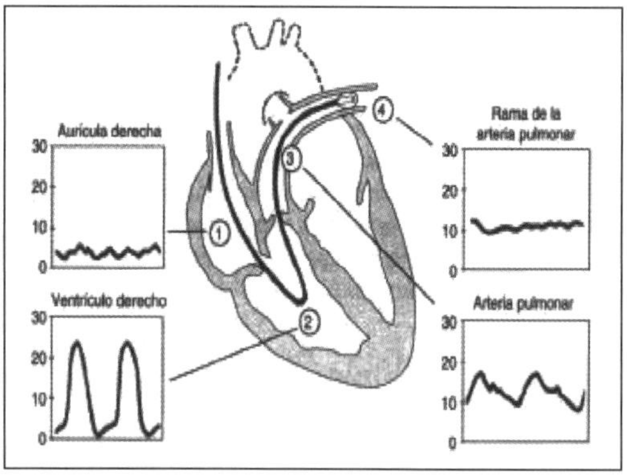

FIGURA 11.1. Registro de presiones con catéter de Swan-Ganz.

La PCP se correlaciona con la presión diastólica de la arteria pulmonar, aurícula izquierda y telediastólica del ventrículo izquierdo por lo que se considera un índice de precarga del ventrículo izquierdo (en ausencia de estenosis mitral, hipertensión pulmonar y mala distensibilidad del VI).

El catéter de Swan-Ganz permite:

- Monitorizar la presión en: la aurícula derecha (PAD), ventrículo derecho (PVD), arteria pulmonar (PAP) y presión de enclavamiento pulmonar (PCP).

- La determinación periódica o continua del Gasto Cardiaco (GC).
- La monitorización de la saturación venosa mixta (SvO_2) así como del aporte (DO_2) y consumo de oxígeno (VO_2).

Las indicaciones de monitorizar la arteria pulmonar son:

- Diagnóstico y manejo de los diferentes tipos de shock: cardiogénico, distributivo, hipovolémico y obstructivo. (Tabla 11.2).
- En disfunción de ventrículo derecho: Tromboembolismo de pulmón, infarto de VD, hipertensión pulmonar primaria...
- Postoperatorio de cirugía cardiaca y en situaciones de disfunción de VI.
- En el manejo inicial de determinados pacientes críticos politraumatizados.

Las complicaciones de la monitorización:

- Durante la inserción del catéter: Arritmias y lesión de estructuras cardiacas al avanzar o retirar el catéter.
- Durante el mantenimiento del catéter: infarto pulmonar (1,3%), ruptura de la arteria pulmonar (0,06-0,2%) y tromboembolismo pulmonar, vascular o valvular.

11.3.3. MONITORIZACIÓN MÍNIMAMENTE INVASIVA

Gran parte de la limitación en convertir la medición del gasto cardiaco (GC) en un elemento más de la monitorización convencional está ligada a la "invasividad" y riesgos derivados de la técnica, dando lugar a que la monitorización esté circunscrita a las áreas de Cuidados Críticos. Esto ha promovido en los últimos años a la búsqueda y aparición de nuevos dispositivos que permiten monitorizar hemodinámicamente con técnicas de mínima o nula invasividad.

Dentro de las técnicas mínimamente invasivas destacan:

TABLA 11.2. Parámetros hemodinámicos en los diferentes tipos de shock.

	IC	TAM	PVC	PCP	IRVS	IRVP
Hipovolémico	↓	↓	↓	↓	↑	N / ↑
Distributivo/Séptico	↑	↓	↓	↓	↓	N / ↓
Cardiogénico:						
• Infarto VD	↓	↓	↑	N / ↓	↑	N
• Infarto VI	↓	↓	↑	↑	↑	N /↑
Obstructivo						
• Taponamiento cardiaco	↓	↓	↑	↑	↑	↓
• Embolismo pulmonar	↓	↓	↑	N / ↓	↑	↑

IC: Índice cardiaco; TAM: Tensión arterial media, PVC: Presión venosa central; PCP: Presión capilar pulmonar; IRVS: Índice resistencia vascular sistémica; IRVP: Índice resistencia vascular pulmonar.

- La termodilución transpulmonar (PiCCO plus™).
- El análisis del contorno de la onda del pulso (PiCCO plus™, Flow/Trac-Vigileo™, LiDCO™plus).
- La ultrasonografía doppler (Eco-doppler esofágico).
- La bioimpedancia torácica.
- Reinhalación parcial de CO_2 (NiCO™).

Termodilución transpulmonar. Sistema PiCCO plus™

La monitorización del GC mediante la termodiluccción transpulmonar (TDTP) por el monitor PiCCO plus (Pulsion Medical Systems®, Múnich, Alemania) se considera una técnica mínimamente invasiva ya que requiere únicamente de un catéter arterial con un sensor de temperatura en su extremo distal (catéter de termodilución) y de una vía venosa central convencional.

Se realiza la termodilución mediante la inyección de un bolo de suero salino frío a través de un sensor de temperatura intercalado en la vía central y se registran los cambios de temperatura de la sangre respecto al tiempo por el catéter de termodilución situado en la arteria femoral o radial. Mediante el análisis de la curva de termodilución se obtiene la medición del GC y de diferentes volúmenes (medidos y derivados) del territorio cardiaco y pulmonar. El PiCCO plus permite además mediante el análisis del contorno de la onda de pulso realizar la monitorización continua del GC.

El sistema PiCCO plus está consolidado en la práctica clínica habitual ya que permite:

- Diferenciar entre situaciones de bajo o alto gasto cardiaco.
- Evaluar la precarga.
- Predecir la respuesta al volumen.
- Evaluar la contractibilidad/función cardiaca.
- Detectar el edema pulmonar (medida de agua extravascular pulmonar).
- Calcular la permeabilidad vascular pulmonar, permitiendo diferenciar el edema pulmonar hidrostático del secundario a aumento de la permeabilidad (SDRA).

ECO-Doppler esofágico

Se utiliza una sonda doppler, que al ser introducida por la cavidad bucal o nasal permite la monitorización del GC mediante la medición continua de la velocidad de flujo sanguíneo y del diámetro de la aorta torácica descendente. Otras variables analizadas como el tiempo de eyección del ventrículo izquierdo, velocidad pico del flujo aórtico y frecuencia cardiaca permiten estimar la precarga y contractibilidad.

Bioimpedancia torácica

Mediante la colocación de unos electrodos en la pared torácica, se aplica una pequeña corriente eléctrica y se miden los cambios de impedancia en la pared torácica. Permite monitorizar el GC, volumen sistólico y flujo en la cavidad torácica. Puede ser particularmente útil en pacientes con mal acceso vascular periférico.

11.4. Monitorización de la hipoperfusión tisular

Una inadecuada perfusión tisular contribuye al desarrollo de fracaso multiorgánico y aumento de la mortalidad. Los parámetros tradicionales de hipoperfusión tisular como son la frecuencia cardiaca, diuresis o tensión arterial pueden ser normales a pesar de existir una inadecuada perfusión a los tejidos. Por ello, la valoración de una adecuada oferta de oxigeno a los tejidos es esencial:

11.4.1. MONITORIZACIÓN DEL LACTATO

El lactato (ácido láctico) es un producto del metabolismo anaeróbico y se asocia a hipoperfusión tisular. Concentraciones de lactato > 2mmol/l indican una inadecuada oferta de oxígeno. Varios estudios han demostrado el valor de lactato como predictor de mortalidad: cifras elevadas de lactato al ingreso se asocian a una mortalidad del 24% y en los pacientes en los que las cifras de lactato no se normalizan en las primeras 24h la mortalidad asciende al 82%.

11.4.2. SATURACION VENOSA CENTRAL DE OXÍGENO

La saturación venosa mixta de oxígeno (SvO_2) solo puede medirse mediante la canalización de la arteria pulmonar. La saturación venosa central ($SvcO_2$) puede medirse de la sangre obtenida de la vena subclavia o yugular. Varios trabajos han demostrado una disminución de la $SvcO_2$ en situación de hipoperfusión tisular por lo que su determinación puede ser utilizada en lugar de la SvO_2 en la monitorización de la oferta y de la demanda de oxígeno.

11.5. Monitorización neurológica

En el paciente con patología neurocrítica (traumatismo craneoencefálico, infarto isquémico, hemorragia subaracnoidea, hematoma intraparenquimatoso...) además de la monitorización sistémica, la monitorización neurológica es fundamental para valorar la gravedad de la lesión primaria así como detectar de forma precoz la aparición de lesión secundaria que permita instaurar un tratamiento apropiado.

Las técnicas de monitorización neurológicas se basan en medición de:

- La presión intracraneal.
- Del flujo y metabolismo cerebral.
- De la actividad eléctrica cerebral.

Al igual que la monitorización sistémica puede ser invasiva, mínimamente invasiva o no invasiva.

11.5.1. MONITORIZACIÓN NEUROLÓGICA NO INVASIVA

Índice bioespectral (BIS)

Los dispositivos de monitorización del índice bioespectral (BIS) constan de cuatro electrodos colocados en la región frontal y un monitor con procesador que analiza una señal modificada del electroencefalograma transformándolo en un dígito que valora el grado de sedación. Convencionalmente se ha asignado un valor que va de 0 (supresión total o silencio isoeléctrico) a 100 (señal de un paciente despierto).

En cuanto a la utilidad del BIS permite:

- Monitorización objetiva del nivel de sedación.
- Adecuación del grado de sedación al estado neurológico.

- Detección de la disminución de la actividad eléctrica, sugiriendo que pudiera evolucionar a muerte cerebral.

Espectroscopia cercana al infrarojo (NIRS)

Permite estimar a pie de cama el flujo sanguíneo cerebral. A través de un fotodiodo láser, colocado a nivel frontal, se emite una longitud de onda entre 700 y 1.000 nm capaz de penetrar a la corteza cerebral. A su paso, esta luz es absorbida por la oxihemoglobina y la deoxihemoglobina. Un fotodetector cuantifica la cantidad de luz absorbida derivándose ecuaciones que permiten medir el flujo sanguíneo regional, volumen sanguíneo cerebral, saturación cerebral regional de oxígeno y metabolismo cerebral.

11.5.2. MONITORIZACIÓN NEUROLÓGICA INVASIVA

Monitorización de la presión intracraneal

La presión intracraneal refleja la relación entre el volumen del contenido intracraneal (parénquima cerebral, líquido cefalorraquídeo y volumen sanguíneo) y el volumen de la bóveda craneal. El valor normal es 10-15 mmHg.

Dado que la presión de perfusión cerebral está determinada por la diferencia entre la presión arterial media y la presión intracraneal (PIC), el aumento de la PIC puede comprometer el flujo sanguíneo cerebral de manera local o generalizada.

La monitorización de la PIC está indicada en pacientes con patología neurológica o neuroquirúrgica que cursa o es susceptible de desarrollar hipertensión intracraneal.

Los dispositivos de medición de la PIC pueden ser:

- Intraventricular (permitiendo además el drenaje de líquido cefalorraquídeo).
- Intraparenquimatoso (Camino®, Codman®).

Monitorización de la saturación yugular de oxígeno

Consiste en la medición continúa, mediante un catéter de fibra óptica con oxímetro, de la saturación de la hemoglobina en la sangre del bulbo de la yugular (SjO_2). Al medir la relación entre flujo sanguíneo cerebral y los requerimientos metabólicos del cerebro, la SjO2 permite una estimación del balance global entre el aporte y la demanda de oxígeno. Los valores normales de la SjO2 varían entre 55-75%:

- Valores superiores al 75% reflejan hiperemia, bien por aumento del flujo sanguíneo cerebral (hipercapnia, hipertensión arterial, pérdida de la autorregulación...) o por una disminución del consumo cerebral de oxígeno (coma, hipotermia, muerte cerebral...).
- Valores inferiores al 50% reflejan isquemia, bien por disminución del flujo sanguíneo cerebral o por aumento del consumo cerebral de oxígeno.

Monitorización de la presión tisular de oxígeno

Permite medir, mediante la introducción en el parénquima cerebral de un electrodo de Clark, la presión tisular de oxígeno cerebral ($PtiO_2$). Los valores normales de $PtiO_2$ varían entre 20-40 mmHg. Se considera umbral de isquemia valores de $PtiO_2$ ≤ 10 mmHg.

11.6. Resumen y Conclusiones

- La monitorización es solo una parte del tratamiento del paciente crítico.
- Al elegir un sistema de monitorización se requiere estar familiarizado con su uso y con sus posibles complicaciones.
- Las técnicas de monitorización pueden clasificarse en invasivas, mínimamente invasivas o no invasivas atendiendo a la "invasividad" y complejidad del procedimiento.
- La exploración física siempre debe ser el primer paso en el abordaje del paciente.
- La decisión de que parámetros monitorizar debe individualizarse en cada paciente.
- La monitorización del ECG, SaO_2 y TA son parámetros básicos en la monitorización del enfermo crítico.
- Las indicaciones de canalización arterial son: situaciones de inestabilidad hemodinámica, uso de dogas vasoactivas o extracciones repetidas de muestras de sangre.
- El objetivo final de la monitorización hemodinámica es asegurar una adecuada perfusión tisular.
- La monitorización ideal es aquella que permita una rápida detección de la hipoperfusión tisular y la evaluación de la respuesta al tratamiento, con el menor grado de "invasividad".
- En el enfermo neurocrítico la monitorización de las variables fisiológicas de perfusión cerebral deben formar parte en el abordaje global del paciente.

11.7. Bibliografía

Aguilar G, Belda FJ, Perel A. PiCCO plus: monitorización cardiopulmonar mínimanente invasiva. Rev Esp Anestesiol Reanim. 2008; 55:90-100

Anestesia, reanimación y medicina del dolor. Prof. Aurelio Gómez Luque. Tema 8. Monitorización durante la anestesia. www.anestesiaweb.com/Tema8Texto.pdf1

Monitorización avanzada en el paciente crítico.*www.scartd.org/arxius/critic04.pdf*

Otero R, Garcia A. Clinical review: New technologies-venturing out the intensive care unit. Critical Care 2005, 9:296-302

Quesada A, Rabanal JM. Procedimientos técnicos en urgencias, medicina crítica y pacientes de riesgo. Ergon. Madrid. 2010.

Slagt C, Breukers RM, Groenveld ABJ. Choosing patient-tailored hemodynamic monitoring. Critical Care 2010; 14:208 doi:10.1186/ccc8849.

12

Metabolismo en la agresión aguda

José Antonio Acosta Escribano

Objetivos docentes

- Fisiología del metabolismo de los principios inmediatos en el adulto sano.
- Fisiopatología del metabolismo en el ayuno.
- Fisiopatología de la respuesta frente a la lesión corporal (RLC).
- Efecto de la lesión sobre el metabolismo hidrocarbonado.
- Efecto de la lesión sobre el metabolismo graso.
- Efecto de la lesión sobre los diferentes aminoácidos.
- Efecto de la lesión sobre las vitaminas y oligoelementos.
- Mecanismos de control y regulación de la nutrición sobre los mecanismos de la lesión.

12.1. Introducción

En el adulto sano, existen un equilibrio entre los diferentes principios inmediatos; los niveles de glucosa en sangre, se mantienen en márgenes estrictos, con un moderado consumo del tejido graso periférico, como alternativa al déficit hidrocarbonado y un balance estable entre la síntesis y degradación proteica. Todos estos sustratos están regulados por las diferentes hormonas, especialmente el glucagón e insulina, que se segregan en relación al grado de actividad y a la cantidad y calidad de la ingesta alimentaria. En este equilibrio metabólico, el sustrato de mayor actividad es la glucosa y en una menor proporción las proteínas y grasas.

Dos situaciones distintas pueden alterar el estricto control metabólico: el ayuno y la respuesta metabólica frente a la lesión o agresión corporal (RLC), de diferente origen, en ambos casos, los sustratos de mayor actividad son diferentes a la glucosa y su efecto final es el asegurar el aporte de glucosa y sustratos a los diferentes tejidos.

12.2. Respuesta metabólica en las situaciones de ayuno y de lesión corporal

12.2.1. RESPUESTA METABÓLICA AL AYUNO

En el ayuno, existe una primera fase con acelerado consumo del glucógeno de reserva, cuyo objetivo, es la síntesis de glucosa (glucogenolisis). El glucógeno se encuentra depositado en el hígado y la musculatura lisa y su extenuación se produce en un período no superior a las cuarenta y ocho horas del inicio del ayuno; dependiendo del volumen de reserva y el grado de actividad muscular. Consecutivamente y de forma progresiva, existe una disminución en la actividad de determinados sistemas orgánicos y del metabolismo, mediados por la disminución de la tasa de las diferentes hormonas y cuyo objetivo es el ahorro energético, la adaptación metabólica de los diferentes órganos al déficit de glucosa y su sustitución por otros alternativos. En una fase posterior, el sustrato predominante es la grasa de depósito, con un aumento en los niveles en sangre de glucagón, la reducción drástica en la secreción de insulina y un descenso al mínimo del catabolismo proteico y del nitrógeno ureico por orina, el índice más importante de la degradación proteica (Figura 12.1).

Existe por tanto, una mínima oxidación de las proteínas, con aumento de la síntesis de glucosa (glucogénesis) a expensas fundamentalmente de los ácidos grasos de depósito, que en su degradación, producen glicerol y ácidos grasos libres, derivándose al final a la formación de cuerpos cetónicos, sustrato activo de las célula y cuyo excedente es eliminado por orina.

En resumen, en el ayuno, el resto de los sustratos son los encargados de generar glucosa: La hidrólisis de los triglicéridos que producen glicerol y ácidos grasos libres y que producen unos 20 gramos de glucosa. Los aminoácidos liberados por las proteínas tisulares, que generan aproximadamente 75 gramos al día. Finalmente el lactato liberado por el músculo en fase anaeróbica.

Si esta situación si se perpetúa en el tiempo, se produce un agotamiento de las reservas de los diferentes sustratos, sobretodo de aminoácidos esenciales, que contribuyen al bloqueo metabólico de diferentes reacciones enzimáticas, en los distintos órganos, con progresiva alteración en su función y posterior fracaso de los mismos, especialmente el pulmón, el hígado el riñón el corazón.

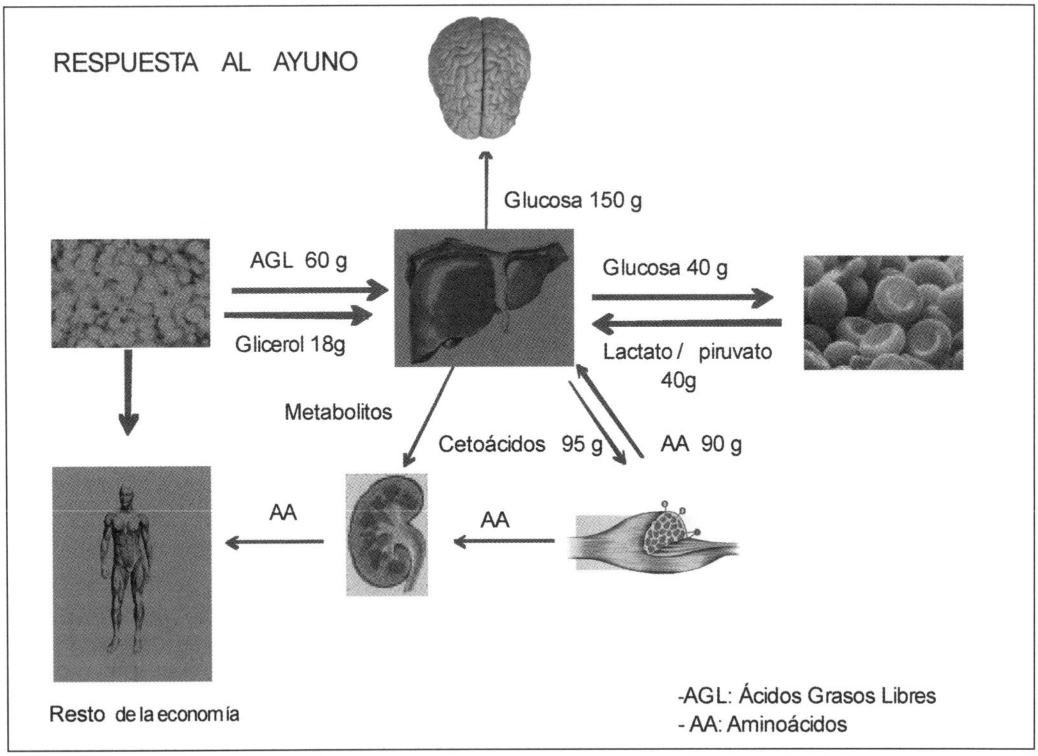

FIGURA 12.1. Metabolismo de los diferentes sustratos en el ayuno.

12.2.2. RESPUESTA METABÓLICA A LA LESIÓN

La respuesta a la lesión aguda grave (RLC), que se desencadena tras la enfermedad, producen una reacción inflamatoria aguda que estimula la secreción de determinadas hormonas y la liberación de sustancias mediadoras que por su efecto se agrupan en: proinflamatorias y antiinflamatorias y que son inicialmente segregadas en el lugar de la lesión. Su efecto local y general, va a depender de la etiología de la lesión, de los factores genéticos individuales, de la intensidad o gravedad de la enfermedad, su duración, la alteración en los diferentes órganos de la economía y de las medidas aplicadas para su mantenimiento y curación.

Cuthbertson fue el primero en describir la existencia de una reacción de estrés frente a la RLC, en dos fases consecutivas y diferentes, la primera, de agresión precoz, caracterizada por una alteración cardiovascular, redistribución del volumen sanguíneo circulante a determinados órganos vitales, descenso del transporte de oxígeno en determinados sistemas e incremento en la actividad nerviosa autónoma. Su duración, oscilaría entre doce y veinticuatro horas, en relación con la eficacia del tratamiento instaurado. Posteriormente, aparecería la fase de convalecencia o postagresión, caracterizada por un aumento del flujo sanguíneo en los tejidos periféricos, especialmente los lesionados con el consiguiente aumento de su actividad metabólica. Este mecanismo de respuesta, fue inicialmente considerado como el efecto de una respuesta neuroendocrina, sin embargo, algunos de sus aspectos, no podían ser totalmente explicados por la misma, poniendo de manifiesto la existencia de otros factores, que condicionaban la evolución o la perpetuación en su respuesta.

Fase endocrina

A través del eje hipotálamo-hipofisario se produce un aumento súbito y global en las catecolaminas circulantes, cuya intensidad es proporcional al grado de lesión y cuyo efecto, produce una alteración del metabolismo de los diferentes sustratos: aumento en el catabolismo de glucosa, degradación de los ácidos grasos libres y un intenso catabolismo de las proteínas, especialmente las proteínas musculares. Paralelamente, un aumento del metabolismo basal (hipermetabolismo / hipercatabolismo) es verificado, la secreción de glucagón e insulina, se encuentran aumentadas, con una menor eficacia de la insulina en los tejidos periféricos, coexistiendo un incremento de insulina con hiperglucemia, esta situación fue denominada como "resistencia a la insulina" y es habitual en algunas lesiones como infecciones graves y quemados (Figura 12.2) (Tabla 12.1).

La secreción de otras hormonas varían, así los niveles de hormonas tiroideas se relacionan de forma inversa, con la gravedad, a mayor grado lesión, mayor descenso de T3 libre, por bloqueo del paso de T4 a T3 libre, existiendo una relación inversa entre los niveles plasmáticos de hormonas tiroideas y catecolaminas. De los reguladores del metabolismo proteico periférico, la hormona de crecimiento se incrementaba en sus niveles, actuando de forma sinérgica con el cortisol e insulina y

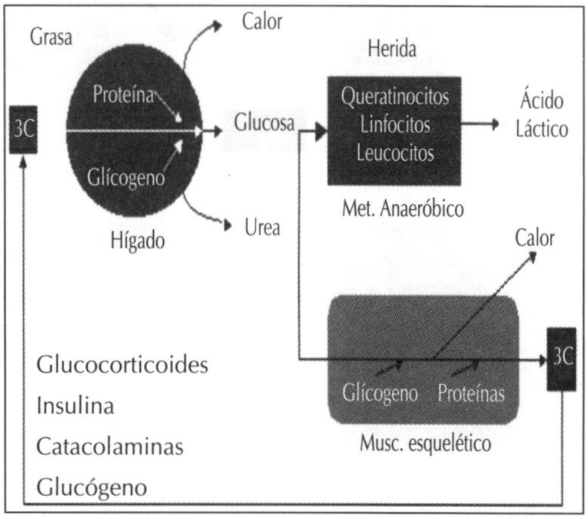

FIGURA 12.2. Metabolismo de los diferentes substratos en la lesión aguda.

TABLA 12.1. Respuesta metabólica de los diferentes substratos a la lesión.

RESPUESTA	BENEFICIOS FISIOLÓGICOS	POTENCIAL RIESGO FISIOLÓGICO
Catabolismo proteico	Asegurar los sustratos que se producen en la fase aguda, la gluconeogénesis, la función inmune y los mecanismos defensivos	Pérdida de la actividad funcional Hipoalbuminemia
Hiperglucemia	Asegurar la disponibilidad de sustratos	Hiperglucemia Disfunción inmune Diuresis osmótica Hiperosmolaridad Glicosilación proteica
Sodio y retención de agua	Mantener un volumen intravascular	Hiponatremia Hipervolemia Edema pulmonar Fallo ventricular izquierdo Hipocaliemia Hipomagnesemia
Aumento del gasto y la frecuencia cardiaca	Mantener la perfusión de los órganos	↑ del trabajo miocárdico ↑ de las isquemia miocárdica Arritmias
Hipercoagulabilidad. Aumento de la agregación plaquetar	Homeostasis	Trombosis microvascular Trombosis venosa profunda Embolia pulmonar
Aumento de la actividad sismpática	Aumentar el gasto cardiaco Aumentar la disponibilidad de los sustratos	Aumentan la inestabilidad miocárdica Hiperglucemia Inhibición insulínica Reducción en el flujo de sangre al intestino

estimula la síntesis proteica. Sus niveles aumentados en sangre, se han relacionado con la respuesta inmune y con un descenso de la mortalidad. La vasopresina actúa sobre los receptores V2 renales, produciendo un aumento en la reabsorción de agua y una disminución en la diuresis. Produce vasoconstricción del territorio pulmonar, mesentérico, hepático y coronario, así como disminución del flujo renal. Finalmente existen niveles plasmáticos aumentados en la primera fase del trauma de aldosterona, renina y angiotensina, que favorecerían la reabsorción de sodio tubular.

Fase citocínica

La fisiopatología de la RLC, también fue analizada por Bone, en tres sucesivas fases: fase I que se desarrolla en el lugar de la lesión (local), con la liberación de citoquinas que provoca una respuesta inflamatoria, que repara los tejidos y estimula el sistema reticuloendotelial. Una fase II, donde existe un mayor estímulo en la secreción citocínica, para estimular y generalizar su efecto, coincidiendo esta fase, con una activación de determinadas células sanguíneas como los macrófagos y plaquetas. Persiste el equilibrio entre los mediadores pro y antiinflamatorios, con regulación y secreción muy estricta en la secreción de nuevos mediadores. Esta fase se mantiene durante todo el periodo de cicatrización, reduciendo su actividad de forma progresiva hasta la curación. Cuando la homeostasis no se recupera, se inicia la fase III, donde existe un descontrol de la homeostasis y una respuesta sistémica masiva, que afecta básicamente al metabolismo de los diferentes sustratos, con una respuesta vascular generalizada. A veces la intensidad de la lesión es tan importante, que el organismo suprime la fase primera y segunda, como medida ante el intenso estímulo metabólico.

El efecto de las citoquínicas viene dado por la activación de reacciones celulares y moleculares, que liberan péptidos de bajo peso molecular y que son estimulados por los propios restos celulares necróticos. Son proteínas endógenas que difieren de las hormonas tradicionales en que son biológicamente más activas a muy bajas concentraciones. Su acción es variada, uniéndose con gran afinidad a receptores específicos de la membrana celular, induciendo cambios con respuestas determinadas que dependen del órgano y la dosis. Describiremos, algunas de ellas, por su relación con el daño tisular y por tener efectos postinflamatorios: la interleukina 1 (IL-1), la interleukina 6 (IL-6) y el factor de necrosis tumoral alfa (TNF-α).

El principal papel de la (IL-1), tanto como ß es la de mediador y regulador del metabolismo proteico de los tejidos. In vitro, provoca la liberación de aminoácidos y prostaglandinas. In vivo, induce la destrucción del tejido muscular; estimulando la salida y oxidación posterior de la leucina del músculo esquelético; incrementa la producción de glucosa, excepto en situaciones de infección, favorece la liberación de determinadas proteínas que tienen un efecto en las principales reacciones de la fase aguda y disminuye los niveles plasmáticos de zinc y hierro; actúa de forma sinérgica con el resto de citoquinas especialmente con el (TNF-α) potenciando sus efectos y modulando su producción. Sus niveles desaparecen en pocos minutos del torrente sanguíneo.

La (IL-6) no produce daño tisular, regula las proteínas de fase aguda. Sus niveles plasmáticos se relacionan con la extensión de la lesión. Presenta un efecto catabólico sobre las proteínas y degradación del tejido muscular.

El (TNF-α) es un polipéptido producido por las células del sistema mononuclear fagocitario. Es un potente inductor de la síntesis y liberación de (IL-6) y responsable de la activación de la cascada de la coagulación, jugando un importante papel como mediador endógeno en la fisiopatología del shock, sobre todo del séptico. Actúa directamente sobre el tejido adiposo, inhibiendo la síntesis de lipoprotein-lipasa, acetil CoA carboxilasa. Tiene un efecto regulador sobre la homeostasis regional de los aminoácidos, e induce un incremento en la síntesis de enzimas y prostaglandinas, estimulando la adhesión leucocitaria y la producción de factor activador plaquetar, por acción de los monocitos y macrófagos.

El conjunto de estas alteraciones metabólicas, producen efectos hemodinámicos: alteran la permeabilidad de los capilares, facilitando la salida de líquidos del territorio vascular al intersticio capilar y disminuyendo el volumen intravascular y aumentan el tamaño de los vasos (vasodilatación). Sus efectos provocan hipotensión arterial, fiebre por el aumento del metabolismo, aumento en los niveles de leucocitos, dando lugar a una respuesta generalizada que ha sido denominada como síndrome de respuesta inflamatoria generalizada o sistémica (SRIS).

Sus consecuencias son una reducción en el aporte de sustratos a las células: por disminución en el transporte (reducción del flujo a los tejidos), por la alteración en los mecanismos y reacciones que facilitan el paso de los sustratos a las células y por el agotamiento de algunos sustratos por exceso en el consumo.

12.3. Efecto de los diferentes sustratos

12.3.1. HIDRATOS DE CARBONO

El estado de hipermetabolismo produce una desproporcionada producción de glucosa a expensas de grasas y sobre todo de proteína muscular, mediada por factores hormonales y citoquinas. En algunos casos, se acompaña de resistencia a la insulina, definida como la persistencia de hiperglucemia tras un período de ayuno. La consecuencia clínica es la presencia de niveles altos de glucemia superiores 200 mg/dl, que en algunos casos son difíciles de controlar por la insulina endógena y a veces por la administrada por la vía exógena.

El segundo efecto, es la dificultad en la sensibilidad y funcionalismo de los diferentes receptores encargados de introducir la glucosa y metabolizarla dentro de la célula. Existe una conocida disfunción del receptor Glut4, que puede estar determinada por: cambios o disminución en su actividad, reducción en el número de receptores o aferencia y cambios en la estructura del proprio receptor. El resultado es la disminución en la capacidad de metabolismo de la glucosa dentro de la célula, que genera de forma secundaria un mayor estimulo en la formación de glucosa, siendo especialmente relevante en tres órganos metabólicamente activos: adipocitos, músculo liso e hígado. Esta situación puede estar influenciada por el aumento de los ácidos grasos y TNF circulante.

El tercer aspecto, es el efecto tóxico de la hiperglucemia. Su metabolismo intracelular es dosis dependiente, un incremento en la oferta de glucosa intracelular, condicionaría la puesta en marcha de vías de metabolismo alternativas, que generarían además de glucosa con un elevado coste metabólico, otros nuevos sustratos tóxicos, altamente generadores de radicales peróxido, que favorecerían la apoptosis y la muerte celular. Este efecto sería más significativo a nivel hepático y endotelial y su resultado sería independiente de los niveles plasmáticos de insulina (Figura 12.3).

Aparentemente la hiperglucemia, tendría como objetivo la disponibilidad de sustratos de consumo inmediato en todos los sistemas y órganos de la economía, sin embargo distinto autores han relacionado la presencia de hiperglucemia con au-

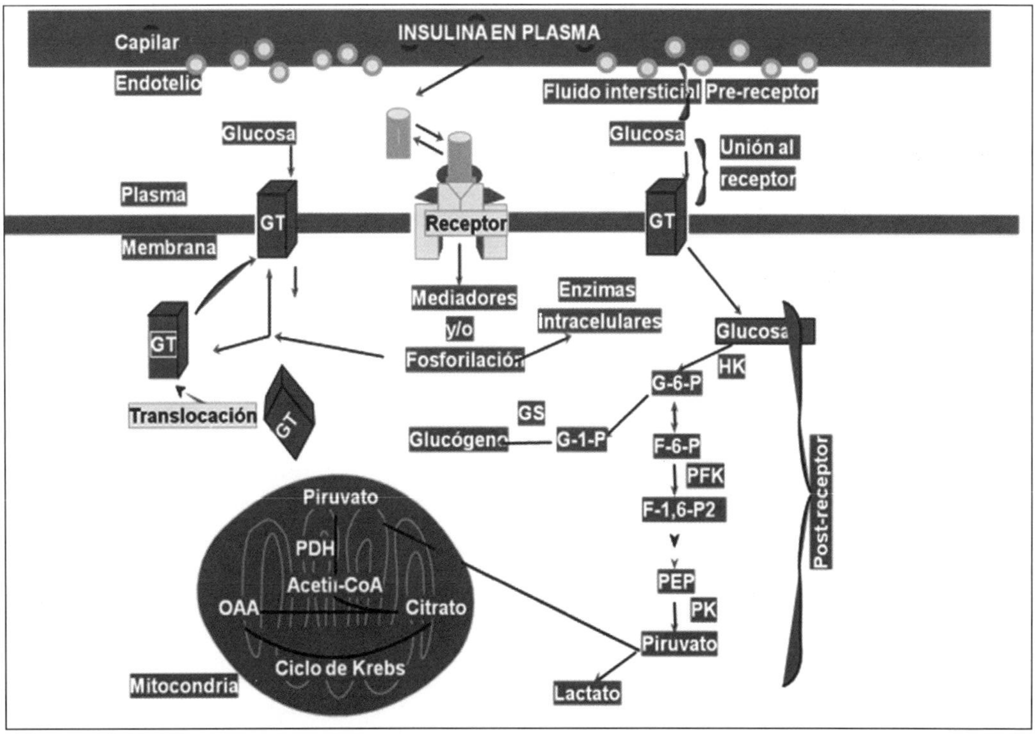

FIGURA 12.3. Vías intracelulares en el metabolismo de la glucosa.

mento de la mortalidad en diferentes patologías: lesiones vasculares cerebrales, cardiopatía isquémica, cirugía cardiaca o en enfermos graves en general. Sus resultados, han demostrado, que la hiperglucemia como parámetro independiente, tiene un efecto desfavorable sobre la supervivencia y una mayor incidencia de complicaciones infecciosas.

Una corriente de opinión, se ha desarrollado en la última década, encaminada al control de la glucemia, el objetivo es valorar cuales son los márgenes aceptables en los niveles de glucemia y como debe de hacerse un control estricto, para reducir la incidencia de hiperglucemia en el enfermo grave (Tabla 12.2).

En resumen la respuesta metabólica que produce tras la agresión aguda, genera una respuesta desproporcionada con niveles plasmáticos elevados de glucemia e insulina y en ocasiones una alteración de la sensibilidad de la respuesta, con un mal control a pesar de las dosis crecientes de insulina. Dicha alteración puede estar relacionada con una disfunción en la producción de GLUT4 y por un defecto en la translocación.

12.3.2. LÍPIDOS

Otro de los sustratos de gran importancia en el RLC, son las grasas. Se produce un intenso estímulo a la degradación de las reservas de grasas a nivel periférico, a pesar de la hiperglucemia y por la acción de las hormonas y las citoquinas. Las grasas se transforman en glicerol, que rápidamente son metabolizadas en energía, o bien contribuye a la formación de fosfolípidos, sustrato esencial en la reparación celular. El resto de la estructura, los ácidos grasos son degradados de forma consecutiva hasta la estructura más simple, los cuerpos cetónicos. Este metabolismo se realiza a nivel de la célula. Sin embargo, la propia situación metabólica, va a provocar un déficit en los mecanismos de degradación de la grasa intracelular, por la existencia de

TABLA 12.2. Estudios sobre la hiperglucemia en el paciente crítico.

Estudios	año	Población	Objetivo	Hipoglucemia < 40 mg/dl	Resultados
Van Den Berghe N Engl Med	2001	Nº 1548; 63% post C. Cardiaca	I.-80-120 mg/dl II.- 180-200 mg	5,2 % 0,7 %	↓Mortalidad
Krinsley Mayo Clin Proc	2004	Nº 1600 pts UCI general	I.- <140 mg/dl II.- Sin control	0,3 % 0,3 %	↓Mortalidad ↓Estancia Hospital
Van Den Berghe N Engl Med	2006	Nº 1200 pts Médicos	I.- 80-110 mg/dl II.-180-200 mg/dl	18,7 % 3,1 %	↓Estancia UCI ↓ Estancia Hospital
Cheung NW Diabetes Care	2006	Nº 240 pts Coronarios	I.- 72-180 mg/dl II.- Sin control	10,3 % 1,8 %	↓Incidencia In. Cardiaca
Nice -Sugar N Engl Med	2009	Nº 6140 pts UCI general	I.-80-120 mg/dl II.- 180-200 mg/dl	6,8 % 0,5 %	Mayor incidencias de hipoglucemias

déficit de algunos aceleradores o mediadores como la carnitina o el bloqueo en la degradación de determinados ácidos grasos, por inhibición de algunos enzimas, que son más significativos en algunas patologías como en la infección grave.

La degradación de los ácidos grasos poliinsaturados, se realiza por vías metabólicas diferentes según el carbono donde tienen el doble enlace (3, 6, 7, 9), dos de estos grupos (3, 6), en su metabolismo producen los denominados eicosonanoides, con efectos activos, sobre la inflación. Un aumento intracelular de 6, va a producir un exceso de ácido araquidónico con elevado poder oxidante vascular y vasoconstrición, en cambio los 3, tienen efecto vasodilatador pero sin efecto oxidante. (Tabla 12.3)

El intenso catabolismo produce un agotamiento por consumo de los ácidos grasos esenciales, especialmente dependientes de los 6. Una excesiva oxidación de los ácidos grasos va a generar alteraciones metabólicas como: el aumento en la resistencia a la insulina descrita anteriormente, exacerbación de la reacción inflamatoria, producir daño directo celular y estimular la liberación de determinadas citoquinas y sobre todo eicosanoides.

Existe una incipiente vía de investigación sobre el efecto de adiponectina. Al igual que la glucosa el tejido adiposo sería un tejido de escasa actividad metabólica o inactivo en las situaciones de normalidad, y cuyo efecto sería regulado por la eficacia de la enzima lipoproteinlipasa, que forma parte de los mecanismos en la reparación de las lesiones y d el control de la temperatura. Tras la lesión aguda, el tejido adiposo se convierte en un tejido metabólico activo, con elevada secreción de adiposcitokinas y un consecuente déficit de adiponectina. Este déficit, podría ser responsable de la actividad de algunas de las vías metabólicas que se producen en el trauma y en la infección.

En resumen, la intensa lipolisis que acontece en el enfermo grave, condiciona un alteración en su metabolismo, de una parte su excesivo consumo que obliga a administrar ácidos grasos bien por vía parenteral o por

TABLA 12.3. Clasificación de los ácidos grasos poliinsaturados.

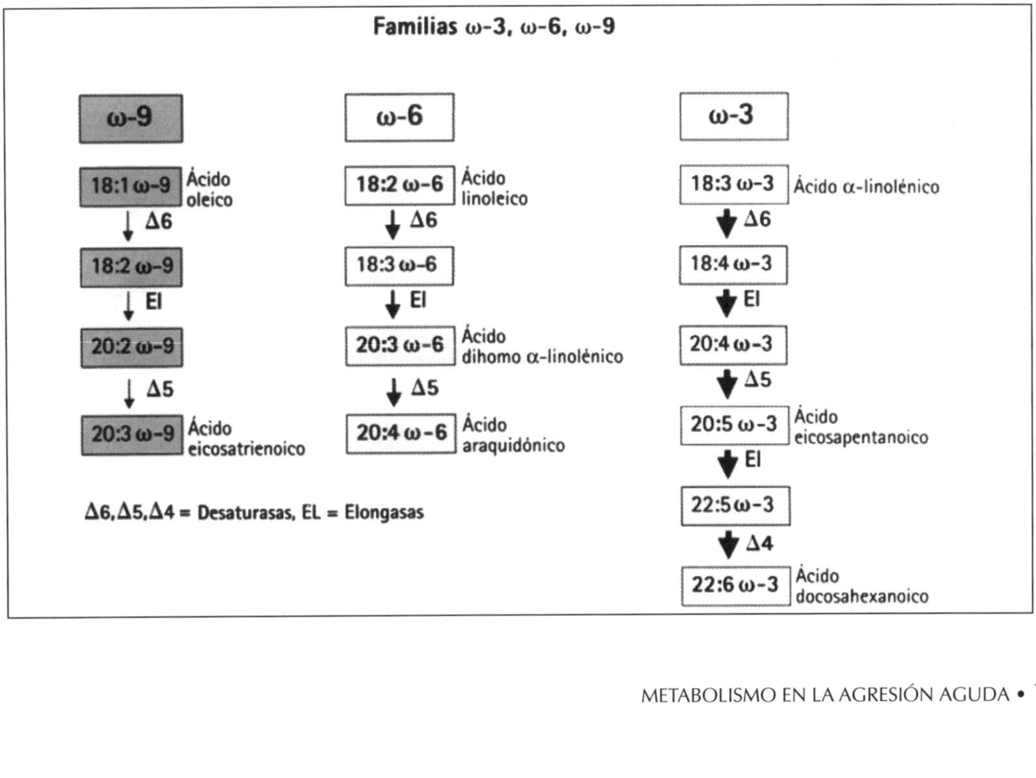

vía gastrointestinal; de otro el déficit en su metabolismo y adecuada utilización, sobre todo en las infecciones graves y finalmente, según el tipo de ácidos grasos en degradación, van a provocar de forma secundaria, efectos de carácter local y sistémico que pueden empeorar la situación clínica.

12.3.3. PROTEÍNAS

En la fase de la RLC, los aminoácidos (AA) son los sustratos de mayor metabolismo y actividad. Existen dos grupos que por sus estructura hidrocarbonada, son más fácilmente de ser transformados en glucosa, además de existir una gran reserva a nivel periférico, son los denominados AA de cadena ramificada que son extraidos de la musculatura lisa, para la síntesis de glucosa en el hígado). El otro grupo, derivados de la cistina, además participan en gran número de reacciones metabólicas e intervienen en la puesta en marcha de los mecanismos frente a la infección e inflamación. La gran demanda metabólica altera la clasificación tradicional entre AA esenciales (que no pueden ser resintetizados por el organismo) y los AA no esenciales (sintetizados a partir de la estructura de otros AA) y se propone otro tipo de clasificación: AA indispensables, dispensables verdaderos y dispensables condicionales (tabla 12.4). Son indispensables: los precursores de la metionina y la cisteína o aquellos cuya síntesis y metabolismo se modulan por el aporte exógeno (arginina /glicina). También los que intervienen en las situaciones de estrés, donde su síntesis es incapaz de ser compensada por su intenso catabolismo. De los aminoácidos reseñados, destacan la arginina y glutamina. El déficit de estos AA, supone la aparición de bloqueo en reacciones orgánicas que conducen a la disfunción orgánica. Numerosos estudios han demostrado el efecto favorable de estos AA añadidos a la dieta en la reducción en la incidencia de infección, en algunas patologías específicas.

La glutamina presenta propiedades específicas: como el efecto protector sobre la lesión intestinal, al ser un sustrato específico, regulador de la respuesta inmune, estimulador en la secreción de las denominadas proteínas HSP (proteínas de choque térmico, especialmente a nivel vascular, pulmonar y cardiaco). Además disminuye la hiperglucemia y tiene efecto antioxidante por la atenuación de la síntesis de radicales que derivan en óxido nítrico.

La arginina es otro AA no esencial, condicionalmente indispensable en el enfermo grave, su consumo se triplica en el enfermo grave, su administración por vía digestiva y ha demostrado un efecto protector frente a la infección, aunque a dosis altas, puede favorecer la formación de óxido nítrico en enfermos con infección grave.

TABLA 12.4. Clasificación de los aminoácidos en el enfermo crítico.

	AMINOÁCIDOS
AA. Indispensables	Histidina, Isoleucina, Leucina, Isoleucina, Felinalanina, Treonina, Triptófano, Valina.
AA Dispensables Verdaderos	alanina, ácido aspártico, asparragina, ácido glutámico y serina.
AA Dispensables condicionales	arginina, cisteína, glicina, glutamina, prolina, tirosina.

12.3.4. OTROS SUSTRATOS

Junto a los principios inmediatos, diferentes estudios clínicos han propugnado el uso de otros elementos nutricionales como los oligoelementos y vitaminas, por su efecto antioxidante, por su excesivo consumo o el efecto protector frente a la infección. La administración de antioxidantes y micronutrientes, producen una reducción en la tasa de infección y de fallo renal e hepático. Sus efectos, radican en la disminución del efecto oxidativo causado por la excesiva proliferación de radicales libres. La administración intravenosa de algunas vitaminas como A, D, C y E y algunos oligoelementos como el selenio, tienen efectos sobre la mortalidad, sobre todo en enfermos con fracaso renal.

En resumen, la reducción en la duración del periodo inflamatorio y su efecto específico en determinadas patologías y su restitución por las elevadas pérdidas en los enfermos más graves y sobretodo en fracaso renal, recomiendan su aporte exógeno de oligoelementos y vitaminas en el enfermo grave.

También se ha sido propugnado el uso de los probioticos en los enfermos con cirugía electiva abdominal. Sin embargo, a pesar de las ventajas en algunos estudios aislados, aun no se dilucidado si su administración debe realizarse antes o después de la intervención quirúrgica y qué cantidad deben de administrase.

12.4. Mecanismos de control y regulación de la nutrición sobre los mecanismos de la lesión

Cuatro son los objetivos de la nutrición artificial en el enfermo con RLC: alimentar de forma artificial, ya que la vía oral es insuficiente o es imposible de realizar. Modificar la cantidad y el porcentaje de los diferentes sustratos. El aporte de calorías, debe oscilar entre 20-30 Kcal/kg peso, pero cuanto más grave sea la situación del enfermo, menor debe ser el aporte calórico y especialmente de glucosa, que como vimos anteriormente, presenta dificultades en su metabolismo y degradación, un mayor aporte de grasas, que contengan fundamentalmente de ácidos grasos esenciales y si es posible, con un aporte mayor porcentaje en ω-3 y sobretodo un elevado aporte de proteínas, principal sustrato de utilización en el enfermo grave.

También debemos seleccionar o enriquecer los alimentos en los enfermos mas graves, con algunos aminoácidos que dependiendo del tipo de lesión, tenga efectos sobre los factores que protegen frente a la infección, así usaremos dietas enriquecidas con glutamina o arginina. Podemos aumentar el aporte de oligoelementos y vitaminas por sus efectos antioxidantes, sobre todo en aquellas situaciones donde existe un mayor consumo. Finalmente realizaremos controles periódicos, para descartar posibles carencias de algunos sustratos y sobre todo intentar reducir el efecto metabólico con un estricto control de la glucemia.

En definitiva, el aporte nutricional artificial, es un elemento esencial frente al gran catabolismo del enfermo grave, su aporte previene la malnutrición y limita el déficit de algunos sustratos que contribuyen al malfuncionamiento de órganos y sistemas que en definitiva constituyen en denominado fallo múltiple de órganos, que incrementa de forma considerable la mortalidad en el enfermo grave.

12.5. Resumen y Conclusiones

- Durante la respuesta metabólica a la lesión grave RLC, existe un aumento de la actividad metabólica y un excesivo consumo de proteínas y grasas.
- Que el estado metabólico está relacionado con la activación hormonal y la liberación de unas sustancias denominadas citoquinas, que no solo alteran y estimulan el metabolismo, sino que además tienen efectos directos sobre el control y regulación hemodinámica.
- Que los sustratos de mayor consumo y utilización son los AA y las grasas y además en menor medida, los oligoelementos y vitaminas.
- Que la proporción y la gravedad de la respuesta depende de la intensidad, tipo, duración de la lesión y de factores individuales y genéticos.
- Que la desmesurada respuesta metabólica, puede de forma secundariamente agravar la situación general, debido a la liberación de sustancias tóxicas generadas por el propio estado metabólico
- El aporte de nutrición artificial es prioritario para aminorar el elevado consumo de sustratos, por diversificar el aporte, priorizando los sustratos que con mayor consumo y aquellos que además tiene un efecto en la protección de los mecanismos frente a la infección.

12.6. Bibliografía

Alberda C, Gramlich L, Jones N, et al. The relationship between nutritional intake and clinical outcomes in critically ill patients: results of an international multicenter observational study. 2009 Intensive Care Med 10:1728-1737.

Cerra F, Benitez M, Blackburn G et al. Applied nutrition in ICU patients. Chest 1997; 111: 769-778.

Douglas RG, Shaw JHF. Metabolic response to sepsis and trauma. Br J. Surg 1989; 76:111-122.

Fahy BG, Sheehy AM, Coursin DB. Glucose control in the intensive care unit. Crit Care Med. 2009 37: 1769-1776.

Gabay C, Kushner I. Acute–phase proteins and other systemic responses to inflammation. N Engl J Med 1999; 340: 448-454.

Kinney J. Metabolic responses of the critically ill patient. Crit Care Clin 1995; 11: 569-574.

Soeters P, Grimble RF. Dangers, and benefits of the cytokine mediated response to injury and infection. Clin Nutr 2009; 28:583-596.

www.criticalcarenutrition.com.

www.senpe.com.

13

Soporte nutricional y metabólico en situaciones de agresión

Juan Carlos Montejo González

Objetivos docentes

- Revisar las causas que motivan la necesidad del soporte nutricional en el paciente crítico.
- Analizar las indicaciones del soporte nutricional.
- Seleccionar la vía de aporte de nutrientes más adecuada.
- Valorar los requerimientos de sustratos.
- Revisar los métodos de cuantificación de necesidades energéticas.
- Considerar el papel de diferentes sustratos.
- Revisar las complicaciones que pueden derivarse de la nutrición artificial.
- Analizar si el aporte de nutrientes puede ser llevado a cabo de modo eficaz.
- Revisar las implicaciones pronósticas de la tolerancia a la dieta.

El soporte metabólico y nutricional debe considerarse como una más de las medidas que integran el tratamiento de los pacientes en situación grave.

Las estrategias propuestas para incidir favorablemente en la evolución de los pacientes críticos son diversas. (Tabla 13.1). Todas ellas están dirigidas a conseguir que el agente que motivó la enfermedad crítica limite su efecto nocivo (caso del drenaje de abscesos en pacientes con sepsis grave o shock séptico) o a favorecer la recuperación de los pacientes evitando el desarrollo de complicaciones o llevando a cabo medidas de rehabilitación. El soporte nutricional se encuentra entre las acciones que deben tomarse desde el inicio de la situación crítica. A través de la modulación de la respuesta metabólica y la puesta a disposición del organismo de diversos sustratos capaces de colaborar en la recuperación del paciente, el soporte nutricional ejerce una "resucitación metabólica" imprescindible para la buena evolución.

A la hora de considerar el soporte metabólico y nutricional de los pacientes críticos, cabe plantearse varias preguntas como la indicación para el aporte de nutrientes, la vía en la que éstos deben ser aportados, la cantidad que los pacientes necesitan y las características de los sustratos nutrientes. Desde un punto de vista práctico, también es importante conocer las complicaciones relacionadas con el soporte nutricional en estos pacientes y las formas más adecuadas para su manejo.

TABLA 13.1. Algunas estrategias propuestas para intervenir favorablemente en la evolución de la enfermedad crítica.

• Corrección del shock. • Mantenimiento de DO_2. • Drenaje de abscesos. • Eliminación de tejidos necróticos. • Estabilización precoz de fracturas.	• Movilización precoz. • Prevención / tratamiento agresivo de infección nosocomial. • Soporte nutricional (Resucitación metabólica).

13.1. Necesidad del tratamiento metabólico y nutricional en los pacientes críticos

No está bien definido el período de tiempo durante el cual un enfermo grave puede permanecer en ayunas sin que se produzcan efectos deletéreos. Se asume que no se debe mantener más allá de los cinco a diez días en los pacientes con buena situación nutricional. No obstante, este periodo de tiempo vienen determinado por la gravedad de la enfermedad (los pacientes más graves presentan una mayor respuesta metabólica al estrés y, por tanto, requieren un soporte metabólico desde el principio del proceso).

Entre las consideraciones que justifican el tratamiento nutricional en estos pacientes se encuentran la respuesta metabólica al estrés, la prevención del fracaso de la barrera intestinal y la conveniencia de aportar diversos sustratos necesarios para una mejor recuperación de los pacientes.

Uno de los principales componentes de la respuesta metabólica al estrés es el hipercatabolismo, que condiciona una utilización de sustratos endógenos para hacer frente a las necesidades del organismo. El incremento en la degradación de las proteínas corporales (hipercatabolismo) es muy importante, lo que da lugar a una pérdida continuada de masa celular a expensas, fundamentalmente, del tejido muscular. La pérdida de masa afecta también al componente visceral y ello origina alteraciones funcionales en el organismo. La persistencia de esta situación puede conducir a una desnutrición aguda postagresiva que comprometerá la evolución de los pacientes críticos. El inicio de un soporte nutricional especializado es imprescindible para controlar la magnitud de la pérdida proteica en la fase aguda y para recuperar la masa celular en la fase de convalecencia.

La barrera intestinal es un importante mecanismo defensivo ante la infección; sus diversos componentes (células del epitelio intestinal, sistema inmunitario asociado al intestino (GALT), flora prebiótica, eje entero-hepático y peristaltismo intestinal) previenen el paso de gérmenes hacia el organismo desde la luz intestinal. Las alteraciones sufridas por la barrera intestinal en las situaciones de enfermedad grave son importantes y pueden ser, en ocasiones, un mecanismo desencadenante del síndrome de respuesta inflamatoria sistémica (SRIS) o de la disfunción multiorgánica (DMO). El soporte nutricional, especialmente si se lleva a cabo por vía enteral, es el mecanismo más adecuado para normalizar la función de barrera intestinal.

En pacientes que no pueden ingerir alimentos, como es el caso de la mayoría de los pacientes críticos, el soporte nutricional es el único modo de aportar los principios inmediatos y el resto de sustratos (oligoelementos, vitaminas, minerales) necesarios para el mantenimiento de las funciones corporales. Como se verá más adelante, algunos sustratos tienen especial interés dado que su aporte puede ir seguido de efectos beneficiosos en el organismo contribuyendo a una mejor evolución de los pacientes.

Con los anteriores argumentos, diferentes sociedades científicas han desarrollado las recomendaciones para la indicación del soporte nutricional en los pacientes críticos. De modo global, puede decirse que existe indicación para el soporte nutricional en los pacientes que no puedan ingerir nutrientes por vía oral en la cantidad suficiente para hacer frente a sus necesidades nutricionales.

13.2. Vía de aporte de nutrientes en pacientes críticos

En los pacientes que no pueden ingerir alimentos, el soporte nutricional (aporte de nutrientes) puede realizarse de dos maneras: utilizando el tubo digestivo mediante diversos tipos de sondas (Nutrición Enteral, NE) o por vía intravenosa (Nutrición Parenteral, NP). Las posibilidades de vías de acceso al tubo digestivo para NE o al sistema venoso central para NP se indican en la tabla 13.2.

TABLA 13.2. Vías de acceso utilizadas para el soporte nutricional.

- Nutrición Enteral. Tubo digestivo.
  - Sonda nasogástrica
  - Sonda naso-duodenal
  - Sonda naso-yeyunal
  - Sonda de gastrostomía
  - Catéter de yeyunostomía
- Nutrición Parenteral. Vías venosas centrales.
  - Vena subclavia
  - Vena yugular interna

Los dos tipos de soporte nutricional no son excluyentes. En la práctica clínica es frecuente que los pacientes críticos reciban soporte nutricional simultáneo tanto por vía enteral como por vía parenteral; en la mayoría de los casos ello es debido a la presencia de complicaciones que limitan la tolerancia digestiva a la dieta.

Siempre que sea posible, debe preferirse la nutrición enteral. La NE cuenta con ventajas que no tiene la NP, como el mantenimiento de la estructura y la función de la barrera intestinal y un menor índice de complicaciones metabólicas ligadas al aporte de nutrientes (hiperglucemia). La comparación de ambas vías de aporte en pacientes críticos indica que los pacientes que reciben NE presentan ventajas importantes frente a los que son tratados con NP: menor frecuencia de complicaciones infecciosas, menor estancia hospitalaria e, incluso, menor mortalidad en algunos estudios.

La única contraindicación absoluta para la nutrición enteral es el íleo intestinal, obstructivo o paralítico. No obstante, existen algunas situaciones "de riesgo" en las que podía ser previsible una menor tolerancia a la NE o una mayor frecuencia de complicaciones. En estos casos (inestabilidad hemodinámica, tratamiento con drogas vasoactivas, peritonitis, hemorragia digestiva, diarrea importante) no estaría contraindicado el inicio de la nutrición enteral pero sí obligarían a un seguimiento más estrecho del paciente con el fin de detectar precozmente la presencia de problemas relacionados con la NE.

La NP está indicada en caso de contraindicación para el empleo de la NE o cuando no sea posible que los pacientes reciban sus requerimientos nutricionales con la NE (debido a intolerancia a la dieta o a la presencia de complicaciones).

13.3. Cálculo de las necesidades nutricionales en los pacientes críticos

Junto al hipercatabolismo, otro de los componentes de la respuesta metabólica al estrés es el hipermetabolismo, es decir, el aumento del gasto energético de los pacientes. El gasto energético basal (GEB) se incrementa de modo muy variable en función de la patología de los pacientes, pudiendo ser hasta del 150%-180% en los pacientes con mayor grado de respuesta, como sería el caso de los quemados críticos.

La valoración del gasto energético requiere el empleo de técnicas de calorimetría. En la clínica, la calorimetría indirecta ventilatoria es el método empleado. Está basada en el análisis del volumen de oxígeno y anhídrido carbónico en el aire inspirado/espirado para determinar el consumo de O_2 y la producción de CO_2 y, a través de la aplicación de ecuaciones específicas, el gasto energético del paciente. Si bien es cierto que la calorimetría indirecta ventilatoria es el modo más fiable de valorar el gasto energético y, por tanto, de estimar las necesidades energéticas de los pacientes, su principal inconveniente es que, por ser un equipamiento de elevado coste, no está disponible en la mayoría de las unidades clínicas que atienden a pacientes críticos.

En la mayoría de las ocasiones, el gasto energético de los pacientes es estimado mediante fórmulas diseñadas para este fin, basadas habitualmente en el sexo, la edad, la talla y el peso de los pacientes. La fórmula más empleada es la ecuación de Harris-Benedict, aunque se han descrito otras fórmulas en un intento de mejorar la fiabilidad de las determinaciones y acercarse a los valores medidos por la calorimetría en diferentes situaciones clínicas (Tabla 13.3).

Un tercer método puede ser utilizado para el cálculo de los requerimientos energéticos: la utilización de un rango de calorías comprendido entre 20-25 Kcal multiplicado por el peso del paciente. Esta estimación es resultado de la experiencia obtenida con los estudios calorimétricos y con la aplicación de fórmulas de cálculo, lo cual indica que recurrir a un valor calórico fijo es adecuado para la mayoría de los pacientes críticos. No obstante, pacientes con circunstancias especiales en los que se ha descrito gran variabilidad del gasto energético (obesos, quemados, sépticos) requerirían, para disminuir el error

TABLA 13.3. Fórmulas utilizadas para el cálculo del gasto energético.

	SEXO	GASTO ENERGÉTICO EN REPOSO (GER)
FAO/WHO/UNU	hombre	(16,6 × P) + (77 × A) + 572
	mujer	(7,4 × P) + (482 × A) + 217
Harris-Benedict	hombre	66,437 + (13,752 × P) + (5,003 × A) – (6,755 × E)
	mujer	655,096 + (9,563 × P) + (1,85 × A) – (4,676 × E)
Mifflin-St. Jeor	hombre	(9,99 x P) + (6,25 x A)- (4,92 x E) + 5
	mujer	(9,99 x P) + (6,25 x A) – (4,92 x E) – 161
Ireton-Jones ***(Pacientes obesos)***	hombre	2059 – (12 x E) + 400 (si está en ventilación mecánica)
	mujer	1444 – (12 x E) + 400 (si está en ventilación mecánica)

GER: Gasto energético en reposo (Kcal/día); P: peso (Kg); A: altura (cm); E: edad (años).

de cálculo, la determinación mediante calorimetría indirecta.

El problema del aporte calórico inadecuado no es tanto si se hace por defecto como si éste es excesivo para las necesidades del paciente. El aporte calórico por debajo de las necesidades (50-70% del GEB) puede ser incluso una pauta recomendable en determinadas circunstancias. Por el contrario, el aporte excesivo de calorías (hiperalimentación) cuenta con graves problemas (aumenta la morbilidad) que hacen que deba ser evitado en los pacientes.

13.4. Eficacia en el aporte de los requerimientos nutricionales en pacientes críticos

La determinación del gasto energético de los pacientes no significa que éstos vayan a recibir la totalidad de los requerimientos calculados. Debido a su condición de pacientes críticos, muchos factores pueden intervenir para limitar la cantidad de nutrientes que los pacientes recibirán en el transcurso del día. La eficacia en el aporte de nutrientes puede determinarse mediante la relación entre el volumen de nutrientes recibido por los pacientes y el volumen que ha sido prescrito de acuerdo a los cálculos realizados:

$$\text{Eficacia nutricional} = \frac{\text{Volumen nutricional administrado}}{\text{Volumen nutricional pautado}} \times 100$$

La eficacia nutricional de la nutrición parenteral es habitualmente del 100%, dado que la facilidad de aplicación de la técnica de infusión intravenosa consigue que se administre la totalidad de los requerimientos nutricionales previstos en la práctica totalidad de los pacientes que reciben NP.

Por el contrario, la eficacia nutricional de la nutrición enteral es inferior al 70% en la mayoría de los casos. Los motivos de este déficit en el aporte de requerimientos son variados: inadecuada prescripción (cálculo de requerimientos infravalorado), problemas en la administración de la dieta (sistemas inadecuados, problemas mecánicos), presencia de complicaciones de la nutrición enteral, interrupciones del aporte de la dieta a causa de diferentes procedimientos (pruebas analíticas, pruebas diagnósticas, maniobras terapéuticas) o suspensión "sin motivo justificado". La eficacia nutricional limitada de la NE en los pacientes críticos condiciona que en muchas ocasiones deba recurrirse al empleo conjunto de NE y NP para aportar la totalidad de los requerimientos energéticos a los pacientes.

13.5. Sustratos nutrientes en los pacientes críticos

Las formulaciones de nutrición artificial, tanto si se aportan por vía enteral como si lo son por vía parenteral, están compuesta por una mezcla de proteínas, carbohidratos, lípidos, minerales, oligoelementos y vitaminas. Tanto la cantidad como la calidad de los componentes determinan las diferencias entre las mezclas nutricionales.

En las formulaciones de nutrición parenteral, el aporte nitrogenado se realiza mediante las soluciones de L-aminoácidos, cuya composición puede seguir diferentes patrones. En las dietas de nutrición enteral, las proteínas pueden encontrarse en forma íntegra (dietas poliméricas) o fraccionadas en péptidos mediante procesos de hidrólisis (dietas peptídicas). También puede recurrirse al empleo de aminoácidos en diferentes proporciones (dietas elementales).

En las mezclas de nutrición parenteral el componente hidrocarbonado principal es la glucosa. Se dispone de soluciones con diferente concentración para la preparación de las mezclas. En las dietas enterales, los carbohidratos pueden estar presentes en formas complejas (almidón, polisacáridos) o simples (monosacáridos, disacáridos). Las principales fuentes hidrocarbonadas son la dextrinomaltosa y el almidón de maíz.

Respecto a los lípidos, existe actualmente una gran variedad de formulaciones que pueden ser empleadas en la nutrición parenteral. Se dispone de soluciones compuestas sólo por triglicéridos de cadena larga (LCT) y de mezclas de LCT con otros ácidos grasos (triglicéridos de cadena corta, ácido oleico o ácidos grasos de la serie omega-3). Los aceites de origen vegetal son generalmente la fuente de grasas en las fórmulas de nutrición enteral. En algunas dietas especiales se recurre al aceite de pescado para incrementar el contenido de ácidos grasos de la serie omega-3.

Para la preparación de las formulaciones de nutrición parenteral puede recurrirse al empleo de diferentes soluciones de vitaminas, minerales y oligoelementos con el fin de adaptar la solución a los requerimientos del paciente. Los preparados de nutrición enteral contienen, habitualmente, la cantidad de vitaminas, oligoelementos y minerales necesaria para cubrir las necesidades diarias recomendadas si se administra un volumen diario de dieta de 1.000 – 2.000 ml.

Con los componentes indicados, existen diferentes posibilidades de preparación de mezclas de NP (habitualmente elaboradas en los Servicios de Farmacia de los hospitales bajo condiciones de asepsia) y distintas dietas enterales (normalmente preparadas por la industria y disponibles como productos comercializados "listos para usar").

La selección de la dieta más adecuada para el paciente debe tener en cuenta tanto aspectos cuantitativos (¿qué cantidad de cada nutriente debe recibir el paciente?) como cualitativos (¿cuál es la mezcla más adecuada de cada uno de los sustratos nutrientes?).

Respecto a la cantidad, debe estar en relación con el cálculo de requerimientos calóricos, realizado según uno de los métodos indicados anteriormente. Teniendo en cuenta la situación de pérdida proteica aumentada (hipercatabolismo) que tiene lugar en los pacientes críticos, es recomendable aumentar el aporte de proteínas en relación a los requerimientos normales. Este aporte hipercalórico implica que entre el 18% y el 22% del aporte calórico debe provenir de las proteínas (supone una cantidad de 1,5 – 1,8 gr de proteínas/Kg de peso/día). El resto del aporte calórico calculado debe repartirse entre hidratos de carbono y lípidos. Respecto a las vitaminas y oligoelementos, no están bien establecidas las necesidades en pacientes críticos, si bien se consideran superiores a los requerimientos de la población sana.

La calidad de los sustratos aportados es uno de los principales elementos que deben ser considerados a la hora de diseñar un sistema de nutrición artificial en los pacientes críticos. Diferentes substratos nutrientes comparten la característica común de ejercer diversas acciones beneficiosas (modulación de la respuesta inflamatoria, inmunoestimulación, estímulo de la cicatrización, mejoría de la función de barrera intestinal, incremento de la síntesis proteica) sobre el organismo lesionado. El empleo de estos substratos, denominados "farmaconutrientes" (Tabla 13.4), en el soporte nutricional de los pacientes críticos ha sido motivo de numerosas investigaciones. Los resultados de las mismas indican, en su mayoría, que el empleo de "farmaconutrición" se acompaña de repercusiones favorables sobre la evolución de los pacientes: descenso de complicaciones infecciosas, menor estancia hospitalaria, menor frecuencia de disfunciones orgánicas y menor mortalidad. La farmaconutrición, que considera el aporte de cantidades elevadas de alguno de los sustratos farmaconutrientes en la pauta nutricional, es actualmente uno de los pilares del soporte metabólico y nutricional en los pacientes críticos.

TABLA 13.4. Sustratos farmaconutrientes.

• **Compuestos nitrogenados. Aminoácidos** – Arginina – Glutamina – AA ramificados – Gly, Tau, Cis, Creat – Nucleótidos • **Hidratos de carbono** – Polialcoholes – Oligosacáridos • **Lípidos** – Ácidos grasos w-3	– Ácidos grasos w-9 – Ácido gammalinoleico – Ácido eicosapentaenoico (EPA) – Ácidos grasos de cadena corta • **Vitaminas** – A, B, C, E. • **Oligoelementos** – Se, Cu, Zn, Mg • **Prebióticos** • **Probióticos**

13.6. Complicaciones del soporte nutricional en los pacientes críticos

13.6.1. COMPLICACIONES DE LA NUTRICIÓN PARENTERAL

La NP puede presentar diversas complicaciones (Tabla 13.5), que pueden tener especial importancia en los pacientes críticos. Debido a ello, en algunas ocasiones se ha relacionado el empleo de NP con un aumento de la mortalidad de los pacientes.

Gran parte de las complicaciones son secundarias al catéter venoso que se requiere para la administración de la nutrición. Pueden producirse durante la implantación del catéter y ocasionalmente ser de gravedad (caso del neumotórax o la hemorragia relacionada con la canalización venosa). Durante el mantenimiento del catéter, las complicaciones infecciosas suponen el principal riesgo; la bacteriemia relacionada con el catéter puede dar lugar a situaciones sépticas de gravedad en los pacientes críticos.

Entre las complicaciones metabólicas, la hiperglucemia es también un importante problema que ocurre con mayor frecuencia que en los pacientes que reciben NE. La hiperglucemia produce un incremento de la morbilidad de los pacientes, por lo que las medidas preventivas dirigidas a evitarla son de gran importancia para mejorar la seguridad de los pacientes que reciben NP. La li-

TABLA 13.5. Complicaciones de la Nutrición Parenteral (NP).

- Complicaciones relacionadas con el catéter venoso.
  - Con la inserción del catéter.
  - Lesiones vasculares.
  - Lesiones de nervios periféricos.
  - Lesión pleural.
  - Posición incorrecta del catéter.
  - Embolia gaseosa.
  - Embolia de catéter.
  - Trombosis venosas.
- Complicaciones infecciosas.
  - Tromboflebitis séptica.
  - Infección relacionada con el catéter.
  - Sepsis grave.
- Complicaciones Metabólicas.
  - Hiperglucemia.
  - Hipoglucemia.
  - Hipertrigliceridemia.
  - Hiperosmolaridad.
- Disfunciones orgánicas relacionadas con la NP.
  - Disfunción Hepática.
  - Disfunción renal.
  - Insuficiencia cardiaca.
  - Insuficiencia respiratoria.

mitación del aporte de glucosa (inferior a 4 gr/Kg/día) y el empleo de una fuente calórica mixta (hidratos de carbono y lípidos conjuntamente) son las principales medidas que pueden prevenir la elevación de las cifras de glucemia en los pacientes.

13.6.2. COMPLICACIONES DE LA NUTRICIÓN ENTERAL

La nutrición enteral puede llevarse a cabo de una manera segura y eficaz en los pacientes críticos si se tienen en cuenta diferentes aspectos de la técnica de aplicación y se manejan adecuadamente las complicaciones que pueden desarrollarse. Para ello, es imprescindible disponer de protocolos de aplicación y seguimiento de la nutrición enteral en estos casos.

La administración de la dieta a través de la sonda de alimentación debe realizarse mediante infusión continua en 24 horas (*régimen continuo*), en lugar de recurrir a la administración intermitente "en bolos", que podría estar indicada en otro tipo de pacientes. El régimen continuo ofrece claras ventajas sobre el intermitente en cuanto a tolerancia a la dieta y al descenso en las complicaciones gastrointestinales.

Entre las diversas complicaciones que pueden aparecer (Tabla 13.6), las complicaciones gastrointestinales son, por su elevada frecuencia (entre el 50% y el 70% de los pacientes las presentan) y por las medidas que deben instaurarse para el control de las mismas, las que requieren más atención. En muchos casos, condicionan la correcta aplicación de la técnica y el aporte de los requerimientos nutricionales.

El *aumento del residuo gástrico* (residuo superior a 300-500 ml) es la complicación más frecuente en los pacientes que reciben la dieta a través de una sonda gástrica. Es debida a la presencia de muchos factores que influyen en la disminución del vaciamiento gástrico en los pacientes críticos (entre los que pueden destacarse fármacos como los sedantes y las alteraciones inducidas por la enfermedad de base). Los *vómitos o la regurgitación de la dieta* son también signos de intolerancia gástrica.

La *diarrea asociada a la nutrición enteral (DANE)* es consecuencia del desequilibrio entre los mecanismos de secreción y reabsorción hídrica en el tubo digestivo. Existe un gran número de causas, diferentes de la dieta enteral, que pueden producir diarrea en pacientes críticos. Pueden destacarse entre ellas la medicación que reciben los pacientes y la enfer-

TABLA 13.6. Complicaciones de la Nutrición Enteral (NE).

• Complicaciones relacionadas con la sonda de nutrición – Lesiones nasales – Lesiones esofágicas – Lesiones pared abdominal – Perforación gástrica – Hemorragia digestiva – Obstrucción intestinal – Neumoperitoneo – Infusión intrabronquial – Obstrucción de la sonda – Autoretirada de la sonda – Desplazamiento de la sonda • Complicaciones infecciosas – Sinusitis – Otitis media – Colonización traqueal – Neumonía aspirativa – Peritonitis	– Contaminación de la dieta – Gastroenteritis – Sepsis grave • Complicaciones metabólicas – Hipo-hiperglucemia – Hipo-hiperpotasemia – Hipo-hipernatremia – Hipo-hiperfosfatemia – Sobrecarga hídrica – Deshidratación – Hipercapnia • Complicaciones gastrointestinales – Aumento del residuo gástrico – Estreñimiento – Diarrea – Distensión abdominal – Vómitos – Regurgitación de la dieta

medad de base, que serían el origen de la diarrea en casi el 80% de los casos.

El *estreñimiento* ocurre con mayor frecuencia que la diarrea en pacientes críticos tratados con NE. Los diferentes factores que interfieren en la motilidad intestinal o en el manejo de líquidos por el tubo digestivo pueden producir esta complicación. El estreñimiento es generalmente atribuido al empleo de dietas pobres en residuos, el uso de fármacos que disminuyen la motilidad intestinal, el reposo prolongado en posición supina o a diferentes alteraciones hidroelectrolíticas.

La *distensión abdominal* puede ser interpretada como un mecanismo de defensa ante el intento de llevar a cabo la NE en situaciones límite para el sistema digestivo. Reflejaría un desequilibrio entre la oferta de nutrientes al tubo digestivo y la capacidad funcional del mismo. Ello podría ser el caso de las situaciones de hipoperfusión intestinal no detectadas clínicamente, en las que el incremento del flujo mesentérico consecutivo a la presencia de nutrientes en la luz intestinal se encontraría limitado, dando lugar a la distensión de asas como mecanismo de defensa.

Las complicaciones gastrointestinales de la NE obligan a un manejo protocolizado dirigido a prevenir la presencia de complicaciones pulmonares (broncoaspiración de la dieta), problemas en el manejo de enfermería del paciente (caso de la DANE) o complicaciones intestinales secundarias (si se trata del estreñimiento o la distensión abdominal). Es importante también asegurar que el paciente recibe sus requerimientos nutricionales (recurriendo a la NP en caso necesario). Diversos tratamientos farmacológicos (procinéticos, laxantes, etc...), modificaciones en la técnica de administración de la NE y cambios en las vías de acceso al tubo digestivo son los componentes básicos para controlar las complicaciones gastrointestinales y permitir, en muchos casos, que la NE pueda seguir siendo administrada a los pacientes.

Existe una relación entre la tolerancia a la NE y la evolución de los pacientes críticos. Se sabe que los pacientes con mayor gravedad toleran peor la NE y también que la intolerancia a la dieta es un indicador de mal pronóstico de los pacientes. Actualmente se investiga para profundizar en esta relación y para definir con mayor precisión el papel de la tolerancia en la evolución de los pacientes.

13.7. Resumen y Conclusiones

- Las características especiales de la respuesta metabólica al estrés que tienen lugar en los pacientes graves condicionan todos los aspectos de la pauta de soporte nutricional.
- Es importante la administración de nutrientes en los momentos iniciales de la enfermedad grave con el fin de controlar, en lo posible, las repercusiones de la respuesta metabólica y contribuir a la buena evolución de la enfermedad.
- Siempre que sea posible, deben administrarse los nutrientes por vía enteral. Ello tiene ventajas sobre el soporte parenteral, siendo la principal de ellas la disminución de la frecuencia de complicaciones infecciosas.
- En comparación con la nutrición parenteral, la aplicación de la nutrición enteral requiere un mayor grado de atención en el seguimiento de los pacientes. Ello es debido a la elevada frecuencia de complicaciones asociadas con la NE.
- Aunque las complicaciones de la NE no son graves y pueden ser controlables en la mayoría de los casos, a menudo condicionan un descenso significativo en la cantidad de nutrientes recibida por los enfermos.
- Los problemas de tolerancia a la nutrición enteral hacen que muchos pacientes graves sean tratados con una combinación de ambas técnicas (nutrición enteral y nutrición parenteral) con el fin de completar de manera eficaz el aporte de los requerimientos calculados.
- Las formulaciones de nutrientes de las que se dispone en la actualidad han convertido al soporte nutricional en un nuevo "fármaco" que puede tener influencia en la evolución de los pacientes graves. El número de substratos con características adecuadas para ser considerados "fármaconutrientes" es importante y su inclusión en las dietas (enterales o parenterales) permite que el soporte nutricional cuente con un valor añadido por encima de la mera cobertura de los requerimientos nutricionales de los pacientes.

13.8. Bibliografía

García de Lorenzo A. (Ed). Soporte nutricional especializado en el paciente grave. Actualización. Edika Med. Sociedad Española de Medicina Intensiva y Unidades coronarias (SEMICYUC). Madrid, 2007.

Kreymann KG, Berger MM, Deutz NE, et al. (German Society for Nutritional Medicine). ESPEN Guidelines on Enteral Nutrition: Intensive care. Clin Nutr 2006; 25:210-223.

McClave SA, Martindale RG, Vanek VW, McCarthy M, Roberts P, Taylor B, Ochoa JB, Napolitano L, Cresci G; A.S.P.E.N. Board of Directors; American College of Critical Care Medicine. Guidelines for the Provision and Assessment of Nutrition Support Therapy in the Adult Critically Ill Patient: Society of Critical Care Medicine (SCCM) and American Society for Parenteral and Enteral Nutrition (A.S.P.E.N.). JPEN J Parenter Enteral Nutr. 2009; 33:277-316.

Ortiz Leyba C, Montejo Gonzalez JC, Jiménez Jiménez FJ et al; Grupo de Trabajo de Metabolismo y Nutrición de la SEMICYUC. Recomendaciones para la valoración nutricional y el soporte nutricional especializado en pacientes críticos. Nutr Hosp. 2005; 20 Suppl 2.

Singer P, Berger MM, Van den Berghe G, Biolo G, Calder P, Forbes A, Griffiths R, Kreyman G, Leverve X, Pichard C, ESPEN. ESPEN Guidelines on Parenteral Nutrition: intensive care. Clin Nutr. 2009; 28:387-400.

http://www.nutritioncare.org/Library.aspx.

http://www.martindalecenter.com/Nutrition.html.

http://www.criticalcarenutrition.com.

http://www.senpe.com.

14

Fallo renal agudo y técnicas de depuración extrarrenal en el paciente crítico

César Pérez Calvo
Miguel Ángel Alcalá Llorente

Objetivos docentes

- Definir la Lesión Renal Aguda (LRA) incluyendo desde las formas leves – moderadas y su asociación con la mortalidad hasta las formas severas de la misma, aquellas que precisan de técnicas de diálisis.
- Identificar mejor y más precozmente en el tiempo a los pacientes de alto riesgo de desarrollar la Lesión Renal Aguda y en cuantificar el grado de la misma.
- Desarrollar biomarcadores de Lesión Renal Aguda (LRA) más sensibles y específicos, que nos permitan diagnosticar más tempranamente a los enfermos, entre otras consideraciones.
- Instaurar, lo más precoz posible, de todas aquellas medidas de prevención y/o de intervención terapéutica, lo que se denomina **"Ventana Terapéutica"**.
- Independientemente de los modelos experimentales, donde el comienzo o punto de inicio de lesión renal aguda es conocido; a nivel clínico este punto de inicio es muy difícil de determinar, con el consiguiente retraso de todos aquellos tratamientos que pudieran tener un impacto beneficioso real sobre la lesión renal aguda y su curso evolutivo.
- La prevención primaria es difícil, salvo en situaciones especiales, al ser un proceso multifactorial.
- Entender e instaurar todas aquellas medidas encaminadas a la realización de la prevención secundaria.
- Tenemos que contemplar la Lesión Renal Aguda como el proceso que incrementa el riesgo de Enfermedad Crónica Renal e IRCT, y lo que ello traduce.
- La LRA abarca la transición desde la azoemia prerrenal a la necrosis tubular aguda, es decir, desde una óptica funcional a una lesión estructural. Debemos conocer las herramientas disponibles para el diagnóstico diferencial.
- A pesar de décadas de ensayos clínicos que investigan las posibles intervenciones farmacológicas en la LRA, las opciones actuales de tratamiento se limitan principalmente a las terapias de depuración extracorpórea (TDE).
- Comprender los fundamentos de la depuración de moléculas.

14.1. Introducción

La Lesión Renal Aguda (LRA) o Acute Kidney Injury (AKI) según terminología anglosajona, anteriormente denominada insuficiencia renal aguda (IRA) o Fracaso Renal Agudo (FRA), hace referencia a una disminución repentina de la función renal que causa alteraciones en el balance hidroelectrolítico, en el equilibrio ácido-base y la retención de los productos de desecho nitrogenados como el nitrógeno ureico en sangre (NUS) y creatinina (Crs), entre otras alteraciones. Debido a una pérdida en el aclaramiento de solutos pequeños y una disminución de la tasa de filtración glomerular (FGR). El cambio de nomenclatura de FRA o IRA a LRA es más apropiado por representar todo el espectro de la enfermedad, desde una lesión subclínica hasta la insuficiencia renal plenamente establecida. La LRA es un proceso dinámico cuyas fases evolutivas: Iniciación, Mantenimiento y Recuperación son variables tanto en duración como en gravedad.

El Fracaso Renal Agudo (FRA) desde un punto de vista clínico hace referencia a la disfunción orgánica severa renal. Desde una perspectiva de investigación y gestión, se refiere a la necesidad de implementar el soporte artificial de depuración extrarrenal. Este concepto amplio de FRA, sin embargo, presenta importantes limitaciones y la amplia evidencia actual soporta que la disfunción renal, reconocida por cambios importantes en la diuresis y el acumulo de productos nitrogenados, presenta importantes consecuencias clínicas y de pronóstico que es importante y necesario conocer.

En los últimos años se han producido un elevado número de avances en la comprensión de los factores o vías que a nivel molecular intervienen en la lesión renal funcional tras una o varias exposiciones a los insultos isquémicos y/o tóxicos. Sin embargo, la utilidad a nivel clínico de estas nuevas aproximaciones o "tratamientos noveles" de atenuación de la lesión renal aguda desde los modelos animales hasta la práctica clínica han rendido escasos resultados. Esta poca eficacia a nivel clínico se debe en parte, entre otros razonamientos y condicionantes:

- Insuficiente estandarización tanto de las definiciones como en la clasificación-categorización de la lesión renal aguda en el contexto clínico.
- A un escaso o incompleto conocimiento de la historia natural de la lesión renal aguda.
- Independientemente de los modelos experimentales, donde el comienzo o punto de inicio de lesión renal aguda es conocido; a nivel clínico este punto de inicio es muy difícil de determinar, con el consiguiente retraso de todos aquellos tratamientos que pudieran tener un impacto beneficioso real sobre la lesión renal aguda y su curso evolutivo.
- Y a una limitada comprensión de cómo interactúa la lesión renal con otros fallos orgánicos sistémicos en el contexto de la anormalidad metabólica sistémica generalizada como exponente mayor de esta situación.

En los últimos años se ha realizado un esfuerzo considerable con vistas a la estandarización de la terminología y clasificación de la lesión renal aguda. Hoy en día, nuestros conocimientos se han incrementado notablemente tanto en el conocimiento de la historia natural como de la epidemiología de la lesión renal aguda, particularmente en el entorno del enfermo crítico.

La Lesión Renal Aguda (LRA) está asociada con un incremento inaceptable tanto de la mortalidad como de la morbilidad en el entorno del paciente crítico. Recientes estudios epidemiológicos, objetivan que la incidencia de LRA está aumentando mientras que la mortalidad atribuible presenta un escaso beneficio marginal. Estos resultados son mucho más evidentes en los pacientes críticos, en parte, debido a una mayor edad y presentar mayor carga de comorbilidad, con clara disminución de la reserva funcional renal. Además, en el entorno de UCI, el desarrollo de LRA es más frecuente en el contexto de Síndrome de Disfunción Multiorgánica (SDMO). Y se suele asociar con pruebas diagnósticas o intervenciones complejas, frecuentes también en este entorno, como trasplante de órganos, bypass cardiopulmonar, pruebas diagnóstico-terapéuticas con utilización de contrastes, etc. Este aumento de la incidencia de LRA en el entorno crítico se traduce en un aumento de la estancia hospitalaria, mortalidad precoz y tardía, dependencia de diálisis, disminución de calidad de vida al alta hospitalaria y un exceso de utilización de los recursos hospitalarios.

14.2. Epidemiología

La LRA en el entorno del enfermo crítico es un proceso frecuente, cuya incidencia se ha incrementado últimamente como así se objetiva en diversos estudios. Está asociada con una alta morbi-mortalidad. Su incidencia es del 7% de todos los enfermos hospitalizados y cuando nos referimos al enfermo de UCI objetivamos que su incidencia está entre el 36% - 67% dependiendo de la definición empleada para su diagnóstico. En un reciente estudio, sobre una población de 75.000 pacientes de UCI, la presentación más severa de LRA ocurrió entre el 4% - 25% de los ingresos en UCI, precisando técnicas de sustitución renal hasta el 4% - 6% de los pacientes diagnosticados de LRA.

La mortalidad reportada en pacientes de UCI con LRA varía considerablemente entre los estudios en función de la definición empleada y la población de pacientes estudiados (sepsis, trauma, cirugía cardiotorácica, nefropatía por contraste, etc). En la mayoría de los estudios, la mortalidad aumenta proporcionalmente al aumentar la gravedad de LRA, estando entre 50% - 70% de los que precisan Técnicas Contínuas de Reemplazo Renal (TCRR). Mientras LRA que requiere TCRR en la UCI es un reconocido factor de riesgo independiente para la mortalidad intrahospitalaria, también los pequeños cambios en la creatinina sérica (Crs) se asocian con mayor mortalidad.

La morbilidad, una consecuencia menos apreciada de LRA en la UCI, se asocia con aumento en el coste `por proceso, aumento de la duración de la estancia, y un mayor riesgo de enfermedad renal crónica (ERC), incluida la enfermedad renal en estado terminal. La verdadera incidencia de insuficiencia renal crónica después de LRA se desconoce ya que los estudios epidemiológicos de forma rutinaria no recogen las tasas de recuperación renal.

14.3. Definición de LRA en UCI

Todavía hoy en día, la mayoría de las revisiones y los libros de medicina definen la disfunción renal aguda enfatizando en las formas más severas de la misma, aquellas que cursan con severa azotemia y, a menudo, con oliguria o anuria. Sólo, desde hace relativamente pocos años se empieza a reconocer la importancia, desde todos los enfoques posibles, de la disminución leve-moderada de la función renal. Además, las definiciones clínicas de FRA o los criterios diagnósticos consensuados, se tienen desde hace poco tiempo. En un reciente estudio epidemiológico se revela que hasta 35 definiciones de FRA se han utilizado en la literatura.

Aparte de las diferencias en las características de los enfermos, esta amplia variabilidad en las definiciones empleadas es una de las principales razones de las grandes diferencias objetivadas tanto en la incidencia como en la evolución y el pronóstico en los distintos estudios: incidencias de FRA entre el 1% y el 31% y mortalidad entre el 28% y el 82%.

Obviamente, si un estudio define el FRA como el incremento de las cifras de creatinina sérica del 25% y otro lo define como la necesidad de aplicar las técnicas de diálisis, los dos estudios no están definiendo la misma población (Cohorte) de enfermos con FRA. Sin embargo, está plenamente demostrada la correlación entre el grado de disfunción renal y el pronóstico de los enfermos con FRA; las definiciones más estrictas o severas de FRA conllevan una mayor mortalidad, como podemos apreciar en la figura 14.1.

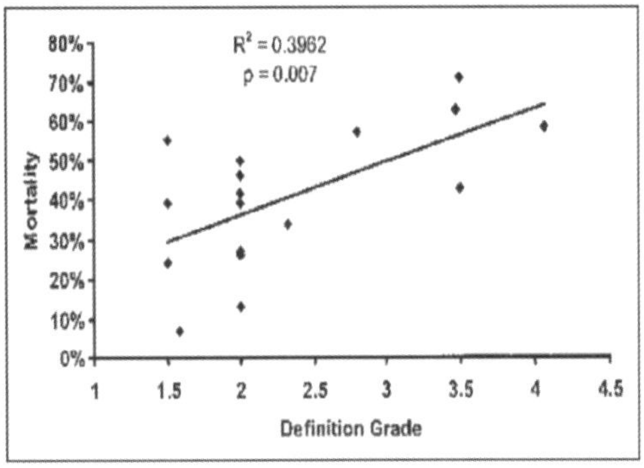

Clasificamos 17 definiciones publicadas de fallo renal agudo en grados en base a los criterios usados. Como referencia, y de manera arbitraria, se define un grado dos por la duplicación de la creatinina sérica o un aumento de la creatinina de 1 mg/dl. Las definiciones con criterios más estrictos proporcionan grados más altos, mientras que las que utilizan criterios menos estrictos proporcionan grados más bajos. Hicimos un seguimiento de la correspondiente mortalidad en el grupo control (para ensayos clínicos) o de la mortalidad global (para estudios observacionales). Existía una correlación significativa entre el grado definido y la mortalidad observada: r2 = 0.40, P = 0.007, Kellum et al.

FIGURA 14.1. Relación entre la definición usada de FRA, severidad y la mortalidad observada.

Recientemente, el grupo **Acute Dialysis Quality Initiative (ADQI)** ha propuesto un nuevo sistema de gradación de la disfunción renal, que diferencia 5 estadios (Graduación RIFLE) en base al filtrado glomerular estimado según la evolución de la creatinina plasmática y del flujo urinario, tabla 14.1. Los 3 primeros estadios nos determinan la "severidad" de la pérdida de la función renal; mientras que los 2 últimos estadios nos informan sobre el "pronóstico" de la pérdida de la función renal. La categorización RIFLE presenta utilidad para predecir la mortalidad hospitalaria, necesidad de aplicar técnicas de diálisis, estancia hospitalaria y grado de recuperación de la función renal.

Más recientemente, el grupo **Acute Kidney Injury Network (AKIN)**, una organización internacional multidisciplinar compuesto por nefrólogos e intensivistas, modificó los criterios RIFLE reconociendo que incluso cambios muy pequeños en Crs (≥ 0,3 mg / dl) tienen un impacto adverso sobre el pronóstico. De acuerdo con AKIN, los criterios diagnósticos actuales de LRA es "una abrupta disminución (inferior a 48 horas) de la función renal que se define, actualmente, como un incremento absoluto de la creatinina sérica superior o igual a 0,3 mg / dl (≥ 26,4 mmol/l), ó un incremento del porcentaje en la creatinina sérica ≥ 50% (1,5 veces respecto al valor basal), o una reducción en la producción de orina (oliguria documentada inferior a 0,5 ml / kg / h durante más de 6 horas). Es importante destacar que la definición y sistema de clasificación AKIN incorpora la creatinina, la producción de orina y el tiempo (Tabla 14.1). Tanto el RIFLE y los criterios AKIN fueron desarrolladas para facilitar la investigación clínica y la comparación entre las distintas poblaciones de estudio. Los datos epidemiológicos comparando el rifle y criterios AKIN han demostrado concordancia en los pacientes críticos.

En un intento de homogeneizar el concepto de disfunción renal expresándolo como Lesión Renal Aguda o AKI (Acute Kidney Injury) según la terminología inglesa, se han validado diversas cohortes – subgrupos de enfermos hospitalizados, quedando pendientes ciertas subpoblaciones especiales de enfermos, como por ejemplo el fracaso renal que acontece en el postoperatorio de cirugía cardiaca, obesidad, etc.

Tabla 14.1.Clasificación RIFLE y AKIN.

CRITERIOS RIFLE		
Categoría	**Categoría Criterio de FGR**	**Criterio de diuresis**
Riesgo (R)	Aumento creatinina x 1,5 o ↓ FGR del 25%	Diuresis <0,5/kg por hora x 6 horas.
Lesión (I)	Aumento creatinina x 2 o ↓ FGR del 50%	Diuresis <0,5/kg por hora x 12 horas
Fallo (F)	Aumento creatinina x 3 ó ↓ FGR del 75% o Creatinina ≥350 µmol/l (↑ al menos de 44 µmol/l)	Diuresis <0,5/kg por hora x 24 horas o anuria x 12 horas
Pérdida (L)	Lesión renal aguda > 4 semanas	
ESRD (E)	Enfermedad renal estadío final > 3 meses	
CLASIFICACIÓN AKIN		
1	↑ Crs ≥ 0,3 mg/dl o ≥ 150% - 200% de la Crs basal (↑ 1,5 – 2 veces)	< 0,5 ml/kg/hora durante > 8 horas
2	↑ Crs > 200% - 300% de la Crs basal (↑ 2 – veces)	< 0,5 ml/kg/hora durante > 12 horas
3	↑ Crs > 300% (↑ 3 veces) o Crs ≥ 4 mg/dl con un incremento agudo de al menos 0,5 mg/dl.	< 0,5 ml/kg/hora durante > 24 horas o Anuria durante al menos 12 horas

La Lesión Renal Crónica predispone al desarrollo de LRA. Estudios previos han demostrado como la preexistencia de disfunción renal crónica es uno de los factores que más importancia tiene en el desarrollo de Lesión Renal Aguda tras la exposición a potenciales factores precipitantes como exposición a contrastes, cirugía mayor y otras condiciones médicas. Un reciente estudio examina la asociación entre la función renal basal y el riesgo de desarrollar LRA en el hospital, objetivando que el 74% de los pacientes que requirieron diálisis tras desarrollar LRA presentaban una función renal con FGR < 60 ml/min/1,73 m^2, habiendo una gradación inversa entre el FGR basal y el riesgo de desarrollar LRA. Así, para un FGR entre 45 – 60 ml/min/1,73 m^2, el riesgo de desarrollar LRA se multiplicaba por 2, siendo de hasta 40 veces cuando el FGR era inferior a 15 ml/min/1,73 m^2. Todos estos datos, más los derivados de otros estudios, nos sugieren la fuerte asociación existente entre disfunción renal previa y desarrollo de LRA, pudiendo ser el más importante factor de riesgo en el desarrollo de LRA en el hospital. La prevalencia de la insuficiencia renal crónica se ha incrementado en los últimos años y nos hace preveer un incremento de la incidencia de fracaso renal y de las complicaciones asociadas a la evolución de la insuficiencia renal crónica. Este incremento se explica, en parte, por el aumento de la prevalencia de los factores de riesgo de insuficiencia renal crónica como son el envejecimiento de la población, obesidad, diabetes e hipertensión arterial, entre otros.

Por tanto, la aproximación óptima a este proceso consiste en definir la Lesión Renal Aguda incluyendo desde las formas leves – moderadas y su asociación con la mortalidad hasta las formas severas de la misma, aquellas que precisan de técnicas de diálisis. Identificar mejor y más temprano en el tiempo a los pacientes de alto riesgo de desarrollar la Lesión Renal Aguda y en cuantificar el grado de la misma. Desarrollar biomarcadores de Lesión Renal Aguda (LRA) más sensibles y específicos, que nos permitan diagnosticar más tempranamente a los enfermos, entre otras consideraciones. Todo ello con vistas al inicio, lo más precoz posible, de todas aquellas medidas de prevención y/o de intervención terapéutica, lo que se denomina "Ventana Terapéutica".

La terapia para el FRA debe ser considerado en el contexto de todas estas fases evolutivas. Los pacientes de alto riesgo presentan eventos que conducen a la azotemia prerrenal y donde las terapias que previenen el desarrollo de Lesión Renal Aguda son más útiles en la prevención del mismo. Últimamente, la Lesión Renal Aguda franca se desarrolla si la perfusión renal no puede ser incrementada, siendo los biomarcadores urinarios de Lesión Renal Aguda muy sensibles como el KIM-1, IL-18 y NGAL, y siendo posterior, en el curso evolutivo del proceso, el incremento de la creatinina sérica, marcador de Lesión Renal Aguda más ampliamente utilizado. Lo importante de la conceptualización de este modelo, es el concepto de "Ventana Terapéutica", donde la aproximación y la instauración de las terapias de prevención e intervención rinden su máxima eficacia actualmente (figura 14.2).

La evidencia actual nos muestra que el episodio de Lesión Renal Aguda tiene no solamente una alta mortalidad hospitalaria, sino que además puede evolucionar, en los pacientes que sobreviven al proceso, hacia la recuperación completa de la función renal, recuperación incompleta que resulta en Enfermedad Renal Crónica, exacerbación de la preexistente Enfermedad Crónica Renal que conduce a la Insuficiencia Renal Crónica Terminal (IRCT) y la no recuperación de la función renal que conduce a la IRCT y necesidades dialíticas. Luego tenemos que contemplar la Lesión Renal Aguda como el proceso que incrementa el riesgo de Enfermedad Crónica Renal e IRCT, y lo que ello traduce.

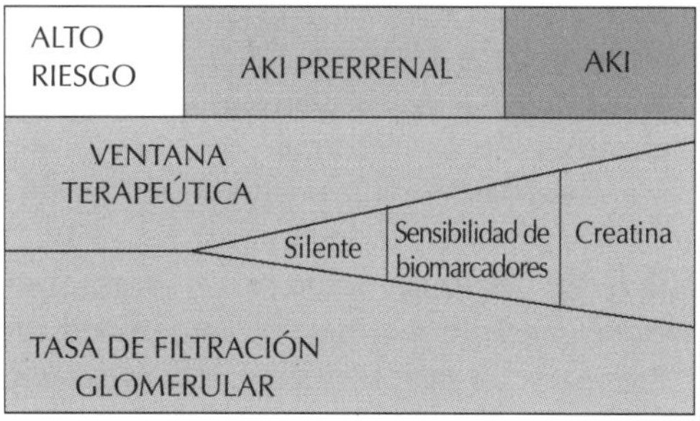

Fases clínicas de Lesión Renal. La "ventana terapéutica" se presenta en las fases más tempranas de la evolución. El incremento de la Crs ocurre tardiamente. Necesitamos biomarcadores de AKI más sensibles que identifiquen precozmente a los pacientes donde las terapias de intervención son más eficaces.

FIGURA 14.2. Fases clínicas de la Lesión Renal Aguda.

14.4. El diagnóstico de la LRA en la UCI

Las herramientas tradicionales para diagnosticar la LRA (Crs) y determinar la etiología de la LRA (historia clínica, examen físico, ecografía renal, la excreción fraccionada de sodio [FeNa], la excreción fraccional de urea, nitrógeno ureico en sangre [BUN], y sedimento de orina) siguen siendo la piedra angular de herramientas de diagnóstico disponibles para el clínico en la UCI.

El Filtrado Glomerular Renal (FGR) se acepta como la mejor determinación que valora la función renal. Los valores normales, que están relacionados con la edad, sexo y superficie corporal, son aproximadamente de 130 ml/min por 1,73 m^2 en adultos jóvenes, siendo de 120 ml/min por 1,73 m^2 para las mujeres jóvenes. Estos valores medios disminuyen con la edad. En la situación estable, los niveles séricos de los marcadores endógenos se relacionan de una forma recíproca con el nivel de FGR y, pueden ser utilizados como métodos de estimación del FGR sin tener que recolectar la diuresis. El nivel sérico de estos marcadores endógenos también se puede afectar, aparte de la cifra o nivel de FGR, por otros factores, tales como la secreción tubular o reabsorción, producción y eliminación extrarrenal.

La creatinina es un derivado de aminoácidos, con un peso molecular de 113 kD, que es filtrado libremente por el glomérulo. Muchos estudios soportan la similitud entre el aclaramiento de creatinina y el FGR, y su relación recíproca con el nivel sérico de creatinina. Debemos tener presente que la creatinina es filtrada por el glomérulo y secretada por las células del túbulo proximal, entonces el aclaramiento de creatinina (ClCr) excede al FGR. La secreción tubular de creatinina tiene una variabilidad tanto intrapersonal como interpersonal, especialmente cuando hay una reducción leve-moderada del FGR. Algunos fármacos, como la cimetidina y el trimetropin, inhiben la secreción tubular de creatinina y, por tanto, elevan su nivel sérico con disminución del ClCr sin afectar al FGR real.

La generación de creatinina es determinada primariamente por la dieta y la masa muscular y otra serie de factores, lo cual explica las diferencias de los niveles de creatinina objetivados al variar la edad y las diferencias entre etnias y grupos raciales. Determinantes de Crs (tasa de producción, el volumen de distribución aparente y la tasa de eliminación) son bastante variables en la UCI. La eliminación extrarrenal de creatinina se incrementa con los niveles bajos de FGR, este incremento está relacionado con la degradación de creatinina por las bacterias intestinales y se puede afectar por el uso de antibióticos. Por todas estas razones, la relación entre el nivel sérico de creatinina y el FGR varía sustancialmente entre las personas y en el tiempo. El uso de un rango simple de creatinina sérica para distinguir entre FGR normal y disminuido puede enmascarar errores importantes.

La cistatina C, proteína básica no glicosilada, con un peso molecular de 13 kD es filtrada libremente por el glomérulo. Actualmente, está en investigación la utilización del aclaramiento de C en lugar del ClCr como método de estimación del FGR. Después de la filtración, la cistatina C es reabsorbida y catabolizada por las células epiteliales tubulares; sólo pequeñas cantidades son excretadas por la orina. Recientes investigaciones sugieren que la cistatina C puede ser un marcador mejor que la creatinina del FGR. Sin embargo, está menos demostrado si los niveles séricos de cistatina C objetivan mejor la FGR que las ecuaciones basadas en la creatinina para estimar el FGR.

Las ecuaciones usadas para estimar el FGR incluyen variables como la edad, sexo, superficie corporal, además de la determinación de creatinina sérica, como estimador de la masa muscular. Las dos estimaciones más utilizadas son la de Cockcroft - Gault, desarrollada en 1973, y la de MDRD (Modification of Diet in Renal Disease), desarrollada en 1999, siendo reformulada en 2005 con el uso de una creatinina sérica estandarizada.

El FGR está sobrestimado, sistemáticamente, por la secreción tubular de creatinina. Algunos estudios demuestran que la determinación del FGR es más sensible con la ecuación del MDRD que con la fórmula de Cockcroft - Gault. Otros estudios refieren que los rendimientos son similares. El FGR estimado presenta una mejor relación, que la determinación sólo de la creatinina sérica, de la evolución clínica de la función renal. Sin embargo, tenemos que tener presente las limitaciones que presenta la estimación del FGR en las ecuaciones explicitadas.

La LRA abarca la transición desde la azotemia prerrenal a la necrosis tubular aguda, es decir, desde una óptica funcional a una lesión estructural. Los esfuerzos para diferenciar entre estas dos entidades han incluido clásicamente FeNa y sedimento de orina. El examen clínico es, a menudo, engañoso entre la depleción de volumen o la sobrecarga de volumen moderada. El sedimento de orina puede ser útil en el diagnóstico diferencial (cilindros granulares y células tubulares renales epiteliales en la necrosis tubular aguda, cilindros celulares en lesiones glomerulares, eosinofiluria en nefritis aguda intersticial o enfermedad ateroembólica). El examen microscópico del sedimento de orina es un método altamente predictivo para diferenciar azotemia prerrenal de necrosis tubular aguda. Sin embargo, las alteraciones en el sediemento de orina (presencia de barro, moldes y células epiteliales tubulares renales) se ven generalmente relativamente tarde y, por tanto no son sensibles para la detección temprana de LRA. La FeNa es con frecuencia útil para diferenciar "prerrenal" (perfusión renal disminuida, FeNa <1%) de "intra-renal (isquemia o nefrotoxinas, FeNa> 3%). Un problema frecuente de la interpretación de la FeNA es el uso concomitante de diuréticos, hecho frecuente en UCI, que puede resultar en una FeNA elevada (>3) a pesar de una bajo volumen circulante eficaz. Para solventar este problema, estudios cínicos han comprobado el valor de la FeUrea que identifica a las pacientes que tienen azotemia prerrenal a pesar del uso concomitante de diuréticos FeUrea < 35, siendo > 50 en caso de NTA. El sedimento de orina y FeNa pueden ser herramientas valiosas para determinar la causa de AKI, pero no tienen papel actual en la detección temprana y de diagnóstico de la LRA. Además, "prerrenal" e "intra-renal", causas de LRA suelen coexistir en el paciente en la UCI.

La azotemia prerrenal, en ausencia de nuevos marcadores de diagnóstico validados, a menudo sigue siendo un diagnóstico retrospectivo, realizado sólo después de la respuesta a una expansión de volumen. Considerando que es importante identificar y tratar adecuadamente azotemia prerrenal, la administración de líquidos no deja de tener consecuencias en el paciente crítico. Una evaluación completa del estado del paciente es fundamental antes de los esfuerzos de resucitación agresiva para mejorar la perfusión renal. Esto es de especial importancia teniendo en cuenta los datos que demuestran los efectos negativos de la sobrecarga de volumen en pacientes críticos. Debido a las limitaciones de las herramientas tradicionales, nuevos biomarcadores diagnósticos de LRA se están investigando activamente.

14.5. Causas comunes de LRA en la UCI

La causa del LRA en la UCI es comúnmente "multifactorial" y con frecuencia se desarrolla a partir de una combinación de hipovolemia, sepsis, medicamentos, y alteraciones hemodinámicas (Tabla 14.2). Frecuentemente, no es posible aislar una sola causa, lo que complica aún más la búsqueda de intervenciones efectivas en este proceso de enfermedad compleja.

TABLA 14.2. Etiología frecuente de LRA en UCI.

PROCESOS MÁS FRECUENTES
• Sepsis (más frecuente). • Cirugía mayor. • Bajo gasto cardiaco. • Hipovolemia. • Fármacos.
OTROS PROCESOS FRECUENTES
• Síndrome Hepatorrenal. • Politraumas. • By-pass Cardiopulmonar. • Síndrome compartimental abdominal. • Rabdomiolisis. • Nefropatía obstructiva.

La sepsis es la causa más común de LRA en una UCI general, que representa hasta un 50% de los casos. La LRA es común después de la cirugía cardiaca, que ocurre en hasta un 20% de los pacientes sin enfermedad renal preexistente, y se asocia con una mayor morbilidad y mortalidad incluso con elevaciones de Crs tan pequeñas como 0,3 mg / dl. La LRA asociada a politraumatismo también es multifactorial (shock hemorrágico, síndrome compartimental abdominal, rabdomiolisis, etc) y ocurre hasta en el 31% de los pacientes de trauma de adultos. Los riñones son los sensores tempranos de la hipertensión intra-abdominal y las cifras de presión intraabdominal ≥ 12 mm Hg puede estar asociada con LRA. Una presión sostenida intra-abdominal ≥ 20 mm Hg en asociación con la disfunción de órganos nuevos se asociará con LRA en ≥ 30% de los casos. La rabdomiólisis representa el 28% de los traumatismos asociados con LRA que requiere diálisis.

Los medicamentos son una causa común de LRA y, según Uchino et al representan casi el 20% de los casos de LRA en la UCI. El mecanismo de acción es variable e incluye la nefritis intersticial aguda, toxicidad directa tubular (aminoglucósidos), y alteraciones hemodinámicas (antiinflamatorios no esteroides, IECA). La nefritis intersticial aguda es una etiología poco reconocida de la medicación asociada con LRA en la UCI a causa de la relativa escasez de hallazgos clínicos y la necesidad de un alto índice de sospecha (Tabla 14.3).

TABLA 14.3. Nefrotoxinas frecuentes en UCI y LRA.

Endógenas:
- Rabdomiolisis
- Hemólisis: SHU y PTT
- Síndrome lisis tumoral

Exógenas:
- Fármacos:
  - AINE
  - Aminoglucósidos
  - Anfotericina
  - Penicilina
  - Aciclovir
  - Agentes quimioterápicos
- Medios de contrastes
- Tóxicos: Etilenglicol

AINE: Antiinflamatorios No Esteroideos.
SHU: Síndrome Hemolítico Urémico.
PTT: Púrpura Trombocitopénica Trombótica.

14.6. Lesión Renal Aguda (LRA) Perioperatoria

La Lesión Renal Aguda en el postoperatorio es una de las complicaciones más severas del proceso quirúrgico, con una incidencia estimada entre el 18% - 47%. Esta complicación se asocia con un incremento de la hemorragia digestiva, infecciones respiratorias y sepsis, incremento de la estancia hospitalaria y costes, y un incremento de la mortalidad tanto en cirugía cardiaca como en la cirugía no cardiaca. En la presentación de esta complicación están involucrados factores prerrenales (30% - 60%) que progresan desde la lesión funcional isquémica o tóxica hasta la necrosis tubular aguda en su concepción clásica (20% - 40%). Factores inflamatorios y nefrotóxicos conjuntamente con el tipo de cirugía realizada, presencia de lesión renal crónica previa, como uno de los principales factores predisponentes, y ciertas comorbilidades como la HTA, Diabetes, Obesidad, etc. juegan un papel fundamental en el desarrollo de esta complicación en el postoperatorio del enfermo quirúrgico. Hemos de destacar, que hasta en el 8% de los enfermos que desarrollan esta complicación presentan episodios de hipoperfusión e inestabilidad hemodinámica en el perioperatorio. Como describen recientemente Brienza et al. la optimización perioperatoria de la hemodinámica de estos enfermos disminuye la incidencia de lesión renal aguda y, dado la asociación que presenta con el incremento de la mortalidad, se debería priorizar el manejo hemodinámico según ideales terapéuticos.

Aunque una parte de la LRA postoperatoria se puede explicar por la inestabilidad hemodinámica e hipoperfusión perioperatoria. Otros factores de riesgo relacionados con el tipo de cirugía y la comorbilidad de los pacientes están presentes. Así tenemos, el incremento de la presión intraabdominal en la cirugía abdominal, tiempo de clampaje en cirugía vascular, tiempo de isquemia fría en el trasplante renal, tiempos prolongados de CEC (Circulación Extracorpórea) o de pinzamiento aórtico en cirugía cardiaca conjuntamente con inflamación y estrés oxidativo. Además, sabemos que la edad avanzada, diabetes, disfunción renal o hepática preexistente, enfermedad vascular periférica o cardiaca y la hipertensión que daña la autorregulación renal y, por tanto, el riñón es más susceptible de lesión, son todos factores asociados con el desarrollo de lesión renal aguda en el postoperatorio. Otros factores precipitantes recogidos en la literatura son el uso de diuréticos, furosemida, tema controvertido y de nuevo candente, utilización de contrates, y otros agentes nefrotóxicos como aminoglucósidos, AINE, etc.

14.7. Biomarcadores

La necesidad de un marcador simple, preciso y mínimamente invasivo de LRA ha sido un factor limitante, entre otros, tanto en la investigación como en la práctica clínica de la LRA. Aunque el nivel de creatinina sérica es el estándar actual, como tal, sus limitaciones son bien conocidas e incluyen su dependencia de la edad, el sexo y de la masa muscular. Recientemente, un desarrollo interesante es el uso de biomarcadores en suero y orina para identificar la lesión renal temprana. El principal valor de estos marcadores sería la de permitir la intervención precoz. Actualmente, el conocimiento de la probabilidad de desarrollar LRA todavía no se traduce en intervenciones que pueden abortar su desarrollo y alterar el curso clínico de esta. Sin embargo, el desarrollo de nuevas terapias dirigidas a las vías de lesiones específicas puede cambiar esta en un futuro próximo. Anteriormente, el diagnóstico que se realizaba tardíamente según el incremento de la Crs, puede haber sido el factor limitante que ha sesgado el éxito de las intervenciones evaluadas.

La introducción de los biomarcadores del LRA en la UCI tienen tres funciones principales potenciales: la detección – diagnóstico precoz de LRA y, por tanto, la ampliación de la ventana terapéutica de este proceso muy frecuente y con alta morbimortalidad. El diagnóstico diferencial, entre otros, de una azotemia prerrenal de una NTA (por ejemplo, el síndrome hepatorrenal versus necrosis tubular aguda). Y el pronóstico de la LRA, por ejemplo, la necesidad de TCRR o la mortalidad.

El biomarcador ideal de LRA sería sensible, específico, de bajo costo, disponible como una prueba no invasiva más de la asistencia clínica y ofrecer una evaluación en tiempo real del FGR. Un panel de biomarcadores o pruebas de función renal puede ser necesaria para abordar la complejidad y heterogeneidad de LRA en la UCI. La identificación temprana de LRA con biomarcadores de titulación rápida y reproducible es el primer paso crítico hacia la mejora de los resultados en LRA.

Entre los nuevos biomarcadores de lesión renal, el NGAL ha recibido el mayor interés. Este interés se ha incrementado recientemente dada la posibilidad de la medición estandarizada de NGAL en los laboratorios centrales y, por tanto, su proximidad al entorno clínico. En primer lugar, encontramos el nivel NGAL ser un factor de predicción en una fase temprana de LRA, tanto en general como en toda una serie de situaciones clínicas. En segundo lugar, los niveles en orina o plasma / suero de NGAL discriminan correctamente la LRA. En tercer lugar, la sensibilidad - especificidad de NGAL mejora cuando se ha normalizado en el laboratorio clínico el punto de corte (NGAL> 150 ng/ml), en comparación con los análisis basados en la investigación. Por último, el nivel de NGAL tendría valor pronóstico para los resultados clínicos, como son el inicio de TCRR y la mortalidad.

Otros biomarcadores de LRA que se están validando en diversos estudios y cohortes de pacientes y que pronto estarán disponibles como herramientas de ayuda en el diagnóstico de LRA son: La interleucina-18 (IL-18) es una citoquina proinflamatoria que se activa en los túbulos renales proximales después de una lesión. La cistatina C es un inhibidor de la proteasa de cisteína que se sintetiza y se secreta por todas las células nucleadas, es filtrada libremente por el glomérulo y metabolizada por las células del túbulo proximal. Es mejor marcador de la tasa de FGR que la creatinina sérica, y puede identificar el desarrollo de LRA 1 a 2 días antes de la elevación de creatinina sérica. Es posible que los niveles de cistatina C nos permitirá hacer una mejor estimación del FGR en la LRA temprana, pero su valor es aún incierto en este momento. La proteína KIM-1 (Kidney Injury Molecule-1) es una proteína transmembrana que se sobreexpresa en células tubulares proximales después de una lesión. Se ha objetivado que niveles altos de KIM-1 en la orina puede identificar con eficacia lesión tubular después de la cirugía cardiaca en adultos y niños. Algunos de el biomarcadores mencionadas anteriormente ya están disponibles comercialmente para su uso clínico. En general, parece que varios biomarcadores, utilizados solos o en combinación, serán herramientas útiles para el diagnóstico precoz de LRA en un futuro próximo. Además, la realización de un panel de biomarcadores mejorarían tanto sensibilidad como especificidad y conjuntamente con las herramientas de diagnóstico actuales nos pueden ayudar no sólo al diagnóstico de LRA sino también para establecer el componente prerenal o intrarrenal predominante o para diferenciar la NTA de la enfermedad renal crónica.

14.8. Prevención y Manejo de la LRA en la UCI

La prevención primaria de la LRA en la UCI se limita a las condiciones en las que el momento del insulto es predecible, como la exposición a medios de contraste, circulación extracorpórea, paracentesis de gran volumen en un paciente con cirrosis o la quimioterapia. A diferencia de la LRA adquirida en la comunidad, la adquirida intraUCI es multifactorial. En el paciente crítico, el insulto renal primario a menudo no es predecible. Por lo tanto, la prevención de LRA en la UCI es una prevención secundaria en un enfermo de alto riesgo. En un estudio retrospectivo de más de 5000 pacientes de la UCI, el 67% de los pacientes tenían LRA al ingreso en UCI y el 45% de LRA se produjo después de la admisión en la UCI. Es en estos pacientes donde hay un papel potencial para la prevención.

Las medidas generales de prevención secundaria incluyen: (1) el reconocimiento de factores de riesgo subyacentes que predisponen a los pacientes a AKI (por ejemplo, diabetes, enfermedad renal crónica, la edad, la hipertensión, la disfunción cardiaca o hepática), y (2) el mantenimiento de la perfusión renal adecuada, evitar la hiperglucemia y evitar la utilización de nefrotoxinas en estos pacientes de alto riesgo.

Recientemente se han publicado unas guías o recomendaciones (opinión de expertos) por el grupo de trabajo nefrológico de la European Society Intensive Care Medicine (ESICM) sobre la "Prevención de la LRA y función del riñón en la UCI".

La ESICM publica sus recomendaciones para la prevención del daño renal agudo ("acute kidney Injury", AKI) en pacientes críticos, tras una revisión exhaustiva de la literatura y varias reuniones de consenso. Las recomendaciones se describen según el sistema GRADE.

14.8.1. RECOMENDACIONES SOBRE EL USO DE EXPANSORES DE LA VOLEMIA

- Se recomienda corregir de forma controlada la hipovolemia sospechada o confirmada (1C).
- Se recomienda evitar el uso de hidroxietilalmidón al 10% (1B), así como probablemente de dextranos (2C) en la sepsis.
- Se recomienda el empleo profiláctico de cristaloides antes de la administración de contraste en pacientes de alto riesgo (1B), y se sugiere el empleo de bicarbonato sódico en los procedimientos urgentes (2B).
- Se sugiere la expansión con cristaloides para la prevención del daño renal por anfotericina B y antivirales (2C).

14.8.2. RECOMENDACIONES SOBRE EL USO DE DIURÉTICOS

- Se recomienda evitar el empleo de diuréticos para la prevención del daño renal agudo (1B).

14.8.3. RECOMENDACIONES SOBRE EL USO DE VASOPRESORES E INOTRÓPICOS

- Se recomienda mantener una presión arterial media por encima de 60-65 mmHg (1C), individualizando este umbral en pacientes con hipertensión arterial previa.
- Se recomienda el uso de noradrenalina o dopamina como agente de primera línea en el tratamiento de la hipotensión debida a sepsis (1C).
- Se recomienda evitar el empleo de dopamina a dosis bajas en la prevención del daño renal agudo (1A).

14.8.4. RECOMENDACIONES SOBRE EL USO DE VASODILATADORES

- Se recomienda el uso de vasodilatadores bajo monitorización estrecha (2C).
- Se sugiere el uso de fenoldopam para la prevención del daño renal agudo en pacientes de alto riesgo sometidos a cirugía cardiaca (2B), y se recomienda no utilizarlo para la prevención de la nefropatía por contraste (1A).
- Se sugiere el uso de teofilina para la prevención de la nefropatía por contraste cuando no es posible el empleo de otras medidas (2C).
- Se sugiere evitar el empleo de péptidos natriuréticos para la prevención del daño renal agudo en pacientes críticos (2B), aunque su uso podría ser considerado durante la cirugía cardiaca (2B).

14.8.5. OTRAS RECOMENDACIONES

- Se recomienda no utilizar de forma indiscriminada una estrategia de control estricto de la glucemia en pacientes críticos (1A). Se sugiere el empleo de esta estrategia, individualizada a la edad, en pacientes quirúrgicos (2C).
- Se sugiere que no se emplee para la prevención del daño renal agudo ni tiroxina (2C), ni eritropoyetina (2C), ni proteína C activada (2C), ni esteroides (2C).
- Se sugiere que se garantice un soporte nutricional adecuado, preferentemente enteral, en todos los pacientes con riesgo de desarrollar daño renal agudo (2C).
- Se sugiere evitar el empleo de N-acetilcisteína en la prevención de la nefropatía por contraste en el paciente crítico (2B).
- Se recomienda evitar el empleo de selenio para la prevención del daño renal agudo (1B).
- Se sugiere el empleo profiláctico de la hemofiltración venovenosa continua en la prevención de la nefropatía por contraste en pacientes sometidos a intervenciones coronarias y con insuficiencia renal crónica grave (2C).

Los esfuerzos actuales por definir y consensuar el concepto de daño renal son claves en el diseño de nuevos estudios y la obtención de evidencias sobre su prevención y manejo. Los autores reconocen las dificultades que la ausencia histórica de definición de daño renal agudo impone a un trabajo de estas características. No obstante, se extraen un número mínimo de recomendaciones, aunque muy pocas de ellas de clase A, y varias de ellas relativas sólo a aspectos muy concretos de la práctica clínica como la nefropatía por contraste o los pacientes sometidos a cirugía cardiaca.

14.9. Manejo Clínico de la LRA

14.9.1. PRIMER PASO: FILIAR LOS PACIENTES DE ALTO RIESGO

En los pacientes críticos, múltiples factores de riesgo para el desarrollo de LRA han sido identificados. Factores Demográficos y Clínicos como: edad avanzada, diabetes, cirrosis / insuficiencia hepática, insuficiencia cardiaca congestiva, enfermedad renal crónica, la depleción de volumen, sepsis, tiempo de bypass cardiopulmonar y la exposición a nefrotoxinas. Los factores de riesgo bioquímicos que se han identificado incluyen el aumento de los niveles de IL-6, inhibidor del activador del plasminógeno 1, y receptores solubles del TNF. Los pacientes que están en ventilación mecánica y que precisan fármacos vasoactivos también representan una cohorte en situación de riesgo para el desarrollo de LRA.

Además de los factores de riesgo, el contexto clínico debe ser evaluado. Por ejemplo, una sola hora de oliguria tras una resucitación apropiada en un paciente con sepsis se considera un fallo de un órgano. Además, los pequeños cambios en la creatinina sérica en pacientes con sepsis puede aportar la prueba de una profunda caída del FGR en comparación con un paciente con producción normal de creatinina. Por lo tanto, el pre-test de evaluación para descartar la LRA debe tener en cuenta los factores de riesgo identificables y la evolución clínica del paciente en el contexto del proceso primario.

14.9.2. SEGUNDO PASO: IDENTIFICAR LA LRA

Sobre la base de la evidencia disponible, tres criterios objetivos debería impulsar a la preocupación de la evolución de LRA: (*1*) Oliguria (*2*) cualquier aumento en la creatinina sérica, y (*3*) Sobrecarga de líquidos. Más concretamente, se recomienda utilizar oliguria y / o creatinina sérica con el contexto clínico y los factores de riesgo como definición de la LRA. Una vez que la LRA se reconoce, el proceso de manejo clínico de LRA debe comenzar. La naturaleza esencial de este proceso es buscar signos y síntomas de la lesión renal y considerar si el flujo sanguíneo renal es adecuado. En la práctica clínica, el proceso de descartar LRA es tan importante como el manejo de LRA. Las investigaciones disponibles incluyen evaluación de los análisis de orina, electrolitos orina, sedimento urinario y la presencia de eosinófilos orina y el cálculo de la excreción fraccionada de sodio o de la excreción fraccionada de urea en los pacientes que reciben diuréticos. Determinaciones más frecuentes de la creatinina sérica se deben realizar aunque la rutina sea de sólo cada 24 horas. La cistatina C debe evaluarse, como estimación del FGR, en los centros con acceso a su medida. Si alguno de estas investigaciones son consistentes con LRA como por ejemplo, sedimento de orina patológico, progresión de la categorización RIFLE o AKIM, además de la presencia de los factores de riesgo, debemos comenzar con el manejo clínico de la LRA. Centros con acceso disponible y experiencia pueden utilizar biomarcadores actuales de LRA (NGAL, KIM-1, IL-18, etc) para ayudar a identificar pacientes con LRA. En el futuro, un panel de biomarcadores pueden servir de ayuda tanto al diagnóstico y evolución de la LRA como la evaluación de la gravedad y pronóstico, además de la fenotipificación de los pacientes.

14.9.3. MANEJO DE LA LRA

En la actualidad el manejo de la LRA se basa en 4 puntos fundamentales: Evaluar y descartar las potenciales causas tratables de LRA, optimizar la presión de perfusión renal, minimizar la exposición a nefrotóxicos y manejar la sobrecarga de líquidos. La sobrecarga de líquidos se presenta como edema periférico y ha sido conceptualizada como el desequilibrio entre la filtración neta transcapilar y el drenaje del líquido de los tejidos por el sistema linfático. Por lo tanto, el edema puede ocurrir secundario a un aumento en la presión hidrostática transcapilar como ocurre en la ICC o incremento de la permeabilidad capilar a las proteínas como en la sepsis y a una disminución de la presión oncótica transcapilar como en el síndrome nefrótico o a una disminución del drenaje linfático como en la ventilación mecánica con presión positiva espiratoria (PEEP).

Sin embargo, todos los estudios y práctica clínica objetivan que el concepto fundamental es el diagnóstico precoz de LRA: criterios clínicos RIFLE-R o AKIN-1 y la implementación de los nuevos biomarcadores de LRA como el NGAL o KIM1. Ya que estaríamos en disposición de ampliar la ventana terapéutica con entrada de nuevas aproximaciones terapéuticas en la LRA precoz.

A modo de resumen enumeramos la actitud clínica ante una LRA establecida:

- Diagnosticar y tratar las causas potencialemente tratables: La rabdomiólisis, Nefropatía obstructiva, Depleción de volumen, Glomerulonefritis, Sepsis, nefritis intersticial aguda, Eventos vasculares como la disección arterial, enfermedad ateroembólica, púrpura trombocitopénica trombótica, síndrome hemolítico urémico, etc.
- Optimizar la hemodinámica y monitorización del gasto cardiaco: Ecocardiografía, monitorización catéter de Swan-Ganz y otros sistemas menos invasivos.
- Tratamiento dirigido según objetivos terapéuticos haciendo énfasis una vez realizada la resucitación inicial en el control de la volemia. Si la sobrecarga de volumen es refractaria al tratamiento diurético considere la posibilidad de ultrafiltración en las distintas modalidades.
- Minimice la exposición o interrumpa el tratamiento cuando sea posible de todos los fármacos nefrotóxicos (Antiinflamatorios no esteroideos, aminoglucósidos, anfotericina B, contrastes, etc).

14.10. Terapias de Depuración Extracorpórea

A pesar de décadas de ensayos clínicos que investigan las posibles intervenciones farmacológicas en la LRA, las opciones actuales de tratamiento se limitan principalmente a las terapias de depuración extracorpórea (TDE). Los patrones de práctica clínica varían ampliamente con respecto a tiempo de inicio de TSR (Técnica de Soporte Renal), dosis aplicada, y la elección de la modalidad como lo demuestran diversos estudios internacionales. No existe un consenso actual sobre las indicaciones de la TDE en la LRA. Actualmente disponemos de una mayor información y comprensión de la función del riñón en otros órganos a distancia. Por tanto, es más apropiado considerar la terapia de reemplazo renal como una terapia de apoyo renal.

Como ha quedado patente en este capítulo, en la actualidad se reconocen diferentes grados de disfunción renal aguda (LRA) basados en criterios de volumen de orina emitida y niveles de creatinina sérica durante un tiempo determinado (escalas RIFLE y AKIN). Así, los distintos niveles de intensidad del fallo renal requieren un determinado nivel de tratamiento, siendo el último escalón la necesidad de utilizar TDE como soporte temporal-definitivo de la función renal.

En el ámbito del paciente crítico, estudios epidemiológicos prospectivos, multicéntricos y multinacionales ponen de manifiesto que el 5-6% de los pacientes ingresados en Unidades de Cuidados Intensivos (UCI) desarrollan insuficiencia renal aguda que requiere TDE para su tratamiento. Dicho grupo, presenta una mortalidad hospitalaria (28 días) en torno al 50-60%, siendo factores de riesgo la presencia de comorbilidad y la coexistencia de fallo multiorgánico, medido por escalas como el SOFA (Sequential Organ Failure Assessment) o el ISI (Indice de Severidad Individual de Liaño).

Por lo tanto, definir y homogeneizar las indicaciones de iniciar una TDE se consideran de importancia capital. Estas indicaciones las podemos resumir en:

- Indicaciones renales: ampliamente reconocidas por la evidencia científica y aceptadas por toda la comunidad médica:
  - Oliguria (< 200 ml en 12 horas).
  - Acidosis metabólica: pH < 7,1.
  - Azotemia (Urea > 30 mmol/l – 150 mg/dl).
  - Hiperkaliemia > 6,5 mEq/l.
  - Afectación orgánica debido a la urea: pericarditis, encefalopatía, neuropatía o miopatía.
  - Disnatremia grave progresiva: > 160 meq/l, o, < 115 mEq/l.
  - Hipervolemia – edema agudo de pulmón.
  - Toxicidad por drogas dializables (litio, etc.).
  - Edema cerebral en el fallo hepático agudo.
- Indicaciones no renales: en las que existe controversia científica en referencia al grado de riesgo/beneficio, así como su efecto beneficioso sobre la mortalidad:
  - Síndrome séptico.
  - Síndrome de distrés respiratorio agudo.
  - Pancreatitis aguda necrohemorrágica.
  - Síndrome de aplastamiento y rabdomiolisis.
  - Nefropatía por contraste.
  - Síndrome de lisis tumoral.
  - Insuficiencia cardiaca congestiva con pobre respuesta a diuréticos.
  - Hipertermia (> 39,5 grados C) refractaria a medidas menos agresivas.

Dado que las consecuencias de la insuficiencia renal aguda establecida no solo son relevantes en cuanto a las alteraciones de la homeostasis (acidosis metabólica, acúmulo de productos nitrogenados, diselectrolitemias, hipervolemia, etc.), sino que también incluyen alteraciones de la respuesta inmunitaria a la infección, incremento del catabolismo protéico, transtornos de la coagulación sanguínea y agregación plaquetar, disfunción encefálica con deterioro del nivel de conciencia, acúmulo de fluídos en espacios virtuales limitados por membranas serosas (pleural, pericárdico), etc., parece lógico pensar que el inicio precoz de las TDE conllevaría una mejoría del pronóstico funcional (recuperación renal precoz) y vital del paciente. En este sentido, los diferentes estudios realizados no son concluyentes, si bien la evidencia disponible apoya favorablemente esta tesis.

Además, a diferencia de la insuficiencia renal crónica, los pacientes agudos no tienen el tiempo suficiente como para poner en marcha mecanismos de compensación fisiológicos, además de presentar otras connotaciones clínicas (postoperatorio inmediato, shock, insuficiencia cardiaca, desnutrición, fallos orgánicos múltiples, etc), que permitirían mayor tolerancia con las indicaciones apuntadas previamente y en consecuencia, el inicio precoz parece más razonable en la evaluación clínica global.

En cuanto a las diferentes técnicas de TDE, se pueden clasificar básicamente en intermitentes y contínuas. Estas últimas, debido tanto a las ventajas teóricas como a las mejoras tecnológicas incluídas en los aparatos (monitores) de última generación, se imponen en la actualidad a las primeras en cuanto a su utilización, según los diferentes estudios epidemiológicos tanto internacionales (hasta el 75% del total), como nacionales (hasta el 84% del total) en nuetros días.

Entre las ventajas teóricas de las terapias contínuas de depuración extracorpórea (TCDE), destacan la estabilidad hemodinámica (se puede conseguir extraer un volumen muy superior, dada su prolongación en el tiempo a expensas de equilibrar la volemia con el relleno intravascular procedente del espacio intersticial) incluso en pacientes hemodinámicamente inestables, el superior control metabólico, pues permite no solo el "lavado" intravascular, sino también del espacio intersticial. También, dada la eliminación gradual de agua y metabolitos tóxicos, permite una gran flexibilidad en el manejo hidroelectrolítico y la administración de una nutrición artificial suficiente, extremo con impacto en la mortalidad sobre la globalidad de los pacientes críticos. Además, puede generar una mejoría del intercambio gaseoso por disminución de la presión hidrostática y manipular hacia valores fisiológicos las presiones cardíacas intracavitarias.

Como inconvenientes más destacables de las TCDE se pueden mencionar por su importancia y frecuencia de aparición, la necesidad de anticoagulación del circuíto extracorpóreo durante las 24 horas del día, la pérdida de moléculas valiosas depuradas por el hemofiltro (vitaminas hidrosolubles, sustratos metabólicos nitrogenados, hipofosfatemias, etc.), la pérdida de calor consecuente la extracción de un volumen sanguíneo extracorpóreo que ha de compensarse con calentadores eficientes incluídos en el monitor, templar los fluídos de reposición/intercambio depositados en el almacén antes de ser incorporados al circuíto, y mantas térmicas adicionales sobre la superficie del paciente.

Sin embargo, y pese a las ventajas teóricas de las TCDE sobre las técnicas intermitentes, hasta ahora expuestas, los resultados de los estudios clínicos comparativos, prospectivos, randomizados, multicéntricos y que aportan el mayor nivel de evidencia disponibles, no son concluyentes, si bien las terapias intermitentes testadas en los mismos no suelen responder a la realidad clínica habitual (tiempo de diálisis mayor, intervalos de tiempo más cortos, membranas más eficientes, etc.).

14.11. Fundamentos de la depuración de moléculas

El término diálisis fue acuñado por el químico escocés Thomas Graham, quien describió la diálisis como la difusión de sustancias a través de una membrana porosa en presencia de un gradiente de concentración transmembrana.

Del mismo modo Graham también demostró el concepto de osmosis o movimiento del solvente a través de una membrana semipermeable desde el compartimento de menos concentración de solutos hacia el compartimento de mayor concentración de solutos.

Así pues, la diálisis es un proceso mediante el cual la composición de solutos de una solución A es modificada al exponer dicha solución A a una segunda B, a través de una membrana semipermeable.

Las moléculas de agua y los solutos de bajo peso molecular en las dos soluciones pueden pasar a través de los poros de la membrana y entremezclarse, pero los solutos de mayor peso molecular (como las proteínas) no pueden pasar a través de la barrera semipermeable, de tal manera que la cantidad de solutos de alto peso molecular a cada lado de la membrana permanecerá sin modificaciones.

Los dos mecanismos principales para el transporte de solutos en las TDE son:

a. Difusión. El movimiento de los solutos por difusión es el resultado de un movimiento molecular aleatorio. En estos movimientos aleatorios las moléculas colisionan de vez en cuando con la membrana, de forma que si la molécula del soluto encuentra un poro de la membrana de suficiente tamaño, la molécula pasará a través de la membrana hacia la solución adyacente.

Estos movimientos moleculares aleatorios tienen un balance direccional que va desde la solución de mayor concentración hacia la solución de menor concentración; de forma que si se permite un adecuado periodo de difusión, el gradiente de concentración desaparece en virtud de estos movimientos aleatorios y se obtiene como resultado el equilibrio entre las concentraciones de las dos soluciones separadas por la membrana semipermeable.

La ley de Fick de la difusión establece que la tasa de difusión es directamente proporcional al producto del gradiente de concentración y el área de la superficie de membrana a través de la cual se produce la difusión. La constante de proporcionalidad es conocida como coeficiente de difusión. El coeficiente de difusión aumenta con la temperatura y disminuye con la viscosidad y el tamaño molecular.

En el mecanismo difusivo tiene una gran importancia el peso molecular del soluto, de forma que a mayor peso molecular menor será la tasa de difusión a través de una membrana semipermeable. Las razones que explican este fenómeno se relacionan con la velocidad y el tamaño.

La velocidad de una molécula en una solución es inversamente proporcional a su peso molecular, de forma que las moléculas pequeñas, que se mueven a alta velocidad, colisionarán a menudo con la membrana y, por lo tanto, su tasa de transporte por difusión a través de la membrana será alta. Las moléculas grandes difundirán lentamente a través de la membrana, ya que se moverán a baja velocidad, por lo que las colisiones con la membrana serán infrecuentes.

De la misma forma el peso molecular de un soluto se relaciona estrechamente con su tamaño. La membrana impedirá, parcial o completamente, el paso de los solutos cuando su tamaño molecular se aproxime o exceda el tamaño de los poros de la membrana.

Por último en el transporte de solutos por difusión tiene un papel relevante la resistencia de la propia membrana. La resistencia de la membrana al transporte de solutos será alta si la membrana es gruesa, el número de poros es bajo o los poros son estrechos.

b. Ultrafiltración. El movimiento de solutos en este caso es convectivo, es decir, condicionado por una diferencia de presiones a uno y otro lado de la membrana. Las moléculas de agua son muy pequeñas y pueden pasar a través de todas las membranas semipermeables. La ultrafiltración se produce cuando el agua es empujada por una fuerza hidrostática u osmótica a través de la membrana. Los solutos que pueden pasar fácilmente a través de los poros de la membrana son eliminados junto con el agua (un proceso denominado "arrastre por el solvente").

El agua empujada a través de la membrana estará acompañada de los solutos a una concentración cercana a la concentración original. Por otra parte, los solutos más grandes, especialmente aquellos que son mayores que los poros de la membrana, serán retenidos. Para estos solutos grandes la membrana actúa como un tamiz.

La ultrafiltración es el movimiento de solvente a través de una membrana semipermeable en respuesta a un gradiente de presión aplicado a través de la membrana. El flujo de solvente tiene lugar desde el lado de mayor al de menor presión. Si los solutos disueltos en el solvente son lo suficientemente pequeños como para pasar por los poros de la membrana, éstos serán arrastrados por el solvente y pasarán al otro lado de la membrana con menor presión. Esta forma de transporte de solutos se llama transporte convectivo.

A diferencia del transporte difusivo, el transporte convectivo de solutos no requiere un gradiente de concentración. La tasa de ultrafiltración es directamente proporcional a la diferencia de presión transmembrana (calculada como la diferencia de presión entre el compartimento sanguíneo y el compartimento del dializado) y al área de membrana disponible para la ultrafiltración. La permeabilidad al agua de la membrana, aunque sea elevada, puede variar considerablemente en función del grosor de la membrana y del tamaño de los poros.

De lo expuesto hasta ahora, se desprende que las terapias basadas en la difusión son especialmente eficientes para la depuración de moléculas de pequeño peso molecular. Las basadas en la convección tienen un rendimiento muy superior para moléculas de peso molecular medio, entre las que se encuentran la mayoría de mediadores solubles de la inflamación, íntimamente relacionados con la patogenia del síndrome séptico, entre otros (Figura 14.3).

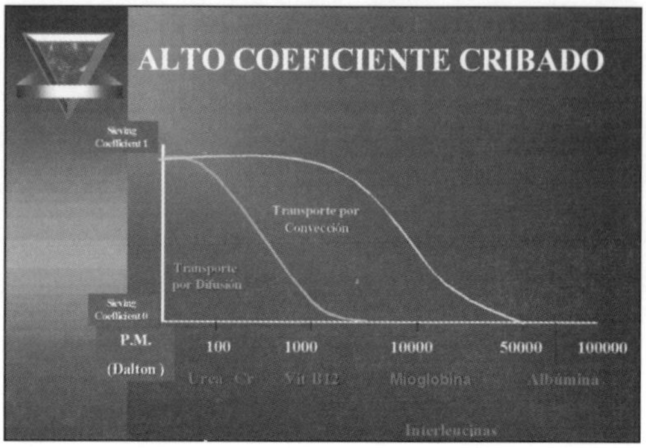

FIGURA 14.3.

El desarrollo tecnológico conseguido en los últimos 30 años, nos permiten en la actualidad utilizar diferentes tipos de TDE. La selección de la TDE que ha de recibir un paciente crítico se basa en su patología subyacente y en las propiedades físicas que rigen la transferencia de masas en cada una de las modalidades.

14.12. Resumen y Conclusiones

- La LRA en el entorno del enfermo crítico es un proceso con una alta incidencia alta que se acompaña de una morbilidad y mortalidad excesivamente alta a pesar de los grandes avances diagnóstico – terapéuticos actuales. Todavía nos quedan muchas preguntas sin respuesta con respecto al diagnóstico precoz, prevención primaria y secundaria y con respecto a las TDE cual es el momento óptimo de inicio, dosis y modalidad de TDE.

- La LRA en la UCI presenta una etiología multifactorial, por lo tanto, la identificación precoz de los pacientes de alto riesgo nos proporciona una oportunidad de implementar todas aquellas medidas de prevención de potenciales insultos renales y, por tanto, modificar el curso evolutivo y la elevada morbi-mortalidad de esta entidad. Las estrategias para prevenir la LRA son de vital importancia en estos pacientes de alto riesgo, siendo los componentes principales del mismo asegurar una buena presión de perfusión renal y modificar el uso de nefrotoxinas, entre otros.
- La prevención primaria ha estado limitada por la falta de herramientas para el diagnóstico temprano, pero el desarrollo de nuevos biomarcadores nos facilitará tanto el diagnóstico precoz como el diagnóstico diferencial conjuntamente con otras herramientas ya presentes entre estado prerrenal y NTA. También nos facilitara información sobre el pronóstico de esta entidad. La definición, clasificación – categorización y pronóstico actual de LRA, a falta de conclusiones definitivas sobre biomarcadores específicos en patologías específicas, se basa en criterios de elevación de niveles de creatinina plasmática y volumen de diuresis (RIFLE y AKIN). Gracias al desarrollo de los criterios RIFLE y AKIN se ha producido una normalización de la definición de LRA que es valioso para la clasificación, diseño de estudios de investigación y el pronóstico de esta entidad.
- Por tanto, la aproximación óptima a este proceso consiste en definir la Lesión Renal Aguda incluyendo desde las formas leves – moderadas y su asociación con la mortalidad hasta las formas severas de la misma, aquellas que precisan de técnicas de diálisis. Identificar mejor y más temprano en el tiempo a los pacientes de alto riesgo de desarrollar la Lesión Renal Aguda y en cuantificar el grado de la misma. Desarrollar biomarcadores de Lesión Renal Aguda (LRA) más sensibles y específicos, que nos permitan diagnosticar más precozmente a los enfermos, entre otras consideraciones. Todo ello con vistas al inicio, lo más precoz posible, de todas aquellas medidas de prevención y/o de intervención terapéutica, lo que se denomina **"Ventana Terapéutica"**.
- Debemos comprender que la LRA en la UCI juega un papel fundamental en el paciente crítico, siendo un factor de riesgo independiente sobre la mortalidad y contribuyendo activamente sobre la morbilidad.

14.13. Bibliografía

Abuelo JG. Normotensive ischemic acute renal failure. N Engl J Med 2007; 357:797-805.

Coca SG, Yalavarthy R, Concato J, Parikh CR. Biomarkers for the diagnosis and risk stratification of acute kidney injury: a systematic review. Kidney Int 2008; 73:1008-1016.

Crowley ST, Peixoto AJ. Acute kidney injury in the intensive care unit. Clin Chest Med 2009;30:29-43.

Dennen P, Douglas IS, Anderson R. Acute kidney injury in the intensive care unit: an update and primer for the intensivist. Crit Care Med 2010; 38:261-275.

Jun M, Lambers Heerspink HJ, Ninomiya T et al. Intensities of Renal Replacement Therapy in Acute Kidney Injury: A Systematic Review and Meta-Analysis. Clin J Am Soc Nephrol 2010.

Karkouti K, Wijeysundera DN, Yau TM et al. Acute kidney injury after cardiac surgery: focus on modifiable risk factors. Circulation 2009; 119:495-502.

Macedo E, Mehta RL. Prerenal failure: from old concepts to new paradigms. Curr Opin Crit Care 2009; 15:467-473.

Michael J, Wilfred D, Lui GF et al. Prevention of acute kidney injury and protection of renal function in the intensive care unit. Intensive Care Medicine 2010; 36:392-411.

Palevsky PM, Zhang JH, O'Connor TZ et al. Intensity of renal support in critically ill patients with acute kidney injury. N Engl J Med 2008; 359:7-20.

Uchino S, Kellum JA, Bellomo R et al. Acute renal failure in critically ill patients: a multinational, multicenter study. JAMA 2005; 294:813-818.

ADQI. <http://www.adqi.net/>.

AKIN. <http://www.akinet.org/>.

15

Patología abdominal en el enfermo crítico

Pedro Marsé Milla
Juan Antonio Llompart Pou

Objetivos docentes

- Conocer como diagnosticar, valorar, y actuar ante las diferentes patologías abdominales que puede presentar el enfermo crítico
- Aprender a escoger las mejores estrategias diagnósticas: endoscopia (hemorragia GI), radiología intervencionista (hemorragia GI), ecografía (patología biliar, pancreatitis), TAC (trauma, obstrucción, pancreatitis, abscesos), angiografía con TAC (isquemia) o RMN.
- Aprender a decidir entre las opciones de tratamiento y a igualdad de resultados, la menos agresiva: radiología intervencionista, técnicas endoscópicas, etc.
- Conocer que en el paciente crítico (sedado, intubado, inestable por diversas causas) no se tienen las posibilidades diagnósticas habituales: anamnesis, exploración física, dolor... y quedan limitadas a la respuesta a las medidas de reanimación y al uso de herramientas diagnósticas (TAC, ecografía,...) y de laboratorio.
- Conocer que los tratamientos y las técnicas utilizadas en el enfermo crítico pueden tener efectos acompañantes no deseados sobre los órganos y funciones abdominales: ventilación mecánica sobre perfusión esplácnica, fármacos sobre la función hepática, etc.
- Conocer que la respuesta del enfermo crítico a una cirugía urgente – de origen médico o traumático- , es diferente en su gravedad y evolución a una cirugía electiva sobre una patología similar.
- Conocer que en el enfermo crítico, el mismo cuadro clínico puede tener una causa etiológica diferente y que algunos de ellos, de escasa gravedad inicial, evolucionan a procesos sumamente graves, si no se inicia el tratamiento adecuado precozmente.

15.1. Introducción

El tracto gastrointestinal y sus glándulas anejas (páncreas, vesícula biliar...), eran considerados como órganos pasivos, solo susceptibles de presentar alteraciones mecánicas o hemodinámicas: perforación. Ileo, obstrucción o hemorragias en cualquiera de sus tramos y su actividad biológica se reducía a la digestión y absorción de nutrientes. Actualmente a estas funciones se han añadido otras más "activas": metabólicas, inmunológicas y de barrera (traslocación de bacterias y endotoxinas); puede ser a la vez génesis de un fracaso multiorgánico (FMO) o sufrir las manifestaciones clínicas de un FMO ya instaurado.

Aunque se puede intentar un abordaje de la patología abdominal del enfermo crítico desde unas divisiones fundamentales, no hay que olvidar una serie de características diferenciales: las urgencias abdominales y sobre todo las que a un proceso inflamatorio o séptico añaden la agresión quirúrgica, requieren unas maniobras de reanimación más enérgicas (mayor tercer espacio que exige mayor y más cuidadoso aporte líquido) y prolongadas (en ocasiones la decisión de extubación y retirada de ventilación mecánica debe posponerse hasta garantizar una situación hemodinámica estable. Entre las medidas generales, tiene un valor relevante una correcta sedoanalgesia, al ser cuadros habitualmente con dolor que puede ser importante e interferir con el conjunto de maniobras de reanimación y estabilización. El paciente crítico con patología abdominal puede considerarse desde el punto de vista de la etiología del proceso causal, aunque después se puede apreciar que existen clínicas comunes para diferentes orígenes.

Pacientes que ingresan en UCI por a) un proceso primariamente abdominal, b) postoperatorio complicado de cirugía abdominal o con riesgo de complicaciones por patologías asociadas que empeoran su evolución, c) traumatismos abdominales y d) pacientes ingresados por otros procesos en los que aparece una patología abdominal. El concepto de abdomen agudo, que no siempre acompaña a los cuadros abdominales del paciente crítico, se asocia a la aparición de un dolor abdominal de menos de 7 días de evolución, que se puede acompañar o no de otros síntomas, no siempre subsidiario de un tratamiento quirúrgico y que habitualmente tiene un origen abdominal. En el paciente de UCI, la propia clínica acompañante (shock) o tratamientos habituales (sedoanalgesia) enmascaran y minimizan la gravedad del proceso abdominal.

Las técnicas usadas para el diagnóstico: TAC, ecografía, etc... pueden servir a su vez para un tratamiento mínimamente invasivo de la complicación diagnosticada (absceso,...)

Existe una serie de patologías puramente médicas que ingresan raramente en UCI por ellas mismas, si lo hacen es por sus consecuencias, por ejemplo, diarreas o transtornos de la motilidad y que se suelen dar en el paciente crítico ingresado en UCI por cualquier otra causa. El síndrome de intestino corto, paradigma del fracaso digestivo, solo es subsidiario de control en UCI los primeros días de un postoperatorio grave; el gran problema que es el tratamiento nutrometabólico no corresponde ya a una patología del abdomen crítico.

15.2. Patologías abdominales de origen médico

15.2.1. HEMORRAGIA GASTROINTESTINAL

Ante un sangrado agudo, debe optimizarse la situación hemodinámica, con una reposición enérgica de la volemia intravascular para tratar el estado de shock. A continuación debe localizarse el punto de sangrado. La clásica división entre hemorragia digestiva alta (ulcus, varices esofágicas,...) y baja (neoplasias, enfermedad intestinal inflamatoria,...) viene delimitada por el ángulo de Treitz. En caso de hematemesis masiva, puede ser necesaria la intubación del paciente para proteger la vía aérea. Sin hematemesis evidente, la colocación de una sonda nasogástrica (SNG) puede informar de la presencia de coágulos de sangre en cavidad gástrica. El uso de la SNG para realizar lavados con suero frío no ofrece ventajas como control de la hemorragia, es más útil para lavar la cámara gástrica como preparación a una endoscopia.

La gastroscopia para identificar el punto de sangrado, está indicada cuando se sospecha que es proximal al duodeno y permite aplicar algunos tratamientos sobre el punto hemorrágico. La colonoscopia es útil en el sangrado GI bajo y también permite el tratamiento endoscópico, precisa una preparación específica, que limita su aplicabilidad en críticos.

En la práctica clínica, las técnicas radiológicas (arteriografía) precisan que exista un flujo de sangrado de un volumen mínimo (0,5-1 ml/min) para que pueda detectarse el punto hemorrágico.

Diversos estudios han mostrado que la *terapia endoscópica* con tratamientos térmicos (electrocoagulación, laser, etc.), mecánicos (clips, ligaduras, etc.) o de inyección (adrenalina, salino hipertónico, etc.) en la hemorragia GI alta reduce el riesgo de resangrado. La cirugía está indicada en casos de hemorragia GI masiva e inestabilidad hemodinámica, con mala respuesta a los tratamientos citados.

15.2.1.1. Lesiones específicas

Varices esofágicas. Se producen en presencia de hipertensión portal, en forma de circulación colateral portosistémica en tracto digestivo. El diagnóstico se realiza mediante endoscopia, y el tratamiento incluye la reanimación enérgica, corrección de la coagulopatía asociada y protección de la vía aérea. En el tratamiento del sangrado se pueden emplear la somatostatina o su análogo el *octeótrido*, que disminuyen el flujo esplácnico y la circulación portal, pudiendo controlar el sangrado por varices. La ligadura con bandas es el método endoscópico de elección, aunque también pueden inyectarse sustancias esclerosantes.

La creación de un TIPS (shunt entre la circulación portal y la sistémica) con objetivo de disminuir la el gradiente de presión entre ambos sistemas vasculares, es el tratamiento de elección en la varices gástricas y se recomienda en las varices esofágicas cuando dos intentos de tratamiento endoscópico y médico han fracasado.

El empleo de dispositivos mecánicos con balón esofágico y/o gástrico (Sondas de Sengstaken-Blakemore y de Linton) ayudan en el control del sangrado por varices, pero se trata de una medida transitoria cuando no responde a tratamiento médico/endoscópico y en espera de un tratamiento definitivo.

Ulcera péptica: Es la causa más frecuente de sangrado GI alto en ausencia de varices esofágicas. La hipersecreción ácida juega un papel fundamental en la etiopatogenia y el tratamiento médico con inhibidores de la bomba de protones se ha mostrado superior a los antagonistas de los receptores histamina-2 en cuanto a la tasa de resangrado, con efectos más dudosos sobre la mortalidad.

A nivel digestivo alto, existen procesos menos frecuentes: síndrome de Mallory-Weiss, lesión de Dieulafoy, que en la mayoría de casos no precisan tratamiento específico salvo la reposición de volemia.

Angiodisplasia de colon: Pequeñas lesiones (3-15 mm) de la mucosa de colon. Habitualmente el sangrado es subagudo y recurrente. Se diagnostica mediante endoscopia, que permite el tratamiento con procedimientos térmicos. Si no hay respuesta, la angiografía y la cirugía son alternativas.

Divertículos en colon: Es la causa más frecuente de sangrado GI bajo, se diagnostica mediante arteriografía en colon derecho o colonoscopia en colon izquierdo. Si se visualiza claramente un divertículo, puede inyectarse adrenalina o tratamientos térmicos o mecánicos (clip).

A nivel intestinal bajo también pueden sangrar procesos como neoplasias digestivas.

15.2.2. COLITIS FULMINANTE Y MEGACOLON TÓXICO

La colitis fulminante implica la progresión de la inflamación de una colitis ulcerosa hasta las paredes musculares del colon, pudiendo desencadenar un cuadro de shock distributivo en los casos de colitis transmural. El megacolon tóxico es una dilatación aguda del colon, que, en la mayoría de ocasiones representa una complicación de la colitis ulcerosa u otras formas inflamatorias. La perforación del colon en cualquiera de las dos entidades citadas, es el determinante fundamental de morbimortalidad asociada.

Los hallazgos radiológicos, son fundamentalmente dilatación pancólica o segmentaria que puede no correlacionarse con la gravedad de la clínica.

Requiere una estabilización hemodinámica, reposición de volemia, y corrección de trastornos electrolíticos asociados, así como suspender todos los tratamientos que pudieran contribuir al desarrollo de la enfermedad. En el caso de la colitis fulminante el tratamiento médico incluye corticoterapia a altas dosis, ciclosporina A en los casos sin respuesta a corticoides. En caso de neumoperitoneo con sospecha de perforación debe realizarse cirugía urgente.

El megacolon tóxico requiere un tratamiento más agresivo, si con el tratamiento antibiótico y los corticoides no se consigue mejoría clínica en 48 horas y en los casos con evidencia de perforación debería realizarse tratamiento quirúrgico inmediato.

15.2.3. DISFUNCIÓN HEPÁTICA

Hepatitis isquémica

Se produce en un contexto de reducción del flujo sanguíneo hepático, hipotensión mantenida o hipoxia severa. La afectación hepática es difusa, ocasionando un grado variable de necrosis. Diversas patologías se han asociado su desarrollo, siendo las más frecuentes la insuficiencia cardiaca, el shock séptico y el shock traumático/hemorrágico. La presentación clínica, es pues, variable en función del factor precipitante. El diagnóstico bioquímico incluye habitualmente una elevación de las transaminasas, normalmente en las primeras 72 horas.

El tratamiento se orienta al la corrección del factor causante, y el objetivo es mejorar el gasto cardiaco, optimizar la perfusión hepática y tisular y corregir la hipoxia. En los pacientes en la UCI, se ha asociado a un aumento de mortalidad.

Toxicidad farmacológica

Se produce debido a un doble mecanismo: toxicidad bioquímica directa los fármacos con afectación de la actividad enzimática o mitocondrial y por mecanismo inmune, al inducir una respuesta inmune del huésped, con activación de citocinas inflamatorias, del sistema del complemento y óxido nítrico. Aunque en la mayoría de las ocasiones la toxicidad hepática es leve o incluso subclínica, no debe olvidarse que interviene en episodios de fallo hepático fulminante. La afectación puede ser intrínseca (dosis dependiente) como en el caso del paracetamol, o por idiosincrasia (dosis independiente) como con isoniazida.

Síndrome de obstrucción sinusoidal

Anteriormente conocido como enfermedad veno-oclusiva hepática es una complicación de los tratamientos con quimioterapia y trasplantes de médula ósea. En el diagnóstico juega un papel fundamental la biopsia hepática y una alteración del gradiente hepato-portal. En los casos leves o moderados, la resolución suele ser completa. Si la evolución es hacia el FMO, la mortalidad alcanza el 100%.

Fallo hepático fulminante (FHF)

Ocurre habitualmente en pacientes sin historia previa de hepatopatía, con el desarrollo de encefalopatía y coagulopatía. La etiología es muy variable: infecciosa (hepatitis vírica) fármacológica/toxinas (acetaminofen, *amanita phalloides*...), cardiovascular (síndrome Budd-Chiari, hepatitis isquémica,...), metabólica (enfermedad Wison, síndrome Reye, hígado graso, embarazo...). La intoxicación por acetaminofen es la causa más frecuente, existe un antídoto (N-Acetilcisteína) que previene las alteraciones del metabolismo y con ello la hipoxia tisular.

La *encefalopatía hepática* (EH) está presente, en distintos grados desde confusión hasta coma en los pacientes con FHF. Por una parte juegan un papel toxinas como amonio, glutamato, citocinas, etc. y por otra existen alteraciones en el flujo sanguíneo cerebral consecuencia de la pérdida de los mecanismos de autorregulación. *El edema cerebral* se observa en el 80% de los pacientes que desarrollan EH, se propone un doble mecanismo: la alteración de la autorregulación cerebral y los cambios osmóticos/metabólicos en los astrocitos que condicionan *swelling* celular y acumulo de mediadores neuroexcitadores. En los últimos años se han aplicado una serie de tratamientos similares a los que se realiza en el paciente con traumatismo craneoencefálico; aplicación de un sensor para medir la presión intracraneal (PIC). En este caso debe corregirse la coagulación antes de su implantación, siendo una buena opción el uso de FVII recombinante. Si presenta hipertensión intracraneal pueden utilizarse diversos tratamientos como manitol, suero salino hipertónico, hiperventilación, barbitúricos o hipotermia. Todos estos tratamientos se aplican como paso intermedio para alcanzar el trasplante hepático, que sigue siendo el tratamiento definitivo.

La existencia de *coagulopatía* es común y se debe a una disfunción en la síntesis de factores de coagulación, con prolongación de los tiempos de coagulación. Los pacientes con FHF habitualmente presentan un *estado cardiocirculatorio hiperdinámico*, con elevado índice cardiaco, disminución de resistencias y descenso en la extracción tisular de oxígeno, similar a lo que ocurre en los pacientes con sepsis.

El desarrollo de *fallo renal* es un factor de mal pronóstico en los pacientes con FHF, las causas más frecuentes son la depleción de volumen intravascular, necrosis tubular aguda y síndrome hepatorrenal. Los pacientes con FHF desarrollan además *acidosis láctica, hipoglucemia* y presentan un alto riesgo (80%) de desarrollar *complicaciones infecciosas*.

La enfermedad hepática crónica presenta varias complicaciones, que pueden llevar al paciente a la UCI o complicar otros procesos agudos extrahepáticos. El manejo de la *hemorragia por hipertensión portal* se ha descrito en el apartado 15.2.1.1.; la peritonitis bacteriana espontánea (peritonitis primaria) se describe en 15.2.7.

La *encefalopatía hepática* también puede presentarse en la afectación hepática crónica, se desencadena habitualmente por un factor precipitante (hemorragia, fármacos, ...).

El *síndrome hepatorrenal* que ocurre en un 10% de los pacientes hospitalizados con cirrosis y ascitis es una complicación asociada a una elevada mortalidad. Se caracteriza por afectación de la función renal en ausencia de anomalías estructurales del riñón. El mecanismo fundamental implicado es la vasoconstricción renal en respuesta a la activación por factores neurohormonales del SNS y sistema renina-angiotensina-aldosterona. El tratamiento incluye fármacos vasoconstrictores del lecho esplácnico y la expansión de volumen. En el primer apartado, la terlipresina es el agente que ha mostrado un mejor resultado en cuanto a mejoría hemodinámica y función renal, aunque el tratamiento final es el trasplante hepático.

El trasplantado hepático es también un paciente subsidiario de ingreso en los primeros días tras la cirugía.

15.2.4. ENFERMEDAD GRAVE DE LA VÍA BILIAR

La patología de la vía biliar engloba un conjunto de entidades que varían desde anormalidades de laboratorio inespecíficas al shock séptico. En su diagnóstico, juegan un papel importante las pruebas complementarias, tanto no invasivas (Rx abdomen, ecografía abdominal, estudios con radionucleótidos, TAC abdominal y resonancia magnética abdominal) como invasivos (colagiopancreatografía retrógada endoscópica (CPRE), colangiorafía percutánea transhepática, ecoendoscopia y biosia hepática percutánea).

Colecistitis aguda

Es frecuente en UCI y debe tenerse un elevado índice de sospecha en los pacientes con fiebre o leucocitosis. La colecistitis alitiásica es infrecuente, y puede estar asociada a una elevada morbimortalidad, aunque sus síntomas pueden no diferenciarse de la colecistitis aguda litiásica; su incidencia aumenta con el tiempo de estancia en UCI y responde a complicaciones de la microcirculación y disfunción a nivel de mucosa. El tratamiento debe incluir medidas de soporte, antibióticos de amplio espectro y colecistostomía percutánea en los casos con mala respuesta al tratamiento antibiótico. En los casos con mala respuesta puede plantarse tratamiento quirúrgico.

Colangitis aguda

Es una enfermedad muy grave, que debe excluirse en todo paciente con shock séptico ingresado en UCI. Ocurre en casos con patología de vía biliar secundaria a litiasis, estenosis o manipulaciones de la misma. La ecografía abdominal es la prueba complementaria inicial para descartar litiasis y dilatación de la vía biliar.

Pancreatitis litiásica

La mayoría de casos son benignos, aunque pueden evolucionar a una forma fulminante. Generalmente el impacto de una litiasis en la ampolla es el mecanismo subyacente. La ecografía abdominal ayuda en el diagnóstico. La mayoría de pacientes mejoran con tratamiento conservador. Aquellos con criterios de gravedad y elevado riesgo de desarrollar coledocolitiasis, colangitis, o cólicos biliares de repetición se podrían beneficiar de una CPRE precoz.

Fístula biliar

Puede ocurrir tras colecistectomía, resección hepática, trasplante renal o trauma abdominal abierto. La extravasación de bilis puede acumularse como un bilioma o diseminarse en el peritoneo. Las colecciones pueden infectarse si no se tratan. La CPRE puede ayudar a delimitar el lugar de la fuga y posteriormente limitar la fuga colocando un *stent* en la vía biliar. En raros casos, es incluso preciso el tratamiento quirúrgico definitivo.

15.2.5. PANCREATITIS AGUDA (PA)

La PA grave (20% de las PA) cursa con manifestaciones generales (FMO) y locales (necrosis, pseudoquistes, abscesos) que pueden ser subsidiarias de cirugía. Se acompaña de una respuesta hipermetabólica e hipercatabólica importante.

El incremento en las cifras de amilasa es un marcador habitualmente empleado en el diagnóstico de PA, aunque no se halla elevada en todos los casos, otras entidades también pueden elevar los niveles de amilasa y el incremento de la amilasa no se correlaciona linealmente con la gravedad de la pancreatitis. Se puede complementar con otros marcadores que orientan hacia la gravedad de la lesión pancreática: procalcitonina activada y PCR. La ecografía abdominal es útil e la detección de litiasis vesicular o dilatación de la vía biliar. La TAC abdominal es la prueba diagnóstica de mayor utilidad, permite detectar colecciones peripancreáticas en casos más graves. Permite además delimitar el área de necrosis, factor pronóstico fundamental en la PA.

El manejo inicial en cualquier tipo de PA debe encaminarse al control del dolor y a una adecuada reposición de la volemia y corrección de los trastornos electrolíticos secundarios a la pérdida de volumen por entradas insuficientes y fuga capilar hacia retroperitoneo, pulmón y tejidos blandos. La colocación de SNG, que no ha mostrado un beneficio claro, mejora el confort de los pacientes. La endoscopia puede utilizarse de modo precoz para la extracción de cálculos en vía biliar en los casos más graves, y se asocia a una disminución de los episodios de colangitis. El tratamiento de las complicaciones sistémicas asociadas, como la insuficiencia respiratoria, shock, fallo renal, encefalopatía, coagulación intravascular diseminada o hemorragia digestiva, no difiere del tratamiento habitual de estas entidades.

El SN por vía enteral o parenteral es fundamental en estos pacientes que desarrollan rápidamente un proceso de desnutrición.

Complicaciones locales de la pancreatitis aguda:

- *Necrosis pancreática:* Puede ser estéril o infectada; en la actualidad existe consenso en que la necrosis estéril debe ser manejada de un modo no quirúrgico durante las primeras semanas. En la práctica clínica es bastante habitual el uso de un sistema de lavados continuos del área afectada en la cavidad abdominal. Recientemente se ha propuesto el desbridamiento percutáneo como alternativa.
  La necrosis infectada habitualmente se considera indicación de cirugía, especialmente en pacientes inestables hemodinámicamente; en un reciente estudio multicéntrico se ha mostrado que un manejo inicial más conservador (antibióticos, drenaje percutáneo, lavados continuos y mínima necrosectomía retroperitoneal videoasistida) se asocia a un menor número de complicaciones.
- *Pseudoquiste pancreático.* puede producir obstrucción de estructuras adyacentes, incluída la vía biliar. Los pseudoquistes sintomáticos deben drenarse
- *Abscesos pancreáticos,* pueden responder a tratamiento con reposo intestinal, NP, y somatostatina u octreótido, en casos que cursan con fístula pancreática. La CPRE es útil para la localización del punto de disrupción. Los abscesos se pueden tratar con drenaje endoscópico o quirúrgicamente, mientras la fístulas pueden beneficiarse del tratamiento endoscópico con implantación de stent o del tratamiento quirúrgico.

15.2.6. ISQUEMIA MESENTÉRICA

El compromiso de la circulación esplácnica puede seguirse de isquemia e infarto intestinal; si el déficit de flujo o la oclusión vascular, se prolongan, el daño tisular puede ser el origen de un cuadro de FMO. La causa puede ser una oclusión repentina (trombosis, embolia) arterial o más raramente venosa, sin embargo, en el contexto del enfermo crítico puede acompañar a cuadros no oclusivos de bajo flujo (sepsis, shock, disección aórtica,...) y vasoconstricción. La isquemia mesentérica aguda pude ser el motivo de ingreso en la UCI o una consecuencia de otros procesos graves, sin olvidar el papel que puedan jugar las medicaciones vasoconstrictoras usadas en el estado de shock. La anatomía de la circulación intestinal permite que se pueda mantener el flujo sanguíneo temporalmente, compensando alteraciones hemodinámicas sistémicas que pueden ser superadas por las acciones vasoconstrictoras de vasopresina y angiotensina, liberadas durante la fase de agresión.

El TAC con contraste es el método más fiable de diagnóstico, aunque la ausencia de hallazgos patológicos no lo excluye; la arteriografía es otro buen método diagnóstico, pero no permite determinar la extensión del área infartada.

Con medidas iniciales de reanimación y de tratamiento –si se identifica- del proceso causal, en los pacientes con cuadro peritonítico o en los que se visualiza infarto intestinal, el tratamiento será quirúrgico con resección intestinal si procede y técnicas de revascularización; puede incluir una revisión posterior ("second-look") de la viabilidad intestinal tras la resección.

15.2.7. PERFORACIÓN DE VÍSCERA HUECA. PERITONITIS. INFECCIÓN INTRAABDOMINAL

La infección que ocurre en la cavidad abdominal: peritonitis, reconoce varios orígenes que la clasifican en:

Peritonitis primaria, como es la peritonitis bacteriana espontánea (PBE) del paciente hepatópata con ascitis, producto de la traslocación bacteriana resultante de un aumento de la permeabilidad intestinal y sobrecrecimiento bacteriano. Se asocia a una elevada mortalidad. En el análisis de líquido ascítico son criterios diagnósticos de PBE un recuento de leucocitos > 500 mm^3 o un cultivo positivo. Suele ser monomicrobiana y el tratamiento médico.

La peritonitis secundaria aparece tras una perforación de una víscera hueca o el sobrecrecimiento bacteriano tras una obstrucción (vesícula biliar, divertículos, apéndice,...) que también se puede acompañar de perforación. En el paciente crítico, puede ocurrir como complicación de una cirugía previa o tras isquemia mesentérica. Es polimicrobiana y además del tratamiento antibiótico hay que actuar con técnicas mínimamente invasivas, si es posible, o quirúrgicas sobre el foco causal.

La peritonitis terciaria, con una mayor mortalidad, aparece en el curso evolutivo de cualquiera de las anteriores, teóricamente en resolución, se diferencia en que la flora microbiana, nosocomial o multiresistente, es la responsable, con un tratamiento de la causa y antibiótico más complejo.

La peritonitis puede ser difusa, lo que obliga a una laparotomía, o focal (abscesos abdominales, que pueden permitir un drenaje percutáneo eficaz, menos agresivo. En ocasiones es necesario el desbridamiento de tejidos necróticos, no viables, que requieren una actuación quirúrgica urgente (necrosis intestinal) o retardada (necrosis peripancreática). En ocasiones, la gravedad de la situación, puede impedir el cierre de la pared abdominal (ver 15.3.7).

La infección intraabdominal puede ser el origen de un cuadro de sepsis/shock séptico que añade gravedad y nuevas necesidades terapéuticas (capítulos 17-18).

15.3. Postoperatorio complicado de cirugía abdominal

15.3.1. HEMORRAGIA POSTQUIRÚRGICA

Tras cirugía pueden aparecer cuadros hemorrágicos de mayor o menor importancia, que se manifiestan bien a través de la herida operatoria o el sangrado aboca a la cavidad abdominal. En el enfermo crítico la hipotensión, taquicardia y oliguria acompañantes, son fáciles de atribuir a otras múltiples causas, por lo que además de considerar la posibilidad, el control de hemoglobina, aspecto y débito de los drenajes y apósitos puede orientar el diagnóstico. El tratamiento incluye la reposición de las pérdidas, corrección de los trastornos de coagulación acompañantes, si los hubiere y la revisión de la herida y/o la cavidad abdominal por parte de cirugía.

15.3.2. ÍLEO POSTQUIRÚRGICO

Tras cirugía y sobre todo abdominal, es frecuente la aparición de alteraciones de la motilidad intestinal, en el sentido de disminución/desaparición de la misma y sin que exista una causa mecánica de obstrucción; cuando es la respuesta al acto quirúrgico (movilización de asas intestinales, dolor, fármacos ....) es transitorio. Su aparición en el curso evolutivo posterior o su permanencia puede ser la manifestación de nuevas complicaciones y enlentecer o complicar la evolución normal. El dolor, la distensión abdominal y la disminución o desaparición de los ruidos peristálticos y de la emisión de ventosidades son las manifestaciones clínicas, muy molestas para el paciente si las percibe o quedar enmascaradas si recibe sedoanalgesia por otras causas. El diagnóstico puede hacerse por RX simple de abdomen y también por TAC y ecografía.

Además de descomprimir la vía digestiva con una SNG en declive y efectuar el soporte nutricional por vía parenteral, se tratarán las posibles causas: alteraciones electrolíticas, alteraciones del flujo esplácnico,...

15.3.3. DEHISCENCIA DE SUTURA

Se sospechará ante un empeoramiento del estado general del paciente, de un aumento de la producción por los drenajes, con un cambio de aspecto (purulento) de los mismos; suele darse dentro de la primera semana del postoperatorio. Técnicas radiológicas con contraste pueden localizar el punto de fuga y el tratamiento puede ser reconstructor por cirugía o conservador, con hidratación, soporte nutricional y antibioterapia, con o sin necesidad de cirugía posterior. La decisión se toma en función de la localización, producción o formación de abscesos intraabdominales. La infección y la desnutrición influyen en el mantenimiento de las suturas.

15.3.4. FÍSTULA DIGESTIVA

Es una solución de continuidad en el tubo digestivo con salida al exterior y se puede asociar a la dehiscencia de sutura. De cara a sus consecuencias y abordaje terapéutico, se clasifican según su débito (>500 cc/24 h: alto débito), su localización (altas o bajas) y a su trayecto externo o interno. La pérdida de contenido gastrointestinal, su cantidad, composición y localización condicionará los trastornos hidroelectrolíticos, nutricionales (un correcto aporte energético-proteico es fundamental) e infecciosos, por lo que interesa conocer el origen y trayecto, para valorar el tipo específico de aporte. Aunque la mayoría de fístulas se cierran con tratamiento médico, se ha de valorar la actuación quirúrgica, si pasados uno-dos meses mantienen todavía un débito importante; también cabe la posibilidad de la aparición de abscesos durante la evolución que pueden requerir su drenaje por técnicas de radiología intervencionista o cirugía.

15.3.5. ABSCESOS ABDOMINALES. PERITONITIS. INFECCIÓN INTRAABDOMINAL

Ver 15.2.7.

15.3.6. PANCREATITIS POSTQUIRÚRGICA

La persistencia de íleo, con alteraciones hemodinámicas y signos de cuadro séptico acompañante deben hacer sospechar una posible afectación pancreática, con una gravedad relacionada sobre todo con una presentación necrohemorrágica; también puede acompañarse de fístulas pancreáticas. El diagnóstico es bioquímico y por TAC y el tratamiento se basa en mejorar la situación hemodinámica general y esplácnica, antibióticos y SN; pudiendo precisar de una reintervención urgente.

15.3.7. CIRUGÍA DE CONTROL DE DAÑOS

Los pacientes quirúrgicos críticos (traumáticos o no), son generalmente inestables y se encuentran en riesgo de complicaciones como hemorragia, acidosis y coagulopatía. La cirugía de control de daños evita procedimientos prolongados en pacientes inestables ya que consiste en realizar una cirugía en etapas con el paciente estabilizado. Las decisiones de interrupción, regreso a quirófano y cierre definitivo, las da la evolución del paciente. Algunas de las técnicas usadas: *packing*, prótesis faciales de diversos materiales, etc.. son de uso habitual; esta cirugía tiene una relación directa con la presencia de un síndrome compartimental abdominal (capítulo 16). Las indicaciones de este tipo de cirugía se relacionan con la incapacidad de mantener la estabilidad del paciente en cirugías prolongadas, con no conseguir una correcta hemostasia por coagulopatía o inaccesibilidad a los vasos lesionados; la necesidad de una revalorización abdominal en horas posteriores, el edema del contenido abdominal puede impedir la aproximación de las estructuras de la pared para el cierre definitivo. Existen también una serie de circunstancias intraoperatorias que pueden aconsejar la interrupción del acto quirúrgico: acidosis garve mantenida, hipotermia (que agrava la coagulopatía existente), pérdidas sanguíneas elevadas (> 4 litros) que exigen politransfusión (>10 litros). Sin embargo, no se pueden establecer sus beneficios, ya que no existen ensayos controlados aleatorios publicados. con respecto a la laparotomía tradicional.

15.3.8. SÍNDROME COMPARTIMENTAL ABDOMINAL

(Ver capítulo 16.)

15.4. Traumatismo abdominal

15.4.1. CLASIFICACIÓN

La clasificación etiológica, se relaciona con el tipo de lesión y los órganos afectados. Puede ser cerrado, en nuestro medio lo son la mayoría y suelen ser secundarios a accidentes de tráfico, y abierto, por armas de fuego o blancas; a su vez se considera que son penetrantes si atraviesan peritoneo. Las lesiones abdominales deben sospecharse en todos los politraumatizados graves.

15.4.2. DIAGNÓSTICO Y VALORACIÓN. MÉTODOS INSTRUMENTALES

La valoración clínica de un traumatismo abdominal, en el contexto de un gran politraumatizado con inestabilidad hemodinámica y trastornos de conciencia (TCE) y/o sensibilidad (lesión medular), es difícil y puede desviar el foco de atención a otras lesiones y retrasar su detección y tratamiento. Los signos peritoneales pueden estar ausentes al principio. El trauma torácico con fracturas costales bajas puede acompañarse de lesiones esplénicas, hepáticas y de diafragma.

Los signos evidentes: dolor, irritación peritoneal y shock hipovolémico obligan a una inmediata acción simultánea de estabilización del paciente y de diagnóstico de las lesiones, si el enfermo está estable, permite una exploración más completa. Hay que considerar el trauma abdominal en todo paciente politraumatizado que presente hipotensión arterial de causa no aclarada.

En el trauma abdominal cerrado existen lesiones de más difícil diagnóstico y que se han de considerar siempre, como la rotura diafragmática, las lesiones de órganos genitourinarios en las fracturas pélvicas (al ser muy sangrantes, pueden enmascararlas), traumatismos retroperitoneales, trauma duodenopancreático (los signos de peritonismo son tardíos y su situación anatómica dificulta la interpretación de la exploración clínica). En pacientes estables, descompensaciones bruscas pueden orientar hacia una rotura esplénica diferida.

El diagnóstico de la etiología exacta de los órganos afectados se apoyará sobre todo en pruebas y técnicas complementarias:

La prueba de **laboratorio** más usada es el control del nivel de hemoglobina (lesión de órganos sólidos). La **radiología convencional** puede ser útil en caso de rotura diafragmática (paso de vísceras a cavidad torácica, aunque en el paciente en ventilación mecánica puede no ser evidente hasta que se retire la misma) y de perforación de vísceras huecas (neumoperitoneo); la presencia de fracturas óseas costales o pélvicas puede orientar sobre la posibilidad de otras lesiones (urogenitales p.e.).

La ecografía abdominal que tiene la ventaja de no ser invasiva y poderse hacer a la cabecera del enfermo sin interferir con las maniobras de reanimación, sirve sobre todo para la exclusión inicial de un hemoperitoneo o hematomas en órganos sólidos. Otro método fácil y accesible, es la punción lavado peritoneal para detectar sangre o contenido intestinal en la cavidad abdominal; puede ser diagnóstica en caso de ecografías no determinantes. Para considerarla positiva, se requiere aspirar más de 10 ml de sangre no coagulada y más de 100.000 hematies/ml en traumas cerrados. En caso de positividad y si el paciente se mantiene estable, es conveniente practicar un TAC abdominal antes de adoptar una decisión quirúrgica. Actualmente el manejo no quirúrgico es el de elección en la mayor parte de traumatismos hepáticos y en lesiones esplénicas y renales, siempre que el paciente se mantenga estable, no aparezcan signos de irritación peritoneal ni aumente la necesidad de transfusiones.

15.4.3. TRATAMIENTO

La asociación de acidosis, hipotermia y coagulopatía es una causa significativa de muerte en pacientes con lesiones traumáticas. Como prevención los dos factores fundamentales son el control temprano de la hemorragia y la prevención de la pérdida adicional de calor. En los pacientes con traumatismo abdominal grave, la cirugía de control de daños (CCD) evita procedimientos prolongados en pacientes inestables, estabiliza los problemas potencialmente fatales en el procedimiento inicial e instaura la cirugía en etapas después de una reanimación inicial exitosa. Actualmente se desconoce si la CCD es mejor que la cirugía inmediata para los pacientes con traumatismo abdominal grave. En otros pacientes con menores lesiones o más estables, puede completarse la cirugía reparativa de las lesiones y como se ha señalado, la actitud conservadora con estricto control, puede evitar la cirugía en otros traumatismos. En el curso postoperatorio es importante identificar las posibles complicaciones: resangrados, fístulas y abscesos.

15.5. Patología abdominal adquirida en UCI

La mayoría de estos procesos, aunque no de una extrema gravedad por si mismos, contribuyen a prolongar la estancia en UCI y a no cumplimentar diversas pautas terapéuticas (soporte nutricional,...) por lo que pueden aumentar la morbimortalidad de los pacientes que las sufren.

15.5.1. ÍLEO PARALÍTICO

Es una afectación de la motilidad intestinal sin causa obstructiva. A la clínica y causas desencadenantes (apartado 15.3.2), se pueden añadir las metabólicas, neurológicas e inflamatorias en el paciente médico. Se diferencia de la obstrucción mecánica (volvulación, impactación de fecaloma...), que puede desencadenar isquemia intestinal y finalmente perforación de asas; en la obstrucción mecánica es más frecuente el hallazgo de signos de peritonismo, y en la radiología simple la existencia de niveles aéreos y la ausencia de gas en la ampolla rectal.

El tratamiento incluye la reversión de la causa originaria. En cuanto el tratamiento médico tanto la metoclopramida como la eritromicina apenas han mostrado beneficio.

Pseudoobstrucción intestinal (Síndrome de Ogilvy)

Se caracteriza por una marcada dilatación del ciego y colon ascendente en ausencia de obstrucción mecánica. Es más frecuente en sepsis, cirugía reciente, trastornos electrolíticos y traumatismos. Los mecanismos implicados no son claros. Si no recibe tratamiento, puede evolucionar a isquemia intestinal y perforación.El tratamiento suele ser conservador, con reposición hídrica y electrolítica y tratamiento de procesos asociados. La colocación de SNG no ha mostrado beneficio, no así la descompresión vía colonoscopia o mediante sonda rectal. En caso de no repuesta a medidas conservadoras, descompresión cólica y neostigmina, la cirugía puede jugar un papel.

15.5.2. TRASTORNOS DE VACIADO GÁSTRICO Y REFLUJO GASTROESOFÁGICO

La alteraciones de la motilidad del tracto GI pueden tener consecuencias clínicas importantes, como la neumonía por aspiración, esofagitis erosiva e incluso perforación intestinal. El aumento del residuo gástrico es la complicación más frecuente y puede afectar hasta el 39% de los pacientes críticos.

Reflujo gastroesofágico (RGE)

Pueden contribuir al desarrollo de RGE en la UCI diversas situaciones habituales: la posición en decúbito supino, disminución de la capacidad de tragar, presencia de SNG, que además resulta en una ligera apertura del esfínter esofágico inferior. Medicaciones habitualmente empleadas en UCI que pueden relajar el esfínter esofágico inferior, como los anticolinérgicos, benzodiacepinas, etc. Y la gastroparesia, que puede facilitar el flujo retrógrado de componentes gástricos al esófago distal.

Por todo ello, las medidas de profilaxis a seguir se resumen en: el mantenimiento de posición semiincorporada, reduciendo el tamaño de la SNG, aunque no se ha demostrado la efectividad de esta medida en ensayos clínicos; disminuyendo el uso de medicaciones que puedan interferir en el tono del esfínter esofágico inferior. Se ha de comprobar la situación infradiafragmática de la SNG por RX.

En el tratamiento médico, los agentes más comúnmente utilizados son los antagonistas de los receptores histamina-2 y los inhibidores de la bomba de protones.

Gastroparesia. Aumento de residuo gástrico

Existencia de un tránsito GI lento en ausencia de obstrucción mecánica. Múltiples situaciones (procesos neurológicos, estados postquirúrgicos y trastornos vasculares) y medicaciones pueden contribuir a su desarrollo. Las pruebas de imagen y el test de vaciado gástrico suelen confirmar el diagnóstico.

El tratamiento incluye el revertir el proceso causal, dietas de escaso volumen y el tratamiento médico. Éste incluye fundamentalmente el uso de procinéticos.

15.5.3. DIARREA. ESTREÑIMIENTO

Diarrea

Ante la imposibilidad de establecer criterios homogéneos en los pacientes críticos, la diarrea debe definirse como un aumento en el número, volumen y descenso de la consistencia de las deposiciones (>5 deposiciones/día o >2 deposiciones con volumen >1000 cc/día). Complica la evolución de los pacientes en la UCI, y a menudo es infravalorada.

Las causas pueden ser muy variadas: Yatrogénicas*:* Múltiples medicaciones pueden inducir diarrea en los pacientes de la UCI (antibióticos,...) Una causa adquirida en la UCI es la infección por *clostridium difficile* y sus toxinas, que se relaciona con el empleo de diversos antibióticos, la edad avanzada y el estado inmunológico, y puede tener un riesgo vital. Los casos severos pueden evolucionar a megacolon tóxico y perforación intestinal.

Otras causas medicamentosas de diarrea son la administración de agentes que aumentan la carga osmolar en la luz intestinal, También puede relacionarse con la administración de nutrición enteral, en relación con el tipo y técnica de administración usada.

Diarrea secundaria a la enfermedad de base*:* En los pacientes ingresados en la UCI, la diarrea puede deberse a la asociación de diversos patógenos en pacientes inmunodeprimidos (HIV,...)

Es importante descartar la existencia de toxina de *clostridium difficile*, así como realizar cultivos bacterianos y de parásitos en heces. Otras pruebas complementarias de interés en función de la etiología con la Rx abdomen y la colonoscopia con/sin biopsia.

El tratamiento se basa en la corrección de la volemia y los trastornos electrolíticos asociados. El tratamiento posterior dependerá del factor causante. En el caso de infección por *C difficile*: medidas de aislamiento entérico, suspensión de los antibióticos relacionados y la administración de metronidazol o vancomicina.

Estreñimiento

En el enfermo crítico es habitual la ausencia de un patrón normal de deposiciones durante la primera semana; diversas circunstancias (tipo de soporte nutricional, medicación, complicaciones digestivas,...) hacen difícil definir cual es el ritmo normal de deposiciones en estos pacientes. Además de molestias como distensión abdominal, dificultad de un SN enteral,... existe el riesgo de perforación por impactación de un fecaloma, que no siempre es accesible por tacto rectal (que ha de hacerse siempre); esta situación favorece también el sobrecrecimiento bacteriano. Además de una hidratación suficiente, el tratamiento incluye el uso de laxantes y enemas. No se ha demostrado la utilidad de dietas con fibra en el enfermo crítico.

15.5.4. ÚLCERAS DIGESTIVAS POR ESTRÉS

El término úlcera de estrés se refiere a la existencia de lesiones ulcerosas y erosiones agudas, predominantemente gástricas, que pueden resultar en un sangrado gastrointestinal. Es más frecuente en los pacientes ingresados en la Unidad de Cuidados Intensivos (UCI). Las lesiones se pueden evidenciar mediante gastroscopia desde las primeras horas de ingreso en UCI.

Las úlceras de estrés son asintomáticas o con un sangrado menor en la mayoría de las ocasiones, siendo la progresión al sangrado infrecuente en nuestros días.

Algunos factores se asocian con mayor frecuencia al desarrollo de úlcera de stress, especialmente cirugía mayor, shock hemorrágico, traumatismos craneales o extracraneales, lesión cerebral con GCS ≤ 10, sepsis, coagulopatía, tiempo de ingreso en UCI y ventilación mecánica prolongada (> 48h).

Múltiples factores se encuentran implicados en su desarrollo, fundamentalmente el ácido gástrico y los fenómenos de isquemia y reperfusión de la mucosa.

No existe consenso respecto a la terapia a utilizar y el tiempo de profilaxis, los tratamientos se orientan a neutralizar el ácido gástrico y aumentar el pH intragástrico por encima de 4. Actualmente se utilizan los antagonistas de los receptores histamina-2, han demostrado disminuir el riesgo de úlceras agudas asociadas a ventilación mecánica y los inhibidores de la bomba de protones cuyo uso está en aumento. Por vía digestiva ha demostrado ser tan efectivos como los antagonistas de receptores de histamina-2, teniendo una mayor efectividad en el mantenimiento del pH gástrico > 4.

Es conocido que la nutrición enteral precoz disminuye el riesgo de sangrado GI al elevar el pH gástrico, aunque también puede ocurrir un aumento de la producción de ácido, por lo que no se retirará el tratamiento con anti-H2. Si se produce un sangrado GI clínicamente relevante, debe realizarse una endoscopia, que permitirá la realización de hemostasia endoscópica. La cirugía queda reservada como tratamiento de rescate. Se asocia a una elevada recurrencia del sangrado y a una elevada morbimortalidad, que puede disminuirse realizando una vagotomía.

15.5.5. FALLO HEPÁTICO

Los trastornos del funcionamiento hepático son frecuentes en el enfermo crítico, asimilables a los descritos en el punto 2.3 o secundarios a problemas biliopancreáticos; existen otros y trastornos ligados específicamente al soporte nutricional que puede recibirse por vía parenteral:

Disfunción hepática secundaria a nutrición parenteral (NP).

La disfunción hepato-biliar secundaria a NP, agrupa una serie de cuadros clínicos, el más frecuente es la esteatosis hepática que aunque con una etiología multifactorial (sepsis, déficits de taurina, carnitina, ausencia del estímulo de hormonas digestivas,...) tiene un factor común, que es el exceso de aporte calórico, sobre todo a expensas de la glucosa y también de lípidos. Es frecuente que en los primeros días de NP se dé un aumento de transaminasas transitorio, que se normaliza sin otras consecuencias; su persistencia, asociada a ascenso de las cifras de bilirrubina, se asocia a estos cuadros de esteatosis muy similar a la que se da en la obesidad. La colostasis asociada a NP es más frecuente en pacientes pediátricos. El tratamiento se basa en un ajuste del aporte calórico y con el inicio de NE lo antes posible, asociándola a la NP y aunque sea en pequeñas cantidades.

15.5.6. PROCESOS BILIOPANCREÁTICOS

Ver 15.2.4 y 15.2.5.

15.5.7. ISQUEMIA MESENTÉRICA

Ver 15.2.6.

15.5.8. ABSCESOS ABDOMINALES. PERITONITIS. INFECCIÓN INTRAABDOMINAL

Ver 15.2.7.

15.6. Resumen y Conclusiones

- La patología intraabdominal exige una intervención precoz y agresiva, en términos médicos y/o quirúrgicos, Esta intervención es a la vez general (hemodinámica, respiratoria,...) y específica (según órgano y lesión).
- Una correcta valoración y actuación ante las complicaciones intraabdominales, puede evitar exploraciones innecesarias y de riesgo (traslados intrahospitalarios de un paciente inestable a radiología,...) y actuaciones quirúrgicas evitables (laparotomía blanca).
- Los medios usados para el diagnóstico: TAC, ecografía, endoscopia, aortografía..., deben aprovecharse, si es posible, para aplicar a la vez un tratamiento, a veces transitorio pero que ayuda a estabilizar al paciente: punción de absceso, drenaje biliar, limitación de una hemorragia...
- El soporte nutricional precoz por vía enteral (preferentemente), parenteral o la asociación de ambas, es fundamental y forma parte del tratamiento del paciente crítico con un proceso abdominal grave.
- Al paciente crítico que se somete a una intervención quirúrgica (trauma, peritonitis...), hay que añadirle el efecto de la anestesia que influye en la situación hemodinámica (distribución de líquidos, vasoconstricción) y debe completarse todo el proceso de reanimación en el postoperatorio antes de considerar estable al paciente.
- El trauma abdominal no penetrante, en el contexto de un politraumatismo complicado con inestabilidad hemodinámica y con un TCE que afecte al nivel de conciencia, puede pasar desapercibido al centrarse la atención en las otras lesiones. Las medidas para atenderlas también contribuyen a desviar la atención del problema abdominal. En todo politraumatismo grave debe sospecharse un posible trauma abdominal y descartarlo.
- En el manejo del fallo hepático fulminante deben incluirse, además del tratamiento específico, técnicas de manejo del paciente neurocrítico (PIC, tratamiento de la hipertensión endo-

craneal) cuando concurre con encefalopatía hepática.

- La cirugía de control de daños tiene como objetivo principal la recuperación fisiológica (cirugía de lesiones con compromiso vital y estabilización en UCI), posteriormente, se efectúa la recuperación anatómica (estable el paciente, cirugía definitiva). Es un tratamiento por prioridades.

15.7. Bibiliografía

Crandall M, West MA. Evaluation of the abdomen in the critically ill patient: opening the black box. Curr Opin Crit Care 2006; 12:333-339.

Marsé P, Rodríguez Salgado A. Traumatismo abdominal. En: Manual de Medicina Intensiva 3ª ed. Montejo JC, García de Lorenzo A, Ortiz C, Bonet A. eds. Elsevier. Madrid 2006, pp. 447-450.

Marshall JC. Acute abdominal crisis in the critically ill patient: A primer for the nonsurgeon. En; 25 years of progress and innovation in intensive care medicine. Kuhlen R, Moreno R, Ranieri M, Rhodes A (Eds). European Society of Intensive Care Medicine. MWV Berlin 2007, pp. 27-36.

Montejo JC, Regidor E. Complicaciones gastrointestinales en el paciente crítico. En. Actuaciones en el metabolismo y la nutrición de órganos y sistemas. M. Planas ed. Aula Médica. Madrid 2009, pp. 203-210.

Rodríguez Montes JÁ, Prieto I, Pérez Robledo JP. Traumatismo abdominal. En: El politraumatizado. Diagnóstico y terapéutica. JA. Rodríguez Montes (Ed). Editorial universitária Ramón Areces. Madrid 2008, pp. 463-481.

Biblioteca Cochrane Plus 2010. Oxford: Update Software Ltd. Disponible en: http://www.update-software.com.

www.guidelines.gov.

16

Síndrome compartimental intraabdominal y de extremidades

Jesús Peláez Fernández

Objetivos docentes

- El objetivo docente de este capítulo es el aprendizaje de lo que es un síndrome compartimental, los diferentes tipos, sus causas, efectos fisiopatológico y su tratamiento.
- El alumno al finalizar este capítulo habrá aprendido:
  - Qué es un síndrome compartimental.
  - Qué es la hipertensión intraabdominal, sus causas, efectos y tratamiento.
  - Cómo medir la presión intraabdominal.
  - Qué es el síndrome compartimental intraabdominal, sus causas, fisiopatología y tratamiento.
  - Qué es el síndrome policompartimental.
  - Que es un síndrome compartimental en las extremidades; sus causas, fisiopatología, complicaciones y tratamiento.
  - Cómo medir la presión intracompartimental de las extremidades.

16.1. Síndrome compartimental intraabdominal

El Síndrome Compartimental IntraAbdominal (SCIA) se refiere a la disfunción orgánica causada por una Hipertensión IntraAbdominal (HIA). HIA y SCIA son dos entidades clínicas diferentes.

La HIA se define por una presión intraabdominal mantenida ≥ 12 mmHg. En la mayoría de los pacientes críticos se considera normal una presión intraabdominal de 5-7 mmHg. Los valores normales varían en determinadas circunstancias; así, en la gestación la presión intraabdominal puede ser de 10-15 mmHg sin que esto conlleve complicaciones.

Por el tiempo de instauración la HIA se clasifica como:

- HIA hiperaguda: la elevación en la presión se produce en segundos. Suele ser secundaria a la risa, tos, defecación o por actividades físicas. Se ha descrito HIA con SCIA secundaria a la sobredistensión gástrica tras una gastroscopia.
- HIA aguda: la elevación de la presión se produce en horas. Suele ser secundaria a un traumatismo o una hemorragia intraabdominal y puede dar lugar rápidamente a un SCIA.
- HIA subaguda: aparece en días. Se produce en pacientes médicos y puede también producir un SCIA.
- HIA crónica: aparece en meses (gestación) o años (obesidad mórbida). No causa un SCIA, pero aumenta el riesgo a este ante HIA aguda o subaguda.

El SCIA se define como una presión intraabdominal mantenida ≥ 20 mmHg y que se asocia con una nueva disfunción orgánica. El SCIA clínico se define como una nueva disfunción orgánica inducida por una HIA sin un límite estricto, ya que ninguna presión intraabdominal puede predecir el diagnóstico de un SCIA en todos los pacientes (Figura 16.1).

Normalmente los pacientes con una presión intraabdominal menor de 10 mmHg no desarrollan un SCIA y aquellos con más de 25 mmHg sí. Entre 10 y 25 mmHg variará en función de varios factores indivi-

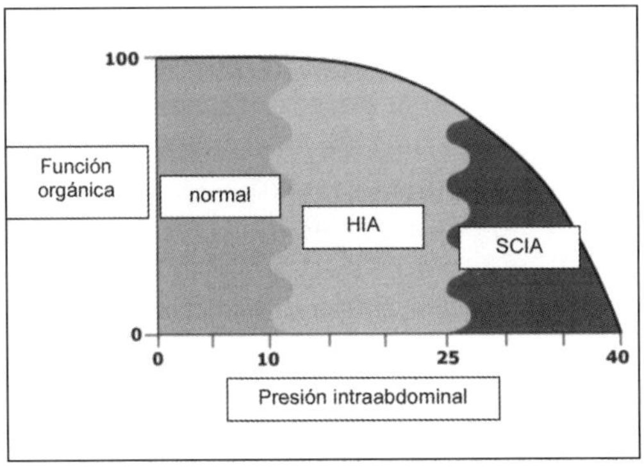

FIGURA 16.1. Interrelación entre Presión Intra-abdominal, Hipertensión Intra-abdominal, Síndrome Compartimental Intra-abdominal y Función Orgánica.

duales, tales como la tensión arterial (la hipertensión puede mantener la perfusión intraabdominal con presiones intraabdominales elevadas) y la distensibilidad de la pared abdominal (por encima de un punto crítico de distensibilidad esta desciende de forma brusca).

El SCIA puede ser primario cuando se produce por una lesión o enfermedad de la región abdómino-pélvica (traumatismo abdominal, trasplante hepático, pancreatitis aguda, rotura de una aneurisma aórtico abdominal) y secundario cuando la causa es extrabdómino-pélvica (sepsis, quemaduras, hipervolemia). Se habla de terciario cuando aparece tras el tratamiento de un SCIA.

Epidemiología y pronóstico

Los predictores descritos por diversos autores para el desarrollo de HIA y SCIA son un índice de masa corporal elevado, la fuga (*leak*) capilar y la resucitación con volumen. La combinación de estos dos últimos produce edema intestinal, hinchazón y formación de ascitis. La extravasación de fluidos al espacio intersticial hace más rígida la pared abdominal, reduciendo su distensibilidad, aumentando la presión intraabdominal.

La incidencia en el politraumatizado es muy variable, siendo del 1% en las series que incluyen más enfermos y hasta del 9-14% en series más pequeñas, siendo las diferencias debidas a que en los últimos los politraumatizados eran más graves (mayor incidencia de traumatismos torácicos, lesiones abdominales o vasculares, fracturas pélvicas complejas, fractura de 1 ó más huesos largos, una mayor edad y precisaron más transfusiones).

El retraso en el diagnóstico de la HIA antes de desarrollar un SCIA favorece la aparición de un fracaso multiorgánico. La mortalidad del SCIA es del 40%.

16.1.1. FACTORES DE RIESGO

EL SCIA normalmente aparece en pacientes críticos por causas médicas o quirúrgicas muy variadas:

- Traumatismo: los pacientes politraumatizados con shock requieren una resucitación con sueros muy agresiva que favorece el SCIA.
- Quemaduras: los pacientes quemados en más del 30% de su superficie corporal, con traumatismo asociado o no, presentan una mayor incidencia de SCIA. Hay que diferenciar este de otras complicaciones intraabdominales de estos pacientes, tales como la enterocolitis necrotizante y la isquemia intestinal.
- Trasplante hepático: el SCIA aparece en el 32% de los pacientes trasplantados.
- La ascitis a tensión, distensión abdominal, cirugía abdominal o el sangrado intraperitoneal pueden aumentar la presión intraabdominal y favorecer un SCIA.
- Enfermedad médicas que requieren la expansión con volumen (sepsis) se asocian con la aparición de un tercer espacio y edema, pudiendo aumentar la presión intraabdominal.

16.1.2. FISIOPATOLOGÍA

La HIA induce un deterioro en la función de casi todos los órganos sistémicos, causando un SCIA:

- Sistema Cardiovascular
  - Deterioro de la función cardiaca: la HIA produce un desplazamiento superior del diafragma, comprimiendo al corazón, con una disminución de la distensibilidad y contractilidad ventriculares.
  - Reducción del retorno venoso: la HIA produce una obstrucción de la vena cava inferior, disminuyendo su flujo, induciendo un aumento de la presión hidrostática en las extremidades inferiores lo que favorece la aparición de edemas y aumenta el riesgo de trombosis venosa.
  - La HIA produce un aumento de la presión venosa central y de la presión capilar pulmonar que deterioran la función cardiaca por una disminución de la precarga.
  - El volumen intravascular y la PEEP influyen sobre el grado en que la HIA disminución el gasto cardiaco. Así, el gasto cardiaco se reduce con presiones intraabdominales inferiores si el paciente está hipovolémico, precisa PEEP o desarrolla autoPEEP.
- Sistema Respiratorio
  - La HIA produce una elevación del diafragma que causa una compresión extrínseca de los pulmones. Múltiples estudios han analizado la transmisión de la presión intraabdominal al compartimento torácico, siendo del 35-60% utilizando la presión media pleural y del 55-70% utilizando la presión pleural teleinspiratoria.
  - Los pacientes en ventilación mecánica con HIA tienen una presión pico y media aumentadas, lo que puede provocar barotrauma. Así mismo, esto reduce la distensibilidad de la pared torácica y el volumen corriente espontáneo, favoreciendo la hipoxemia e hipercapnia.
  - Los cambios en la distensibilidad abdominal se correlacionan con los cambios en la distensibilidad torácica.
  - La infección pulmonar es más frecuente en los pacientes con HIA.
  - En estudios con animales la compresión pulmonar produce atelectasias, edema, disminuye la difusión de oxígeno, aumenta el shunt y disminuye el espacio muerto alveolar. Estos efectos son mayores tras un shock hemorrágico y una resucitación.
- Función Renal
  - La compresión de la vena renal aumenta la resistencia venosa, que disminuye el drenaje venoso, siendo esta la principal causa de la insuficiencia renal.
  - La caída del gasto cardiaco hacen que el sistema simpático y el sistema renina-angiotensina produzcan una vasoconstricción arterial renal.
  - Se produce una disminución progresiva de la perfusión glomerular y la diuresis. Normalmente aparece oliguria con presiones intraabdominales de 15 mmHg y anuria con 30 mmHg.
  - Las concentraciones urinarias de sodio y cloro disminuyen. La renina plasmática, concentración de aldosterona y hormona antidiurética están aumentadas más del doble respecto a sus niveles basales.
  - Estos cambios son reversibles si se descomprime el abdomen a tiempo.
- Sistema Gastrointestinal
  - El intestino es uno de los órganos más sensibles a los aumentos de la presión intraabdominal.

- El flujo sanguíneo mesentérico se reduce con presiones intraabdominales de 10 mmHg.
- La perfusión de la mucosa intestinal desciendo con presiones intraabdominales de 20 mmHg.
- El flujo sanguíneo en las arterias celíaca y mesentérica superior desciende con presiones intrabdominales de 40 mmHg.
- El efecto de la HIA es la perfusión mesentérica es mayor en pacientes con hemorragia e hipovolemia.
- La HIA comprime la pared de las venas mesentéricas, disminuyendo el flujo venoso intestinal y favoreciendo el edema intestinal. Este aumenta la presión intraabdominal, iniciándose un círculo vicioso que resulta en empeoramiento de la perfusión intestinal, isquemia intestinal, descenso del pH intramucoso y acidosis láctica.
- La hipoperfusión intestinal hace que se pierda la barrera intestinal, favoreciendo la traslocación bacteriana, sepsis y fracaso multiorgánico. La traslocación bacteriana se ha observado con presiones intraabdominales de 10 mmHg en pacientes con hemorragia.
- La capacidad del hígado de metabolizar el ácido láctico empeora con presiones intraabdominales de 10 mmHg, incluso con un gasto cardiaco con una presión arterial media normales.

- Sistema Nervioso Central
  - La presión intracraneal aumenta de forma transitoria con los aumentos transitorios de la presión intraabdominal (tos, defecación, vómitos).
  - La elevación de la presión intracraneal se mantiene con la HIA, lo que puede producir un descenso de la perfusión cerebral y una isquemia cerebral progresiva.

Síndrome policompartimental

Algunos autores han acuñado el término de síndrome compartimental el cual se debe a la interrelación existente entre los diferentes compartimentos, principalmente abdominal, torácico e intravascular, entre los que se transmiten los incrementos de presión con diferentes efectos fisiopatológicos.

16.1.3. MANIFESTACIONES CLÍNICAS

Es necesario el diagnóstico precoz de la HIA para la prevención y el tratamiento precoz del SCIA.

La mayoría son pacientes críticos, incapaces de comunicarse. Aquellos que pueden hacerlo refieren síntomas tales como malestar, debilidad, disnea, sensación de líquido abdominal y dolor abdominal.

Casi todos los pacientes presentan un abdomen distendido. Aparte de esto la exploración abdominal no permite predecir el SCIA. En un estudio en el que se incluyeron 42 politraumatizados la exploración abdominal identificó aquellos que tenían una presión intraabominal > 15 mmHg con una sensibilidad del 56%, especificidad el 87%, valor predictivo positivo del 94% y valor predictivo negativo del 84%.

Es frecuente encontrar en el SCIA una oliguria progresiva y una mayor asistencia ventilaría. Otros signos son: hipotensión, taquicardia, elevación de la presión venosa yugular, edemas periféricos, insuficiencia respiratoria aguda, signos de hipoperfusión (piel fría), obnubilación, intranquilidad y acidosis láctica.

Las técnicas de imagen no son útiles para el diagnóstico del SCIA. La radiografía de tórax mostrará una disminución del volumen pulmonar, con atelectasias o elevación de los hemidiafragmas. El TAC puede mostrar infiltración retroperitoneal desproporcionada frente a le enfermedad peritoneal, compresión extrínseca de la vena cava inferior, distensión abdominal masiva, compresión directa o desplazamiento renal, engrosamiento de la pared intestinal o herniación inguinal bilateral.

El diagnóstico definitivo del SCIA se realiza midiendo la presión intraabdominal. Esta se puede medir de forma indirecta mediante un catéter intragástrico, intracolónico, intravesical o en vena cava inferior. La medida de la presión intravesical es el método más estandarizado para el diagnóstico de la HIA y SCIA, siendo mínimamente invasivo y muy preciso (Figura 16.2):

- Se debe clampar la sonda vesical (luz de salida).
- Introducir suero salino (hasta 60 ml) en la vejiga para llenarla con líquido
- Introducir una aguja de 18g con un transductor de presión en la luz de aspiración. Algunas sondas ya tienen un sistema de conexión que no precisa de una aguja.
- Hacer el 0 a nivel de la línea medioaxilar.
- La medición se debe realizar con una posición neutra del paciente en supino (los cambios en la posición de la cabeza modifican la presión medida) al final de la espiración.

En pacientes semi-incorporados (cabecera 30-45º) la presión intraabdominal aumenta una media de 4-9 mmHg. La presión intravesical puede no ser precisa en caso de adherencias intraperitoneales, hematomas pélvicos, fracturas pélvicas o en vejigas neurógenas.

16.1.4. TRATAMIENTO

El tratamiento es de soporte y, en algunos casos, la descompresión quirúrgica:

Soporte ventilatorio:

- Las presiones pico altas pueden ser un problema por lo que se recomiendan volúmenes corriente pequeños con hipercapnia permisiva si es necesario. La relajación muscular puede reducir la producción de dióxido de carbono y mejorar la ventilación.

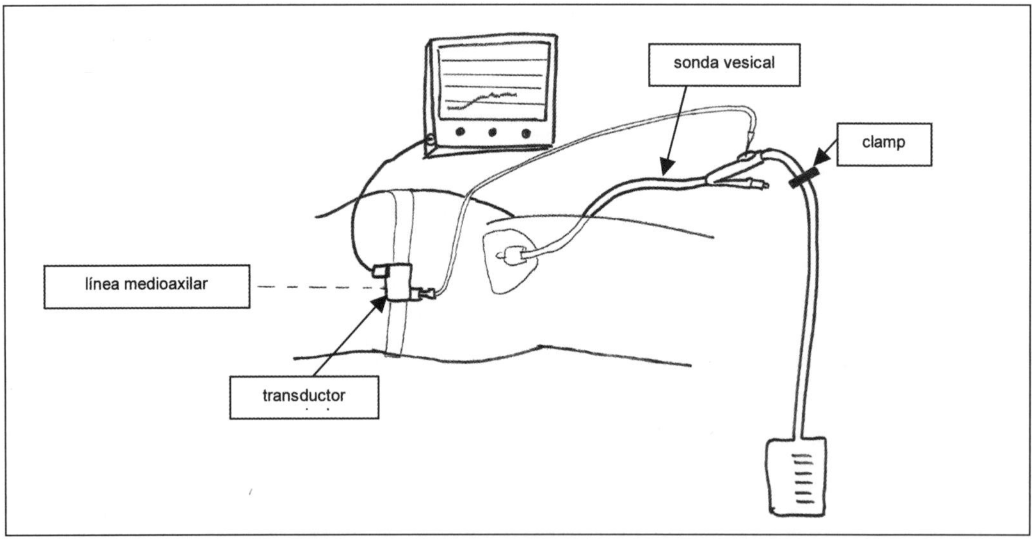

FIGURA 16.2. Sistema de medida de la PIA.

- La PEEP puede reducir los desequilibrios ventilación-perfusión y mejorar la hipoxemia.

Soporte hemodinámico:

- El aporte de volumen mejora temporalmente el gasto cardiaco, flujo renal, diuresis y perfusión visceral. También minimiza el efecto negativo potencial de la PEEP.
- Aunque la presión venosa central y la capilar pulmonar están normalmente elevadas, no está indicado el uso rutinario de diuréticos en el SCIA.

Descompresión

La descompresión abdominal quirúrgica es el tratamiento definitivo del SCIA, con la excepción de la paracentesis evacuadora en la ascitis a tensión y las escarotomías en los pacientes quemados.

La descompresión quirúrgica está indicada ante el SCIA, pero no se ha establecido un límite preciso de la presión intraabdominal. Se debe realizar una descompresión abdominal previa a la aparición del SCIA, lo que mejora la supervivencia.

- Se debe realizar una descompresión quirúrgica en todos los pacientes que tienen una presión intraabdominal mayor de 25 mmHg.
- Muchos autores recomiendan la descompresión quirúrgica con presiones inferiores (15-25 mmHg) ya que se asocia con una mejoría en la perfusión orgánica, pronóstico del paciente y previene el SCIA.
- Otros autores estiman que es necesaria la descompresión quirúrgica en función de la presión de perfusión abdominal que se calcula mediante la diferencia entre la presión arterial media y la presión intraabdominal. Una presión de perfusión abdominal por debajo de 50 mmHg es un predictor de mortalidad más sensible y específico que la presión arterial media o la presión intraabdominal.

En la práctica, se debe valorar la descompresión quirúrgica ante presiones intraabdominales de 20 mmHg o superiores, valorando los riesgos y beneficios.

Tras la descompresión quirúrgica se mantiene el abdomen abierto utilizando cierres temporales de la pared abdominal utilizando materiales que prevengan la evisceración, la retención de fluidos y la pérdida de calor. Es muy utilizada la técnica de empaquetamiento con vacío.

16.2. Síndrome compartimental de extremidades

El Síndrome Compartimental (SC) se define como un aumento de presión en los compartimentos anatómicos que contienen músculos, vasos y nervios encerrados en una membrana no flexible (fascia); se produce cuando el aumento de la presión de un compartimento compromete la circulación y la función de los tejidos que se encuentran en el mismo. Esto ocurre cuando la presión intersticial es mayor que la presión de perfusión capilar, con compromiso de flujo sanguíneo en el músculo y nervio, lo que condiciona el daño tisular.

El SC puede ocurrir de forma aguda (tras un traumatismo), o crónica, normalmente en atletas, en los que se presenta como un dolor insidioso. El SC agudo es una emergencia médica.

16.2.1. EPIDEMIOLOGÍA Y FACTORES DE RIESGO

El SC agudo ocurre en la mayoría de las veces como consecuencia de un traumatismo importante que afecta los huesos largos de las extremidades; los sitios más frecuentes son las piernas y antebrazos, aunque también puede ocurrir en los pies, muslos y región glútea. También puede aparecer tras un trauma leve o de forma no traumática como en la isquemia y reperfusión de las extremidades que aparece tras una embolectomía arterial, especialmente cuando existe retardo en el diagnóstico.

SC tras un traumatismo con fractura ósea

Aparece con más frecuencia en los hombres jóvenes (<35 años), normalmente tras la fractura de la diáfisis tibial y el radio distal, ya que normalmente poseen una gran masa muscular en dichos compartimentos, limitados por una fascia que no cambia de tamaño una vez que el crecimiento se ha completado. Las fracturas (abiertas o cerradas) causan el 75% de los SC agudos. La tibia es el hueso que con más frecuencia está afectado, apareciendo un SC en el 1-10% de las fracturas tibiales. El segundo lugar de frecuencia están los huesos del antebrazo, siendo la fractura supracondílea la más frecuentes en niños.

La lesión de los tejidos blandos, sin fractura ósea, es la segunda causa más frecuente del SC, llegando hasta el 23% de los casos en algunas series. En estos casos existe el riesgo del diagnóstico y tratamiento tardíos, siendo necesario el desbridamiento de la necrosis muscular hasta en el 20% de los pacientes, frente a un 8% en los pacientes con fractura ósea.

Entre los factores de riesgo para la aparición del SC se encuentran la fractura conminuta, volúmenes musculares relativamente grandes (atletas) y un ambiente frío (los ambientes cálidos parece que reducen las resistencias vasculares y mantienen la presión arteriovenosa).

La reducción de las fracturas cerradas produce un aumento de la presión intracompartimental inmediato que se reduce rápidamente y otro diferido, aproximadamente a las 4 horas de la reducción ósea, que se reduce de forma progresiva a los largo de varias horas. Las escayolas o vendajes compresivos pueden favorecer la aparición del SC.

La reducción y fijación de fracturas óseas abierta también produce un aumento de la presión en el compartimento durante el mismo procedimiento, disminuyendo a los largo de las siguientes 24-36 horas, siendo un factor de riesgo el tiempo prolongado de la intervención.

SC tras un traumatismo sin fractura ósea

Un traumatismos sin fractura también puede producir un SC, siendo las causas más probables el trauma directo sobvre el compartimento (crush síndrome), quemaduras severas, vendajes constrictivos, lesiones penetrantes e incluso traumatismos menores (compartimento peroneal, del pie). Los pacientes con diátesis hemorrágicas o aquellos que continúan utilizando la extremidad tras el traumatismo también presenta un mayor riesgo de SC.

Las quemaduras, especialmente las de profundas (tercer grado), pueden producir un SC secundario a la constricción tisular, la escara y el edema. En las quemaduras hay una fuga de fluidos a espacio tisuar que favorece la aparición del SC.

SC de causa no traumática

- Lesión por isquemia-reperfusión: en los procedimientos de revascularización (embolectomía, trombolisis) puede aparecer el síndrome compartimental postisquémico, secundario al edemaque puede aparecer desde unas pocas a las pocas horas del procedimiento es secundario a:

- Trombosis.
- Rabdomiolisis.
- Trastornos hemorrágicos, anticoagulación.
- Síndrome nefrótico.
- Hipoosmolaridad plasmática.
- Envenenamientos y mordeduras.
- Extravasación de perfusiones intravenosas.
- Inyección de drogas.
- Compresión prolongada de una extremidad en pacientes con un nivel de conciencia deprimido (intervenciones quirúrgicas, abuso de drogas).

16.2.2. FISIOPATOLOGÍA

Existen varias teorías que explican la fisiopatología del SC, todas ellas tienen un paso común que es la anoxia celular. Así mismo, existe un requisito común para la aparición del SC que es la existencia de una fascia que impide la expansión del volumen tisular para compensar un aumento de los fluidos y/o de la presión intracompartimental.

La teoría más aceptada es la del gradiente de presión arteriovenoso: la isquemia comienza cuando el flujo sanguíneo local no cubre las demandas metabólicas del tejido circundante. A medida que aumenta la presión intracompartimental, el flujo venoso se reduce y aumenta la presión venosa, lo que hace descender el gradiente de presión arteriovenoso, disminuyendo la perfusión tisular. El inadecuado drenaje venoso produce un edema tisular y un aumento de la presión intersticial. El drenaje linfático puede compensarlo inicialmente, pero es rápidamente superado.

Las presiones intracompartimentales capaces de comprometer la perfusión son aquellas que están por encima de una presión diastólica de 20 mmHg o de una presión arterial media de 30 mmHg. En las fases tardías del SC se compromete de forme grave el flujo arterial y cualquier flujo de sangre al compartimento aumenta el edema preexistente.

Cuando el síndrome compartimental no es tratado y la presión compartimental excede de 30 mmHg, los vasos linfáticos se colapsan dejando sin drenaje al músculo esquelético aumentando el edema y desencadenando colapso arteriolar por compresión disminuyendo la liberación de oxígeno a los tejidos, esto tiene como resultado hipoxia tisular y metabolismo anaerobio con producción de ácido láctico, necrosis muscular, liberación de mediadores y proteínas musculares, shock con acidosis metabólica e hiperpotasemia; la liberación de hemoglobina y la acidificación de la orina favorecen su precipitación a nivel del túbulo renal desencadenando necrosis tubular aguda. El daño muscular y nervioso puede llegar a producir la pérdida de la extremidad o bien dejar secuelas graves como la contractura isquémica de Volkman.

16.2.3. MANIFESTACIONES CLÍNICAS

Aparecen de escalonada, apareciendo a las 4-6 horas de la lesión, aunque se pueden presentar de forma tardía (3-7 días) y se relacionan con la respuesta neuromuscular (las 6 "P"):

- *Dolor (Pain):* Es el primer síntoma en aparecer, el cual no esta relacionado con el traumatismo y es desproporcionado al mismo y con mala respuesta a los analgésicos. Se localiza en el compartimiento específico y se intensifica con la movilización pasiva de los músculos implicados en el compartimiento o por compresión directa del compartimiento afectado. Aumenta con la elevación de la extremidad. Está ausente en los pacientes en coma o que han sufrido lesiones de nervios periféricos.

- *Parestesias:* aparecen de forma precoz y es la primera indicación de isquemia nerviosa. Aparecen en el área inervada por un nervio que cruza el compartimiento afectado pudiendo evolucionar a hiperestesia o incluso anestesia.
- *Presión:* el compartimiento se encuentra aumentado de tamaño, caliente, a tensión.
- *Palidez*: signo tardío; piel fría y relleno capilar prolongado.
- *Parálisis:* signo tardío. Indica el daño de la unión mioneural.
- *Ausencia de pulsos* (Pulselessness): signo tardío. Inicialmente se mantienen los pulsos distales, lo que sirve para diferenciarlo de una lesión arterial, y la piel es de color rosado lo que diferencia de las lesiones isquémicas. En la fase tardía se produce la ausencia de pulsos que se identifica por palpación o mediante la visualización con ecodoppler.

16.2.4. DIAGNÓSTICO

Los síntomas y signos descritos tienen una escasa sensibilidad y especificidad. El diagnóstico se sospecha ante la clínica del paciente y la confirmación se realiza midiendo la presión del compartimento. La analítica de sangre no es útil para el diagnóstico; conforme progresa el SC aumenta la creatinin-kinasa (CK). Pero la CK puede elevarse en la rabdomiolisis y esta causar un SC.

La presión del compartimento debe medirse siempre que exista una sospecha clínica, pero es innecesaria ante un SC obvio. En pacientes con bajo nivel de conciencia o en politraumatizados puede ser necesaria la determinación repetida de la presión del compartimento.

Existen 3 métodos para medir la presión del compartimento, mediante un manómetro manual (tipo Stryker), con un manómetro con una aguja o con un catéter que se inserta en el compartimento y se conecta a un transductor de presión y que la registra. Los dos primeros precisan de la inyección de una pequeña cantidad de suero salino en el compartimento, determinándose la resistencia de la presión tisular. El manómetro manual es el más usado por su simplicidad, portabilidad y precisión (Figura 16.3).

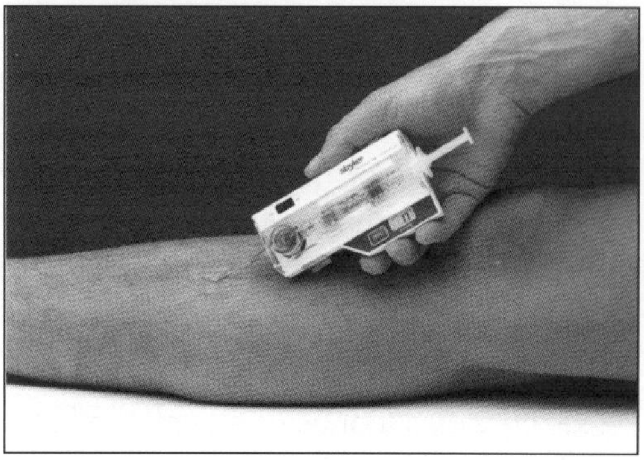

FIGURA 16.3. Determinación de la presión compartimental con manómetro.

La presión normal en un compartimento varía entre 0 y 8 mmHg. Los hallazgos clínicos se asocian con un SC agudo y se correlacionan con los aumentos de la presión intracompartimental:

- A 20 mmHg se compromete el flujo sanguíneo capilar.
- Entre 20 y 30 mmHg aparece el dolor.
- Con presiones superiores a 30 mmHg tiene lugar la isquemia.

Sin embargo, estos valores son aproximados, ya que la presión necesaria para producir una lesión varía en función de las circunstancias clínicas, tales como la tensión arterial: en hipertensión son necesarias presiones compartimentales superiores para producir una lesión. Por otro lado, en hipotensión o ante tejidos traumatizados, la isquemia puede aparecer con menores presiones.

No existe un consenso acerca del límite de presión compartimental a partir del la cual está indicada la fasciotomía; habitualmente esta se indica con presiones absolutas por encima de 30-45 mmHg. Otros autores utilizan la diferencia entre la presión sistémica y la compartimental; en esta línea se suele utilizar la presión delta que se calcula restando a la presión diastólica la presión compartimental. La fasciotomía está indicada si la presión delta es superior a 30 mmHg. Si la presión delta disminuye durante un mínimo de 6 horas, se puede suspender la monitorización de la misma. Una determinación aislada no descarta un SC y en un paciente alerta, colaborador, no es necesaria la monitoriazación continua de la presión compartimental.

Están en fase de investigación métodos de monitorización no invasivos basados en sistemas de ultrasonidos, fluometría doppler con láser y espectroscopia.

16.2.5. TRATAMIENTO

Con el diagnóstico temprano (que se basa en la sospecha precoz en pacientes de riesgo) y el tratamiento apropiado, se pueden prevenir las complicaciones del SC y mantener la función normal de la extremidad.

Ante la sospecha de un SC agudo:

- Se debe evitar cualquier presión externa sobre el compartimento; eliminar las escayolas, ropa o vendajes compresivos.
- No elevar la extremidad afecta, colocarla en posición neutra.
- Administrar analgésico y oxígeno suplementario.
- Mantener la estabilidad hemodinámica, sistémica y local.

La descompresión quirúrgica de todas las envolturas que limitan el compartimento (fasciotomía) para descomprimir todos los compartimentos afectos es el tratamiento definitivo. Comprende la incisión de la envoltura aponeurótica del compartimiento, lo que permite que los tejidos se expandan y que la presión tisular disminuya. Se debe de abrir la envoltura aponeurótica y la piel suprayacente (dermotomía).

- Un retraso en su realización aumenta la morbilidad.
- Debe dejarse abierta el tiempo necesario para que se reduzca la hinchazón de los tejidos. Las heridas normalmente pueden cerrarse en una semana de forma primaria o con injertos de piel.
- No está indicada cuando el tejido muscular ya está muerto, lo que ocurre en el síndrome de aplastamiento (terremotos); en esta situación no aporta beneficios y aumenta el riesgo de infecciones. El tratamiento definitivo de estas lesiones implican habitualmente la amputación.

Otras medidas en el SC:

- Para evitar las infecciones locales se deben administrar antibióticos de amplio espectro al menos durante 24-48 horas.
- Tratamiento de la rabdomiolisis con infusión de volumen intravascular agresivo intentando establecer una diuresis efectiva (100 ml/h) y alcalinización de la orina (a pH 6,5) con infusión de bicarbonato sódico.
- Tratamiento de la hiperpotasemia sintomática con la administración intravenosa de calcio, glucosa, insulina, bicarbonato sódico, resinas de intercambio y diálisis si fuese necesario.

16.2.6. COMPLICACIONES

La mortalidad en el SC agudo que requiere fasciotomía es de hasta el 15%, aumentando en paciente con traumatismos graves. La morbilidad puede ser muy importante siendo el retraso en el diagnóstico el mayor factor de riesgo:

- Neuropatía isquémica.
- Mionecrosis y fibrosis que produce contracturas.
- Necesidad de injertos de piel.
- Debilidad muscular.
- Dolor persistente.
- Parestesias.
- Con la reperfusión del músculo muerto puede aparecer un shock severo.
- La liberación de grandes cantidades de potasio intracelular puede llevar arritmias y parada cardiaca.

16.3. Resumen y Conclusiones

Síndrome compartimental intraabdominal

- la hipertensión intraabdominal (HIA) es el aumento de la presión dentro del abdomen. Si la HIA causa una disfunción orgánica se produce el síndrome compartimental intraabdominal (SCIA).
- El SCIA pueda afectar a la función de prácticamente cualquier órgano. Los principales efectos fisiológicos son: disfunción cardiaca, descenso del retorno venoso, hipoxemia, hipercapnia, insuficiencia renal, disminución de la perfusión intestinal y elevación de la presión intracraneal.
- El diagnóstico del SCIA precisa la medición de la presión intraabdominal.
- El tratamiento es de soporte y, en algunos casos, la descompresión quirúrgica. Esta no debe retrasarse en presiones intraabdominales ≥ 20 mmHg con/sin SCIA.

Síndrome compartimental de extremidades

- El síndrome compartimental (SC) aparece cuando aumenta la presión en un compartimento rodeado por una fascia que compromete la circulación y la función de los tejidos que contiene. Es una emergencia quirúrgica.
- Aparece con más frecuencia tras traumatismos importantes, especialmente con fracturas de huesos largos.
- El síntoma más precoz es el dolor progresivo y desproporcionado, que aumenta al estirar los músculos del compartimento, que está a tensión.
- Se debe medir la presión del compartimento ante la sospecha de un SC. Una determinación aislada no descarta un SC.
- La fascitomía es el tratamiento de elección del SC y debe realizarse cuando la diferencia entre la presión diastólica y la compartimental supera los 30 mmHg.
- Las complicaciones y secuelas aparecen con más frecuencia cuando se retrasa el diagnóstico y/o el tratamiento descompresivo.

16.4. Bibliografía

Gestring, M. Abdominal compartment syndrome. UpToDate. Febrero 5, 2010.

Klenerman, L. The evolution of the compartment syndrome since 1948 as recorded in the JBJS (B). J Bone Joint Surg Br 2007; 89:1280-1282.

Malbrain, ML, Cheatham, ML, Kirkpatrick, A, et al. Results from the International Conference of Experts on Intra-abdominal Hypertension and Abdominal Compartment Syndrome. I. Definitions. Intensive Care Med 2006; 32:1722-1732.

Malbrain ML, Wilmer A. The polycompartment syndrome: towards an understanding of the interactions between different compartments. Intensive Care Med. 2007; 33:1869-1872.

Rohrer MJ. Compartiment syndromes. En: Irwin RS, Cerra FB, Rippe JM (eds). Intensive Care Medicine. Philadelphia. Lippincott-Raven. 1999: 2058-2065.

Scheppach W. Abdominal compartment syndrome. Best Pract Res Clin Gastroenterol. 2009; 23:25-33.

Sugrue, M. Abdominal compartment syndrome. Curr Opin Crit Care 2005; 11:333.

Moore, AF, Hargest, R, Martin, M, Delicata, RJ. Intra-abdominal hypertension and the abdominal compartment syndrome. Br J Surg 2004; 91:1102-1110.

van Mook, WN, Huslewe-Evers, RP, Ramsay, G. Abdominal compartment syndrome. Lancet 2002; 360:1502-1502.

http://www.wsacs.org/.

17

Fisiopatología de la sepsis

Carlos Ortiz Leyba

Objetivos docentes

- Identificar la respuesta plurisistémica del huésped ante una agresión.
- Aproximarse al conocimiento de las vías de señalización celular en la sepsis.
- Identificar potenciales dianas terapéuticas para el tratamiento.
- Evaluar la importancia de los mecanismos celulares y sus mediadores endógenos.
- Comprender el balance pro y antiinflamatorio de las citocinas.
- Posicionar la acción coordinada de las cascadas plasmáticas en la sepsis.
- Ponderar los mecanismos de inmunoparesia tardíos.
- Identificar el endotelio y la microcirculación como el terreno donde los efectos biológicos se traducen en clínicos.

Al concepto vigente, hasta hace poco tiempo, de que la sepsis se considera como una respuesta del huésped ante una agresión microbiana, mediada casi exclusivamente por el sistema inmune, las evidencias emergentes hacen que en la actualidad se postula que la sepsis es una entidad que implica no solamente a la inmunocompetencia, sino a otros sistemas biológicos como son el sistema nervioso autónomo (SNA), al de la coagulación/fibrinólisis y al complemento.

17.1. Mecanismo de activación de la sepsis

Básicamente la sepsis se pone en marcha cuando unos activadores procedentes de los microorganismos patógenos o de sus productos, desencadenan estímulos celulares y humorales que, bien directamente, bien a través de citocinas y otros mediadores producen unos efectos biológicos que se traducen en efectos clínicos. (Figura 17.1).

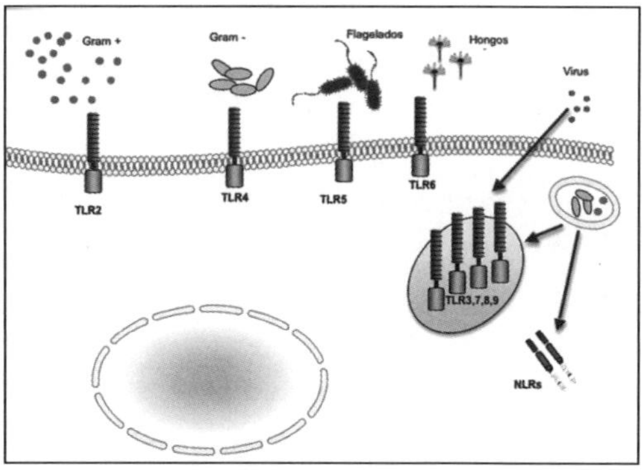

FIGURA 17.1. Especificidad de ligandos y localización de los diferentes receptoresToll-like. Aun cuando los TLR pueden compartir diferentes PAMPs (ver Tabla 17.2), en la figura se exponen las asociaciones más comunes. Por lo que respecta a los TLRs intracelulares, éstos se activan por virus y por bacterias que irrumpen intracelularmente. Estas últimas, pueden interactuar tambien por los receptores NLR1 y NLR2.

17.1.1. PAMPs

Estos activadores son globalmente llamados en la actualidad comportamientos moleculares asociados a patógeno o PAMPs (*pathogen-associated molecular patterns*) y los mecanismos que ponen en marcha pueden diferir dependiendo del germen causal. Es un conjunto de moléculas microbianas (moléculas enteras, fracciones de moléculas, o complejos poliméricos) que comparten un número de aspectos bioquímicos definidos que Entre los PAMPs reconocidos estan la endotoxina (LPS) para la sepsis por Gram -, y peptidoglicanos, ácido lipoteicoico, lipoproteínas y modulina soluble en fenol para la sepsis por Gram +, aunque estos son menos activos que la LPS considerándolos a igual peso, además no existen aún trabajos clínicos convincentes que demuestren su presencia a concentraciones similares a las que se hayan en los estudios experimentales.

17.1.2. ALARMINAS Y DAMPs

La identificación inmune de esos tejidos dañados está mediada por proteínas intracelulares, o mediadores liberados de las células que se están destruyendo. Estas proteínas se llaman Alarminas. Estas alarminas, junto con los PAMPs, constituyen el conjunto llamado comportamientos moleculares asociados a lesion, o DAMPs (Damage-Associated Molecular Patterns). Aunque para otros autores, solamente las alarminas pueden considerarse DAMPs, por lo que para evitar la confusión nos referiremos solo a PAMPs y Alarminas. (Tabla 17.1)

Las alarminas son el equivalente a PAMPs pero de naturaleza endógena, y tienen varias características: el ser liberadas de forma rápida por células que están muriendo de forma no programada (no son liberadas por tanto en la apoptosis); el poder ser producidas por células del sistema inmune sin que tengan que morir, a través de sistemas específicos de liberación, o a través de la vía de secreción del retículo endoplasmático-aparato de Golgi; el tener capacidad para activar y reclutar a otras células del sistema inmune, incluyendo a las células dendríticas, para expresar receptores; y por último tener la capacidad de restaurar la homeostasis de los tejidos que han sido agredidos directamente por el microbio, o indirectamente por la inflamación subsiguiente.

TABLA 17.1. Moléculas implicadas en la inflamación.

Exógenas (PAMPs)
- Microbianas
  - Bacterias
  - LPS
  - Peptidoglicanos
  - Ácido lipoteicoico
  - Lipoproteínas
  - Modulina soluble en fenol
  - ADN bacteriano
  - ARN de cadena simple
- No microbianas
  - Cuerpos extraños
  - Alergenos
  - Compuestos tóxicos

Endógenas (Alarminas)
- HSP
- HMGB-1
- Proteínas S-100
- Fibrinógeno
- ADN y ARN
- Cristales de urato
- Cociente ADP/ATP elevado

17.1.3. RECEPTORES DE LA RESPUESTA DEL SISTEMA INMUNE INNATO, PRR

Tanto los PAMPs como las alarminas, son reconocidos por unos receptors localizados en las células immunes, los llamados Pattern-Recognition Receptors (PRRs), realizándose así la detección de la infección microbiana o del tejido dañado, e iniciándose las respuestas de defensa del huésped.

Funcionalmente estas proteínas pueden ser divididas en tres clases: segregadas como las opsoninas, endocíticas y de señal. La mejor estudiada es la lectina unida a manano que al unirse a los carbohidratos microbianos inicia la vía de la lectina para la activación del complemento, pero lo que han despertado un mayor interés son los receptores tipo portazgo, *TOLL-LIKE receptors* (TLR).

Receptores TOLL-LIKE

Los TLRs son proteínas transmembrana de los que se han identificado trece miembros en mamíferos, y 10 en humanos. La mayor parte de ellos se expresan en la membrana, y algunos son intracelulares (TLR3, TLR7, TLR8 y TLR9), en el retículo endoplasmático y en los lisosomas. Los TLRs tienen una región extracelular ria en leucina *leucine rich repeats motifs* (LRRs) y un dominio transmembrana *Toll interleukin-1* (IL-1) *receptor* (TIR) *domain.*

Los sensores de los TLRs más conocidos son, LPS para TLR4, ácido lipoteicoico para el TLR2, flagelina para el TLR5, manano para TLR4. Algunos TLRs comparten afinidad por distintos ligandos (Tabla 17.2 y Tabla 17.3). Los ácidos nucleicos procedentes de virus y otros patógenos intracelulares se detectan en el endosoma por los TLRs intracelulares o en el citoplasma por las helicasas *retinoic acid–inducible protein-I–like* (RLHs) (Figura 17.2).

Receptores TLR

Los TLRs detectan a los PAMPs en la superficie cellular o en los lisosomas o endosomas, pero cuando los microorganismos invaden el citosol celular, pueden ser detectados por otros receptores, los más estudiados son los *nucleotide-binding oligomerisation domain* (NOD)-*like receptors* (NLRs), llamados anteriormente NODs. Estos PRRs citoplasmáticos presentan dominios ricos en leucina por los que interactua con su ligando, el muramil dipéptido (NLR2) o el muramil tripéptido (NLR1), la

TABLA 17.2. Ligandos de microorganismos para TLRs.

MICROORGANISMO	LIGANDO	TLR
Neisseria meningitidis	Factores solubles de la bacteria	TLR1-TLR2
Candida	Beta-glucano	TLR2
Diversas bacterias	Lipoproteínas	TLR2-TLRX
Staphylococcus aureus	Ácido lipoteicoico	TLR2-TLRX
Leptospira	Endotoxina	TLR2-TLRX
Micobacteria	Lipoarabinomanano	TLR2-TLRX
Staphylococcus aureus	Modulina soluble al fenol	TLR2-TLR-6
Cocos Gram +	Peptidoglicanos	TLR2-TLR-6
Levaduras	Zymosan	TLR2-TLR-6
Virus	ARN de doble cadena	TLR3
Bacterias Gram -	Endotoxina	TLR4
Candida	Manano	TLR4
Bacterias flageladas	Flagelina	TLR5
Virus	ARN de cadena simple	TRL7-TLR8
Bacterias	ADN no metilado	TLR9
Hongos	Zymosan	TLR6
Micoplasmas	Diacil-lipopéptido	TLR6
Cocos Gram +	Ácido lipoteicoico	TLR6
No definido	No definido	TLR10

TABLA 17.3. Ligandos de alarminas para TLRs.

HSP	TLR4
Fibrinógeno	TLR4
Hialurano	TLR4
Biglicano	TLR4
HMGB1	TLR2, TLR4

unidad menor de peptidoglicano común a Gram + y a Gram -. La expresión tanto de NLR1 como de NLR2 generan una respuesta de la LPS pero no del ácido lipoteicoico. Además los NLR pueden reunirse en complejos multimoleculares de hasta 12 miembros ante PAMPs o DAMPs, para formar el llamado Inflamasoma, que induce la activación de caspasa-1, y ésta a su vez inicia el procesamiento y maduración de las citocinas pro-inflamatorias IL-1b e IL-18.12.

Por su implicación en la cascada de caspasas, los NLRs estan implicados en al menos dos de cuatro los mecanismos de muerte celulares descritos, en la piroptosis (muerte celular asociada a productos microbianos, dependiente de caspasa-1), pironecrosis (muerte celular asociada a mecanismo autoinflamatorio o a patógeno, caspasa independiente), pero no a la apoptosis ni a la necrosis celular.

Receptor RAGE

El receptor de productos terminales de glucosilación o glicación avanzada, *Receptor of Advanced Glycation Endproducts* (RAGE), se considera otro PRR. Es un miembro de la superfamilia de las inmunoglobulinas, y está implicado en la traducción de la señal desde los productos del patógeno hasta la activación celular

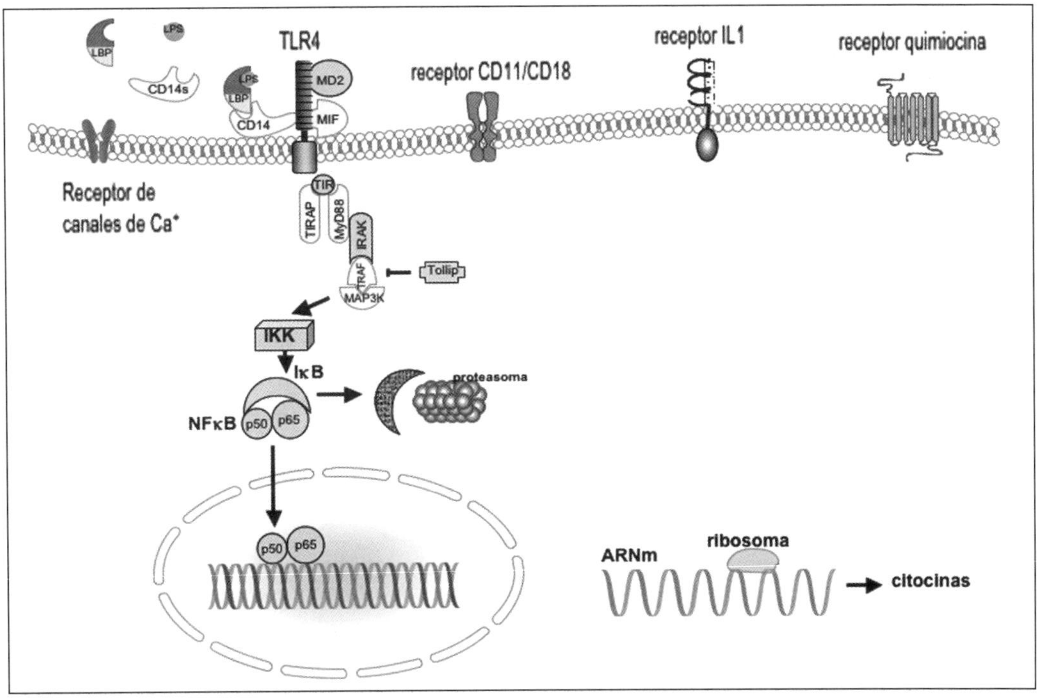

FIGURA 17.2. Cascada de la señal intracelular por la estimulación con endotoxina, y a través del receptor Toll-like 4. La liberación de los dímeros del NFκB se hace por degradación del inhibidor IκB y formación del proteasoma. Los dímeros activan al ADN nuclear la producción de un ARN mensajero, que tras ser leído por los ribosomas, generará la expresión de determinadas citocinas. Asimismo, en la figura, se exponen otros receptores de pared que pueden activarse durante la inflamación.

desde el inicio y perpetuando la inflamación. Los AGEs son productos derivados de la glicación no enzimática y oxidación de proteínas, lípidos y ácidos nucleicos por la acción de azúcares reductores o por incremento del estrés oxidativo. Tiene numerosos ligandos además de los AGEs, en la sepsis son muy señaladas las alarminas proteína S100 y HMGB1 ver más adelante). Al unirse a sus ligandos se produce una activación constante de NF-kB en células fagocíticas y en células endoteliales. Si se bloquea a este receptor, la inflamación se disminuye. Es interesante saber que durante el tratamiento estricto con insulinoterapia, se produce una disminución de la activación del NF-kB. lo que quizás podría explicar los presumibles efectos positivos en algunas situaciones de sepsis.

Receptor TREM 1(*triggering receptor expressed on myeloid cells*)

Es una proteína de membrana que se ha identificado recientemente y que también está implicada en el reconocimiento bacteriano y de sus productos. Su ligando es desconocido. Su bloqueo en estudios experimentales hace que los monocitos estimulados con LPS expresen más citocinas proinflamatorias, y a la inversa, la adición de una proteína de fusión con TREM1 disminuye dicha producción, por lo que teóricamente puede convertirse en un futuro objetivo terapéutico. En pacientes con sepsis se produce un incremento marcado (3 a 5 veces) en la expresión de TREM-1 en la superficie de diversas células, sobre todo en macrófagos peritoneales. Sin embargo en modelo de ratón, no se detectan en linfocitos. El acoplamiento de TREM-1 con su, todavía, ligando desconocido puede inducir fagocitosis, producción de radicales libres de oxígeno (ROS), y liberación de mieloperoxidasa e IL-8 en PMN.

Otros receptores de membrana

Otros receptores de membrana que reconocen tambien a la LPS, son MSR (*macrophage scavenger receptor*), canales de K+, receptores CD11/CD18, CD55, el receptor de quimiocinas CXCR4, CD180, TREM-1, Hsp70/Hsp90. Otro PRR singular es el receptor de IL-1, específico para dicha interleucina.

17.2. Inicio y perpetuación de los mecanismos de la inflamación

Tomando como ejemplo el modelo LPS por ser el más estudiado, ésta, al invadir el torrente sanguíneo en cuantía suficiente para no ser bloqueada y anulada por factores diversos entre los que destacan anticuerpos pre-existentes, HDL-colesterol, albúmina y la proteína bactericida incrementadora de la permeabilidad, *bactericidal/permeability-increasing proteína* (BPI), entre otros, induce la liberación por parte del hígado de otra proteína, la proteína unida a LPS, *LPS* binding *proteína* (LBP). Ambas forman un complejo que busca al receptor CD14, bien en membranas celulares (sobre todo de macrófagos), bien soluble (para actuar sobre aquellas células, tales como las endoteliales, que no tienen capacidad de expresar este receptor).

17.2.1. TRANSMISIÓN DE LAS SEÑALES CELULARES

El CD14 está unido a la membrana por un anclaje glicosil-fosfatidil-inositol que carece de dominio transmembrana, ello se obvía por proteínas identificadas como receptores tipo portazgo, *Toll-like receptor,*

(TLRs) que inician la vía de señales que implica al factor nuclear Kappa-B (NF-kB) y a la subsiguiente trascripción genética. Para ello, el complejo LPS-LBP-CD14, se une en primer lugar a la proteína chaperocina MD-2, la cual ayuda a formar multímeros de TLR4 en las zonas de membrana donde se encuentran esfingolípidos, glicolípidos, proteoglicanos y moléculas de colesterol, llamadas lípid rafts, para iniciar la señal intracelular.

Ésta se inicia con la union del dominio intracelular TLR llamado TIR (Toll/IL1 receptor homology domain) a una quinasa asociada, IRAK (IL1 receptor-associated kinase). Este proceso requiere dos proteínas de adaptación las llamadas MyD88 (myeloid differentiarion protein 88) y TIRAP (TIR domain containing adapter protein) llamada también Mal (MyD88-adapter-like protein). Y a su vez puede inhibirse por una tercera proteína llamada Tollip (Toll-intercating protein). Se produce un proceso de fosforilización y se asocia a otra proteína, TRAF6 (Tumor necrosis factor receptor-associated factor-6) que activa a otra quinasa, la MAP3K (mitogen-activated protein kinase kinase kinase) para actuar sobre el complejo IKK (inhibitor KB kinase). Este precisa la proteolisis a través del sistema ubiquitina del inhibidor I B para que se liberen los dímeros del NF- B (RelA (p65), c-Rel, RelB, p50, y p52) en el núcleo donde se hacen activos.

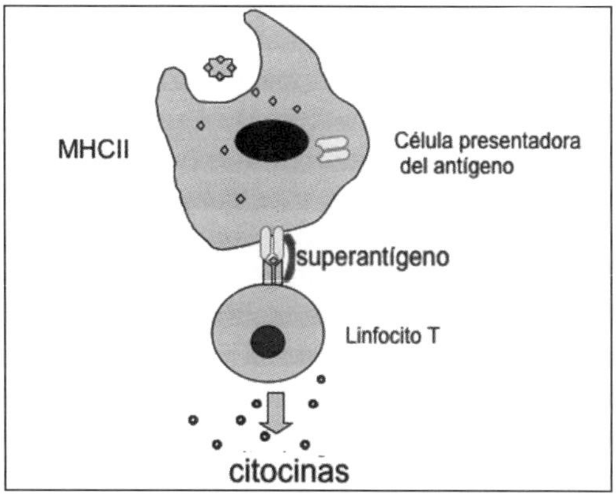

FIGURA 17.3. Actuación del superantígeno en el complejo mayor de histocompatibilidad tipo II (MHCII).

Translocan al núcleo y permiten la translación, transcripción y producción de un ARNm mensajero que induzca la producción de citocinas y otras moléculas efectoras (Figura 17.3).

17.2.2. CITOCINAS

Son proteínas reguladoras de bajo peso molecular. Las citocinas son producidas por múltiples tipos celulares, principalmente del sistema inmune. Dentro del sistema inmune innato, los macrófagos son las células más productoras de citocinas, mientras que en el sistema específico lo son las células T colaboradoras. La producción de las citocinas suele ser breve (transitoria), limitada al lapso de tiempo que dura el estímulo (es decir, el agente extraño). En muchos casos ello se debe a que los correspondientes ARNm tienen una corta vida media, que a su vez depende de que las zonas 3' no traducibles son ricas en A y U. Tienen acciones autocrinas, paracrinas, y endocrinas, dependiendo del momento de expresión y de la clase de citocina. De forma general tienden a regular el desarrollo de células inmunes efectoras y, en un proceso de retroalimentación, de nuevas citocinas. Para su actividad se unen a receptores específicos sobre membranas de células diana. La afinidad de cada receptor hacia su citocina correspondiente suele ser bastante alta, del orden de lo femtomolar (10-15 M) a lo picomolar (10-12 M).

Las propiedades generales de las citocinas incluyen la pleiotropía (múltiples efectos al actuar sobre diferentes células); redundancia (varias citocinas pueden ejercer el mismo efecto); sinergismo (dos o más citocinas producen un efecto que se potencia mutuamente); y antagonismo (inhibición o bloqueo mutuo de sus efectos).

Adquieren nombres diferentes según su procedencia o acción, así linfocinas a las secretadas por linfocitos, monocinas si son secretadas por monocitos y macrófagos, interleucinas (IL) a las que son producidas por algunos leucocitos y que actúan sobre otros leucocitos, interferones (INF), *Tumor necrosis factors* (TNF), y quimiocinas si su función es la atracción de diversas células, fundamentalmente polimorfonucleares y macrófagos al lugar de la inflamación.

Básicamente se pueden dividir en dos grandes grupos: proinflamatorias: TNF-a, IL-1b, IL-6, IL-12, IL-17, INF-c; y antiinflamatorias: IL-1ra, IL-4, IL-6, IL-10, IP10, IL-13, TGF-b, sTNFR p55, p75, y sIL-6R. Auque algunas, tales como la IL-6, comparten ambas carácterísticas dependiendo del ambiente inflamatorio donde se exprese, o de la situación clínica que se esté desarrollando en ese momento.

El control del balance pro-anti inflamatorio se ejecuta por mecanismos de bloqueo diferentes. Por un lado se encuentran los bloqueadores de receptores como el antagonista del receptor de IL-1 (IL-1Ra), que bloquea la unión de IL-1a o IL-1b, y que cursan con inflamación crónica. Por otro los receptores solubles que, suelen ser versiones solubles de los respectivos receptores que se expresan en las membranas y que se liberan por la rotura enzimática de la porción extracelular que libera un fragmento soluble, el cual retiene su capacidad de unirse a la citocina. Se suelen denominar anteponiendo una "s" al nombre del receptor. Existen ejemplos de versiones solubles de los receptores IL-2R, IL-4R, IL-7R, IFN-g R, TNF-a R, TNF-b R.

Actividad inflamatoria de las citocinas

Constituye un mecanismo complejo y fundamental para el mantenimiento de la vida donde participan numerosas subcascadas y se implican diversos sistemas cuyos protagonistas más conocidos son fundamentalmente el TNFa, IL-1, IL-6, interferón g (IFN- g), IL-18, además de las quimiocinas IL-8 y la familia MCP (monocyte chemotactic protein) que atraen a los polimorfonucleares y activan a los macrófagos.

TNF

Los niveles séricos de TNF se encuentran elevados en pacientes con sepsis aunque dicha elevación depende tanto de la gravedad como del tipo de proceso séptico. Mientras que en la meningococemia este paralelismo es evidente, no sucede los mismo en las situaciones de sepsis abdominal donde no se puede establecer de forma clara una relación con la supervivencia. En esta discordancia se implican la presencia de receptores solubles circulantes y el momento de la determinación plasmática de TNF, dada su relativamente corta vida media. Las diversas actuaciones intentando bloquear esta citosina no han dado resultados satisfactorios.

IL-1

La IL-1 es otra citocina pro-inflamatoria de notable actividad en la sepsis. Engloba a una familia de mediadores que comprende por un lado a dos formas con distinto peso molecular, IL-1 alfa e IL-1 beta, siendo la segunda la más estudiada. Asimismo ambas presentan dos tipos de receptores (I y II) de cuya unión se induce una señal de transducción que indice la activación de factores de transcripción tales como el NF-kB y la proteína 1 de activación (AP-1). Pero además la familia cuenta con antagonistas a receptores de IL-1 (IL-1ra) que son inhibidores solubles circulantes que se unen a los receptores y que se liberan siempre tras la elevación plasmática de IL-1 por lo que como en el caso del TNF constituirían un mecanismo de autocontrol en la respuesta inflamatoria, la elevación encontrada en la sepsis se correlaciona de forma positiva con la evolución pero el hecho de que la administración exógena fracasa en su objetivo de mejorar la evolución hacen que se haga dudar de su verdadera capacidad para constituir mediadores de resolución de la sepsis.

IL-6

La IL-6 es un mediador con actividad ambivalente, considerado por unos durante mucho tiempo como citocina pro-inflamatoria, es clasificado por otros como antiinflamatoria, aunque probablemente comparta ambas actividades o bien como piensan otros no sea un mediador directo sino un marcador de inflamación sistémica y que refleje solamente los efectos netos de la producción previa de TNF e IL-1 o bien que la IL-6 sea pro-inflamatoria solo en presencia de otras citocinas. La infusión de IL-6 produce fiebre pero no produce los efectos hemodinámicos de las otras citocinas referidas. La IL-6 es la citocina cuyos niveles séricos al ingreso estan más estrechamente relacionados con la muerte aunque dichos niveles descienden rápidamente aunque persista la sepsis y el fallo de órganos.

IL-8

La IL-8 es un péptido que junto con una superfamilia de 10 o más citocinas pro-inflamatorias se ha designado como quimiocinas. La IL-8 produce la estimulación de la quimiotaxis, aumento de la liberación de enzimas lisosomales y sobreregulación de receptores del complemento. La IL-8 se detecta en el suero de pacientes con sepsis aunque solamente y por ahora en pocos trabajos se ha correlacionado con la mortalidad.

Actividad anti-inflamatoria de las citocinas

Frente a la cascada proinflamatoria, se produce un efecto de contraregulación para modular dicha cascada que se basa en la producción de antagonistas de los receptores solubles para el TNF e IL-1, en receptores-señuelo de la IL-1, en inactivadores del complemento y en producción de citocinas claramente anti-inflamatorias cuyo paradigma es la IL-10, el *transforming grownth factor-beta* (TGF-β) o la IL-4. Esta respuesta antiinflamatoria vendrá mediada por la supremacía que se establezca en la diferenciación de los linfocitos Th0 en Th1 (proinflamatorios) o Th2 (antiinflamatorios), esta diferenciación está mediada por diversos factores tales como el tipo de patógeno, el tamaño del inóculo y el lugar de la infección, pero entre ellos la presencia de citocinas dominantes puede determinar el proceso (IL-2 para Th1 y IL-4 para Th2).

IL-10

La IL-10 es una citocina anti-inflamatoria. entre sus actividades se encuentra la supresión de interferón-gamma (IFN-g) por parte de los linfocitos T cooperadores y las células NK, la supresión de citocinas proinflamatorias (TNF, IL-1, IL-6 e IL-8) por los monocitos, al mismo tiempo que sobre-regula la producción de IL-1 ra. De forma inversa la inhibición de IL-10 produce incremento de los niveles circulantes de TNF e IL-6 Los enfermos con shock séptico presentan niveles elevados de IL-10 que son independientes de la presencia o no de infección documentada microbiológicamente pero si están relacionados con la perescia de bacteriemia y con la gravedad del shock séptico medida por la escala APACHE II.

En pacientes con sepsis se han encontrado niveles circulatorios elevados de IL-10 aunque no en todos los pacientes (al contrario del TGF- β cuyas concentraciones séricas suelen estar bajas o normales en la sepsis). Estos niveles se hacen máximos a las 48 h y permanecen durante 3-5 días; y están en relación con la evolución y con las concentraciones de citocinas proinflamatorias. A partir de estudios animales se considera que aunque la IL-10 pueda jugar un papel importante en la resolución de la sepsis, el tiempo de administración es crítico.

Otras citocinas

Dentro de la respuesta antiinflamatoria se alinean tambien mediadores como los IL-1ra (antagonistas de receptores de IL-1) antes referidos, y receptores como el tipo A (SR-A).

Superantígenos

El modelo descrito hasta ahora corresponde a la sepsis por Gram -, pero en la sepsis por cocos Gram + se producen unas características propias mediadas por los llamados superantígenos.

Una vez fagocitadas las bacterias o sus productos por los fagocitos, éstos inician la formación del complejo mayor de histocompatibilidad tipo II, entre la célula presentadora de antígeno y la célula T receptora. En la unión entre ambas células se aplica una proteína, el llamado superantígenos, que actúa acelerando dicha conexión y amplificando la respuesta proínflamatoria de la célula T, de tal forma que se produce por parte de la misma la producción masiva de citocinas. Este hecho está bien recogido en algunos cuadros clínicos como son en Shock tóxico por *Staphylococcus,* o las sepsis graves por *Streptococcus pyogenes*.

17.2.3. ALARMINAS CON ACTIVIDAD CLÍNICA EN LA SEPSIS

HSP (*Heat shock proteins)*

Son chaperocinas. Se han considerado siempre como moleculas intracelulares; actualmente se sabe que las HSP pueden liberarse en el compartimento extracelular. Hsp60 y Hsp70 pueden detectarse en el suero. Como moléculas de señal: Tienen actividad proinflamatoria global, pero se ha publicado que atenúan y previenen la lesión isquemia–reperfusión (lesión oxidativa) y que protegen a las células endoteliales de la necrosis mediada por neutrófilos.

HMGB1 (*High mobility group protein* 1)

Es una proteína cromosomal no histona que existe bajo distintas formas: unida a membrana, citoplásmica y nuclear. HMGB1 está producida por células lesionada o que estan muriendo, o bajo estrés, y por macrófagos y otras células inmunes. Participa estabilizando los nucleosomas, facilitando la transcripción de genes y modulando la actividad de los receptores hormonales esteroideos. Induce maduración de células dendríticas y tiene actividad de quimiocina, ya que sus efectos se ejercen tambien en el endotelio. Está implicada en la reparación y regeneración tisular y en la estimulación de la angiogénesis. Su actividad más representativa es que, al tratarse de una citocina con actividad pleiotrópica, se une al Toll-like receptor 4 (TLR4) comportándose como una alarmina endógena que incrementa la liberación de mediadores pro-inflamatorios. También interactúa con los receptores RAGE. Se considera un mediador tardío de la sepsis (8-32 h) donde se elevan sus niveles y esas altas concentraciones se han asociado a la evolución negativa del paciente. También se han encontrado valores elevados en neumonías con o sin sepsis grave acompañante. Por tanto, tras diversos estudios, se considera que la liberación de HMGB1 ocurre fundamentalmente en el sitio donde resida dicha infección, y que dependiendo de donde se encuentre el foco, así variará la cinética de dicha liberación, y por tanto así variaran los valores sistémicos en el caso que se asocie a sepsis grave. Experimentalmente, su bloqueo con anticuerpos policlonales lleva a protección de entodoxinemias letales y a protección de lesión pulmonar aguda. Esto hace considerar la posibilidad de que se convierta en diana terapéutica.

MIF (*macrophage migration inhibitory factor*)

Proteína expresada de forma constitutiva por células epiteliales del pulmón y riñón, inmunes (macrófagos, eosinófilos) y endocrinas (pituitarias) en grandes cantidades y liberada tras exposición a otra citocinas proinflamatorias o a productos bacterianos. Se le atribuye funciones de modulación de la respuesta inmune a través del TLR4 permitiendo la respuesta rápida de macrófagos. En situaciones de sepsis grave y shock séptico se han detectado altos niveles de MIF, lo que promueve una respuesta pro-inflamatoria amplificando la secreción de citocinas a través de la sobrerregulación en la expresión de TLR4. Esta elevación se ha evidenciado en dos estudios clínicos sobre pacientes adultos y pediátricos, alcanzando hasta un 96% de los pacientes en sepsis grave y shock séptico. Tras estudios experimentales se ha llegado a la conclusión que si se libera en exceso durante una sepsis, tiene la capacidad potencial de poner en peligro la supervivencia. Estas características se han evaluado por si tratamientos anti MIF pudieran tener lugar en la sepsis. La asociación del MIF con los corticoides es muy singular, pues mientras el primero inhibe los efectos anti-inflamatorios de los corticoides endógenos del sistema endocrino, éstos, a su vez, inducen la secreción de MIF.

17.2.4. SISTEMA NERVIOSO AUTÓNOMO (SNA)

Su actividad va a determinar, a partir de un posible disbalance entre el sistema simpático y el parasimpático, la dirección de la respuesta inflamatoria. La estimulación de la vía adrenégica lleva a la amplificación de la respuesta pro-inflamatoria, sobre todo en las fases iniciales de la sepsis. Mientras que la activación de la vía colinérgica induce una respuesta anti-inflamatoria. Las catecolaminas, liberadas por las glándulas adrenales, neuronas del sistema simpático, neutrófilos, macrófagos, células dendríticas y linfocitos, actúan a través de receptores α y β-adrenérgicos expresados por distintos tipos celulares, incrementando la actividad de mediadores pro-inflamatorios. Mientras que los efectos antiínflamatorios de la vía colinérgica estan mediados por la implicación de los receptores de acetilcolina 7-nicotínicos (7nAChRs). La estimulación del nervio vago libera acetilcolina que a su vez, inhibe la síntesis y liberación de HMGB1, y TNF entre otros. Los animales sometidos a vatotomía son más susceptibles a la LPS, mientras que la estimulación eléctrica del vago puede prevenir el desarrollo de shock y minimiza la liberación de TNFa. Por otra parte, la estimulación de los receptores colinérgicos a7 por un agonista específico como es la nicotina, mejora la inflamación y la supervivencia en modelos animales de sepsis.

17.2.5. CASCADAS PLASMÁTICAS

Complemento

Es de antiguo conocida la participación del sistema del complemento durante la fase inicial de la sepsis. El complemento puede activarse por tres vías distintas denominadas clásica, de la lectina y alternativa. Todas convergen en el C3 para proseguir la activación de la cascada.

Durante esa activación se liberan grandes cantidades de la anafilatoxina C5a. El C5a se produce tras la activación del sistema del complemento y por la actividad C5-convertasa de la trombina. Ésta es una molécula central en la respuesta inflamatoria de la sepsis, y ejerce sus efectos a través de interacciones con los receptors C5AR y C5a-like receptor 2 (C5L2), los cuales estan sobrerregulados durante la sepsis. La actuación sinérgica conjunta de C5a y sus receptors contribuye a la actividad manifiestamente inflamatoria. Ello se traduce en diversos efectos tales como: inducción de la expresión del Factos Tisular que produce una activación de la cascada de la coagulación; la participación en la liberación de MIF y de HMGB1; y en fases tardías contribuye, por el contrario, a facilitar un estado de inmunosupresión, al inducir disfunción de neutrófilos, y apoptosis de los timocitos y de células adrenales medulares. Por último, tanto el C5a como su receptor C5AR han sido implicados de forma directa en la aparición de la miocardiopatía séptica.

Por todo ello, en la sepsis sería teóricamente más conveniente inhibir selectivamente el C5a, permitiendo las demás acciones del complemento para el aclaramiento de patógenos como son la opsonización (C3b), lisis (C5b-9) y fagocitosis. No existen comercialmente Ac anti C5a humano con capacidad neutralizante específica (aunque si se han desarrollado). Un antagonista de los receptores C5a de peso molecular pequeño se ha desarrollado para su uso clínico pero aún no se tienen resultados.

Cascadas de la coagulación y fibrinolisis

En la sepsis se evidencia un estado procoagulante iniciado por la expresión del TF, y que induce un disbalance con los tres principales factores anticoagulantes: el inhibidor de la vía del Factor Tisular (TFPI), la antitrombina y la proteína C activada. Los detalles fisiopatológicos de las alteraciones de la coagulación y de la fibrinolisis escapan a este capítulo por su extensión y singularidad, así como por sus implicaciones terapéuticas, y su controversia, en el tratamiento de la sepsis

Cascada del sistema kalikreina-quinina

Conduce a la producción de bradiquinina. La falta de atención sobre este sistema puede deberse a la dificultad de medir a sus componentes, más que a la verdadesra importancia de este sistema en la sepsis. La bradiquinina se genera en la superficie de las células endoteliales y es un mediador de la vasodilatación, por la modulación de la producción de NO. El sistema kalikreina-quinina requiere la presencia del factor XII de la coagulación para el paso prekalikeina-kalikreína. Y tambien está interconectado con el sistema del complemento por el inhibidor C-1, que inhibe a los factores XII, XI y kalikreína.

17.3. Apoptosis en la sepsis

En los pacientes con sepsis que sobreviven la fase aguda de hiperinflamación es muy frecuente que aparezca un estado de inmunosupresión o inmunoparálisis, mecanismo éste que se considera como necesario para controlar la respuesta exagerada inflamatoria, pero que a su vez puede llevar a una imposibilidad para vencer a la infección, o para una predisposición para infecciones nosocomiales subsiguientes. A partir de estudios experimentales, se ha atribuído esta inmunoparesia, en gran parte, al papel del incremento de la apoptosis en la sepsis, y los estudios sobre modelo animal, previniendo dicha apoptosis de los linfocitos del epitelio intestinal con mejoría de la supervivencia, así lo indican.

La apoptosis se produce por dos vías conocidas e interrelacionadas. La Via extrínseca, por ligandos que se unen a los receptores de la familia TNF tales como el TRAIL (TNF-*Related Apoptosis- Inducing Ligand*) y el FAS-L. Y la Via intrínseca, por falta de estimulación anti-apoptótica que lleva a una pérdida de la estructura de la mitocondria y liberación de citocromo C y estimulación del factor APAF-1 (*apoptotic protease-activating factor*). Ambos mecanismos desencadenan la cascada de las caspasas que conlleva la degradación de los materiales genéticos y las proteínas celulares estructurales.

Se ha identificado la presencia de apoptosis en la sepsis en los linfocitos B, células T CD4, células dendríticas y células epiteliales gastrointestinales. Induce un descenso en la producción de anticuerpos (linfocitos B), en la activación de los macrófagos (CD4) y en la presentación de antígenos (células dendríticas). Hasta el momento actual, existe escasa evidencia in vivo, que sugiera que se produzca apoptosis en sepsis clínica o experimental en: parenquima hepático, corazón, riñón, y cerebro, (pero es posible que la apoptosis no sea manifiesta y/o pueda no ser la única forma de muerte celular en esos tejidos).

17.4. Papel del endotelio en la sepsis

Durante la infección, el endotelio presenta dos papeles fundamentales, por un lado regula el tono vasomotor de la microcirculación y por otro participa activamente en el reclutamiento de leucocitos de la sangre hacia el lugar de la infección. donde las células endoteliales son a su vez estimuladas por la unión LPS-LBP-CD14 y se expresan moléculas de adhesión (ICAM, ELAM) que atraen a los polimorfonucleares que inician el rodamiento para posteriormente fijarse a la pared e iniciar la diapédesis hacia el foco infeccioso, mientras que por otro lado se produce una mayor cantidad de óxido nítrico (NO) no solo de forma constitutiva sino fundamentalmente a partir de la NO-sintetasa inducible de los monocitos y otras células y alteraciones en la vía intrínseca y extrínseca de la coagulación y de la fibrinolisis (AT-III, factor tisular, trombomodulina, Proteína C) que conducen al atrapamiento de plaquetas y bloqueo de capilares, junto a la liberación de substratos lipídicos como son la sobreproducción de prostaglandinas, especialmente de la serie 2 y leucotrienos de la serie 4, además de producción del PAF (platelet activating factor). Este mecanismo inflamatorio desencadena los efectos clínicos conocidos de fiebre, escalofrios, trastornos de la conciencia entre otros, y el Síndrome de respuesta inflamatoria sistémica (SRIS).

Al activarse el endotelio, éste pierde capacidades anticoagulantes e incrementa la adhesividad de los leucocitos que se sienten atraídos hacia la pared por una serie de moléculas (ICAM, ELAM), conocidas grupalmente como integrinas, que inician el llamado "Rolling" de dichas células hasta que fijadas por las adhesinas, entre otras, se unen a determinados puntos donde la reducción de la función barrera permite la diapedesis de los neutrófilos hacia el foco séptico. En ese proceso se induce, mediada por la activación del complemento, la acción de citocinas proinflamatorias y quimiocinas, junto con la hipoxia, la expresión de Factor Tisular. A ello se suma una actividad procoagulante exacerbada por factores tales como PAI, tromboxano A2, PAF y factor von Willebrand, mientras que la actividad anticoagulante representada por trombomodulina, receptor de proteína C, heparan sulfato y t-PA está infrarregulada. Esto conduce al atrapamiento de plaquetas y bloqueo de capilares, junto a la liberación de substratos lipídicos como son la sobreproducción de prostaglandinas, especialmente de la serie 2 y leucotrienos de la serie 4, además de producción del PAF (*platelet activating factor*).

Por lo que respecta al tono vascular de la microcirculación, el balance entre moléculas vasoconstrictoras (endotelina-1, angiotensina II y tromboxano) y vasodilatadores (NO, prostaciclina y bradiquinina) se desequilibra hacia los segundos. El protagonismo lo adquiere la sobreproducción de NO que actúa como un mediador pro-inflamatorio a partir de la NO-sintetasa inducible (iNOS) por la conversión de L-arginina en L-citrullina. Esta liberación se produce aunque de forma constitutiva el NO se expresa en neuronas y en células endoteliales a partir de la nNOS y eNOS, respectivamente. NO que a bajas concentraciones regula la actividad mitocondral y las defensas sel huesped, reduce la adhesión leucocitaria y la agregación plaquetar, y preserva la integridad de la mucosa, cuando se expresa a altas concentraciones aumenta la permeabilidad vascular e induce vasodilatación que puede conducir a la persistencia de una desregulación de la microcirculación y a la disfunción de órganos, contribuyendo a ello un descenso de la síntesis de ATP por la mitocrondria al inhibir el NO la respiración mitocondrial, y ello genera una producción aumentada de especies reactivas de oxígeno (ROS) y formación de peroxinitrito.

El peroxinitrito está implicado en el inicio de la peroxidación lipídica, en la desnaturalización de proteínas de señal, receptores, enzimas y factores de transcripción, además de lesión del ADN.

Este conjunto de acciones que afectan al territorio endotelial llevan, primero, a la aparición de los efectos clínicos conocidos de fiebre, escalofrios, trastornos de la conciencia entre otros, y el Síndrome de respuesta inflamatoria sistémica (SIRS), y si no se recobra la homeostasis, al establecimiento y desarrollo del fracaso multiorgánico.

17.5. Resumen y Conclusiones

- La sepsis es la traducción clínica de los efectos biológicos que desencadena la respuesta pro y antiinflamatoria del huésped ante una infección.
- Los mecanismos activadores no son únicos, y además se complementan, por lo que la sepsis puede presentar manifestaciones fisiopatológicas, y por lo tanto clínicas, diferentes, pese a ser la misma entidad.
- Por otra parte, los mecanismos de respuesta son también múltiples y singulares, dependiendo del activador y del estado de respuesta del huésped.
- Son tan deletéreas una situación de respuesta masiva inflamatoria, como una inmunoparesia reactiva.
- Por la complejidad de la transmisión de señales, el buscar un bloqueante único de la inflamación con fines terapéuticos se suele, hasta el momento, acompañar de fracaso.
- La respuesta humoral es tan importante como la celular.
- La intensidad y la extensión en la afectación de la microcirculación determinará la mayor o menor afectación de órganos y por lo tanto el estado clínico del paciente.
- Existe todavía un amplio campo de incertidumbre y desconocimiento en la fisiopatología de la sepsis.

17.6. Bibliografía

Castellheim A, Brekke OL, Espevik T, Harboe M, Mollnes TE. Innate Immune Responses to Danger Signals in Systemic Inflammatory Response Syndrome and Sepsis. Scandinavian Journal of Immunology 2009, 69: 479–491.

Cinel I, Opal SM. Molecular biology of inflammation and sepsis: A primer. Crit Care Med 2009, 37:291-304.

Klune JR, Dhupar R, Cardinal J, Billiar T.R., Tsung A. HMGB1: Endogenous Danger Signaling. Mol Med. 2008; 14: 476–484.

Marshall J.C. Sepsis: rethinking the approach to clinical research. Journal of Leukocyte Biology Volume 83, March 2008, 471-482.

Rittirsch D, Flierl MA, Ward PA. Harmful molecular mechanisms in sepsis. Nat Rev Immunol 2008; 8:776-787.

Ward P.A. Role of the complement in experimental sepsis Journal of Leukocyte Biology 2008; 83: 467-470.

http://www.septicshock.org/research.htm.

http://www.signaling-gateway.org/molecule/.

18

Valoración y pauta de actuación terapéutica en la sepsis

Beatriz Galván Guijo
Francisco Mariscal Sistiaga

Objetivos docentes

- Definiciones y estadios de la sepsis.
- Importancia epidemiológica.
- Diagnóstico.
- Actitudes terapéuticas en el paciente con sepsis.

18.1. Introducción

En 1904 Sir William Osler en su obra *"The evolution of modern medicine"* afirmaba: "salvo en casos excepcionales parece que el paciente muera por la respuesta de su organismo a la infección, más que por la propia infección". Es una afirmación ciertamente avanzada para su tiempo y que sólo noventa años después ha sido aceptada y comprendida por el colectivo científico.

La presencia o sospecha de una infección que condicionara, en mayor o menor grado, un compromiso del estado general fue recibiendo diferentes nombres a lo largo del tiempo (sepsis, septicemia, shock endotóxico, toxemia, etc.), pero al carecer de cualquier rigor descriptivo o diagnóstico, generaban una considerable confusión.

Es por ello que en 1991 el *American College of Chest Physicians* (ACCP) y la *Society of Critical Care Medicine* (SCCM), se reúnen en una *Conferencia Consenso* e introducen un concepto nuevo: el de Síndrome de Respuesta Inflamatoria Sistémica (SRIS), el cual hace referencia a la compleja respuesta del organismo a diferentes noxas, entre las cuales se encuentra la infección. Además, establecen las bases conceptuales y prácticas que van a definir dicha respuesta sistémica a la infección, a la que acaban denominando *sepsis,* y sus diferentes estadios: sepsis, sepsis grave y shock séptico.

18.2. Definiciones

La Conferencia Consenso de 1991 define cada una de las situaciones que podemos encontrar y que van a conforman el Síndrome séptico. Se las puede considerar como distintos estadios del mismo proceso, cada uno de los cuales entraña una morbilidad y mortalidad mayor que el anterior.

- **Sepsis**: Respuesta inflamatoria sistémica del organismo contra la infección, local o generalizada. Requiere dos o más de los siguientes criterios:
  - Temperatura > 38^{0} C o < 36^{0} C.
  - Taquicardia > 90 latidos por minuto.

- Taquipnea > 20 respiraciones por minuto.
- Recuento leucocitario > 12.000 o < 4.000 o fórmula con > 10% de cayados.

- **Sepsis grave**: Sepsis asociada a disfunción de algún órgano, hipoperfusión tisular o hipotensión arterial:
  - Los signos de **hipoperfusión tisular** deben incluir: acidosis láctica (cifra de lactato en sangre superior a 2 mmol/l), oliguria (diuresis inferior a 30 ml/hora) y alteraciones mentales agudas (agitación, confusión, obnubilación).
  - La **hipotensión arterial debida a sepsis** se define como una presión arterial sistólica inferior a 90 mmHg o una disminución de la misma igual o superior a 40 mmHg respecto a la cifra basal, en ausencia de hipovolemia o fallo de la bomba cardiaca.
  - La **disfunción de órgano** definida por la escala de valoración SOFA (Sequencial Organ Failure Assessment).
- **Shock séptico**: Hipotensión arterial debida a sepsis, a pesar de una correcta reposición de volumen, que se acompaña de hipoperfusión o afectación de algún órgano. Los pacientes que reciben inótropos o aminas presoras pueden no estar hipotensos y presentar, no obstante, alteraciones de la perfusión o afectación de algún órgano.

A estas definiciones se añade la de **Sepsis grave de "alto riesgo"** en referencia a la sepsis grave con riesgo elevado de mortalidad, que cursa con una cualquiera de las siguientes premisas:

a) Más de dos disfunciones de órganos.
b) APACHE II superior a 24 en las 24 horas previas.
c) Sepsis con riesgo de muerte mayor del 30% según los índices de gravedad habituales.

18.3. Epidemiología

18.3.1. INCIDENCIA

La sepsis es la patología de mayor prevalencia en las Unidades de Medicina Intensiva (uno de cada cinco ingresos) y la que causa más muertes en las UCI no coronarias. Pero no es exclusiva del paciente en situación crítica. Pues su debut puede tener lugar tanto en el ámbito comunitario como en el hospitalario, aunque para su tratamiento la mayoría de las veces el enfermo necesite ingresar en un área de críticos. La precocidad en la detección y en la instauración de la terapia correcta va a repercutir de manera importante en el pronóstico.

Se estima que en el mundo se producen 18 millones de casos de sepsis grave al año. En España la incidencia es de 104 casos por 100.000 habitantes y año, y la de shock séptico de 31 casos por 100.000 habitantes y año. En estados Unidos la incidencia de sepsis graves es aún mayor: 300 casos por 100.000 habitantes y año.

En Europa la sepsis condiciona un coste anual de 7,6 millones de euros; en Estados Unidos, de unos 17,4 millones de euros.

En las últimas décadas se ha observado un incremento anual del 8,7%. Pero lo más preocupante es que se prevé que en los próximos años seguirá incrementándose de un modo más rápido que el crecimiento demográfico. En los Estados Unidos se calcula que en el año 2020 habrá un millón anual más de casos de sepsis grave.

Se cree que este proceso es debido fundamentalmente al crecimiento de la población de riesgo, secundario a su vez a la instauración de tratamientos agresivos y procedimientos invasores, así como a la mayor supervivencia de los individuos más susceptible (ancianos, neonatos, enfermos crónicos, politraumatizados, quemados, inmunodeprimidos, oncológicos) y al número creciente de personas institucionalizadas.

18.3.2. MORTALIDAD

La sepsis produce más muertes que el ictus o el infarto agudo de miocardio. De hecho, cada día, 1.400 personas fallecen en el mundo por sepsis, y cada año, 135.000 europeos y 215.000 norteamericanos.

A pesar de todos los recursos que se dedican al diagnóstico y tratamiento de la enfermedad, la mortalidad por sepsis grave oscila entre el 20 y el 50% de los casos, y la del shock séptico, entre el 30 y el 87%.

Estudios recientemente publicados concluyen en que la instauración de protocolos y medidas de actuación terapéuticas rebajan estas tasas, aunque las cifras que se barajan son todavía inaceptables.

La importancia adquirida por el problema de la Sepsis es tal que en 2002 se inicia una campaña a nivel mundial en el que participan conjuntamente tres sociedades científicas, la European Society of Intensive Care Medicine, el International Sepsis Forum y la Society of Critical Care Medicine, cuyo objetivo es disminuir el 25% de la mortalidad debida a la sepsis. Dicha campaña recibe el nombre de "Surviving sepsis", es decir, Sobrevivir a la Sepsis".

18.4. Diagnóstico

En líneas generales podríamos hacer el diagnóstico de la sepsis y del síndrome séptico siguiendo las definiciones de consenso ya mencionadas. Pero dichas definiciones tienen sus inconvenientes.

El primero es que el SRIS, de elevada prevalencia en los ingresados en la UCI, carece de especificidad. Por eso son pocos los pacientes a los que, en la práctica diaria, se les diagnostica de sepsis basándose en los cuatro criterios que definen clásicamente el SRIS, pues la mayoría lo que muestra es un conjunto de síntomas que le proporciona simplemente un "aspecto séptico".

El segundo es que las citadas definiciones engloban pacientes heterogéneos, con riego dispar de mortalidad, lo cual les priva de suficiente especificidad a la hora de hacer un diagnóstico correcto que permita instaurar un tratamiento precoz y adecuado. Además, el 30% de los cuadros de sepsis tienen cultivos negativos, lo cual dificulta aún más el diagnóstico.

Por estas razones se lleva a cabo en el año 2001 la "Internacional Sepsis Definitions Conference". Participan en ella miembros de relevantes sociedades científicas norteamericanas y europeas (SCCM, ESICM, ACCP, ATS, SIS) que revisan las definiciones de sepsis, diez años después de su instauración, con el fin de proporcionarles mayor utilidad clínica. Concluyen en que las definiciones del SRIS y del síndrome séptico: sepsis, sepsis grave y shock séptico siguen siendo útiles y válidas, pero sus criterios diagnósticos siendo muy sensibles son muy poco específicos.

Por ello proponen un amplio listado de signos y síntomas de sepsis que van a denominar "criterios diagnósticos de sepsis" y que constituyen un conjunto arbitrario de datos sugestivos de infección, respuesta inflamatoria y disfunción de órganos, que podría reflejar mejor la respuesta clínica a la infección.

Asimismo establecen un sistema de estratificación de los pacientes basado en: condiciones predisponentes, naturaleza y extensión de la infección, naturaleza y magnitud de la respuesta del huésped y grado de disfunción orgánica: el sistema PIRO, que en un futuro nos permitiría caracterizar mejor el síndrome infeccioso, su gravedad y su pronóstico.

18.4.1. CRITERIOS DIAGNÓSTICOS

Sepsis

Infección sospechada o documentada y presencia de alguno de los siguientes [1]:

- **Generales:** fiebre, hipotermia, taquicardia, taquipnea, alteración del estado mental, edemas o balance hídrico positivo, hiperglucemia en ausencia de diabetes.
- **Inflamatorios:** leucocitosis, leucopenia, desviación izquierda, proteína C reactiva plasmática > 2 sd del valor normal, procalcitonina plasmática >2 sd del valor normal.
- **Hemodinámicos:** hipotensión arterial, saturación venosa mixta de oxígeno> 70%, índice cardiaco >3,5 l/min/m^2.
- **Disfunción de órganos:** hipoxemia, oliguria, elevación de la creatinina sérica, alargamiento de los tiempos de coagulación, trombopenia, íleo, hiperbilirrubinemia.
- **Perfusión tisular:** hiperlactacidemia > 1 mmol/l, enlentecimiento del relleno vascular, livideces.

Ninguno de estos signos y síntomas es específico de sepsis, pero su presencia, junto a la sospecha de una infección, permite iniciar la búsqueda de foco infeccioso, o confirmarlo, e instaurar una terapia precoz.

Sepsis grave y **Shock séptico:** se mantienen las definiciones iniciales consensuadas en 1991.

18.4.2. SISTEMA DE VALORACIÓN PIRO

La gravedad, curso clínico y evolución del síndrome séptico va a depender de diferentes factores, no contemplados en las definiciones, y de los criterios diagnósticos descritos anteriormente.

Para elaborar el sistema PIRO (Tabla 18.1) se buscó un sistema de estadificación que contuviera todos estos datos y, para ello, se tomó como modelo el sistema TNM de clasificación de los tumores desarrollado por Denoix en 1946. En él se tienen en cuenta factores inherentes al paciente en el momento de la sepsis (edad, sexo, enfermedades pasadas o presentes, hábitos, etc.), que le predisponen a sufrir la enfermedad; características de la misma; capacidad de respuesta del enfermo; peculiaridades de esta respuesta, y grado y número de fallos orgánicos que tienen lugar.

Aunque aún no está integrado en la práctica clínica diaria, se pretende que en el futuro permita valorar y entender mejor la respuesta a la infección.

---

[1] Los valores de referencia de los distintos factores son los definidos en la Conferencia Consenso de 1991 y el Sequential Organ Failure Assessment (SOFA) descrito en el Capítulo 1º.

TABLA 18.1. El sistema de valoración del paciente con sepsis: PIRO.

PIRO		VALORACIÓN ACTUAL	VALORACIÓN FUTURA
P.	Predisposición a la sepsis	Predisposición genética. Comorbilidades. Aspectos ambientales y sociales.	Polimorfismos genéticos. Específicas interacciones entre patógenos y huésped.
I.	Infección causal de la sepsis	Fuente. Patógeno. Gravedad. Localización. Tratamiento empírico apropiado.	Determinación de productos bacterianos: LPS, mananos. Perfiles de transcripción genética.
R.	Respuesta a la Infección	Estadificación según biomarcadores u otros parámetros de laboratorio: • proteina C reactiva. • procalcitonina. • lactato. • leucocitos.	Marcadores: inflamatorios (PCT, IL-6), de la respuesta del huésped (HDLA-DR) Detección de dianas terapéuticas (proteína C, TNF, PAF)
O.	Órganos en disfunción o fallo	Disfunción de órganos específicos. Magnitud de cada disfunción. Número de órganos implicados.	Medidas dinámicas de la respuesta celular (apoptosis, hipoxia citopática, estrés celular).

18.5. Tratamiento

El paciente séptico requiere una evaluación precisa y rápida que permita valorar su gravedad e instaurar el tratamiento de forma precoz. Precisamente de esta precocidad van a depender tanto la progresión de las disfunciones orgánicas que aparezcan como el pronóstico de la enfermedad.

Por todo ello debe iniciarse en la ubicación en que se encuentre el paciente (domicilio, urgencias, sala de hospitalización, etc.) sin esperar a que lo trasladen al área más conveniente.

En el año 2004, en el seno de la campaña *"Sobrevivir a la Sepsis"*, se confeccionó la Guía para el tratamiento de la sepsis. La cual contiene las medidas terapéuticas que han mostrado su eficacia, ordenadas en el tiempo, para su aplicación.

18.5.1. TRATAMIENTO ETIOLÓGICO Y SOPORTE DE LAS FUNCIONES VITALES

Reanimación inicial

El paciente que con una infección sospechada o confirmada presente signos de sepsis grave o hipoperfusión inducida por sepsis (hipotensión o acidosis láctica) requerirá la instauración inmediata de medidas que corrijan lo más rápidamente posible esta situación. En ausencia de hipotensión, la presencia de ácido láctico elevado en suero nos identifica una situación de hipoperfusión tisular.

Durante las primeras 6 horas de resucitación el esquema inicial que se adoptó está tomado del estudio de E. Rivers, de 2001 (*Early goal-directed therapy in the treatment of severe sepsis and septic shock)*. Los objetivos del tratamiento son: alcanzar una presión arterial media de 65 mm Hg, o mayor si el paciente es hipertenso; una presión venosa central entre 8 y 12 mm Hg; una diuresis de 0,5 ml/kg/h, y una saturación venosa central o mixta de oxígeno superior al 70%. (Figura 18.1).

Para ello se precisa la infusión de cristaloides o coloides a un ritmo rápido -20-30 ml/kg de cristaloides (1.500-2.000 ml para sujetos de 70 kg) o 300-500 ml de coloides-, en los primeros 30 minutos si hay hipotensión, seguidos de 500 ml de cristaloides cada 30 minutos hasta remontar el estado de hipoperfusión o hipotensión, o hasta que aparezcan signos de sobrecarga de volumen intravascular.

Para la reanimación de un paciente adulto en shock séptico pueden necesitarse hasta cinco litros de cristaloides en las primeras seis horas.

Sin embargo, todavía se discute sobre la elección del líquido que se ha de trasfundir, ya que no existen pruebas suficientes de la superioridad de los cristaloides sobre los coloides o viceversa.

Si finalmente no conseguimos llegar a los objetivos propuestos mediante la perfusión de fluidos, será pertinente que instauremos tratamiento con aminas presoras e inótropos, y aportemos sangre si el hematocrito es inferior al 30%.

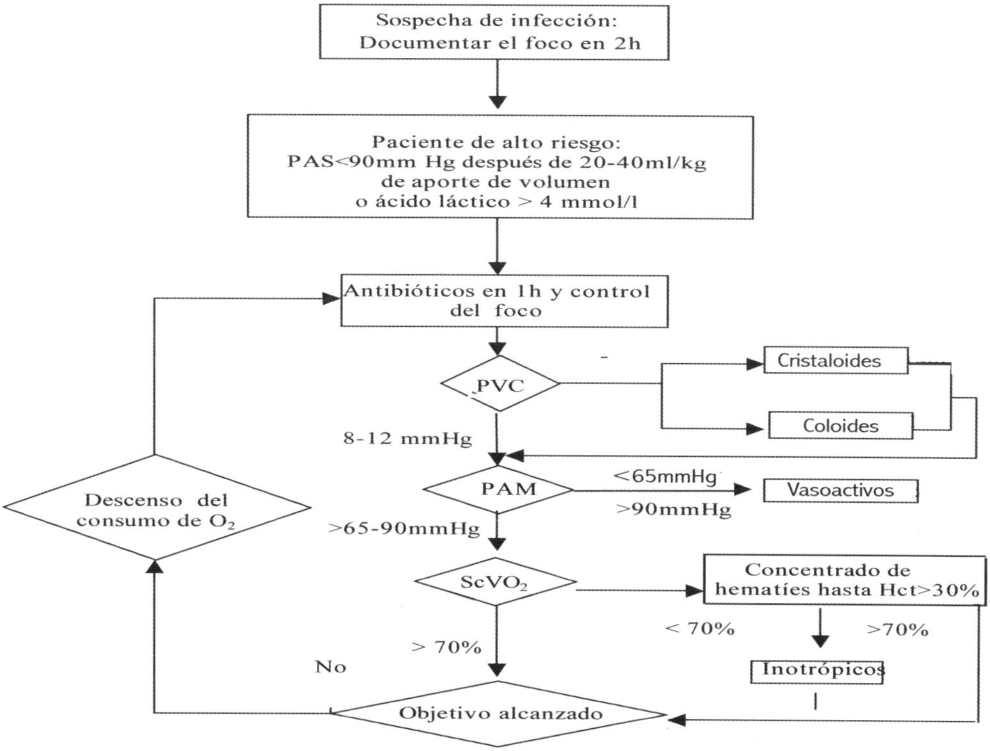

FIGURA 18.1. Esquema de resucitación de la sepsis grave/shock séptico: Terapia dirigida por objetivos.

Tratamiento del Foco

En la raíz de todo episodio séptico se halla una infección, sospechada o confirmada, cuyo tratamiento requiere:

- Limpieza quirúrgica, si el foco es un absceso u otro tipo de colección que se pueda drenar.
- Tratamiento antibiótico:
  La administración de antimicrobianos debe hacerse precozmente, pero siempre después de la extracción de sangre para hemocultivos y de cultivos de material (esputo, exudados, orina, etc.) de las zonas sospechosas.
  Debe ser eficaz contra los patógenos más probablemente implicados, teniendo en cuenta: foco más probable de la infección; el origen, comunitario o nosocomial; la flora predominante en dichas áreas y sus patrones de resistencia a los antimicrobianos; el espectro más amplio posible de los mismos (con frecuencia se requieren asociaciones de antibióticos); la penetración de éstos en el foco de la infección, y la dosificación adecuada para alcanzar los mejores niveles en dicho foco y provocar la menor toxicidad posible.

Se iniciará por vía endovenosa y se evaluará su eficacia a las cuarenta y ocho horas de iniciado el tratamiento.

Vasopresores e inótropos

Cuando la correcta reposición de fluidos no consigue mantener una adecuada perfusión tisular, o mientras se realiza, se iniciará la perfusión de aminas vasopresoras.

Actualmente se aconseja utilizar noradrenalina al ritmo inicial de 0,01-3,3 μg/kg/min, o dopamina 2-5,5 μg/kg/min. Aunque se prefiere la primera porque tiene menos efectos secundarios. No obstante, ninguna de ellas ha mostrado superioridad sobre la otra a la hora de disminuir la mortalidad de los pacientes.

En situaciones extremas (shock refractario) se debe considerar la administración de vasopresina 0,01-0,04 μg/min o de telitresina 0,5-1mg/4h.

Los pacientes que, a pesar de la reanimación adecuada con fluidos, tienen el gasto cardiaco bajo y la presión de llenado ventricular elevada como expresión de la presencia de disfunción miocárdica, deben recibir tratamiento inotrópico (dobutamina es el inótropo de elección, a dosis de 2-28 μ/kg/min).

Hemoderivados

Es recomendable trasfundir concentrado de hematíes, si los niveles de hemoglobina son inferiores a 7 g/dl tras el restablecimiento de la perfusión tisular, hasta alcanzar valores entre 7 y 9 g/dl. En caso de hemorragia activa o antecedentes de síndrome coronario, la administración de sangre se hará de forma más precoz.

Cuando existen alteraciones de la coagulación y hay sangrado activo o se va a realizar una técnica invasora, se recomienda administrar plasma fresco congelado.

Pero, en ausencia de estas situaciones, no debe utilizarse como mero corrector de los trastornos de la coagulación.

Se administrarán plaquetas si los valores son inferiores a 5.000/mm^3 o entre 5.000 y 30.000/mm^3 si existe riesgo de sangrado. Y si se fuera a llevar a cabo alguna técnica quirúrgica o invasora, sería conveniente alcanzar primero unos niveles de plaquetas superiores a 50.000/mm^3.

Soporte ventilatorio

El pulmón es uno de los primeros órganos que se alteran en presencia de sepsis. Es por ello que dependiendo del grado de afectación, el paciente séptico va a requerir oxigenoterapia o soporte ventilatorio artificial.

Si el paciente requiere ventilación mecánica por padecer afectación pulmonar aguda secundaria a la sepsis -lesión pulmonar aguda o distrés respiratorio del adulto (SDRA)-, debe utilizarse con él una técnica ventilatoria basada en el protocolo ARDS-network: volumen corriente de 6 ml/kg, manteniendo una presión meseta inferior a 30 cm H_2O, aunque ello provoque un nivel de hipercapnia que condicione un pH no inferior a 7,20. La fracción inspirada de oxígeno (FiO_2) y la presión espiratoria final positiva (PEEP) se establecerá siguiendo las combinaciones establecidas en el protocolo.

El paciente en ventilación mecánica por fallo respiratorio agudo necesita, en cada circunstancia concreta, un grado de sedoanalgesia personal, y en ocasiones, la asociación de bloqueantes neuromusculares. Es necesario evitar la sobredosificación de sedantes mediante interrupciones puntuales diarias, dosificación intermitente y, en general, seguir las indicaciones de los protocolos de dosificación y valoración. Los bloqueantes neuromusculares deben ser restringidos a indicaciones precisas, utilizándolos de forma intermitente mejor que en perfusión continua, y monitorizando el grado de bloqueo (sobre todo si los administramos en perfusión continua).

Control de la glucemia

Se recomienda controlar la glucemia y mantenerla, si es posible, en cifras inferiores o iguales a 150 mg/dl, una vez que el paciente ha sido estabilizado. Para ello se monitorizarán los niveles de glucosa en el plasma, con una frecuencia adecuada en cada momento a la situación del paciente, y se utilizará un protocolo de administración de insulina intravenosa. Asimismo, el enfermo debe recibir un aporte adecuado de glucosa.

Profilaxis de la trombosis venosa profunda y de la hemorragia digestiva por úlceras de estrés

Todos los pacientes con sepsis grave deben recibir profilaxis de la trombosis venosa profunda mediante dosis subcutáneas de heparina de bajo peso molecular y profilaxis de la úlcera de estrés mediante antagonistas de los receptores H2 o inhibidores de la bomba de protones.

18.5.2. TRATAMIENTO FISIOPATOLÓGICO

Proteína C recombinante humana activada

En la fisiopatología de la sepsis se describe la disminución de los niveles de anticoagulantes naturales de la sangre (Proteína C, Antitrombina III y el Inhibidor del factor tisular), y una marcada tendencia a la trombosis intravascular a nivel de la microcirculación. Parece pues razonable que se haya investigado el papel que pudiera representar el aporte de estos factores deficitarios en la evolución de la sepsis.

Sólo el aporte de proteína C recombinante humana activada demostró un descenso en la mortalidad de los pacientes que presentaban: a) sepsis grave con dos o más fallos orgánicos; b) un APACHE II superior a 24 en las 24 horas previas; c) shock séptico, y d) SDRA secundario a sepsis. No mostró ventajas, sin embargo, en los grupos de pacientes menos graves o en pacientes pediátricos, que sí sufrieron por el contrario complicaciones hemorrágicas significativamente mayores que el grupo control.

Esteroides

Actualmente se acepta como recomendable la administración de corticosteroides intravenosos a pacientes en shock séptico que no han mejorado tras un adecuado aporte de fluidos y requieren dosis elevadas de vasopresores para mantener una adecuada presión arterial. Aunque el fármaco de elección es la hidrocortisona a dosis de 200-300 mg/d durante siete días, en infusión continua o hasta que se retiren los vasopresores, opcionalmente se puede asociar 50 μg/d de fludrocortisona. No se recomiendan dosis mayores.

18.5.3. MEDIDAS A IMPLANTAR EN LAS PRIMERAS 6 HORAS Y EN LAS PRIMERAS 24 HORAS

Para facilitar la implantación de las diferentes medidas de tratamiento, adecuándolas al momento de su instauración, se ha propuesto el siguiente esquema basado en los denominados *"bundle"* que podrían traducirse como "paquetes de medidas" o "rutinas" y se definen como el conjunto de intervenciones que han de llevarse a cabo en una enfermedad determinada y que, practicadas de modo sinérgico, obtienen mejores resultados que si se hacen por separado.

En el caso de la sepsis grave y del shock séptico, el *Institute for Healthcare Improvement* ha propuesto dos conjuntos de medidas que se deben poner en práctica en las primeras 6 y 24 horas (Tabla 18.2).

TABLA 18.2. Paquetes de medidas terapéuticas que deben utilizarse en las primeras 6 y 24 horas del diagnóstico de la sepsis grave o shock séptico.

Paquete de medidas para las primeras 6 horas	
1	Medición del lactato sérico.
2	Obtención de hemocultivos antes de iniciar el tratamiento antimicrobiano.
3	Inicio precoz del tratamiento antibiótico: a) En las tres primeras horas si el paciente es atendido en urgencias b) En la primera hora si es atendido en UCI y no procede de urgencias
4	En presencia de hipotensión o lactato > 4 mmol/l: a) Iniciar la reanimación con un mínimo de 500-1000 ml en 30min (cristaloides o coloides), 20 ml/kg en la 1ªhora b) Emplear vasopresores para tratar la hipotensión durante y después de la reanimación con líquidos
5	En presencia de shock séptico o lactato > 4 mmol/l: a) Medir y mantener la PVC > 8 mmHg b) Medir la saturación venosa central ($SvcO_2$) de oxígeno y mantenerla > 70% mediante transfusión (si el Hgb < 7g/l) y/o dobutamina. Alternativamente, se puede medir la saturación venosa mixta de oxígeno (SvO_2), y mantenerla > 65%
Paquete de medidas para las primeras 24 horas	
1	Administrar corticoides a dosis bajas en el shock séptico según el protocolo asistencial de cada centro
2	Administrar proteína C activada en la sepsis grave con disfunción de dos o más órganos, en ausencia de contraindicaciones, según el protocolo asistencial de cada centro.
3	Mantener la glucemia por encima del límite inferior de la normalidad y por debajo de 150 mg/dl.
4	En los pacientes que reciben ventilación mecánica, mantener la presión meseta por debajo de 30 cm H_2O (protocolo SDRA-network).

Tras unos años de instauración, se han publicado diversos trabajos que valoran el grado de seguimiento de estas medidas y su repercusión en la mortalidad. Tanto en el estudio de M Levy como en el de M Ferrer, aunque el grado de seguimiento de las medidas no es muy elevado, sí se ha podido observar un descenso significativo de la mortalidad a los 28 días.

18.6. Otras terapias

18.6.1. INMUNOMODULACIÓN

Desde que se fue desvelando la compleja e intrincada respuesta del organismo a la invasión por patógenos externos, muchos investigadores han dedicado su esfuerzo a la obtención de sustancias inhibidoras o moduladoras de dicha respuesta.

Los primeros estudios fueron dirigidos a la inhibición del lipopolisacárido de los microorganismos Gramnegativos, pero no se hallaron beneficios claros que pudieran aplicarse en clínica.

También de realizaron ensayos con inhibidores de distintas citocinas: Anticuerpos monoclonales y fragmentados frente a TNF, antagonistas del receptor de IL-1, anticuerpos frente a IL-6, etc. Ninguno de ellos demostró poseer efecto terapéutico positivo.

El descubrimiento de los receptores de reconocimiento de patógenos (*Toll-like receptors*) que inician la respuesta innata tras el reconocimiento de moléculas específicas bacterianas (PAMS) ha hecho dirigir la mirada hacia ellos en un intento de inhibir el desencadenamiento de la respuesta inflamatoria. Se han terminado ya algunos estudios preclínicos y están en desarrollo otros clínicos. Sin embargo es lógico pensar que si los signos clínicos de endotoxemia están ya presentes, es que la respuesta ya se ha producido y, por lo tanto, la inhibición de los receptores que la ponen en marcha no tiene ningún sentido.

18.6.2. ESTATINAS

Además de su efecto hipolipemiante, las estatinas tienen un efecto pliotrópico antiinflamatorio e inmunomodulador independiente que parece ligado al bloqueo de la síntesis de mevalonato . Asimismo disminuyen las propiedades inflamatorias de monocitos y leucocitos, suprimen la expresión de la clase II del antígeno mayor de histocompatibilidad, reducen la liberación de quimocinas y reactantes de fase aguda, alteran la expresión de moléculas de adhesión, limitan la activación endotelial y reducen la relación óxido nítrico sintetasa inducible/ óxido nítrico sintetasa constitutiva, etc. Se han llevado a cabo numerosos estudios clínicos al respecto y en la mayoría de ellos parece que encuentran un efecto potencialmente positivo. Por desgracia la mayor parte de estos estudios es observacional, lo que hace necesario llevar a cabo otros con mejor diseño para poder obtener conclusiones definitivas.

18.6.3. TÉCNICAS DE DEPURACIÓN EXTRARRENAL

Las técnicas de depuración extrarrenal no sólo han sido utilizadas como soporte en pacientes en insuficiencia renal, sino como medio para la eliminación de mediadores de la inflamación durante la sepsis. Con esta técnica se ha comprobado la mejoría de la situación hemodinámica de pacientes en shock séptico sin una clara disminución de la mortalidad.

Aún se ha dado un paso más y se ha propuesto el uso del hemofiltro continuo, añadiéndole un cartucho impregnado en polimixina B químicamente inmovilizada por en las fibras de polystireno. Pues la polimixina B es capaz de unirse a la endotoxina de los gramnegativos. Estudios preliminares en los que se ha incluido esta técnica han demostrado beneficios en la función cardiaca y renal secundarias a la sepsis.

18.7. Resumen y Conclusiones

- La sepsis es un problema de salud pública que afecta a un elevado número de personas y tiene una elevada mortalidad.
- Siendo la patología más prevalente de las áreas de Medicina Crítica aparece en cualquier área del ámbito sanitario: hospitalario y extrahospitalario.
- Requiere una evaluación rápida y precisa que permita valorar la gravedad del cuadro e instaurar de forma inmediata un tratamiento enérgico dirigido a conseguir los siguientes objetivos: presión arterial media de 65 mm Hg, o mayor si el paciente es hipertenso; una presión venosa central entre 8 y 12 mm Hg; una diuresis de 0,5 ml/kg/h, y una saturación venosa central o mixta de oxígeno superior al 70%.
- Para facilitar la implantación de las medidas terapéuticas, se han establecido unos "paquetes de medidas" que deben instaurarse en las primeras 6 horas y en las primeras 24h. tras la sospecha de sepsis grave. Su puesta en práctica no requiere, necesariamente, estar ingresado en UCI; deben iniciarse en el momento que se efectúe la sospecha diagnóstica y en el lugar en el que se encuentre el paciente: en la sala de urgencias o en planta y según la respuesta y la gravedad de la sepsis se completaran en la UCI.

18.8. Bibliografía

Bone RC, Balk RA, Cerra FB, et al, and members of the ACCP/SCCM Consensus Conference: Definitions for sepsis and organ failure and guidelines for the use of innovative therapies in sepsis. Chest 1992; 101:1644–1655 and Crit Care Med 1992; 20:864–874.

Dellinger RP, Levy MM, et al.Surviving Sepsis Campaign: International guidelines for management of severe sepsis and septic shock. Crit Care Med 2008; 36:296-327.

Levi M et al. SCCM/ESICM/ACCP/ ATS/SIS. International Sepsis Definitions Conference. Intensive Care Med. 2003; 29:530–538.

Manual de Medicina Intensiva. Tercera Edición. Montejo JC, García de Lorenzo A, Ortiz Leyba C, Bonet A (editores). Elsevier. Madrid. 2006.

Rivers E, Nguyen B, Havstad S, et al: Early goal-directed therapy in the treatment of severe sepsis and septic shock. N Engl J Med 2001; 345:1368–1377.

http://remi.uninet.edu/sepsis/curso.htm.

http://www.survivingsepsis.org/.

http://www.ccmtutorials.com.

19

Infecciones comunitarias graves

Eduardo Palencia Herrejón
Mercedes Villanova Martínez

Objetivos docentes

- Destacar la diferencia entre las infecciones comunitarias y las asociadas a los cuidados de la salud.
- Describir los elementos fundamentales para la toma de decisiones en el manejo de las infecciones comunitarias graves.
- Señalar las principales formas de presentación de las infecciones comunitarias graves, y los elementos fundamentales para su diagnóstico y su valoración.
- Plantear el proceso de razonamiento clínico por el que se establecen en cada caso las prioridades diagnósticas y terapéuticas en las infecciones graves adquiridas en la comunidad.

19.1. Introducción

Denominamos aquí infecciones graves a las que producen "sepsis grave" (respuesta inflamatoria sistémica asociada a la disfunción de uno o más órganos). Dichos criterios identifican una situación de alto riesgo de muerte, ya que la sepsis grave tiene una mortalidad del 20% si no se acompaña de shock séptico, y del 40% o mayor si produce shock séptico.

Las infecciones comunitarias graves son uno de los principales motivos de ingreso en una UCI polivalente. Las cinco más frecuentes son: neumonía, infecciones abdominales, infecciones del tracto urinario, y muy por detrás meningitis e infecciones de partes blandas.

En este capítulo se tratan la forma de presentación, el diagnóstico y el enfoque terapéutico de estas infecciones. Las pautas concretas de tratamiento antibiótico se detallan en otros textos, y no se discuten aquí.

El diagnóstico inicial se basa en la valoración de tres elementos, obtenidos por medio de la anamnesis y la exploración física: signos inespecíficos de infección (síndrome de respuesta inflamatoria sistémica), signos localizadores del foco (tos, disuria, rigidez de nuca, etc.) y signos de gravedad (disfunción del órgano infectado y de otros órganos).

Las pruebas complementarias tienen tres objetivos: evaluar la respuesta sistémica y la función de órganos (biomarcadores y perfil analítico de sepsis), confirmar la presencia de infección y los microorganismos responsables (muestras microbiológicas) y ayudar en la valoración del foco (pruebas de imagen).

El tratamiento de las infecciones graves incluye tres aspectos: tratamiento de la infección (antibióticos y drenaje del foco cuando está indicado), tratamiento de soporte de los órganos disfuncionantes, y tratamiento adyuvante de la sepsis (proteína C activada e hidrocortisona, en casos seleccionados).

El diagnóstico y tratamiento iniciales de las infecciones graves se llevan a cabo en dos fases temporales claramente definidas: la fase de resucitación (seis primeras horas), y la fase de tratamiento (primeras 24 horas). El establecimiento de prioridades y la ejecución ordenada, correcta y a tiempo de los distintos procedimientos son la clave para conseguir los mejores resultados.

19.2. Infecciones comunitarias y asociadas a los cuidados sanitarios

Clásicamente se ha dividido a las infecciones en dos grandes grupos, según su lugar de adquisición: comunitarias y nosocomiales. Esta clasificación ha resultado útil para la predicción de los microorganismos causales y la elección del tratamiento antibiótico. Hace pocos años se propuso el concepto de "infecciones asociadas a los cuidados sanitarios" (IACS), que amplía y sustituye al de infección nosocomial, incluyendo las que se producen en personas en contacto actual, habitual o reciente con el sistema sanitario: enfermos hospitalizados recientemente, en diálisis crónica, en tratamiento en hospital de día, etc. Estas infecciones están en muchos casos producidas por los mismos microorganismos que las nosocomiales.

Sin embargo, en la práctica no siempre es fácil colocar la etiqueta de "comunitaria" a una infección grave, por varios motivos:

- Cada vez son más imprecisas las fronteras entre las infecciones comunitarias y las IACS; muchas infecciones adquiridas fuera del hospital están relacionadas directa o indirectamente con los cuidados de la salud, en formas no siempre aparentes (convivencia con pacientes atendidos recientemente en centros sanitarios, etc.)
- Al mismo tiempo, se diseminan por la comunidad bacterias clásicamente consideradas como nosocomiales, muchas de ellas resistentes a antibióticos (*Staphylococcus aureus* resistente a meticilina [SARM], *Clostridium difficile*, etc.), sin que en muchos casos sea posible encontrar el nexo con la atención sanitaria previa.
- El uso y abuso de tratamientos antibióticos de amplio espectro en el ámbito comunitario (quinolonas, betalactámicos) condiciona la aparición de infecciones comunitarias causadas por microorganismos resistentes, típicamente considerados nosocomiales, p. ej.: infecciones urinarias producidas por Gram negativos productores de betalactamasas de espectro extendido (BLEE).

Las anteriores consideraciones son importantes a la hora de decidir el tratamiento antibiótico empírico inicial en los pacientes con infecciones graves, ya que el inicio de un tratamiento inadecuado ensombrece el pronóstico. Por tanto, ante cualquier infección grave, sea comunitaria, nosocomial o con una asociación más o menos evidente con los cuidados de la salud, se debe iniciar con la mayor rapidez posible un tratamiento antibiótico de amplio espectro dirigido a los microorganismos más probablemente causantes de infección, y se debe asegurar un diagnóstico microbiológico precoz y exacto, para desescalar el tratamiento lo antes posible. La elección de la antibioterapia empírica cada vez depende más de la flora habitual en un ámbito socio-geográfico particular que de clasificaciones rígidas basadas en el lugar de adquisición.

Nadie ha aventurado cifras sobre qué proporción de espectro etiológico debe cubrir la antibioterapia empírica de las infecciones graves. Se sabe que es común encontrar cifras del 20% de tratamientos antibióticos inadecuados; estas cifras son inaceptables en pacientes con sepsis grave o shock séptico, porque suponen vidas perdidas. Tampoco es realista pretender cubrir empíricamente el 100% de los microorganismos potencialmente causantes de un cuadro infeccioso determinado. Quizá el tratamiento debería intentar cubrir al menos el 95% de los microorganismos potencialmente causantes en toda infección grave, lo que requiere una valoración muy cuidadosa de toda la información clínica disponible y un conocimiento detallado de los patrones locales de aislamientos microbiológicos y resistencias a antibióticos.

19.3. Neumonía adquirida en la comunidad

Es la primera causa de ingreso en UCI por infección comunitaria, y el motivo de ingreso habitual es la insuficiencia respiratoria aguda y la necesidad de ventilación mecánica, más que el shock séptico o la disfunción multiorgánica. Los pacientes con neumonía comunitaria que requieren ingreso en la UCI suelen ser pacientes con comorbilidades que aumentan el riesgo de infecciones en general, o de neumonía en particular (neumopatías crónicas, disfagia, uso de corticoides, etc.), o bien con comorbilidades que se agravan como consecuencia de la infección respiratoria.

Entre los patógenos aislados con mayor frecuencia se encuentran: *Streptococcus pneumoniae* (el agente más frecuente), *Staphylococcus aureus* (especialmente tras episodios de gripe) y *Haemophilus influenzae*, y en pacientes crónicos o con enfermedades asociadas también los bacilos Gram negativos, incluyendo *Pseudomonas aeruginosa*. Los causantes más frecuentes de neumonía atípica grave son *Legionella pneumophila* y los virus, y con mucha menor frecuencia *Chlamydophila peumoniae* y *Mycoplama pneumoniae*. El agente etiológico resulta desconocido hasta en un 50% de los casos.

Las manifestaciones clínicas incluyen una combinación de síntomas y signos respiratorios (disnea, tos, expectoración purulenta o abundante, dolor torácico tipo pleurítico y/o auscultación pulmonar patológica), junto con afectación del estado general (fiebre, taquicardia, taquipnea). En general tienen una sensibilidad alta y una especificidad baja, y la concordancia entre observadores en su interpretación es escasa. Al aumentar el número de signos presentes, aumenta la probabilidad de neumonía. En un 10-30% se añaden manifestaciones no respiratorias (cefalea, nauseas, vómitos, dolor abdominal, diarrea, artralgias, mialgias...) Aunque no hay evidencia de la utilidad de los criterios clínicos para sugerir una determinada etiología, la presentación subaguda y las manifestaciones no respiratorias son más frecuentes con microorganismos atípicos.

La radiografía simple de tórax es la prueba diagnóstica de referencia, aunque se desconoce su exactitud diagnóstica. La radiografía puede ser normal inicialmente, sobre todo en pacientes deshidratados o neutropénicos. La TAC está indicada cuando con síntomas sugestivos la radiografía simple no es diagnóstica, cuando la evolución es desfavorable o se sospechan complicaciones (absceso, cavitación, derrame loculado, etc.)

La mortalidad global de la neumonía comunitaria que requiere ingreso hospitalario es de alrededor del 10%, y si requiere ingreso en la UCI es del 30-50%. La mortalidad es mayor en los casos inicialmente ingresados en planta y que luego requieren ingreso en UCI. En el paciente que acude a urgencias del hospital con sospecha de neumonía, además del diagnóstico y tratamiento iniciales, es necesario determinar la necesidad del ingreso hospitalario y la admisión en la UCI. Para la decisión de ingreso hospitalario se recomienda utilizar criterios de gravedad estandarizados, como la puntuación CURB-65 (tabla 19.1) o el *"Pneumonia Severity Index"*.

TABLA 19.1. Puntuación CURB-65.

• Confusión • Urea > 7 mmol/l (20 mg/dl) • Frecuencia respiratoria > 30 rpm • Presión arterial (sistólica < 90 mmHg o diastólica < 60 mmHg) • Edad > 65 años
Cada criterio suma 1 punto. Riesgo de muerte: 0-1 puntos: 1,5%; 2 puntos: 9,2%; 3-5 puntos: 22%. Con dos puntos es necesario el ingreso hospitalario, con tres o más puntos hay que valorar el ingreso en la UCI.

Estos criterios deben siempre ser valorados en el contexto de otros factores, como la capacidad de ingerir medicación oral y la disponibilidad de soporte ambulatorio. Aproximadamente el 10% de los pacientes hospitalizados por neumonía requieren ingreso en la UCI. Para evitar ingresos tardíos se han propuesto criterios objetivos de gravedad (tabla 19.2).

TABLA 19.2. Criterios de gravedad (ATS/IDSA).

1. Criterios mayores: • Necesidad de ventilación mecánica invasiva. • Shock séptico con soporte vasopresor.
2. Criterios menores: • Frecuencia respiratoria > 30 rpm. • PaO_2/FiO_2 < 250. • Infiltrados multilobares. • Confusión/desorientación. • Urea > 56 mg/dl. • Leucopenia (leucocitos < 4.000 /mm^3). • Trombopenia (plaquetas < 100.000 /mm3). • Hipotermia (temperatura < 36º C). • Hipotensión que precisa reposición hídrica.

En la neumonía grave se deben obtener hemocultivos antes de iniciar el tratamiento antibiótico y realizar tinción de Gram y cultivo de una muestra de esputo adecuada (que contenga menos de 10 células epiteliales/campo y más de 25 neutrófilos/campo), antigenuria para *S. peumoniae* y *L. pneumophila* y muestras para serología de microorganismos respiratorios. Las antigenurias son sensibles y específicas, pero la de neumococo puede permanecer positiva durante semanas después de una infección pasada, y la de *Legionella* solo detecta el serotipo 1.

En los pacientes intubados, la toma de muestras se realiza mediante aspirado bronquial o mediante fibrobroncoscopia con lavado broncoalveolar o cepillo telescopado. Aunque no se ha demostrado la superioridad de los procedimientos invasivos ni de los cultivos cuantitativos, estas técnicas se prefieren en los pacientes más graves, en los inmunodeprimidos y en los que presentan más comorbilidades, a fin de alcanzar el diagnóstico microbiológico, disminuir los tratamientos inadecuados y facilitar la desescalada del tratamiento antibiótico. En caso de existir derrame pleural significativo, se debe realizar toracocentesis diagnóstica y/o terapéutica, guiada por ecografía en pacientes ventilados. Las pruebas de imagen (radiografía simple, TAC) pueden sugerir etiologías específicas o la presencia de complicaciones, y guiar la necesidad de estudios adicionales.

El tratamiento debe iniciarse precozmente, ya que la demora en su inicio se asocia a mayor mortalidad y morbilidad. Para la antibioterapia empírica además del espectro posible, hay que elegir los antimicrobianos que menor porcentaje de resistencias tengan dentro del área considerada y que mayor actividad tengan en el parénquima pulmonar. El tratamiento antibiótico estándar en la neumonía comunitaria grave es la asociación de una cefalosporina de tercera generación (cefotaxima o cefriaxona) con levofloxacino o macrólido (azitromicina o claritromicina). Datos recientes sugieren la superioridad de los macrólidos frente a las quinolonas. En caso de enfermedades crónicas se amplía la cobertura para *P. aeruginosa*, sustituyendo la cefalosporina por un antibiótico activo frente a este microorganismo (ceftazidima o cefepima o piperacilina-tazobactam o carbapenémico). Si se sospecha aspiración la cobertura debe incluir un antibiótico con actividad ante anaerobios (clindamicina o carbapenémico o piperacilina-tazobactam o amoxicilina-ácido clavulánico).

19.4. Infecciones intraabdominales

Constituyen la segunda causa de ingreso en UCI por infección comunitaria grave, y la primera causa en las UCI con importante actividad post-quirúrgica. Las principales infecciones intraabdominales comunitarias graves que motivan el ingreso en UCI son peritonitis primaria y secundaria, infecciones de la vía biliar y gastroenteritis agudas. No consideramos aquí las complicaciones infecciosas de la pancreatitis aguda o las peritonitis terciarias. Los motivos de ingreso en UCI más frecuentes son el control postoperatorio, el shock séptico y la disfunción multiorgánica.

19.4.1. GASTROENTERITIS AGUDA

La gastroenteritis aguda suele tener un curso clínico autolimitado, pero puede ser una infección grave cuando afecta a pacientes debilitados (ancianos, inmunodeprimidos) o cuando los pacientes no reciben los cuidados sanitarios básicos. Los microorganismos causales más frecuentes en nuestro medio son rotavirus, *Campylobacter* y *Salmonella*, a los que hay que sumar *Clostridium difficile* en pacientes en contacto con el sistema sanitario y tratados previamente con antibióticos. Los síntomas digestivos son evidentes: vómitos, diarrea, dolor y distensión abdominal, y suelen predominar sobre los signos generales de infección. La intolerancia a la ingesta oral y las pérdidas por vómitos, diarrea e íleo pueden conducir rápidamente a deshidratación, hipovolemia, alteraciones electrolíticas, insuficiencia renal y shock hipovolémico/séptico. La gastroenteritis aguda grave requiere tratamiento antibiótico, habitualmente con ciprofloxacino, y en caso de sospecha de *C. difficile* o tratamiento antibiótico previo metronidazol o vancomicina. La investigación microbiológica estándar incluye hemocultivos, coprocultivos y toxina de *C. difficile*. En pacientes inmunodeprimidos, viajeros e inmigrantes es necesaria una investigación más extensa.

19.4.2. PERITONITIS

Es la inflamación de la cavidad peritoneal por infección, traumatismo o irritantes químicos (bilis, liquido pancreático o gastrointestinal). Se clasifican en peritonitis primaria o espontánea, cuando no hay relación con un foco intraabdominal o perforación intestinal; secundaria, cuando aparece tras una complicación intraabdominal; y terciaria, cuando la infección es recurrente o persistente tras una peritonitis secundaria.

Las manifestaciones clínicas combinan signos y síntomas abdominales (náuseas, vómitos, íleo, dolor y distensión abdominal, signos de irritación peritoneal), respuesta inflamatoria sistémica (fiebre, taquicardia, taquipnea) y manifestaciones de disfunción orgánica. El dolor y los signos de irritación peritoneal pueden ser focales o difusos. El diagnóstico se confirma mediante el análisis del líquido ascítico con estudio citológico, bioquímico y microbiológico, o durante la intervención quirúrgica. Las pruebas de imagen son necesarias para la valoración del foco primario abdominal.

La peritonitis primaria aparece en el 10% de pacientes con cirrosis hepática y ascitis. Más raramente se produce en pacientes con linfedema, ascitis metastásica, insuficiencia cardiaca o asociada a infecciones del tracto genital femenino. La peritonitis espontánea en el paciente cirrótico puede estar enmascarada por las manifestaciones de una descompensación hepática; las manifestaciones clínicas habituales suelen ser fiebre, dolor abdominal y alteraciones del estado mental, pero pueden ser sutiles o estar ausentes. Suele ser monomicrobiana; en el 70% de los casos está causada por enterobacterias, siendo *E. coli* la más habitual. Con menor frecuencia se aíslan *S. pneumoniae, K. pneumoniae* y enterococos. El líquido ascítico es un trasudado con proteínas de menos de 10 g/l y con presencia de polimorfonucleares (más de 250 neutrófilos por mm^3). Un recuento de polimorfonucleares muy elevado, el aislamiento de flora polimicrobiana, una cifra de proteínas > 10 g/l o de glucosa < 50 mg/dl sugieren la existencia de una peritonitis secundaria en el paciente cirrótico con ascitis e infección peritoneal. El tratamiento antibiótico habitual de la peritonitis primaria son las cefalosporinas de tercera generación.

La causa más frecuente de peritonitis secundaria es la perforación gastrointestinal o de la vía biliar. Los patógenos implicados en peritonitis secundaria son enterobacterias, siendo *E. coli* también la más frecuente, y anaerobios, sobretodo *Bacteroides fragilis*. Entre los cocos Gram positivos sólo tienen importancia, y su papel es discutido, el *Enterococcus* spp. y *Streptococcus* spp. Son con frecuencia polimicrobianas. Requiere la corrección quirúrgica de la patología desencadenante junto con el tratamiento antibiótico y de soporte. La cobertura antibiótica estándar incluye antibióticos frente a Gram negativos (enterobacterias) y anaerobios.

19.4.3. INFECCIONES DE LA VÍA BILIAR

La infección de la vía biliar puede afectar a la vesícula (colecistitis) y a los conductos biliares (colangitis). La infección no es la causa primaria de la colecistitis, donde inicialmente está la bilis estéril, y sí suele ser la causa primaria de la colangitis. La infección de la vía biliar se relaciona casi siempre con la existencia de obstrucción, al menos parcial o temporal, secundaria a litiasis o tumores, o a la instrumentación previa.

Los microorganismos responsables son con mayor frecuencia enterobacterias: *E. coli*, *Klebsiella* spp, *Enterobacter* spp y *Proteus* spp. Los Gram positivos (*Enterococcus* y *S. viridans*) y los anaerobios forman parte de infecciones polimicrobianas, sobre todo cuando hay antecedentes de cirugía biliar, endoprótesis o antibioterapia previa. En caso de endoscopia de la vía, hay que añadir *P. aeruginosa*. Los cultivos de bilis son positivos en el 50% y los hemocultivos en el 10% de los casos de colecistitis. En la colangitis son positivos en el 90% y en el 50%, respectivamente.

Las manifestaciones típicas de la colecistitis aguda son el dolor en hipocondrio derecho o epigastrio, el dolor a la palpación en el cuadrante superior derecho y el signo de Murphy; la fiebre no es habitual inicialmente. En la colangitis aguda es típica la tríada de Charcot: dolor en hipocondrio derecho, fiebre e ictericia, presente en un 50-75% de los casos. Si se suman confusión e hipotensión, se llama pentada de Reynold, de mal pronóstico. En la analítica destacan datos de inflamación y colestasis, que son más marcados en el caso de la colangitis aguda. La ecografía es el método diagnóstico de elección, con un 90% de sensibilidad para la colecistitis y 80% de especificidad. La TAC no es mejor en el diagnóstico, pero en las formas graves es necesaria para el diagnóstico diferencial o para detectar la existencia de complicaciones.

El tratamiento antibiótico de las formas graves requiere la cobertura de enterobacterias y anaerobios, y en caso de manipulación o antibioterapia previos hay que incluir cobertura para no fermentadores (*P. aeruginosa*) y Gram positivos resistentes.

El tratamiento definitivo de la colecistitis aguda es quirúrgico, y en los casos graves (colecistitis gangrenosa, enfisematosa o con perforación) no debe diferirse. En la colangitis aguda, la falta de respuesta al tratamiento antibiótico y de soporte iniciales requiere la descompresión urgente de la vía biliar, quirúrgica o endoscópica.

19.5. Infecciones del Tracto Urinario (ITU)

Son las infecciones comunitarias más frecuentes, después de las respiratorias, y la mayor parte de las veces son leves y no requieren ingreso hospitalario. Según su localización se dividen en infecciones de vía inferior (uretritis, cistitis) o superior (pielonefritis).

Las manifestaciones clínicas abarcan desde la bacteriuria asintomática al shock séptico. El síndrome miccional se caracteriza por disuria, polaquiuria y tenesmo. Hasta el 50% de las mujeres con cistitis presentan hematuria. En la pielonefritis se añaden fiebre y dolor lumbar, con percusión dolorosa. Si el dolor se irradia a la ingle sugiere la presencia de litiasis urinaria. En ocasiones el cuadro clínico sugiere un proceso intraabdominal al presentarse con nauseas, vómitos, dolor abdominal e íleo. El absceso cortical, parenquimatoso o perinefrítico pueden presentar una clínica insidiosa de fiebre sin foco aparente.

El diagnóstico se confirma mediante análisis de orina y urocultivo. En los casos graves se deben obtener siempre hemocultivos (positivos en el 20-30% de los casos) y pruebas de imagen, para diagnosticar complicaciones locales y evaluar la presencia de obstrucción. Entre las pruebas de imagen urgentes, la ecografia es la más utilizada para diagnosticar obstrucción, y la TAC la más sensible para identificar y definir la presencia de complicaciones locales.

La mayoría de las ITU son monomicrobianas y están producidas por bacterias. Aunque *E. coli* y otras enterobacterias son los microorganismos más frecuentes, el espectro etiológico es lo suficientemente amplio para que en todos los casos de ITU grave se deba emplear cobertura antibiótica de amplio espectro, incluyendo Gram negativos productores de BLEE, *P. aeruginosa* y Gram positivos, recomendándose el uso de carbapenémicos. En caso de manipulación urológica reciente o tratamiento antibiótico previo se deben cubrir también Gram positivos resistentes.

La presencia de uropatía obstructiva es indicación de drenaje urgente, mediante nefrostomía percutánea o cateterización retrógrada con catéter tipo doble-J. En caso de infección supurada se requiere el drenaje percutáneo o quirúrgico del foco.

19.6. Meningitis agudas

La meningitis aguda bacteriana ("meningitis purulenta") es la infección comunitaria grave más frecuente del sistema nervioso central. En adultos, los agentes etiológicos de origen comunitario más frecuentes son *Streptococcus pneumoniae*, *Neisseria meningitidis*, *Listeria monocytogenes* y bacilos Gram negativos. Las meningitis nosocomiales pueden estar producidas por un mayor número de bacterias, y las que se producen en pacientes inmunodeprimidos pueden estar causadas por un amplio espectro de patógenos, incluyendo bacterias, virus y hongos.

El diagnóstico se basa en la historia clínica, el examen del líquido cefalorraquídeo y la TAC craneal. Las manifestaciones clínicas son habitualmente una combinación de: 1) signos de infección (fiebre y leucocitosis); 2) síntomas y signos de irritación meníngea (cefalea, fotofobia, rigidez de nuca, signos de Kernig y Brudzinski), y 3) afectación del SNC (alteración de conciencia, confusión, somnolencia, irritabilidad, náuseas y vómitos). La *tríada clásica* completa de fiebre, rigidez de nuca y alteración de conciencia se encuentra en dos tercios de los adultos con meningitis aguda, y al menos un elemento de la tríada se encuentra en la práctica totalidad de los pacientes, por lo que su ausencia prácticamente excluye el diagnóstico. La fiebre es el signo más constante, y está presente en un 75-95% de los casos. Los signos meníngeos tienen baja sensibilidad pero alta especificidad, y están ausentes en muchos pacientes con disminución del nivel de conciencia. En los pacientes ancianos y/o con comorbilidades son más frecuentes las presentaciones atípicas.

En todos los casos de sospecha de meningitis aguda es necesaria la obtención de hemocultivos. El examen del líquido cefalorraquídeo (LCR) obtenido mediante punción lumbar (PL) es necesario para confirmar el diagnóstico de meningitis, conocer el microorganismo causal y su sensibilidad a antibióticos, y en los casos complicados seguir el curso evolutivo de la infección. El examen rutinario de LCR incluye el recuento celular, el análisis bioquímico (glucosa y proteínas) y el examen microbiológico (Gram, cultivos y antígenos bacterianos). La tabla 19.3 muestra los hallazgos característicos de las meningitis bacterianas y víricas, pero en adultos existe un importante solapamiento entre ambas categorías.

La PL tiene un riesgo pequeño pero definido de provocar un deterioro neurológico secundario a herniación cerebral en pacientes con efecto masa intracraneal, por lo que es necesaria una valoración neurológica rápida antes de su realización: cuando existen signos focales, edema de papila, convulsiones o alteración de conciencia debe realizarse TAC craneal antes

TABLA 19.3. Examen de LCR en la meningitis aguda.

	Normal	Bacteriana	Vírica
Leucocitos/mm^3	< 5	> 500	< 500
Tipo celular	Linfocitos	PMN	Linfocitos
Proteínas (mg/dl)	5-45	> 50	< 100
Glucosa (mg/dl)	> 50	< 40 (LCR/plasma < 0,4)	> 50 (LCR/plasma ≥ 0,6)

de la PL. Los signos radiológicos de efecto masa (lesiones focales significativas con desviación de la línea media) o de hipertensión intracraneal constituyen una contraindicación formal a la PL.

Los hallazgos de la TAC pueden mostrar la existencia de infecciones focales (absceso cerebral, empiema subdural, encefalitis), u otros diagnósticos alternativos (hemorragia subaracnoidea, tumores). La TAC está también indicada para la investigación de focos parameníngeos de infección (otitis, sinusitis, mastoiditis, fracturas de base de cráneo) y para detectar la presencia de complicaciones de la meningitis (edema cerebral, hidrocefalia, lesiones isquémicas, trombosis de senos venosos).

El tratamiento antibiótico en la meningitis aguda debe iniciarse lo antes posible, nada más obtener los hemocultivos, antes de la PL si la sospecha clínica es alta, y antes de la TAC si ésta se encuentra indicada. El tratamiento antibiótico inicialmente empírico se basa en la edad, el contexto epidemiológico y la existencia de comorbilidades. El examen inicial del LCR (Gram y determinación de antígenos o PCR) sirve para ajustar el tratamiento, en espera de los resultados de los cultivos y antibiogramas.

El tratamiento antibiótico empírico estándar en el adulto incluye la asociación de una cefalosporina de tercera generación más vancomicina, con la adición de ampicilina para cubrir *Listeria* en los pacientes de más de 50 años, todos ellos a dosis altas para asegurar la penetración a las meninges.

Ante la sospecha de meningitis meningocócica se debe realizar aislamiento respiratorio en las primeras 24 horas, y administrar quimioprofilaxis a las personas que han tenido contacto estrecho con el paciente.

Junto al tratamiento antibiótico en los casos graves se debe instaurar tratamiento con dexametasona a dosis de 0,15 mg/kg cada 6 horas, empezando antes de o con la primera dosis de antibiótico y durante 4 días.

19.7. Infecciones de piel y partes blandas

Las infecciones de piel y partes blandas se producen a partir de una puerta de entrada cutánea, aunque en ocasiones ésta es inapreciable o poco llamativa en comparación con la gravedad del cuadro clínico. Se debe sospechar una infección grave de piel y partes blandas en cualquier paciente con sepsis grave en que existen signos cutáneos inflamatorios, aunque éstos sean poco aparentes. La extensión y profundidad de la infección no puede inferirse por la apariencia externa, que puede ser trivial en presencia de una gran afectación de planos profundos. Se ha dicho, y a menudo ocurre, que el intenso dolor en muchos casos parece desproporcionado a la escasez de signos inflamatorios locales, pero el dolor también puede estar ausente por completo, o pasar desapercibido en pacientes críticos.

La extensión y el nivel de afectación tisular se pueden visualizar mediante ecografía y/o TAC, pero en los casos de rápido deterioro clínico la realización de pruebas de imagen no debe retrasar la exploración quirúrgica, que es una emergencia por la rapidez con que se propaga la infección por contigüidad y se produce el fallo de órganos.

Las infecciones de piel y partes blandas comprenden un amplio espectro de gravedad, manifestaciones clínicas y microorganismos causales. Se han descrito distintas entidades clínicas y se han propuesto nu-

TABLA 19.4. Clasificación de las infecciones de piel y tejidos blandos.

Nivel 1: piel.	Celulitis.
Nivel 2: tejido subcutáneo.	Absceso subcutáneo.
Nivel 3: fascia.	Fascitis necrotizante.
Nivel 4: músculo	Mionecrosis.

merosas clasificaciones y epónimos. Probablemente la más práctica es la que atiende al nivel de penetración tisular de la infección (tabla 19.4).

Las infecciones necrotizantes de la piel y tejidos blandos se han diferenciado atendiendo a su etiología en tipo I, o polimicrobianas y tipo II o monomicrobianas, aunque esta clasificación no tiene utilidad práctica. Pueden estar causadas por microorganismos Gram positivos, Gram negativos y anaerobios.

Un dato clínico de interés es el tiempo de retraso en la presentación de la infección con respecto a la aparición de la puerta de entrada, que tiene importancia sobretodo en las infecciones que siguen a heridas traumáticas o quirúrgicas. Las infecciones precoces (en los primeros 2-3 días después de la lesión) deben hacer sospechar una infección necrotizante y grave de partes blandas por microorganismos de gran virulencia (*S. pyogenes* o *C. perfringens*).

La aparición de gas en las pruebas de imagen o la crepitación a la palpación (indicativa de la presencia de gas) sugieren la existencia de microorganismos anaerobios, y son indicativos de una infección grave, bien sea fascitis necrotizante o mionecrosis. Sin embargo, la ausencia de gas o de crepitación no excluye la infección grave por anaerobios. El cuadro clínico clásico de gangrena gaseosa es una mionecrosis por *C. perfringens*, y requiere la excisión precoz y amplia de todas las zonas afectadas.

Los cuadros clínicos más típicos son:

1. celulitis necrotizante;
2. fascitis necrotizante; y
3. gangrena gaseosa o mionecrosis por *Clostridium*. Las dos primeras suelen ser polimicrobianas.

El tratamiento antibiótico de las infecciones graves de piel y partes blandas debe cubrir Gram positivos, Gram negativos y anaerobios, y deben acompañarse siempre de una exploración quirúrgica agresiva y precoz.

19.8. Resumen y Conclusiones

- En todo paciente que acude al hospital con sospecha de infección grave es fundamental la valoración de los antecedentes de contacto con el ámbito sanitario, que puede no resultar evidente en una entrevista superficial.
- La valoración inicial de la infección comunitaria grave debe ir dirigida a diagnosticar el foco de infección y valorar los microorganismos más probables, así como evaluar la respuesta inflamatoria sistémica, la perfusión tisular y la función de órganos.
- Entre las medidas de resucitación de la sepsis grave se cuenta la obtención de hemocultivos y el inicio precoz de tratamiento antibiótico empírico de amplio espectro.
- Los tres pilares fundamentales del tratamiento de la sepsis grave son: tratamiento de la infección (antibiótico y erradicación del foco), tratamiento de

soporte (resucitación hídrica, vasopresores, ventilación, nutrición, depuración extrarrenal) y tratamiento adyuvante (proteína C activada e hidrocortisona, en casos seleccionados).

- Una de las decisiones iniciales en la neumonía comunitaria grave es la ubicación del paciente: el retraso en el ingreso en la UCI se asocia a una mayor mortalidad.
- Las infecciones abdominales comunitarias más frecuentes están causadas habitualmente por bacilos Gram negativos entéricos y microorganismos anaerobios. En todos los casos se debe valorar de forma cuidadosa y continuada la necesidad de intervención quirúrgica, en función del estado clínico del paciente y los datos aportados por las pruebas de imagen.
- La mayoría de las infecciones graves del tracto urinario se producen en presencia de uropatía obstructiva, por lo que es fundamental la práctica de pruebas de imagen para diagnosticar y tratar la obstrucción.
- El inicio del tratamiento antibiótico no deben retrasarse en pacientes con sospecha de meningitis aguda hasta realizar pruebas de imagen y punción lumbar, sino que se debe iniciar inmediatamente después de obtener hemocultivos. La TAC tiene indicaciones muy precisas, y cuando está indicada, debe preceder a la punción lumbar.
- El diagnóstico y tratamiento precoces de las infecciones graves de partes blandas requiere un alto grado de sospecha clínica, ya que los signos externos muchas veces son poco llamativos. Cuando el estado clínico del paciente se deteriora rápidamente, la exploración quirúrgica agresiva es una emergencia.

19.9. Bibliografía

Mensa J, Gatell JM, García-Sánchez JE, Letang E, Lópe-Suñé. Guía de terapéutica antimicrobiana 2010. Editorial Antares. Ediciones Escofet Zamora. Barcelona, España, 2010.

Palencia Herrejón E. Identifying the presence and source of infection. En: Dellinger P, Carlet J (eds). Sepsis Handbook: Early diagnosis of sepsis. Editions Biomerieux, Paris, 2007. Pág. 38-55.

Infectious Disease Society of America Clinical Practice Guidelines. Disponibles en [http://www.idsociety.org/].

Sociedad Española de Enfermedades Infecciosas y Microbiología Clínica. Documentos científicos. Disponibles en [http://www.seimc.org/documentos/].

20

Tratamiento antimicrobiano en el paciente crítico

María José Jiménez Martín
Miguel Sánchez García

Objetivos docentes

- Comprender la importancia del tratamiento antibiótico adecuado en los pacientes ingresados en las Unidades de Cuidados Intensivos.
- Asimilar algunos aspectos farmacocinéticos y farmacodinámicos relevantes en estos pacientes.
- Conocer los diversos mecanismos fisiopatológicos que alteran la disposición de los antibióticos en los pacientes críticos y gravemente enfermos.
- Aprender los mecanismos y las interacciones medicamentosas de los principales antibióticos entre ellos y con otros fármacos.
- Reconocer los principales efectos adversos de los antimicrobianos.
- Disponer de pautas de tratamiento para pacientes críticos de los diferentes grupos de antibióticos basadas tanto en las características intrínsecas de los mismos como en las necesidades especiales de estos pacientes.

20.1. Introducción

Los antibióticos se encuentran entre los fármacos más importantes y más frecuentemente prescritos en los pacientes críticos. Esto es así, por varios motivos:

En primer lugar, porque la infección grave es una de las causas más relevantes de ingreso en una Unidad de Cuidados Intensivos, y en segundo lugar, porque los pacientes que ingresan en una UCI por otro motivo (politraumatizados, postquirúrgicos, quemados, etc.) tienen un riesgo muy elevado de desarrollar infecciones graves (con tasas de incidencia de 5 a 10 veces mayor que en plantas de hospitalización normal).

Además de su elevada frecuencia, la gravedad de las infecciones en este tipo de pacientes hace que resulte fundamental iniciar un tratamiento antibiótico adecuado cuanto antes. Ha sido ampliamente demostrado que en caso contrario aumenta la tasa de fracaso terapéutico, el retraso en la respuesta clínica y la mortalidad, así como la selección de patógenos multiresistentes.

Entre las múltiples causas de fracaso terapéutico en los pacientes críticos, las más importantes son el espectro inadecuado de los antibióticos elegidos, la gravedad de la enfermedad subyacente, el desarrollo de resistencias durante el tratamiento y la necesidad de retirar el tratamiento por efectos secundarios. Por lo tanto, aunque elegir un espectro antibiótico apropiado es decisivo, también lo es decidir el régimen más adecuado en cuanto a dosis, frecuencia y vía de administración. Para ello no solo es necesario tener en cuenta las características farmacocinéticas y farmacodinámicas de cada clase de antibiótico, sino también los mecanismos fisiopatológicos característicos de los pacientes críticos, (especialmente los que presentan disfunción multiorgánica). La fisiopatología del paciente crítico se asocia a alteraciones de las concentraciones de dichos antibióticos en los tejidos, con marcadas diferencias respecto a pacientes menos graves.

Por otra parte, los pacientes críticos suelen recibir otros muchos fármacos, además de los antibióticos, lo que aumenta considerablemente la posibilidad de interacciones farmacológicas entre antibióticos y con estos otros fármacos, que pueden influir en las concentraciones y efectividad de los mismos.

Por último, todos los antibióticos pueden causar efectos adversos en cualquier paciente, haciendo necesaria su retirada. Estos efectos adversos son más frecuentes y graves en los pacientes críticos, que son más susceptibles a la disfunción de órganos y sistemas.

En este capítulo revisaremos las exigencias especiales que plantean los enfermos críticos con respecto al tratamiento antibiótico. Trataremos de establecer algunas recomendaciones básicas de pautas especialmente dirigidas a este tipo de pacientes, basadas no sólo en las características intrínsecas de los diferentes antibióticos, sino, sobre todo, en las condiciones fisiopatólogicas que distinguen a los pacientes ingresados en las UCI del resto de enfermos, con la mejor evidencia científica disponible en el momento actual.

20.2. Clasificación de los antibióticos según sus características intrínsecas

Las características intrínsecas de los antibióticos, que condicionan su disposición dentro del organismo, son sus características físico-químicas, su peso molecular y su unión a proteínas. Estas características determinan su solubilidad y de acuerdo con ella se pueden clasificar en 2 grandes grupos: hidrofílicos y lipofílicos.

20.2.1. ANTIBIÓTICOS HIDROFÍLICOS

Son aquellos que no difunden a través de la membrana plasmática de las células eucariotas, lo que les confiere sus características farmacocinéticas más importantes: 1) su volumen de distribución (Vd) se limita casi exclusivamente al espacio extracelular y 2) se eliminan por vía renal en su mayor parte, sin modificaciones de la molécula. Desde el punto de vista farmacodinámico por tanto, no son activos frente a microorganismos intracelulares (Clamidia, Legionella, etc.) Entre los antibióticos hidrofílicos más importantes se encuentran los betalactámcos, los glicopéptidos, los aminoglucósidos el linezolid y la colistina.

20.2.2. ANTIBIÓTICOS LIPOFÍLICOS

Son aquellos que sí difunden libremente a través de la membrana plasmática de las células eucariotas, siendo sus características farmacocinéticas diferentes a los anteriores: 1) Penetran en el interior de las células y tienen un amplio Vd, 2) difunden con facilidad a través de la barrera hematoencefálica, y 3) su metabolismo de excreción no se limita a la vía renal, pudiendo ser metabolizados por el hígado y ser eliminados también mediante excreción biliar. En este grupo se encuentran las fluroquinolonas, los macrólidos, las lincosamidas y la tigeciclina.

20.3. Principios generales farmacodinámicos y farmacocinéticos para la adecuada prescripción antibiótica

Las dosis y la duración del intervalo inter-dosis de los diferentes antimicrobianos deben ser pautadas de acuerdo a las características farmacocinéticas y farmacodinámicas (PK/PD) de cada clase de antibiótico, basadas en los siguientes, conceptos básicos:

a. La susceptibilidad in vitro del microorganismo causal: "Concentración Mínima Inhibitoria" (CMI).
b. Las concentraciones plasmáticas pico y valle del antibiótico: C_{max} y $C_{min,}$ respectivamente.
c. El área bajo la curva de concentración plasmática-tiempo durante un periodo de 24h: ABC_{0-24}.

Teniendo en cuenta la relación entre estas características se han identificado tres parámetros PK/PD determinantes de la eficacia de los diferentes antibióticos:

1. El tiempo que la concentración plasmática del antibiótico supera la CMI (t>CMI). En estos casos la actividad antimicrobiana se define como "tiempo-dependiente".
2. La relación entre la concentración plasmática pico y la CMI (Cmax/CMI). Aquí la actividad antimicrobiana se define como "concentración-dependiente".
3. La relación entre el área bajo la curva de la concentración plasmática del antibiótico durante un periodo de 24h y la CMI (ABC_{0-24}/CMI). En estos casos la actividad antimicrobiana depende fundamentalmente de la concentración del antibiótico, pero también del tiempo, y se define como "concentración-dependiente con tiempo-dependencia" (Figura 20.1).

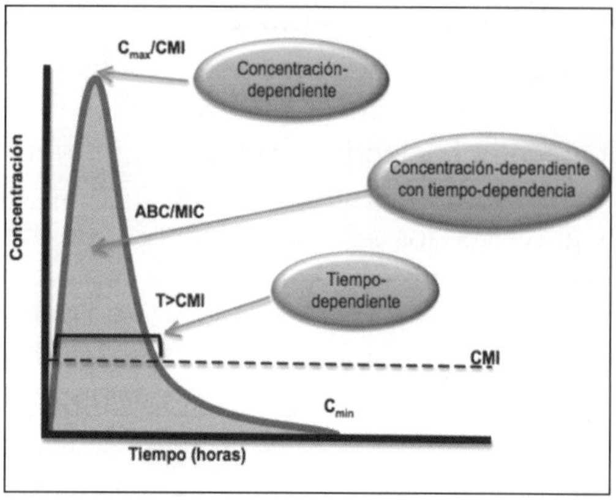

FIGURA 20.1. Parámetros farmacocinéticos y farmacodinámicos determinantes de la actividad antibiótica según la curva concentración/tiempo.

20.3.1. LOS ANTIBIÓTICOS TIEMPO-DEPENDIENTES

Fundamentalmente los betalactámicos; (tabla 20.1) son aquellos cuya eficacia está determinada por la duración del tiempo en que la concentración plasmática supera la CMI (t>CMI) y se ha demostrado que en este tipo de antibióticos debe ser al menos del 50% del intervalo inter-dosis para asegurar una eficacia adecuada en pacientes inmunocompetentes, y del 100% en pacientes inmunocomprometidos.

Debido al pobre efecto "postantibiótico" contra microorganismos gram-negativos de estos antibióticos (excepto los carbapenems), se deben evitar niveles valle (C_{min}) en plasma por debajo de la CMI, ya que se han relacionado no solo con fracaso terapéutico, sino también con selección de bacterias multirresistente. Por tanto, en estos casos, se recomiendan intervalos inter-dosis cortos y cuanto más corta sea la vida media de eliminación del antibió-

TABLA 20.1. Características farmacodinámicas (PD) que se correlacionan con la eficacia antibiótica.

Característica	Tiempo-dependiente	Concentración-dependiente	Concentración-dependiente con tiempo-dependencia
Parámetro PD determinante	t>CMI	Cmax/CMI	ABC_{24}/CMI
Clase de Antibiótico	B-lactámicos Carbapenems Clindamicina Eritromicina Claritromicina Lincosamidas Linezolid	Aminoglucósidos Metronidazol Daptomicina Fluoroquinolonas Anfotericina	Fluoroquinolonas Aminoglucósidos Glicopéptidos Azitromicina Tigeciclina Linezolid

tico, más corto debe ser dicho intervalo, e incluso se recomienda su administración en perfusión continua para evitar que existan periodos en los que el plasma quede libre de antibiótico.

20.3.2. LOS ANTIBIÓTICOS CONCENTRACIÓN-DEPENDIENTES

Son aquellos cuya eficacia se relaciona fundamentalmente con la relación Cmax/CMI (Aminoglucósidos, fluoroquinolonas, daptomicina), con la relación ABC_{0-24}/CMI (Glicopéptidos, tigeciclina, azitromicina) o con ambas (tabla 20.I).

Concretamente en el caso de los aminoglucósidos, dado el buen efecto postantibiótico que muestran tanto para bacterias Gram-negativas como Gram-positivas, y el riesgo de toxicidad renal, el intervalo interdosis debe ser el más largo posible. Generalmente se recomienda administrar la dosis total diaria de aminoglucósido cada 24h, o como mínimo cada 12h, en los aminoglucósidos de vida media de eliminación más corta.

Diferentes estudios con fluoroquinolonas han mostrado que en infecciones por bacilos gramnegativos son necesarios valores de ABC_{0-24h}/CMI superiores a 100-125 para predecir eficacia terapéutica, y sin embargo, en infecciones por grampositivos podrían ser suficientes niveles por encima de 30-40.

20.4. Mecanismos fisiopatológicos que alteran la disposición de los antibióticos en los pacientes críticos

Los pacientes críticos a menudo presentan diversas situaciones fisiopatológicas derivadas fundamentalmente del fracaso de múltiples órganos y sistemas, tanto intrínsecas como extrínsecas, que pueden alterar en gran medida la distribución y la eliminación de los antibióticos con respecto a los pacientes menos graves, que no presentan disfunción multiorgánica (Figura 20.2). Los dos mecanismos fisiopatológicos fundamentales son la variación en el volumen de distribución de los antibióticos y la alteración de la función renal.

20.4.1. AUMENTO DEL VOLUMEN DE DISTRIBUCIÓN (Vd)

En los pacientes críticos, especialmente sépticos o con disfunción multiorgánica, es muy frecuente encontrar un incremento del Vd, que puede causar disminución de la concentración antibiótica en plasma y líquido extracelular (sobre todo de los antibióticos hidrofílicos). En estos casos es preciso aumentar la dosificación o dosis de carga para mantener la efectividad antimicrobiana. Las causas más frecuentes del aumento de Vd en estos pacientes son:

Edema

Los pacientes críticos a menudo presentan un estado edematoso o anasarca debido a múltiples mecanismos, como el daño endotelial, el aumento de la permeabilidad capilar y la disminución de la presión oncótica del plasma. Estas alteraciones provocan la extravasación del líquido intravascular hacia el espacio intersticial,

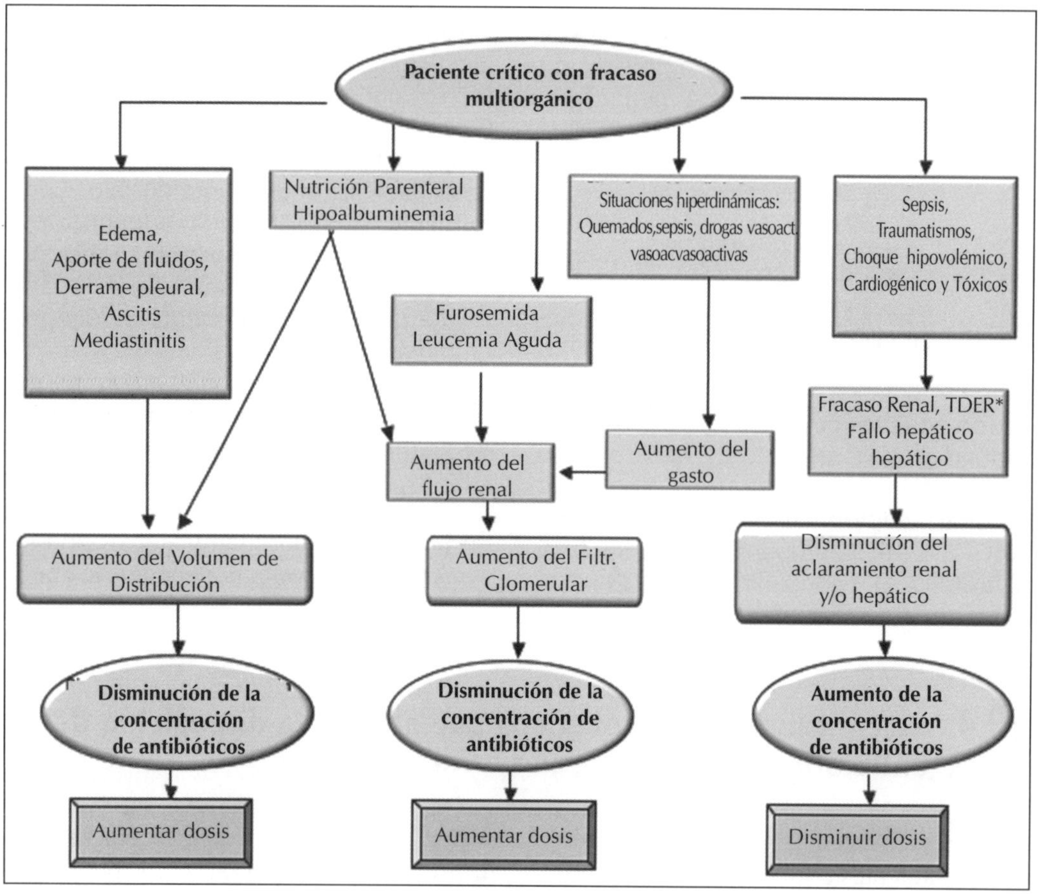

FIGURA 20.2. Resumen de las situaciones y mecanismos fisiopatológicos frecuentes en los pacientes críticos que afectan a la concentración plasmática de los antibióticos, y la estrategia de tratamiento en cada caso.

generando el llamado "tercer espacio", el cual juega un papel fundamental en la disminución de la concentración de antibióticos, especialmente aquellos con un bajo Vd y con distribución limitada al espacio extracelular.

Varios estudios han demostrado que el estado edematoso puede causar fracaso terapéutico en pacientes críticos tratados con aminoglucósidos, especialmente en sépticos y politraumatizados, porque aumenta el Vd y disminuye la concentración del antibiótico en plasma, precisando en estos casos aumentar la dosis. También se ha demostrado que durante el tratamiento con betalactámicos en pacientes sépticos o tras cirugía cardiaca, la presencia de edema aumenta el Vd, produciendo disminución no sólo de la concentración plasmática, sino también de la intersticial. En estos pacientes se detectan concentraciones plasmáticas e intersticiales del antibiótico hasta 3 y 4 veces menores que en individuos sanos.

Por lo tanto, en los pacientes críticos, que frecuentemente se encuentran en situación de anasarca, se deben aumentar las dosis de la mayoría de antibióticos, especialmente los hidrofílicos con bajo volumen de distribución.

Aporte de fluidos y nutrición parenteral

Los pacientes críticos con inestabilidad hemodinámica suelen recibir grandes cantidades de líquidos intravenosos para la reposición de volumen intravascular como tratamiento básico del shock de casi cualquier tipo, la sepsis grave, las quemaduras y la mayoría de lesiones quirúrgicas o el trauma grave. Este tratamiento contribuye a expandir también el volumen del compartimento extracelular, provocando la dilución de los antibióticos hidrofílicos en dicho compartimento, disminuyendo su concentración y por tanto su efectividad.

Además, la nutrición parenteral que frecuentemente precisan algunos de estos pacientes, también produce por sí misma un incremento del volumen de distribución de los antibióticos hidrofílicos comparados con aquellos pacientes críticos que sólo reciben aporte de fluidos.

Por lo tanto, ambos tratamientos pueden causar dilución de los antibióticos, disminución de sus concentraciones plasmáticas e intersticiales y, consecuentemente infratratamiento y fracaso terapéutico, debiendo tenerse en cuenta para modificar las pautas de dosificación antibiótica en estos pacientes.

Derrame pleural y ascitis

La extravasación de líquido hacia la cavidad virtual y peritoneal, también ha demostrado ser un factor que puede disminuir la concentración de antibióticos en plasma al aumentar de esta manera el Vd. Este mecanismo afecta especialmente a los antibióticos hidrofílicos y los moderadamente lipofílicos. El efecto dilucional en los pacientes con ascitis es independiente de la alteración de la función hepática que suele acompañar a estos cuadros clínicos. La disfunción hepática puede causar una reducción del aclaramiento de algunos antibióticos moderadamente lipofílicos, y, por tanto, compensar el efecto dilucional de la ascitis y conservarse la concentración plasmática del antibiótico. Se ha comprobado que en los pacientes con sepsis y cirrosis, el volumen de distribución de algunos antibióticos aumenta con respecto no sólo a los voluntarios sanos, sino con respecto a los pacientes sépticos sin cirrosis.

Hipoalbuminemia

La hipoalbuminemia es muy frecuente en los pacientes críticos con fracaso multiorgánico y es debida a la malnutrición y pérdida capilar de proteínas del plasma por lesión del endotelio. Puede producir infratratamiento por tres mecanismos: en primer lugar, al disminuir la presión oncótica del plasma, produce mayor extravasación de fluidos al espacio intersticial y, por tanto mayor dilución plasmática de los antibióticos. En segundo lugar, aumenta el volumen de distribución de los mismos al producir un aumento de su fracción libre, no unida a proteínas, y en tercer lugar, sobre todo en el caso de antibióticos con una elevada unión a proteínas, también puede causar un mayor aclaramiento renal de los mismos.

Mediastinitis

La infección del mediastino en pacientes intervenidos de cirugía cardiaca tiene una incidencia relativamente baja, aunque variable según las series. Reviste, sin embargo, una especial gravedad y dificultad para el tratamiento antibiótico debido a su escasa penetración y la dilución que se produce por el secuestro de líquidos y desarrollo de un tercer espacio en dicha cavidad. En general, el manejo más adecuado de estos pacientes debe ser multidisciplinar e incluye la administración de dosis más altas de antibióticos que las recomendadas en otras infecciones, elegir los antibióticos con la mejor penetración en hueso y partes blandas y revisión con limpieza quirúrgica lo más precoz posible.

20.4.2. ALTERACIÓN DE LA FUNCIÓN RENAL

El aclaramiento renal de la mayoría de los antibióticos (fundamentalmente los hidrofílicos y moderadamente lipofílicos) puede verse alterado en múltiples situaciones, que presentan con elevada frecuencia los pacientes críticos, tanto por aumento, como por disminución del mismo.

Aumento de la filtración glomerular

En general, en los pacientes críticos puede ocurrir un incremento en la filtración glomerular en todas aquellas situaciones que fisiopatológica o yatrogénicamente producen un aumento del flujo sanguíneo renal:

Aumento del Gasto Cardiaco

El aumento del gasto cardiaco conduce a un aumento del flujo glomerular, y por tanto, puede producir un aumento del filtrado, de la secreción tubular y de la excreción de los antibióticos que se eliminan por vía renal, disminuyendo sus concentraciones en plasma y tejidos. Existen varias situaciones que producen aumento del gasto cardiaco en los pacientes críticos: la fase hiperdinámica precoz de la sepsis, la fase hipermetabólica que ocurre en los grandes quemados y politraumatizados graves y el tratamiento con drogas vasoactivas.

En la fase inicial de la sepsis se ha demostrado que los pacientes que presentan índices cardiacos elevados, el aclaramiento de aminoglucósidos, betalactámicos y algunas fluoroquinolonas es de hasta 1,5 veces mayor que en los pacientes no sépticos o sépticos hipodinámicos. Esto sugirie que, en este tipo de pacientes, las dosis de antibióticos deben ser mayores o con intervalos de dosificación más cortos para evitar fracaso terapéutico.

En los grandes quemados, la fase hipermetabólica que suele ocurrir a partir de las primeras 48 horas tras la lesión y que puede durar varios días se caracteriza por un aumento del gasto cardiaco y del aclaramiento de creatinina, produciendo un incremento de la excreción de la mayoría de antibióticos hidrofílicos y moderadamente lipofílicos (aminoglucósidos, glicopéptidos, betalactámicos y algunas fluroroquinolonas).

El tratamiento con fármacos vasoactivos que aumentan el gasto cardiaco y el filtrado glomerular (dopamina, dobutamina), se utiliza muy frecuentemente en pacientes críticos, especialmente en los que presentan inestabilidad hemodinámica. Estos fármacos pueden reducir la concentración plasmática de antibióticos, por un incremento de su excreción renal.

Por lo tanto, en todos los pacientes críticos en situación hiperdinámica, ya sea fisiopatológica o debida al tratamiento con soporte vasoactivo y que no tengan fracaso renal, debe considerarse un aumento en la dosificación o una disminución del intervalo inter-dosis (incluso perfusión continua) de los antibióticos que se excretan por vía renal.

Neoplasias Hematológicas

Los pacientes con neoplasias hematológicas, y especialmente con leucemia aguda, presentan un aumento del aclaramiento de creatinina y una disminución de la concentración plasmática de los antibióticos hidrofílicos. Probablemente esto es debido a un incremento del flujo sanguíneo renal, a su vez como consecuencia de la sobrecarga aguda proteica que se produce por la lisis celular masiva, sobre todo en la fase inicial de la quimioterapia. En los pacientes con neutropenia febril, algunos autores también consideran que este aumento del aclaramiento de los antibióticos hidrofílicos puede deberse a la fiebre. Como además estos pacientes pueden presentar otras situaciones (edema, hipoalbuminemia, etc.) que contribuyen a disminuir las concentraciones plasmaticas y tisulares de antimicrobianos, se debe considerar un aumento de las dosis de los mismos, o su administración en perfusión continua, que en este tipo de pacientes ha demostrado ser mejor desde el punto de vista farmacodinámico.

Nutrición Parenteral

Como ya se mencionó anteriormente, la nutrición parenteral puede producir disminución de la concentración de antibióticos por aumento del volumen de distribución. La solución de nutrición parenteral contiene, entre otros, el aminoácido L-arginina. Su administración aumenta la síntesis endógena de óxido nítrico, que aumenta el flujo renal por vasodilatación y, secundariamente, el filtrado glomerular. El incremento del filtrado glomerular, aumenta el aclaramiento de antibióticos, alterando su disposición tisular y pudiendo provocar también fracaso terapéutico por este segundo mecanismo.

Disminución de la filtración glomerular

Fracaso renal

La disfunción renal aguda, o el deterioro de la función renal en un paciente con insuficiencia renal crónica es muy frecuente en los pacientes críticos. Este deterioro de la función renal puede deberse a diferentes condiciones patológicas (sepsis, trauma, quemaduras, shock cardiogénico, shock hipovolémico, etc.) o a yatrogenia por fármacos nefrotóxicos. En estos casos, el aclaramiento de la mayoría de antibióticos hidrofílicos (excepto ceftriaxona que no se elimina por vía renal y moderadamente lipofílicos está disminuido, pudiendo aumentar sus concentraciones tanto plasmáticas como tisulares, y, por tanto consiguiente, su toxicidad. Es evidente, que en esta situación se debe monitorizar no sólo el aclaramiento de creatinina, sino las concentraciones de los antibióticos administrados siempre que sea posible, y disminuir o ajustar las dosis en función de estos parámetros para evitar efectos adversos. Por otra parte, sin embargo, actualmente la mayoría de los pacientes críticos que desarrollan fracaso renal son tratados con técnicas de depuración extrarrenal (TDER) como hemodiálisis intermitente o hemofiltración venovenosa continua, a través de las que se eliminan algunos de estos antibióticos, especialmente cuando se utilizan altos flujos de reposición. En estos casos, el ajuste correcto de las dosis e intervalos de la mayoría de antibióticos es especialmente complicado. El potencial de aclaramiento de antibióticos en estos pacientes depende fundamentalmente de las dosis, la modalidad de la técnica de depuración, el tipo de membrana del filtro, la unión a proteínas, el aclaramiento extracorporal y el aclaramiento residual renal o hepático. Dada la enorme variabilidad tanto interindividual como de las técnicas utilizadas, un análisis en profundidad de este problema excede los objetivos de esta revisión, por lo que recomendamos al lector algunas revisiones en la literatura que ofrecen tanto reglas generales como específicas para elegir las dosis de inicio y mantenimiento de antibióticos en los pacientes críticos con fracaso renal sometidos a TDER.

Disminución de masa muscular

En los pacientes críticos con inmovilización prolongada en cama debido a su situación de gravedad, o en los pacientes con lesión o trauma muscular extenso, la disminución de la masa muscular no condiciona por sí misma una alteración del filtrado glomerular, pero sí puede enmascarar una disminución de la función renal si ésta se estima basándose en las cifras de creatinina plasmática, mediante las diversas fórmulas más comúnmente utilizadas (Cockcroft-Gault o MDRD). En estos casos en los cálculos no se refleja adecuadamente la función renal, que son anormalmente bajas precisamente por la disminución de masa muscular. Por tanto, es muy importante medir el aclaramiento de creatinina en los pacientes críticos con inmovilidad prolongada y/o lesión muscular para evitar la sobreestimación de la función renal y poder ajustar las dosis de antibióticos y evitar la posibilidad de sobretratamiento y toxicidad.

20.4.3. ALTERACIÓN DE LA FUNCIÓN HEPÁTICA

Las alteraciones de la función hepática afectan fundamentalmente a los antibióticos lipofílicos. Se ha descrito, por ejemplo, una disminución del aclaramiento de clindamicina en pacientes críticos con sepsis. La tigeciclina, que se elimina fundamentalmente por vía biliar, precisa una disminución de dosis a la mitad en caso de colestasis grave.

20.5. Interacciones medicamentosas

Los pacientes críticos se caracterizan porque, además de presentar disfunción de múltiples órganos y sistemas, precisan generalmente politratamiento con múltiples fármacos, aparte de los antibióticos (drogas vasoactivas, antiarrítimos, benzodiacepinas, analgésicos, protectores gástricos, etc.) Esto supone un mayor riesgo de presentar interacciones medicamentosas entre los diferentes antibióticos prescritos y con otras drogas, y mayor riesgo de toxicidad o fracaso terapéutico del tratamiento antimicrobiano con respecto a pacientes menos graves.

20.5.1. MECANISMOS FUNDAMENTALES DE INTERACCIÓN FARMACOCINÉTICA

La farmacocinética se caracteriza por las cuatro fases de absorción, distribución, metabolismo y excreción. Sin embargo, aunque las interacciones entre dos fármacos administrados simultáneamente pueden estar relacionadas con cualquiera de estas fases, los mecanismos más importantes que causan interacciones entre fármacos se relacionan con las fases de metabolismo y excreción. Los más relevantes son los mediados por el sistema microsomal del citocromo P450 y/o por la proteína responsable del paso transmebrana P-glicoproteína.

Sistema microsomal del Citocromo P450

Este sistema es el responsable del metabolismo oxidativo de los fármacos en el hígado y por tanto de las interacciones medicamentosas de los antibióticos lipofílicos. Existen múltiples isoformas identificadas de este sistema (CYP1A2, CYP2C9, CYP3A4, etc.) que afectan al metabolismo de algunos fármacos comúnmente utilizados en pacientes críticos, como las benzodiacepinas, los analgésicos opioides, las teofilinas, los antiepilépticos, los calcioantagonistas, los anticoagulantes y los inmunosupresores. El tratamiento combinado de estos fármacos con algunos antibióticos lipofílicos (fluoroquinolonas, macrólidos, azoles, etc.) puede provocar interacciones graves y fracaso del tratamiento antibiótico.

P-Glicoproteína

La P-glicoproteína es una proteína secretora con función excretora que se ha relacionado con la excreción de diferentes fármacos (p.e. digoxina y ciclosporina) mediante secreción desde células del túbulo renal e intestino y parece que algunos antibióticos (claritromicina y rifampicina) pueden inhibir o inducir su actividad, alterando la disposición de dichos fármacos.

Excrección renal

Como ya vimos anteriormente, algunas drogas vasoactivas que pueden aumentar el flujo renal (dopamina y dobutamina) por aumento del gasto cardiaco, así como la furosemida, que mediante la liberación de postaglandina E_2 también aumenta el flujo renal y el filtrado glomerular, producen un incremento del aclaramiento de muchos de los antibióticos hidrofílicos y pueden disminuir sus concentraciones plasmáticas reduciendo su efectividad.

20.5.2. INTERACCIONES CLÍNICAMENTE RELEVANTES DE LOS ANTIBIÓTICOS

Interacciones de antibióticos hidrofílicos

- **Beta-lactámicos**. La mayoría de sus interacciones ocurren con fármacos que inhiben competitivamente la secreción tubular como probenecid, metotrexate y salicilatos. Como ya comentamos (en el apartado 4.2.) algunas drogas vasoactivas y diuréticos pueden disminuir las concentraciones plasmáticas de beta-lactámicos mediante un aumento del filtrado glomerular.
- **Aminoglucósidos.** Existen algunos estudios de interacciones con furosemida, pero de resultados contradictorios, que no permiten dar recomendaciones de dosificación en estos casos.
- **Glicopéptidos.** No existen estudios de interacciones clínicamente relevantes con teicoplanina, y recientemente se han demostrado las interacciones de vancomicina con drogas vasoactivas y diuréticos (furosemida), que disminuyen sus concentraciones plasmáticas, precisando en estos pacientes aumentar las dosis de vancomicina.

Interacciones de antibióticos lipofílicos

- **Macrólidos.** Esta clase de antibióticos se metaboliza por el CYP3A y pueden ser potentes inhibidores de su actividad. Entre los fármacos más frecuentemente utilizados en pacientes críticos que interaccionan con los macrólidos están las benzodiacepinas, algunos analgésicos opiáceos (p.e. alfentanilo), la carbamacepina, los antagonistas del calcio, la ciclosporina, la simvastatina y la rifabutina.

- **Fluoroquinolonas.** En este caso, el mecanismo más importante de interacción en la UCI con otros fármacos (teofilina, ciclosporina, warfarina) es la inhibición de su metabolismo hepático.
- **Rifampicina**. Es un potente inductor inespecífico de varias isoformas del sistema CYP e interacciona con benzodiacepinas, opiáceos, inmunosupresores, digoxina, algunos macrólidos y antifúngicos (itraconazol y fluconazol), disminuyendo su concentración plasmática.
- **Azoles.** También son inhibidores de varias isoenzimas del CYP e interfieren con el metabolismo hepático de benzodiacepinas, tacrolimus, ciclosporina, opiáceos y antiepilépticos.

20.6. Complicaciones del tratamiento con antibióticos

En los últimos años se ha documentado que hasta un 7% de los pacientes hospitalizados presentan una reacción adversa grave a algún fármaco, algunas de ellas fatales y responsables de aproximadamente 100.000 muertes al año en Estados Unidos. Muchas de estas reacciones ocurren durante el ingreso en UCI. La presentación clínica de una reacción adversa a fármacos puede ser más grave en un paciente crítico tanto por la severidad de la enfermedad subyacente como por los múltiples tratamientos que generalmente requieren para su manejo. Estas reacciones adversas incluyen la alergia, la toxicidad y otros efectos secundarios.

20.6.1. ALERGIA

Es la reacción de hipersensibilidad a un fármaco. Entre las mediadas por IgE (urticaria, broncoespasmo, anafilaxia y angioedema) la más grave es el shock anafiláctico, que pone en riesgo la vida del paciente. Los beta-lactámicos son los antibióticos que más frecuentemente se asocian con este tipo de reacciones.

Otras reacciones alérgicas no mediadas por IgE son la anemia hemolítica, la trombocitopenia, la nefritis intersticial aguda, el eritema multiforme, la vasculitis y síndrome de Stevens-Johnson.

20.6.2. TOXICIDAD

Los antibióticos pueden causar toxicidad prácticamente en todos los órganos y sistemas, siendo los más frecuentes e importantes la cardiovascular, renal, hematológica, neurológica y hepática.

Otros efectos secundarios muy frecuentes son: Fiebre, diarrea y selección de patógenos multiresistentes.

Una revisión exhaustiva de las reacciones adversas más frecuentes de cada clase de antibióticos excede el espectro de este capítulo, pero se resumen en la tabla 20.2. Para más información recomendamos la revisión de Granowitz referida en la bibliografía.

Tabla 20.2. Frecuencia y gravedad de las reacciones adversas a antibióticos que afectan a la concentración plasmática de los antibióticos, y la estrategia de tratamiento en cada caso.

	Penicilinas Cefalosporinas Carbapenems	Monobactámicos	Aminoglucósicdos	Tetracilinas Tigeciclina	Cloramfenicol	Rifampicilnas	Metronidazol	Macrólidos	Clindamicina	Glicopépticos	Daptomicina	Linezolid	Sulfonamidas y trimeprop	Quinolonas	Anfotericina B convencional	Azoles	Equinocandinas	Aciclovir	Ganciclovir
Anafilaxia	IIIB	IB	IB	IB	IB	IB	IB	IB	IB	IIB		IB	IIB	IB	IB	IB	IB	IB	
Cardiaca							IB	IIIB		IB				IIB	IB	IIB		IIB	
Renal	IIB		IIIB			IB				IIA			IIA	IIA	IIIB				IIIB
Leucopenia	IIB				IIIB				IIA	IIA			IIA		IIA				IIIB
Anemia	IIA		IIA		IIB					IIIA			IIIA		IIIB				IIIB
Plaquetopenia	IIB				IIIB	IIB							IIIB		IIA				
Coagulopatía	IIB																		
Neurológica y/o muscular	IB		IIIB	IIA			IIA	IIIB			IIIA		IIB	IIIA		**			
5Hepática	IIIA*			IIA	IIA	IIIB	IIA	IIA	IIA					IIA		IIA			
Cutánea	IIIB			IIA		IIA				IIIA				IIA		IIA			
Fiebre	IIIA												IIIA		IIIB				
Diarrea	IIIB	IIB		IIB	IIB	IIB			IIIB		IIB		IIB	IIB					

Frecuencia de la reacción: I poco frecuente; II frecuente; III muy frecuente

Gravedad de la reacción: A leve-moderada; B grave. Las celdas en blanco indican reacciones muy infrecuentes o leves

* La hepatotoxicidad de cefalosporinas y carbapenems es menos frecuente (IIA) que la de penicilinas

** Las alteraciones visuales provocadas por voriconazol son muy frecuentes, pero no está claro que se deban a neurotoxicidad

Modificado de Granowitz EV, Brown RB. Antibiotics Adverse Reactions and Drug Interactions. Crit Care Clinics 2008 (24): 421-442

20.7. Recomendaciones de dosificación de cada clase de antibióticos específicas para pacientes en situación crítica

Como hemos visto a lo largo de este capítulo, el tratamiento antibiótico en los pacientes críticos supone un reto por la enorme variabilidad de las situaciones fisiopatológicas en las que es necesario su uso y la yatrogénia que pueden causar (Figura 20.2). Muy frecuentemente ambos aspectos se presentan simultáneamente, de forma que un mismo paciente puede desarrollar edema, derrame pleural y, hipoalbuminemia y necesitar tratamiento con drogas vasoactivas que pueden disminuir la concentración antibiótica, y simultáneamente presentar fracaso renal o hepático que la pueden elevar. Por lo tanto, no sólo es necesario elegir el antibiótico más adecuado en función de los resultados microbiológicos (sensibilidad y CMI), sino reconocer todas estas situaciones en cada paciente, los cambios que producen en los parámetros farmacocinéticos y farmacodinámicos de las diferentes clases de antibióticos según sus características, y elegir las dosis más adecuadas en función de estos cambios para mejorar la eficacia del tratamiento y evitar el fracaso terapéutico.

En la tabla 20.3 se resume la estrategia de dosificación más adecuada para pacientes críticos de la mayoría de antibióticos tanto hidrofílicos como lipofílicos (que, salvo en caso de fracaso renal o hepático,

Tabla 20.3. Recomendaciones generales de dosificación antibiótica en pacientes críticos.

		Función Renal Normal	Fracaso Renal
Antibióticos Hidrofílicos	Aminoglucósidos	Utilizar dosis altas únicas diarias (pe. Gentamicina 7 mg/kg). Monitorizar C_{min} (valle)	Utilizar dosis altas si es posible. Monitorizar C_{min} (valle)
	B-Lactámicos, Carbapenems	Considerar infusión continua o extendida, o intervalos inter-dosis más cortos (objetivo T>CMI 100%). Monitorizar niveles resultaría útil.	Reducir dosis o frecuencia, no ambas (excepto ceftriaxona, que no se afecta por la función renal)
	Glicopéptidos	Dosis de 30-40 mg/kg/día (vancomicina). Objetivo: C_{min} 15-20 mg/mL Valorar infusion continua	Dosis altas el 1er día. Monitorizar C_{min} para ajuste de dosis
	Linezolid	600 mg/12h	No precisa ajuste de dosis
	Colistina	5 mg/kg/día de colistina base iv dividida en 3 dosis al día	Reducir dosis o frecuencia, no ambas
Antibióticos	Fluoroquinolonas	Objetivo C_{max}/CMI elevada Ciprofloxacina 1200mg/día Levofloxacina 500 mg /12 h Monitorizar toxicidad (alargamiento del QT, crisis)	Reducir la frecuencia, mantener dosis. (Excepto moxifloxacina)
	Tigeciclina	Dosis de carga 100 mg, Después 50 mg/12 h	No precisa ajuste de dosis en fracaso renal. Mitad de dosis en colestasis grave
	Lincosamidas	600-900 mg/12h	Clindamicina sólo precisa ajuste de dosis en disfunción hepática

		Función Renal Normal	Fracaso Renal
Antibióticos Hidrofílicos	Aminoglucósidos	Utilizar dosis altas únicas diarias (pe. Gentamicina 7 mg/kg). Monitorizar C_{min} (valle)	Utilizar dosis altas si es posible. Monitorizar C_{min} (valle)
	B-Lactámicos, Carbapenems	Considerar infusión continua o extendida, o intervalos inter-dosis más cortos (objetivo T>CMI 100%). Monitorizar niveles resultaría útil.	Reducir dosis o frecuencia, no ambas (excepto ceftriaxona, que no se afecta por la función renal)
	Glicopéptidos	Dosis de 30-40 mg/kg/día (vancomicina). Objetivo: C_{min} 15-20 mg/mL Valorar infusión continua	Dosis altas el 1er día. Monitorizar C_{min} para ajuste de dosis
	Linezolid	600 mg/12h	No precisa ajuste de dosis
	Colistina	5 mg/kg/día de colistina base iv dividida en 3 dosis al día	Reducir dosis o frecuencia, no ambas
Antibióticos lipofílicos	Fluoroquinolonas	Objetivo C_{max}/CMI elevada Ciprofloxacina 1200mg/día Levofloxacina 500 mg /12 h Monitorizar toxicidad (alargamiento del QT, crisis)	Reducir la frecuencia, mantener dosis. (Excepto moxifloxacina)
	Tigeciclina	Dosis de carga 100 mg, Después 50 mg/12 h	No precisa ajuste de dosis en fracaso renal. Mitad de dosis en colestasis grave
	Lincosamidas	600-900 mg/12h	Clindamicina sólo precisa ajuste de dosis en disfunción hepática

son más elevadas que en pacientes menos graves). En algunos casos, especialmente con aminoglucósidos y vancomicina, es necesaria la monitorización frecuente de niveles plasmáticos para ajustar las dosis.

20.8. Resumen y Conclusiones

- La gravedad de las infecciones en los pacientes críticos requiere iniciar un tratamiento antibiótico adecuado cuanto antes, porque su uso inapropiado aumenta la tasa de fracaso terapéutico y la mortalidad.
- Los pacientes críticos, (especialmente los que presentan disfunción multiorgánica), presentan mecanismos fisiopatológicos característicos que alteran las concentraciones de los antibióticos en plasma y tejidos, con respecto a pacientes menos graves.
- El tratamiento antibiótico debe ser apropiado en términos de espectro (según la flora y resistencias propias de cada unidad para el tratamiento empírico, y según el microorganismo y sus CMI para el tratamiento dirigido).
- La dosis, frecuencia y vía de administración mas adecuadas dependen de las características farmacocinéticas y farmacodinámicas de cada antibiótico y en los pacientes críticos se deben individualizar teniendo en cuenta las situaciones que alteran el volumen de distribución, el gasto cardiaco y la función renal o hepática.
- En el caso de los antibióticos tiempo-dependientes (p.e. betalactámicos), en los que es más importante el tiempo que la concentración plasmática supera la CMI que la concentración máxima alcanzada, se recomienda aumentar este tiempo, mediante intervalos inter-dosis más cortos, administración "extendida" de cada dosis (p.e. en 4-6h) o administración en perfusión continua.
- En el caso de los antibióticos concentración-dependientes es preferible administrar dosis más elevadas para conseguir concentraciones máximas muy por encima de la CMI (C_{max}/CMI >10, o ABC/CMI > 100).
- Dado que los antibióticos hidrofílicos y moderadamente lipofílicos disminuyen sus concentraciones tistulares en todas aquellas situaciones que aumentan el volumen de distribución, el gasto cardiaco y el flujo renal, en los pacientes críticos que no presentan fracaso renal se recomienda aumentar las dosis de estos fármacos.
- Los antibióticos lipofílicos no suelen precisar disminución de dosis en caso de fracaso renal, pero sí en caso de disfunción hepática o colestasis grave.
- Es muy importante considerar las posibles interacciones farmacológicas y efectos adversos de los diferentes antibióticos, para minimizar la toxicidad de los mismos y mejorar la seguridad del paciente.
- La monitorización de niveles plasmáticos es imprescindible en el tratamiento con aminoglucósidos y vancomicina, y sería muy conveniente con la mayoría de antibióticos, especialmente en pacientes con fracaso renal y técnicas de depuración extrarrenal (TDER).

20.9. Bibliografía

De Paepe P, Belpaire FM, Buylaert WA. Pharmacokinetic and pharmacodynamic considerations when treating patients with sepsis and septic shock. Clin Pharmacokinet 2002; 41: 1135-1151.

Granowitz EV, Brown RB. Antibiotic Adverse Reactions and Drug Interactions. Crit Care Clinics 2008; 24:421-442.

REMI. Revista Electrónica de Medicina Intensiva. http://remi.uninet.edu/
ISSN: 1578-7710

Roberts JA, Lipman J. Pharmacokinetic issues for antibiotics in the critically ill patients. Crit Care Med 2009; 37:840-8851.

Schetz M. Drug dosing in continuous renal replacement therapy: general rules. Curr Opin Crit Care 2007; 13:645-651.

Trotman RL, Williamson JC, Shoemaker M, et al. Antibiotic Dosing in Critically Ill Adult Patients Receiving Continuous Renal Replacement Therapy. Clinical Infectious Diseases 2005; 41:1159–1166.

21

Valoración de la hemorragia aguda grave y de las alteraciones de la coagulación

Manuel Quintana Díaz
Marcelino Sánchez Casado

Objetivos docentes

- Definición de hemorragia incoercible, hemorragia crítica y masiva, coagulopatía, transfusión masiva y politransfusión.
- Fisiopatología de coagulopatía asociada a la hemorragia crítica.
- Opciones diagnósticas: Pruebas clásicas y Tromboelastografía.
- Objetivos terapéuticos a conseguir: Mantenimiento de la volemia; Mantenimiento del transporte de oxígeno; Mantenimiento de la hemostasia.
- Objetivos analíticos considerando los niveles a conseguir y los niveles de alarma.

21.1. Conceptos

21.1.1. HEMORRAGIA INCOERCIBLE

Aquella hemorragia refractaria a terapéutica con hemoderivados y al tratamiento farmacológico hemostático (factores protrombínicos, factor VIIa, desmopresina, etc.) Suele cursar con compromiso vital y frecuentemente precisa de tratamiento emergente hemostático quirúrgico o mediante intervencionismo radiológico.

21.1.2. HEMORRAGIA CRÍTICA

Un concepto más fisiopatológico (y quizás menos mensurable) que hace referencia a aquel sangrado que pudiera comprometer la función orgánica y finalmente, la vida del paciente ("*life-threatening hemorrhage*"). Incluiría todas aquellas pérdidas sanguíneas que cualitativa (sangrado maxilofacial que afecta a la vía aérea, sangrado intracraneal con datos de herniación...) o cuantitativamente (hemorragia puerperal con coagulopatía, traumatismo pélvico complejo, sangrado digestivo en cirróticos...) cumplieran esa premisa: comprometer la vida del paciente.

Se podría establecer una gradación, en relación con el concepto "dinámico" que propone el ATLS americano (tabla 21.1), en función del cual las de grado III y IV serían las consideradas como críticas, cuantitativamente hablando.

21.1.3. HEMORRAGIA MASIVA

Se entiende habitualmente como aquella en que se pierde el volumen sanguíneo completo en 24 horas, entendido volumen sanguíneo como el 7% del peso ideal en un adulto o el 8-9% de ese peso ideal en el niño.

Otras definiciones alternativas también incluyen la pérdida del 50% del volumen sanguíneo en 3 horas o bien una frecuencia de pérdida de 150 ml/min. Todas las hemorragias masivas son críticas pero no todas las hemorragias críticas tienen porqué ser masivas. En la actualidad se pretende establecer una definición práctica que consiste en identificarla como aquella que precisa del aporte de > 4 concentrados de hematíes en 1 hora con alta probabilidad de precisar más en las horas siguientes.

Tabla 21.1. Clasificación de la severidad de la hemorragia. American College of Surgeons Advance Trauma Life Support (ATLS).

	CLASE I	CLASE II	CLASE III	CLASE IV
Pérdida sangre (ml)	<750	750-1500	1500-2000	>2000
Frecuencia cardiaca (/minuto)	<100	>100	>120	>140
Presión sanguínea	Normal	Normal	Disminuida	Disminuida
Presión pulso (mmHg)	Normal	Disminuida	Disminuida	Disminuida
Frecuencia respiratoria (/minuto)	14-20	20-30	30-40	>40
Diuresis (ml/h)	>30	20-30	5-15	Anuria
Estado mental	Ligeramente ansioso	Moderadamente ansioso	Ansiedad, confuso	Letargico

Todas las definiciones hacen énfasis en la importancia del diagnóstico precoz y la necesidad de actuaciones efectivas destinadas a prevenir el shock hemorrágico y sus consecuencias (fundamentalmente el fracaso multiorgánico).

21.1.4. COAGULOPATÍA

Alteración de cualquiera de las 4 fases de la coagulación (tabla 21.2). En la coagulación intervienen más de 20 proteínas; dependiendo del déficit de cada una de ellas se traducirá un defecto de coagulación con relevancia clínica diferente.

Tabla 21.2. Fases de la coagulación.

1. Inicio tras lesión endotelial; respuesta en forma de adhesión plaquetar y formación del trombo.
2. Aceleración; activación proteíca y celular
3. Control de los mecanismos de la coagulación
4. Lisis del coagulo, inicio de la curación y recanalización.

21.1.5. TRANSFUSIÓN MASIVA

La definición es variable según la necesidad de una activación anticipada, el lugar de aplicación (control de drenajes, lesiones anatómicas sangrantes, etc.), o su evolución (control de hemoderivados, etc.) Las diferentes definiciones empleadas son: reemplazo de una vez el volumen circulante (> 9 unidades de glóbulos rojos) en 24 horas; transfusión de al menos 1-1,5 veces la volemia en un periodo < 8 horas; pérdida de ≥ 5000 ml/24 h; transfusión de ≥ 9 concentrados de hematíes en 24 horas; pérdida de ≥ 150 ml/min; pérdida de ≥ 50% del volumen circulante en ≤ 3 horas; utilización de ≥ 4 concentrados de hematíes en una hora.

21.1.6. POLITRANSFUSIÓN

Es la administración de una cantidad elevada de concentrados de hematíes. El periodo de tiempo considerado suele ser de 24 horas. El número de concentrados de hematíes es arbitrariamente establecido según los autores (entre 5 y más de 15).

Existen definiciones que establecen una relación con el volumen sanguíneo: transfusión entre 0,5 -1,5 veces la volemia en un periodo de 24 h.

21.2. El problema

El traumatismo multiorgánico es la tercera causa más importante de muerte en la población joven, siendo el sangrado masivo la razón principal de la alta mortalidad prevenible en el periodo postraumático temprano y por tanto, sin ser la única, sí la causa más frecuente de sangrado masivo en las áreas de críticos. Por ello, el correcto manejo hemostático es fundamental en el pronóstico.

21.2.1. FISIOPATOLOGÍA DE LA COAGULOPATÍA ASOCIADA A LA HEMORRAGIA CRÍTICA

Las causas del sangrado pueden ser:

- Primarias: lesión mecánica de órganos y vasos.
- Secundarias: coagulopatía; puede estar asociada tanto al propio sangrado como al tratamiento.

Si bien el concepto de sangrado es relativamente fácil de entender (por su "visibilidad"), en estos pacientes es importante no desdeñar el de la coagulopatía asociada, que presenta una etiología variada y en muchos casos sumatoria, que nos permitiría fisiopatológicamente hablar de:

- **Coagulopatía *"basal"*:** hay exposición de tromboplastina por la rotura vascular, que favorece la activación de la coagulación (coagulopatía de consumo); pérdida/consumo de factores y plaquetas (inhibición) por sangrado inicial descontrolado y aumento de la actividad fibrinolítica (hiperfibrinolisis).
- **Coagulopatía *"asociada"*:** la ***hipotermia*** favorece el enlentecimiento de reacciones enzimáticas (a 33ºC disminución de la actividad en un 33%), la modificación de la función plaquetaria (trombopenia y trombopatia) y una estimulación de la fibrinolisis. La ***acidosis***: a los 150 min de pH 7 hay disminución de factor V; se reduce la activación del factor II mediante el complejo protrombinasa (factor Xa/factor Va) en un 70%, que provoca una alteración de la polimerización de fibrina y del fortalecimiento del coágulo.
- **Coagulopatía *"derivada"*:** del propio tratamiento; el aporte masivo de hemocomponentes y fluidoterapia favorece la dilución de factores; ocurre con la utilización en grandes cantidades de todos los coloides (aunque los que más la alteran son los dextranos y los HES de alto PM y menos los HES rápidamente degradables (200/0,5/6) y las gelatinas).
- **Coagulopatía *"añadida"*:** la existencia de coagulopatías congénitas, un mayor o menor grado de anemia y uso concomitante de medicaciones del tipo de antiagregantes y/o anticoagulantes.

En el momento actual, el concepto de coagulopatía del paciente crítico, en síntesis una generación inadecuada de trombina, esta sufriendo una importante revisión e ideas válidas hace unos años ya no lo son, así se esta imponiendo la idea de coagulopatía aguda en relación a la hipoperfusión que aparece inmediatamente tras la agresión y que precede a la coagulopatía en relación a la depleción de factores.

21.2.2. PRUEBAS DIAGNÓSTICAS

Al tratarse de un proceso dinámico, encontramos otros problemas, en relación a la manera de diagnosticarlo. Actualmente hay una evolución tecnológica, no disponible en todos los centros, encaminada a reproducir el "escenario sangrante", evitando la desvirtuación de la realidad que supone la manipulación de la muestra para ser analizada en base a parámetros estandarizados.

Pruebas clásicas

Aquellas que permiten explorar la coagulación; pueden dividirse en aquellas que miden la funcionalidad de la vía intrínseca y las que miden la de la extrínseca. Son de utilidad muy limitada en el manejo del paciente crítico con un sangrado activo, dado que se hacen en muestra de plasma "limpio", a temperatura normal, con corrección de la acidosis, y los resultados además de tardar alrededor de 20-30 minutos, pueden sufrir variación tanto observador dependientes como con las obtenidas en otros analizadores ya que dependen de la calibración y estandarización del material empleado.

Dentro de este grupo incluiríamos al recuento de plaquetas, al tiempo de protrombina (TP) y al tiempo de protrombina activado (TTPa). Estas pruebas, además de las limitaciones antes reflejadas, únicamente miden el tiempo de inicio del coágulo pero no representan la totalidad de la trombina generada. Informan respecto a la cantidad de plaquetas o los factores existentes en el plasma, pero son pobres predictores del riesgo hemorrágico real, ya que no analizan la funcionalidad plaquetaria y además sufren la influencia de la manipulación con diferentes anticoagulantes en los tubos de analítica y la conservación en frío que activa el factor XII. Además, pequeñas diferencias en la temperatura corporal (de 35 a 37ºC), afectan a los factores de coagulación y a la funcionalidad plaquetaria, lo que no se detecta en el laboratorio, ya que se analiza a 37ºC.

Pruebas especiales

Son técnicas trombinográficas, que proporciona el potencial real de trombina y contribuye a ilustrar el nuevo concepto de coagulación. En esta prueba la coagulación se inicia con un factor tisular muy diluido y la producción de trombina se mide por medio de un sustrato fluorogénico. De esta forma, la trombinografía es capaz de detectar una deficiencia en antitrombina, que interviene en la parte final de la coagulación, mientras que este problema no se detecta con las pruebas clásicas. El ***tromboelastograma*** es un aparato en el que se realizan pruebas de viscosidad hechas en sangre completa, que permiten determinar la viscoelasticidad de la sangre "de verdad" (o no anticoagulada o coagulada con citrato). El patrón de modificaciones de la viscosidad que determinan, refleja la cinética de todos los estadios de formación del trombo (tiempo de coagulación, tiempo de formación del coágulo, tiempo de la estabilización y firmeza del coágulo, tiempo de firmeza máxima del coágulo y tiempo de disolución del coágulo).

En el manejo de la hemorragia quirúrgica es donde se tienen mayor experiencia con el uso de tromboelastograma. La utilidad de la tromboelastografía para guiar las transfusiones se ha podido demostrar, con una reducción en el uso de hemoderivados, a pesar de las dificultades técnicas asociadas, e incluso algunos protocolos incluyen la administración de derivados bajo su guía. Permite llevar a cabo el análisis cuantitativo inducido por la hipotermia, lo que le da valor añadido al déficit de fibrinógeno (habitualmente infradiagnosticado). Los tests estándar de coagulación, pueden no reflejar de forma exacta el estado de coagulación de los pacientes; la tromboelastografía sí proporciona información acerca de la formación del coágulo y su estabilidad en unos diez minutos, permitiendo guiar la reposición de PFC y/o fibrinógeno. También puede ayudar en la coagulopatía causada por hiperfibrinolisis, trombopenia o trombopatía

Más difícil resulta determinar correctamente la función plaquetaria, ya que no hay un método para medirla y el tiempo de sangrado no predice realmente el sangrado, siendo necesario la utilización de tests de 2ª línea: empleo de analizadores de la función plaquetaria tipo PFA-100 (Data) y agregagómetros de impedancia, cuya validez real sigue siendo bastante desconocida en el momento actual.

21.3. El manejo

21.3.1. ETIOLÓGICO

Como en otras patologías, es prioritario el control de la causa que ha provocado la hemorragia crítica; las más frecuentes son:

- Sangrado gastrointestinal (varices esofágicas, síndrome de Mallory- Weiss, úlceras, cáncer de colon, cáncer de estómago).
- Causas obstétricas/ ginecológicas (placenta previa, abruptio placenta, embarazo ectópico, atonía uterina, folículo hemorrágico).
- Hemorragia pulmonar (cáncer de pulmón, lesiones cavitadas, síndrome de Goodpasture).
  - Rotura de aneurismas.
  - Hemorragia retroperitoneal.
  - Traumatismos.

Las hemorragias de órganos intraabdominales (bazo, aneurismas, embarazo ectópico), pueden conducir a una situación de shock hemorrágico, sin que sea visible la pérdida sanguínea; los traumatismos musculo-esqueléticos, especialmente las fracturas pélvicas, ocultan gran cantidad de sangre, igualmente que las hemorragias en el retroperitoneo.

En líneas generales y aunque debemos considerar que una hemorragia crítica quirúrgica presenta diferencias en relación a una hemorragia crítica traumática, hay unos objetivos a conseguir comunes.

21.3.2. OBJETIVOS TERAPEÚTICOS

La disminución del hematocrito contribuye a la aparición y desarrollo de la coagulopatía. Los eritrocitos son importantes para la hemostasia, dado que permiten la marginalización de las plaquetas hacia la pared capilar y el endotelio. Además, los eritrocitos modulan la respuesta bioquímica y funcional de las plaquetas activadas y refuerzan la generación de trombina. Una caída brusca del hematocrito, aumentará los tiempos de hemorragia, lo que puede revertirse con la transfusión de CH. El hematocrito óptimo para la interacción pared-endotelio, se desconoce, pero podría situarse en torno a 35%, muy por encima de los niveles necesarios para garantizar el transporte de oxígeno. Los pilares del tratamiento son:

Reemplazo del volumen sanguíneo intravascular

Aunque dependiendo de la reserva cardiopulmonar podría tolerarse hasta un 70% de pérdida, debe iniciarse precozmente para asegurar una aceptable perfusión tisular (tensión arterial sistólica de 90 mmHg) ya que mantiene la vasoconstricción compensatoria inicial, evitando la desestabilización de los trombos y disminuyendo el riesgo de coagulopatía dilucional. Siempre deberemos considerar la prevención de la hipotermia. El reemplazo del volumen, con coloides y cristaloides, debe ser cauto hasta la el control de la hemorragia. Así en aquellos casos de trauma penetrante o trauma cerrado con lesión de víscera maciza no se debe tener como objetivo la normalización de las cifras tensionales, puesto que podrían provocar mayor coagulopatía (resucitación diferida con hipotensión controlada). Este manejo estaría contraindicado en enfermos con trauma craneoencefálico grave, lesión medular, o escasa reserva fisiológica por edad o lesión vascular.

Los objetivos tensionales de la transfusión son distintos en el paciente politraumatizado, en función de la fase (primera fase de reanimación precoz, habitualmente prehospitalaria, o segunda fase de reanimación hospitalaria tardía convencional). En la reanimación prehospitalaria, la reposición con cristaloides y coloides pueden empeorar la funcionalidad plaquetaria y contribuir a la coagulopatía. Además, la reposición con cifras tensionales en el rango normal, parece asociarse a una mayor mortalidad y mayor cuantía de la hemorragia. En la segunda fase, también se asocia unos mejores resultados a una tensión arterial media de 60 mmHg, en lugar de intentar un objetivo de normotensión.

En este contexto y dado que la hemodilución comporta riesgos en el paciente politraumatizado, la transfusión precoz de concentrados de hematíes podría ser útil, al favorecer un adecuado transporte de oxígeno y contribuir a una menor respuesta inflamatoria.

Mantenimiento de la oxigenación tisular

Garantizando un adecuado transporte de oxígeno; recordando la fórmula de Fick ($CaO_2=1,39x[Hb]xSaO_2+0,003PaO_2$), implica disponer de una adecuada hemoglobina circulante transportadora de oxígeno (Hb>9 g/dl), optimizar el mantenimiento del gasto cardiaco (uso de inotrópicos) y favorecer la liberación del oxígeno y su captación por la célula (previniendo y tratando la acidosis metabólica). El concepto de valor crítico de transporte y consumo de oxígeno es variable en función del contexto clínico. Sin embargo, en un paciente sin antecedentes cardiovasculares, se sitúa en torno a 7 g/dl de valor de Hb y puede equivaler a una pérdida sanguínea de al menos 1500 ml.

Control de la hemostasia

Mediante un ***tratamiento "normalizado"*** que conlleva el control quirúrgico, endoscópico y/o arteriográfico de los vasos sanguíneos lesionados; la aplicación de medidas coadyuvantes del tipo de corrección del equilibrio ácido-base y obtención de la normotermia y el empleo de tratamiento sustitutivo con concentrados de hematies, plaquetas, y/o PFC. Cuando este es insuficiente o inefectivo se debería plantear asociar un ***tratamiento de "rescate"*** con el empleo de fármacos clásicos revisados como el ácido tranexámico, el ácido épsilon amino-caproico o la desmopresina, o con nuevas indicaciones de fármacos conocidos por su utilización en el manejo del sangrado en las coagulopatias congénitas, como son el complejo protrombínico, el factor rVIIa recombinante, el concentrado de Fibrinógeno y/o el concentrado de factor XIII (®*Fibrammin NH*).

En presencia de hemorragia y alteraciones de los estudios de coagulación, la administración de plasma fresco congelado, para aportar dichos factores de coagulación y fibrinógeno, no es suficiente o no es adecuado. Debemos recordar que entre otros fundamentos, es necesario un diagnóstico dinámico y rápido, con un seguimiento continuado de este fenómeno vivo que es cualquier coagulopatía, y que deberemos aportar aquel elemento que sospechemos que falta, incluso adelantándonos. En la actualidad disponemos de unos limitados recursos: complejos protrombínicos, concentrados de fibrinógeno, factor VII activado y fármacos antifibrinolíticos. En un futuro próximo posiblemente podamos disponer de forma universal otros como el factor tisular, concentrados de factor XIII, selladores de fibrina autóloga, etc.

Transfusión de sangre alogénica (TSA)

Actualmente no se dispone de "sangre total" sino que las donaciones se procesan para obtener diferentes componentes: concentrados de hematíes (CH), plasma fresco congelado (PFC) y productos plaquetarios (PPQ). La mayoría de los centros de donación en Europa producen ***"CH desleucocitados por filtración prealmacenamiento"***. Estos CH tienen unos volúmenes medios entre 220-300 cc, con una concentración mínima de 40 gramos de Hb (una media alrededor a 50 g/CH), una hemólisis inferior al 0,8% y una cifra total de leucocitos inferior a 10^6/U. La caducidad de los mismos varía desde 35 hasta 42 días según la solución conservante (CAPD-1 o SAG-Manitol). Una unidad de CH debe incrementar el nivel de Hb del paciente en 1 g/dl (ó el hematocrito en un 3%), excepto sangrado o hemólisis activa. El problema de las TSA son las complicaciones infecciosas, inmunomoduladoras y por sobrecarga que pueden producir.

Indicación de hematies: La administración de CH se hará de UNO en UNO, según la respuesta clínica, tras la reposición de la volemia y de la mejora de la oxigenación, acorde con las recomendaciones de la Sociedad de Transfusión Sanguínea Española (Ortiz P et al. Med Clin (Barc) 2006) (www.sets.es). La reposición debe ser siempre escalonada. El siguiente modelo puede servir de guía:

Reposición de la volemia con cristaloides (Ringer-lactato o suero fisiológico) y coloides sintéticos (almidones tipo HES, ej. Voluven®).

Asegurar el transporte de oxígeno a los tejidos manteniendo, en un sujeto previamente sano, la Hb por encima de 7 g/dl (entre 7-9 g/dl) mientras persiste la hemorragia.

Pacientes que tienen dificultades para adaptarse a la anemia (mayores de 65 años, con enfermedad cardiovascular, vascular periférica, diabetes o respiratoria) o que presentan, o pueden presentar, una hemorragia incontrolada es más seguro mantener una cifra de Hb igual o superior 8 g/dl (entre 8-10 g/dl).

En caso de *hemorragia masiva* la guía británica (BJH 2006) conseja que puede ser probable que se requiera una TSA de CH en caso de una pérdida entre el 30-40% de la volemia, mientras que si la pérdida es superior al 40%, compromete la vida y requiere la TSA inmediata (American College of Surgeons, 1997). Se recomienda mantener una Hb objetivo de entre 7 y 9 g/dl con un grado 1Cde evidencia.

Indicación de Plasma Fresco Congelado: Se disponen de unidades entre 250 – 400 cc, según se obtengan del procesamiento tras centrifugación de las donaciones o por medio de separadores celulares o aféresis. Deben ser congeladas en las primeras 8 horas tras la donación para mantener unos niveles óptimos de los factores de coagulación, sobre todo el VII y el VIII. Éste debe ser superior al 70% del nivel basal, y varía su concentración según el grupo sanguíneo, teniendo el O hasta un 20% menos que el AB. Se precisa previo a su transfusión de un proceso de descongelación de entre 15-30 minutos y su dosis debe ser: 10-15 ml/Kg, aunque su efectividad se ha puesto en tela de juicio en los últimos años. En España desde 1999 es obligatorio someter al plasma a algún procedimiento extra de "***securización***", tras someterlo a "cuarentena" o a su tratamiento con azul de metileno seguido de radiación ultravioleta tras su congelación –con una pérdida extra de factores de coagulación-. Hay que intentar respetar la identidad de grupo sanguínea, evitando la "*incompatiblidad menor*" por el paso de anticuerpos anti A y/o anti B, siendo por su dosis y seguridad el AB el PFC "deseado".

Indicaciones: La administración de PFC sólo está indicada sin alteraciones da la coagulación en caso de púrpura trombocitopénica trombótica y en la exanguinotransfusión del recién nacido. Igualmente en aquellas situaciones con alteraciones de los estudios de coagulación (tiempo protrombina (TP) y/o parcial de tromboplastina (PTT) > 1,5 veces el control) en presencia de una hemorragia o necesidad de un procedimiento diagnóstico o terapéutico invasivo. La causa más frecuente en nuestro medio es la reversión de la anticoagulación por dicumarínicos, sobre todo en caso de hemorragia o cirugía urgente –aunque se debe asociar 10 mg de Vitamina K iv en bolo o perfusión–. La única excepción es el tratamiento de la hemorragia crítica en caso de transfusión masiva dentro de protocolos o "paquetes" establecidos. El uso de PFC como expansor de la volemia no está indicado.

Indicación de Plaquetas: existen dos formas de obtención: "donante único" por aféresis o mezclas o "pool" a partir de "múltiples donantes". Una unidad debe tener al menos $0{,}55 \times 10^{11}$ plaquetas, mientras que una aféresis al menos 3×10^{11} plaquetas. En la mayoría de los centros de donación, estas mezclas se obtienen a partir de las capas leucoplaquetarias o "buffy-coat" de cuatro a seis donantes retirándoles la mayor parte del plasma siendo sustituidos por alguna solución conservante tipo PAS. Se conservan en "agitación continua" en armarios especiales del banco de sangre a 22ºC, hasta 5 días. En gran parte de Europa es obligatorio su inactivación y/o la realización de cultivos bacterianos previos a su administración. Aunque no sea necesaria la igualdad "ABO", se recomienda para mejorar la supervivencia de las plaquetas (tienen antígenos ABO) y evitar la incompatibilidad menor (sobre todo en niños y pacientes de bajo peso). Dosis: un concentrado de plaquetas unitario por cada 10 kg de peso; en caso de aféresis o de mezclas, será una unidad para un adulto entre 50-70 kg.

Indicaciones: Puede ser "terapéutica": ante la presencia de hemorragia ó sangrado activo y trombocitopatía o trombocitopenia (cifra de plaquetas inferior a 50×10^9/l, salvo en hemorragia o cirugía cerebral u oftálmica dónde la cifra límite será 100×10^9/l); ó "profiláctica": en caso de cifra inferior a 10×10^9/l, o de 20×10^9/l en presencia hiperconsumo como fiebre, antibioterapia o hiperesplenismo, o un recuento inferior a 50×10^9/l y necesidad de cirugía. Igualmente, la única excepción sería en caso de transfusión masiva, ante pérdidas sanguíneas del 1,5 volumen de sangre ante microsangrado y dentro de protocolos o "paquetes" establecidos.

Empleo de alternativas transfusionales

Factor VII recombinante activado (rFVIIa): promueve la formación de un coágulo de fibrina en lugares donde hay lesión vascular, formando un complejo con el factor tisular expuesto y actuando también en las plaquetas activadas. En Europa sólo está aprobado su uso para cuatro indicaciones: la prevención y el tratamiento de hemorragias en hemofílicos con inhibidor y en hemofilias adquiridas, la deficiencia congénita de factor VII y la trombastenia de Glanzmann.

Debido a su mecanismo de acción, también se ha investigado su posible beneficio en diferentes situaciones clínicas que cursan con hemorragias incoercibles a pesar de las medidas convencionales, entendiendo por estas: utilización de métodos quirúrgicos, embolización arterial, uso adecuado de hemoderivados (hematíes, plaquetas, plasma, crioprecipitados/fibrinógeno que consigan una nivel de hemoglobina > 7 g/dL, plaquetas $>50x10^9/l$ y fibrinógeno >0,5–1,0 g/l) y corrección de la acidosis, hipotermia e hipocalcemia (pH >7,20, temperatura >32ºC, y Ca^{++} iónico >0,8 mmol/l). El empleo de rFVIIa (80-120 µg/kg) podrá ser administrado como "uso compasivo" (off-label) en estas situaciones, cuando otras medidas terapéuticas han fracasado o resultan insuficientes, y pensemos que el paciente mantiene viabilidad.

Además se ha estudiado su posible beneficio en la hemorragia intracraneal, cuya dosis indicada sería 80 µg/kg, administrada precozmente, reduciendo el hematoma, aunque presenta una mayor tasa de fenómenos trombóticos y sin diferencias en la posterior morbilidad. Igualmente, se ha estudiado su posible uso como profilaxis en cirugías con alto riesgo hemorrágico, como las prostatectomías radicales o los transplantes hepáticos, en cuyo caso la dosis puede ser inferior (20-60 µg/kg). Por último, en un ensayo clínico, se mostró un beneficio para aquellos pacientes con "trauma cerrado", no en los "abiertos", en los que persiste el sangrado, a pesar de los intentos estándar para controlar la hemorragia y el uso adecuado de hemoderivados. La dosis inicial sugerida sería de 200 µg/kg seguidos por dos dosis de 100 µg/kg administrados 1 y 3 horas después de la primera dosis.

El rFVIIa está contraindicado en pacientes irrecuperables, y debe utilizarse con precaución, valorando riesgo/beneficio, en pacientes con historia de episodios tromboembólicos. Se recomienda en todos los casos el seguimiento riguroso de posibles complicaciones trombóticas, y el inicio precoz, cuando sea posible, de la tromboprofilaxis.

Complejos Protrombínicos (CCP): Son productos derivados del plasma humano que contienen factores de la coagulación, II, VII, IX y X, asociados o no con heparina y complejo proteína C-S, en proporciones variables dependiendo del producto comercial que se trate, lo que supone variaciones en el equilibrio hemostático que presentan.

Las indicaciones terapeúticas "clasicas" y por tanto las que están admitidas en las fichas técnicas de los preparados comerciales son el tratamiento de las deficiencias hereditarias de los factores de la coagulación IX, II, VII y/o X aislados o combinados. En la actualidad se han incluido otras indicaciones de deficiencias adquiridas de la coagulación como cirugía de emergencia o episodios hemorrágicos durante el tratamiento oral con anticoagulantes cumarínicos; episodios hemorrágicos causados por sobredosis con anticoagulantes orales; hemorragias debidas a insuficiencia de vitamina K; disminución significativa de los factores de complejo de protrombina y tendencia aumentada para hemorragias y profilaxis de hemorragia en situaciones precirugía.

Cuando se administran medicamentos preparados a partir de sangre o plasma humano no pueden excluirse totalmente la transmisión de enfermedades infecciosas debidas a la transmisión de agentes infecciosos; siendo esto también aplicable a patógenos de naturaleza desconocida hasta la fecha. No obstante, los distintos métodos de inactivación viral y los controles establecidos por las autoridades envueltas en procesos de adquisición de hemoderivados (registro de seroconversiones del instituto Paul-Ehrlich) hacen que esta posibilidad sea prácticamente inexistente.

En relación al otro gran efecto secundario potencialmente atribuible a la utilización de complejos protrombínicos, la trombosis, es un riesgo muy disminuido en las nuevas formulaciones en las que se ha reducido el contenido en factores activados y fragmentos de protrombina 1+2. La dosis y la duración de la terapia de sustitución depende de la gravedad de la alteración de la función hemostática, de la localización y gravedad de la hemorragia y de la situación clínica del paciente.

Son muchas, cada vez más, la indicaciones de utilización de los complejos protrombínicos en las situaciones de urgencia, en las que se precisa una rápida reversión de la anticoagulación, en pacientes que a los que no se les puede/debe administrar grandes cantidades de volumen y en las que las posibles complicaciones del tratamiento son asumibles, baja probabilidad (si no tienen factores activados) de accidentes trombóticos, y bajísima probabilidad (al estar sometidos a procesos de inactivación viral) de transmisión de enfermedades infecciosas; toda vez que se han descartado las contraindicaciones conocidas de su utilización, esto es, reacciones alérgicas conocidas, trombocitopenia por heparina, enfermedad tromboembólica arterial reciente y alto riesgo de CID. El tipo de cirugía no tiene influencia en el número o la gravedad de estas complicaciones.

La cantidad a administrar y la frecuencia de administración siempre deben orientarse a la eficacia clínica en cada caso individuales, si bien puede aceptarse que para situaciones en las que el INR > 5,0 la dosis adecuada sería de 30 UI/Kg y de 15 UI/kg para casos en los que el INR< 5,0. La administración es endovenosa, con una velocidad de infusión de 1 ml/min, y no debe mezclarse con otra medicación. Son productos con una gran rapidez de acción, en torno a 10 min después de su administración, y si bien no requieren monitorización, se podría antes y después de su administración seriar INR (TP), y sólo en los casos de su utilización por deficiencias de determinados factores, deberían dosificarse éstos. Lo más importante es no olvidar que su utilización debe acompañarse de administración concomitante de vitamina K (dependiendo de las situaciones...)

A pesar de su uso frecuente, no hay una clara indicación del complejo protrombínico en pacientes sangrantes no hemofílicos y la ausencia de estudios clínicos aleatorizados hace que se recomienda el uso de complejo protrombínico de acuerdo con las intrucciones del fabricante sólo en casos de emergencia para revertir los efectos de anticoagulantes orales (vitamina K dependientes) y en pacientes con coagulopatia clínica y tiempo de protrombina

Antifibrinolíticos sintéticos: ácidos tranexámico y épsilon aminocaproico. Los ácidos tranexámico (ATX) y épsilon aminocaproico (ξACA) tienen la capacidad de bloquear la fibrinólisis al antagonizar competitivamente la unión del plasminógeno a la fibrina. Han sido utilizados para disminuir el sangrado en afecciones que cursan con hiperfibrinólisis (metrorragias, sangrado digestivo alto y sangrado dental), y para prevenir el sangrado postoperatorio en diversos tipos de cirugía (cirugía cardiaca y artroplastias, sobre todo rodilla).

El Ácido tranexámico: tiene una potente actividad antifibrinolítica al bloquear la unión del plasminógeno a la fibrina y su activación y transformación en plasmina, de modo reversible. A altas dosis, ejerce un bloqueo enzimático de la plasmina.

El Ácido épsilon aminocaproico es un análogo sintético de la lisina que inhibe competitivamente la unión del plasminógeno a los residuos de lisina sobre la superficie de fibrina, lo que evita la conversión del plasminógeno en plasmina. Además previene la degradación del receptor plaquetario, la glucoproteína Ib, por efecto de la plasmina, y preserva así la función plaquetaria.

Los agentes antifibrinolíticos (ATX y ξACA) se utilizan en un amplio abanico de condiciones hemorrágicas o de riesgo hemorrágico. Han mostrado eficacia en la reducción de las pérdidas sanguíneas, en las necesidades transfusionales y en el número de reintervenciones por sangrado en ciertas cirugías generales programadas, en la cirugía cardiaca y en la ortopédica. No parece que haya diferencias importantes entre los diferentes agentes antifibrinolíticos.

Se sugiere que los agentes antifibrinolíticos sean considerados en el tratamiento del paciente traumatizados sangrante. Las dosis sugeridas son: acido tranexámico 10–15 mg/kg seguidas de una perfusión de 1–5 mg/kg/h; acido ξ-aminocaproico 100–150 mg/kg seguidos por 15 mg/kg/h; o, tras un test de dosis), aprotinina 2 mill KIU seguidas inmediatamente por 500.000 KIU/h. Tratamiento antifibrinolítico debe suspenderse una vez que la hemorragia ha sido controlada e iniciarse la tromboprofilaxis adecuada.

21.3.3. OBJETIVOS ANALÍTICOS

Los objetivos que nos fijamos para mantener ante una hemorragia crítica figuran en la tabla 21.3. Los parámetros de alarma que deberíamos evitar, es decir los niveles críticos que tendríamos que considerar como de muy alto riesgo para el paciente figuran en la tabla 21.4.

La hemorragia masiva es una causa importante de mortalidad, y no depende sólo de la volemia, sino del tiempo en el que tiene lugar.

La coagulopatía asociada a la hemorragia es por una Inadecuada generación de trombina, que aparece precozmente y esta en relación con una sumación de factores causales y consecuentes.

La transfusión de hemoderivados no está exenta de riesgos y la evidencia médica actual, aún siendo insuficiente como para establecer unos rangos inferiores de transfusión de hematíes, parece indicar que deberíamos bajar el umbral de transfusión en nuestra práctica clínica diaria y que deberíamos insistir en utilizar las medidas para minimizar las pérdidas sanguíneas.

El uso de productos plasmáticos en la hemorragia masiva debe basarse en una monitorización clínica y analítica con tests de la hemostasia muy precoces y continuados (TP, aTTP y fibrinógeno), y también con el desarrollo de protocolos de transfusión masiva que garanticen un aporte precoz de sistemático de los hemoderivados.

La corrección de la acidosis, hipotermia, hipocalcemia y trombocitopenia es esencial para una correcta hemostasia

La terapia con plasma se require generalmente cuando los tiempos de protrombina (TP) y de tromboplastina tisular activada (TTPa) sean igual o superior al control, o que el nivel de fibrinógeno sea igual o inferior a 1,0 g/L, ó después de la pérdida de una volemia sanguínea o ante un sangrado con un ritmo superior a 100 ml/min.

TABLA 21.3. Objetivos a mantener en una hemorragia crítica

- Hemoglobina > 10 g/dl
- Plaquetas >100000
- TP>70%
- TCA normal
- Fibrinógeno > 1g/l
- Calcemia >2g/l
- pH>7,3

TABLA 21.4. Parámetros de alarma o muy alto riesgo.

- Hb<7g/dl + sangrado activo
- INR>1,5. Ratio cefalina >1,5 + sangrado activo
- Plaquetas <50000/mm + sangrado activo
- Fibrinógeno <1g/dl
- Sangrado por puntos de punción
- Isquemia miocárdica (alteración • ECG, elevación troponina)

El Plasma Fresco Congelado, como fuente de factores de coagulación, debe administrarse a una dosis entre 10–15 ml/kg; dosis superiores o repetidas pueden ser necesarias, recordando que tiene los mismos riesgos de sobrecarga de volumen, infección e inmunomodulación/depresión que los otros componentes sanguíneos. La administración debe ser precoz con la intención del control precoz de la coagulopatía.

El papel preciso del rFVIIa en el manejo de la hemorragia masiva debe ser todavía establecido por medio de ensayos clínicos randomizados y controlados, pero debe ser considerado en sangrados incontrolados refractarios a la terapia convencional.

Los CCP están indicados en pacientes anticoagulados y que presenten signos de sangrado severo, sin desdeñar su utilización en pacientes anticoagulados que requieran procedimientos invasivos.

El crioprecipitado, dónde esté disponible, es un producto de pequeño volumen (20–40 ml) que tras su descongelación y rápida administración es una fuente importante de fibrinógeno. Si no, deberemos utilizar concentrados farmacológicos comercializados de fibrinógeno sin esperar a tener cifras circulantes de 0,5.

21.4. Resumen y Conclusiones

- La hemorragia masiva es una causa importante de mortalidad, y no depende sólo de la volemia, sino del tiempo en el que tiene lugar.
- La coagulopatía asociada a la hemorragia es por una Inadecuada generación de trombina, que aparece precozmente y esta en relación con una sumación de factores causales y consecuentes.
- La transfusión de hemoderivados no está exenta de riesgos y la evidencia médica actual, aún siendo insuficiente como para establecer unos rangos inferiores de transfusión de hematíes, parece indicar que deberíamos bajar el umbral de transfusión en nuestra práctica clínica diaria y que deberíamos insistir en utilizar las medidas para minimizar las pérdidas sanguíneas.
- El uso de productos plasmáticos en la hemorragia masiva debe basarse en una monitorización clínica y analítica con tests de la hemostasia muy precoces y continuados (TP, aTTP y fibrinógeno), y también con el desarrollo de protocolos de transfusión masiva que garanticen un aporte precoz de sistemático de los hemoderivados.
- La corrección de la acidosis, hipotermia, hipocalcemia y trombocitopenia es esencial para una correcta hemostasia.
- La terapia con plasma se require generalmente cuando los tiempos de protrombina (TP) y de tromboplastina tisular activada (TTPa) sean igual o superior al control, o que el nivel de fibrinógeno sea igual o inferior a 1,0 g/l, ó después de la pérdida de una volemia sanguínea o ante un sangrado con un ritmo superior a 100 ml/min.
- El Plasma Fresco Congelado, como fuente de factores de coagulación, debe administrarse a una dosis entre 10–15 ml/kg; dosis superiores o repetidas pueden ser necesarias, recordando que tiene los mismos riesgos de sobrecarga de volumen, infección e inmunomodulación/depresión que los otros

componentes sanguíneos. La administración debe ser precoz con la intención del control precoz de la coagulopatía.

- El papel preciso del rFVIIa en el manejo de la hemorragia masiva debe ser todavía establecido por medio de ensayos clínicos randomizados y controlados, pero debe ser considerado en sangrados incontrolados refractarios a la terapia convencional.
- Los CCP están indicados en pacientes anticoagulados y que presenten signos de sangrado severo, sin desdeñar su utilización en pacientes anticoagulados que requieran procedimientos invasivos.
- El crioprecipitado, dónde esté disponible, es un producto de pequeño volumen (20–40 ml) que tras su descongelación y rápida administración es una fuente importante de fibrinógeno. Si no, deberemos utilizar concentrados farmacológicos comercializados de fibrinógeno sin esperar a tener cifras circulantes de 0,5.

21.5. Bibliografía

American Society of Anesthesiologists Task Force on Perioperative Blood Transfusion and Adjuvant Therapies. Practice Guidelines for Perioperative Blood Transfusion and Adjuvant Therapies. Anesthesiology 2006; 105:198-208.

Exsanguination in trauma: A review of diagnostics and treatment options. L.M.G. Geeraedts Jr. et al. Injury, Int. J. Care Injured 2009; 40: 11–20.

Ganter MT, Hofer CK. Coagulation monitoring: current techniques and clinical use of viscoelastic point-of-care coagulation devices. Anesth Analg 2008; 106:1366–1375.

Greaves M, Watson H. Approach to the diagnosis and management of mild bleeding disorders. J Thromb Haemost 2007; 5(S1 State of the Art):167-174.

Quintana M, Carvalho M. "Hemorragia por anticoagulantes orales y tratamiento con complejos protrombínicos". En Libro electrónico de medicina intensiva. Junio de 2008: http://intensivos.uninet.edu.

Quintana M, García de Lorenzo, A. Alteraciones de la Coagulación en el Paciente Crítico. En Sangrado, Transfusión y Alternativas a la Transfusión en el Paciente Crítico. Colección Medicina Crítica Práctica. EDIKA MED; 2006.

Levy JH, Dutton RP, Hemphill JC 3rd, Shander A, Cooper D, Paidas MJ, Kessler CM, Holcomb JB, Lawson JH; Hemostasis Summit Participants. Multidisciplinary approach to the challenge of hemostasis. Anesth Analg. 2010; 110:354-364.

Riskin DJ, Tsai TC, Riskin L, et al. Massive transfusion protocols: the role of aggressive resuscitation versus product ratio in mortality reduction. J Am Coll Surg 2009; 209:198-205.

Rossaint R, Bouillon B, Cerny V, et al. Management of bleeding following major trauma: an updated European Guideline. Critical Care 2010, 14:R52.

22

Emergencias neurológicas no traumáticas

David Iglesias Posadilla
Eduardo Miñambres García

Objetivos docentes

- El objetivo de este capítulo es repasar de una forma práctica y sencilla las patologías neurológicas de origen no traumático, haciendo un pequeño repaso en la fisiopatología, clínica y tratamiento de las entidades más frecuentes en la práctica clínica.
- Conocer los diferentes tipos de alteraciones del nivel de consciencia.
- Conocer las etiologías más frecuentes del coma.
- Acercamiento y manejo de los pacientes con alteraciones del nivel de consciencia.
- Saber diagnosticar y manejar las intoxicaciones de una forma global.
- Reconocer los diferentes tipos de déficits neurológicos y el tratamiento.
- Conocer la fisiopatología de la hemorragia subaracnoidea y el valor de las escalas pronósticas empleadas en su manejo cotidiano.
- Reconocer los diferentes tipos de crisis epilépticas y el manejo del status epiléptico.
- Diagnóstico y tratamiento de las infecciones del sistema nervioso central.
- Manejo del coma producido por tumores del sistema nervioso central.

22.1. Introducción

En el presente capítulo se revisará de una manera sencilla y concreta las patologías neurológicas no traumáticas más importantes y que pueden poner en peligro la vida de nuestros pacientes.

22.2. Alteraciones del nivel de consciencia

Las alteraciones del nivel de consciencia son la manifestación clínica de procesos que afectan al sistema nervioso central (SNC) y son potencialmente graves, por lo que constituyen una emergencia médica.

La consciencia se define como el estado del sujeto en el cual tiene conocimiento de sí mismo y de su entorno. Esta función cerebral reside en dos estructuras fundamentales: los hemisferios cerebrales (responsable de las funciones cognitivas) y la sustancia reticular ascendente (responsable del nivel de consciencia).

El sistema reticular ascendente (SRA) se localiza en la parte rostral de la protuberancia y porción superior del mesencéfalo, y tiene conexión con estructuras diencefálicas. Para que una lesión produzca una situación de coma se ha de afectar a la SRA o sus conexiones, o bien a zonas amplias de los hemisferios cerebrales.

Desde el punto de vista fisiopatológico se distinguen dos grandes grupos de trastornos de la consciencia:

- Alteración de los contenidos de la consciencia:
  - Parciales: por lesiones focales de la corteza. Es la base fisiopatológica de la afasia, la agnosia y la apraxia.
  - Globales: por lesiones más generalizadas de la corteza. Es la base fisiopatológica de las demencias.
- Alteración del nivel de consciencia:
  - Obnubilación. Se trata de una reducción leve o moderada del estado de alerta normal, en la que el individuo muestra un déficit de atención, bradipsiquia y somnolencia excesiva.
  - Confusión. Al estado anterior se añaden desorientación temporo-espacial y percepción errónea de estímulos sensoriales.
  - Estupor. El individuo está permanentemente dormido y únicamente se consiguen respuestas utilizando estímulos vigorosos.
  - Coma. Es el estado en el que existe una ausencia de consciencia, resistente a estímulos externos.

22.3. Coma

Se define como la ausencia de consciencia, resistente a estímulos externos. Se trata de una emergencia médica en la que hay que actuar de manera rápida, segura y precisa para evitar daños cerebrales irreversibles o incluso la muerte.

El coma es un gran síndrome que abarca a muchos procesos (Tabla 22.1.)

Tabla 22.1. Las principales causas del coma se deben a 4 grandes grupos, recogidos en cada columna.

LESIONES ESTRUCTURALES DEL SNC	TRASTORNOS METABÓLICOS/TÓXICOS	INFECCIOSO	ENFERMEDADES SISTÉMICAS
Supratentoriales Hemorragia intraparenquimatosa, intraventricular, subaracnoidea. Hematoma epidural, subdural. Infarto cerebral con compresión secundaria del tronco encefálico. Tumores Trombosis de los senos venosos y venas cerebrales. Hidrocefalia aguda. ***Infratentoriales*** Hemorragia pontina o cerebelosa. Hematoma epidural o subdural de fosa posterior. Tumores Hidrocefalia aguda. Enfermedades desmielinizantes. Migraña basilar. Infarto cerebeloso	Hipoxia. Hipercapnia. Hipo/hiperglucemia. Hipo/hipernatremia. Hipo/hipercalcemia. Hipo/hipermagnesemia. Acidosis metabólica. Acidosis respiratoria. Etanol, alcohol metílico. Etilenglicol. Monóxido de carbono. Paraldehído. Salicilatos. Metales pesados (Pb) Fármacos sedantes	Meningitis Encefalitis Absceso cerebral	Insuficiencia hepática. Insuficiencia renal. Hipertermia. Golpe de calor. Hipotermia. Shock. Encefalopatía hipertensiva. Situación postcrítica y status epiléptico. Hipo/hipertiroidismo. Síndrome de Addison. Síndrome de Cushing. Porfiria. Estados carenciales: B1, B3, B6, B12, ácido fólico, carnitina. Psicógeno.

22.3.1. ACERCAMIENTO AL PACIENTE EN COMA

Las medidas generales para la atención al paciente en coma son de gran importancia y han de estar en la mente de todo médico.

- Asegurar la vía aérea: apertura de la vía aérea, retirada de cuerpos extraños, secreciones o vómitos. Colocación de cánula de Mayo o Guedel.
- Asegurar la ventilación: aporte de oxígeno y comprobar que el paciente ventila. Valorar ventilación con balón resucitador (Ambú). En un paciente con deterioro del nivel de consciencia con una escala de coma de Glasgow <9 la intubación orotraqueal resuelve estos dos problemas.
- Canalización de varias vías periféricas y extracción de analítica urgente (Glucosa, urea, creatinina, iones, gasometría, hemograma y coagulación). Aprovechar para determinar glucemia capilar de manera rápida con glucometer. En caso de hipoglucemia administrar glucosa.
- Administración de volumen con suero fisiológico.
- Realización de historia, anamnesis y valoración de otras pruebas diagnósticas según etiología sospechada.
- Existen ciertas terapias de fácil administración que son útiles ante posibles intoxicaciones. Por tanto, se debe hacer tratamiento empírico en pacientes en coma y sospecha de intoxicación. Así, se administrará oxígeno 100% (por si hay intoxicación por monóxido de carbono), glucosa (ante posible hipoglucemia), naloxona (ante posible intoxicación por opiodes), flumazenilo (ante posible intoxicación por benzodiacepinas) y tiamina (para prevención de encefalopatía de Wernicke).

22.4. Intoxicaciones

Se define como la aparición de efectos adversos tras la exposición a determinadas sustancias químicas, tanto a dosis terapéuticas como por sobredosificación. Se deben sobre todo a sustancias psicoactivas que producen depresión del SNC. Ha de sospecharse intoxicación por sustancias ante la presencia de un paciente con deterioro del nivel de consciencia.

Los signos y síntomas que producen las intoxicaciones son variados, por ello el diagnóstico ha de venir guiado por:

- *Anamnesis*: del paciente, familia o testigos siempre que sea posible. Intentar averiguar circunstancias, presencia de frascos, blisters, jeringuillas… Intentar establecer tóxico, cantidad, vía de administración, tiempo transcurrido, presencia de otros tóxicos, inicio de síntomas y progresión, y las medidas que se han iniciado previamente a ser atendidos por nosotros.
- *Exploración física*: valorar previamente la situación cardiorrespiratoria, nivel de consciencia, pupilas, focalidad neurológica, presión arterial, frecuencia cardiaca, respiratoria y temperatura. Cada sustancia presenta un signo guía inicial que nos puede ayudar a establecer el diagnóstico. Se pueden establecer tres grandes grupos de sintomatología:
  - *Cuadros excitatorios:* cursan con estimulación del SNC e incremento de las constantes vitales. Engloban distintos síndromes tóxicos: anticoli-

nérgico, simpaticomimético, alucinógeno, síndrome de deprivación.
  - *Cuadros depresores:* cursan con depresión del SNC y descenso de las constantes vitales. Engloban los síndromes simpaticolítico, colinérgico, opiáceo, sedativo/hipnótico.
  - *Cuadros mixtos:* cursan con síntomas excitatorios y depresores. Normalmente se deben a intoxicación con varias sustancias o a tóxicos con múltiples mecanismos de acción.
- *Pruebas complementarias:* se deben solicitar en todo paciente con sospecha de intoxicación hemograma, bioquímica (glucosa, urea, creatinina, iones, perfil hepático, LDH y osmolaridad), coagulación, gasometría arterial y cooximetría. El aumento del anión GAP resulta útil en la intoxicación por salicilatos, coma cetósico y otras intoxicaciones por ácidos. Además, se pueden solicitar tóxicos en orina, que nos indica de forma cualitativa la presencia de determinados tóxicos. Las muestras de sangre son útiles para cuantificar el tóxico.

22.4.1. TRATAMIENTO

El tratamiento inicial a todos los pacientes intoxicados en situación crítica pasa por medidas de soporte vital, antes de pasar a aspectos terapéuticos más específicos: mantener la permeabilidad de la vía aérea, asegurar una correcta oxigenación y ventilación, y mantener un adecuado soporte circulatorio. En caso de parada cardiorrespiratoria las maniobras de RCP han de mantenerse durante un tiempo más prolongado, ya que hay casos de recuperación tardía con algunos tóxicos.

Medidas específicas

- *Antídotos*: Son sustancias que contrarrestan el efecto tóxico a través de diversos mecanismos: neutralización del tóxico, impidiendo su absorción u antagonizando su efecto orgánico. Son específicos de cada tóxico. Entre los más destacados están el flumazenilo (intoxicación por benzodiacepinas), naloxona (opioides), etanol (metanol), N-acetilcisteína (paracetamol), oxígeno (monóxido de carbono), anticuerpos antidigital (digoxina) y suero antiofídico (mordedura de serpientes).
- *Medidas para disminuir la absorción*:
  - Retirar las ropas, en caso de absorción cutánea.
  - Lavado con suero salino fisiológico o agua: cuando la vía de entrada es cutánea u ocular, se debe realizar durante 15-20 minutos.
  - Inducción del vómito: más útil en niños. Se puede utilizar jarabe de ipecacuana o apomorfina (s.c.) Está contraindicado en caso de disminución del nivel de consciencia, ingestión de caústicos, derivados del petróleo, estimulantes del SNC, riesgo de convulsiones o embarazadas.
  - Lavado gástrico: máxima eficacia durante las 2 primeras horas. Consiste en la introducción, con el paciente en decúbito lateral izquierdo y Trendelemburg, de una sonda nasogástrica gruesa. Al principio conectada a aspiración suave y posteriormente introduciendo una pequeña cantidad de volumen de agua o suero salino fisiológico (SSF), que se absorbe tras 1 minuto, hasta que salen limpios. Está contraindicado en comatosos sin aislamiento de vía aérea, ingesta de caústicos, derivados del petróleo o lesiones esofágicas previas.
  - Carbón activado: es el método de elección, aunque no es útil en caso de etanol, metanol, etilenglicol, derivados del petróleo, caústicos, litio, hierro o metrotexate. Se da una dosis de 1 g/Kg disueltos en 250 ml de agua,

en dosis única o repetida (a las 2-4 horas).
- Laxantes: disminuyen el tiempo de contacto del tóxico en el intestino. Se dan después del carbón activado.
- Evacuación total: se utiliza polietilenglicol. Útil en caso de intoxicación por sales de hierro, zinc, preparados de liberación retardada o body packers.
- *Medidas para aumentar la eliminación*:
  - Diuresis forzada: hidratación y/o alcalinización de la orina para incrementar la eliminación del tóxico. Previamente hay que recuperar la volemia eficaz. Está indicado en caso de fármacos hidrosolubles con bajo peso molecular, bajo volumen de distribución y eliminación por orina. Contraindicado en caso de alteraciones hidroelectrolíticas, edema pulmonar o cerebral o insuficiencia renal.
  - Depuración extrarrenal: indicada en casos de intoxicación severa, cuando las medidas anteriores no han sido eficaces, o en casos de insuficiencia renal o hepática.
    - ~ Hemodiálisis: intoxicación por alcoholes, salicilatos, litio, fenobarbital o teofilina.
    - ~ Hemodialperfusión venovenosa continua.
    - ~ Hemoperfusión: intoxicación por barbitúricos, fenitoína, amanita o sedantes.
    - ~ Plasmaféresis: intoxicación por amanita, paraquat u hormonas tiroideas.
    - ~ Exanguinotransfusión: en casos graves de metahemoglobinemia.

22.5. Ictus

Entendemos por ictus la aparición repentina de un déficit neurológico encefálico, focal no convulsivo, causado por una enfermedad vascular, ya sea isquémica o hemorrágica. Es una entidad frecuente, con una morbimortalidad importante en la que con una actuación correcta y precoz se hace posible la recuperación del tejido isquémico y disminución de las secuelas (tiempo es cerebro).

22.5.1. CLASIFICACIÓN

Según evolución:

- ***AIT*** (accidente isquémico transitorio): episodio isquémico de disfunción cerebral focal que dura <24 horas, con recuperación completa.
- ***RIND*** (déficit neurológico isquémico reversible): se resuelve antes de 15 días, con lesión en el TC.
- ***ACV establecido***: déficit neurológico permanente durante las primeras horas. El límite de tiempo para hablar de estabilidad de síntomas es de 24 horas (territorio carotídeo) o 72 horas (territorio vértebro-basilar).

Según etiología:

- **Isquémicos (80-85%):**
  - ***Aterotrombóticos***: se producen por formación de un trombo en la luz arterial, fundamentalmente por lesión en su pared, que puede deberse a varias etiologías (vasculitis, ateromatosis, displasias).

- ***Embólicos***: fibrilación auricular, valvulopatías, insuficiencia cardiaca, ateromatosis de troncos supraaórticos.
- ***Infartos lacunares***: enfermedad oclusiva de arterias perforantes cerebrales.
- ***Hemodinámicos***: por fallo de bomba (a nivel sistémico), o por una estenosis crítica.

- **Hemorrágicos (15-20%):**
  - ***Intraparenquimatosos***: relacionado con principalmente con hipertensión arterial (HTA), aunque también se da en diátesis hemorrágicas, angiopatía amiloide, drogas (cocaína) o malformaciones vasculares.
  - ***Subaracnoideos***: rotura de un aneurisma arterial dentro del espacio subaracnoideo.

22.5.2. TRATAMIENTO

Medidas generales

- Asegurar una vía aérea permeable y adecuada ventilación.
- Cabecera elevada >30º para evitar la broncoaspiración.
- Mantener estabilidad hemodinámica y control tensional: se utilizan IECAs o b-bloqueantes.
- Dieta absoluta, y colocación de SNG si existe disminución del nivel de consciencia.

Medidas específicas

- ***Fibrinolisis***: ha supuesto una revolución en el tratamiento del ictus, ya que ha conseguido reducir drásticamente la morbimortalidad de este proceso. Se deberá realizar en una UCI o unidad de cuidados intermedios con monitorización de constantes vitales. Cuanto más precoz sea el tratamiento, mayor será el beneficio.
  Está indicado en ictus isquémico con inicio conocido de los síntomas, periodo de 0-3 horas de evolución, déficit neurológico cuantificado (NIHSS 5-25) y exclusión de patología hemorrágica por neuroimagen.
  Se contraindica en caso de ictus previo o TCE grave en los 3 meses previos, antecedentes de hemorragia cerebral, convulsión al inicio del ictus, HTA no controlada, cirugía mayor los 14 días previos, sangrado gastrointestinal o hematuria en los 21 días previos, punción arterial en lugar no compresible en los 7 días previos, plaquetas <100000, INR >1,5, TTPA >2 veces el control, glucemia <40 mg/dl o >400 mg/dl.
- ***Anticoagulación:*** en ictus isquémicos, con heparinas de bajo peso molecular.
- ***Antiagregación:*** en ictus isquémicos en los que no esté indicada la fibrinolisis ni la anticoagulación.
- ***Neuroprotectores:*** Ningún fármaco neuroprotector ha demostrado utilidad en el ictus isquémico agudo.

22.6. Hemorragia subaracnoidea

Como ya hemos comentado, la hemorragia subaracnoidea de origen no traumático se produce habitualmente por la rotura espontánea de un aneurisma arterial dentro del espacio subaracnoideo, haciendo que la sangre fluya más libremente e incrementando la presión intracraneal (PIC). Los aneurismas intracraneales están presentes en un 5% de la población. El sangrado suele durar pocos segundos, pero si se mantiene puede producir coma profundo y la muerte. El resangrado es común.

La clínica viene típicamente dada por una cefalea brusca de gran intensidad, que suele localizarse en el lado del aneurisma, junto con dolor cervical, náuseas y vómitos, fotofobia y letargo. No suelen existir déficits focales a no ser que el sangrado se produzca también en el parénquima cerebral. Las complicaciones de la HSA son letales en el 25% de los casos.

Para la clasificación del cuadro clínico al ingreso se ha descrito la escala de Hunt-Hess (Tabla 22.2.):

Tabla 22.2. Escala clínica de Hunt-Hess en la HSA.

GRADO I	Ausencia de síntomas, cefalea leve o rigidez de nuca leve.
GRADO II	Cefalea moderada a severa, rigidez de nuca, paresia de pares craneanos .
GRADO III	Obnubilación, confusión, leve déficit motor.
GRADO IV	Estupor, hemiparesia moderada a severa, rigidez de descerebración temprana o trastornos neurovegetativos.
GRADO V	Coma, rigidez de descerebración.

La escala de Fisher (Tabla 22.3.) clasifica la HSA según la distribución y la cantidad de sangre presente en la TC. Nos informa del riesgo de vasoespasmo.

Estás escalas son útiles de cara al pronóstico, ya que a mayor grado, se relacionan con mayor morbimortalidad.

Las medidas médicas a tomar comienzan con medidas tan simples como el reposo absoluto en cama y la elevación de

Tabla 22.3. Escala de Fisher. Nos proporciona información sobre el riesgo de vasoespasmo.

GRADO I	Sin sangre detectable
GRADO II	Disposición difusa de la sangre en el espacio subaracnoideo sin coágulos localizados con una capa vertical menor a 1 mm.
GRADO III	Coágulos localizados en el espacio subaracnoideo o una capa vertical de sangre mayor o igual a 1 mm.
GRADO IV	Sangre intraparenquimatosa o intraventricular.

la cabecera de la cama. A nivel farmacológico se deben administrar laxantes para que las maniobras de Valsalva no produzcan elevaciones de la PIC. Además, controlar con antieméticos las náuseas y vómitos. Hay que tratar el dolor dependiendo de la intensidad del mismo (AINEs, codeína, mórficos...) A veces es necesaria la sedación y la intubación orotraqueal. El tratamiento definitivo se hace de forma bien quirúrgica o intervencionista, produciendo la oclusión del cuello del aneurisma. El tratamiento de elección es la embolización del aneurisma.

Las complicaciones más frecuentes son:

- Resangrado: se produce dentro de las primeras 24 horas. Se postula que se debería a la lisis del coágulo periapeurismático.
- Vasoespasmo: es una complicación tardía, que aparece entre el 4º y el 14º día. Los antagonisas del calcio, especialmente el nimodipino, han demostrado una mejoría de la morbimortalidad. El control seriado con ecografía doppler trascraneal es especialmente útil para la detección precoz del vasoespasmo.
- Hidrocefalia: puede ser de causa obstructiva, la cual se produce en una

fase temprana y se diagnostica mediante la evidencia de un aumento del tamaño de los ventrículos laterales y del tercer ventrículo; o bien de tipo comunicante en la cual existe una alteración en la reabsorción del líquido cefalorraquídeo (LCR). Esta última puede ser temprana o tardía y en la TC existirá agrandamiento de los cuatro ventrículos. Se resuelve mediante la colocación de un drenaje ventricular externo.

22.7. Crisis epilépticas

Hay que distinguir entre varias entidades:

- Crisis comicial: episodio de disfunción neurológica autolimitada que ocurre por descarga neuronal excesiva.
- Epilepsia: enfermedad crónica que cursa con crisis recurrentes.
- Status epiléptico: crisis de duración >30 minutos o crisis repetidas sin recuperar la consciencia entre ellas.

Las crisis pueden ser:

- Parciales: se deben a la actividad focal del tejido cerebral. No suelen requerir ingreso en UCI.
  - Parciales simples: no se produce deterioro del nivel de consciencia, produciéndose síntomas motores, sensitivos, autonómicos...
  - Parciales complejas: se produce alteración del nivel de consciencia.
  - Secundariamente generalizadas: empiezan de forma focal y se propagan produciéndose crisis generalizadas.
  - Generalizadas: se producen por un actividad desorganizada en ambos hemisferios cerebrales. Normalmente requieren ingreso en UCI.
    - ~ Convulsivas: se produce pérdida de consciencia y fenómenos tónicos, clónicos o ambos, bilaterales.
    - ~ No convulsivas: se produce alteración del nivel de consciencia (ausencias) y fenómenos motores menores (automatismos, pérdida de tono).

El status epiléptico es una crisis epiléptica prolongada o una serie de crisis durante las cuales el paciente no recobra completamente la conciencia. Es una emergencia neurológica que requiere una atención inmediata. Los factores que condicionan el pronóstico son la edad, la duración, la etiología y la respuesta al tratamiento.

Se denomina status epiléptico refractario a aquél que se mantiene más de 30-60 minutos, a pesar del tratamiento adecuado con fármacos antiepilépticos de primera y segunda línea. Tras estos 30-60 minutos los mecanismos fisiológicos de compensación fallan y se puede producir destrucción neuronal.

En edad infantil más de la mitad de los status son secundarios a causas infecciosas. En el adulto se deben a lesiones agudas o residuales, o en pacientes previamente epilépticos, al cambio en el tratamiento.

El diagnóstico viene dado por la clínica. Se debe explorar al paciente en busca de lesiones estructurales, HTIC, u otras entidades que cursen con deterioro del nivel de consciencia. Se solicitará hemograma, bioquímica, niveles de antiepilépticos (si se trata de un epiléptico conocido), tóxicos en orina, y la realización de una prueba de neuroimagen (la resonancia magnética nuclear es útil en fase aguda para detectar la zona epileptógena). El electroencefalograma es útil para filiar el tipo de crisis y el foco causante. El diagnóstico no debe retrasar el tratamiento, ya que, como en el ictus, "tiempo es cerebro".

El tratamiento pasa por las medidas de soporte vital ya descritas. Posteriormente el objetivo es yugular las crisis bien con fármacos o bien identificando y tratando la causa o el factor desencadenante, corregir las complicaciones sistémicas y prevenir las recurrencias.

El tratamiento farmacológico está escalonado:

- ***Primer nivel (0-5 minutos)***: están indicadas benzodiazepinas: diazepam (10-20 mg), lorazepam (2-4 mg) o clonazepam (0,5-1 mg). Hay que repetir la dosis a los 2-5 minutos si la crisis no ha cedido.
- ***Segundo nivel (5-20 minutos)***: está indicada fenitoína: 20 mg/Kg a 50 mg/min. En pacientes ancianos o si hay hipotensión y/o arritmias hay que enlentecer a 25 mg/min. Los efectos secundarios de las hidantoínas son: hipotensión, trastornos de la conducción y repolarización cardiaca (sobre todo alargamiento del segmento QT), lesión de tejidos blandos y rara vez hipoglucemia.
  Valproato es de primera elección en status epiléptico generalizado mioclónico o en status de ausencias. Se administra 15-60 mg/Kg. en 5 minutos endovenoso, seguido de una perfusión de 1 mg/Kg./h que se aumentará a 1,5 mg/Kg./h en caso de haber recibido fenitoína (por inducción enzimática). Está contraindicado en las alteraciones de la coagulación, hepatopatía y pancreatopatía severas. Levetiracetam: se utiliza como monoterapia en crisis parciales y como terapia concomitante en otros tipos de epilepsia. puede administrarse con valproato o benzodiazepinas.
- ***Tercer nivel (30 minutos)***: en este punto suele ser necesario intubar al paciente. Se utilizará fenobarbital a dosis de 20 mg/Kg., a 100 mg/min.; cada vez se utiliza menos como antiepiléptico en los países desarrollados debido a sus efectos adversos y neurotóxicos.
- ***Cuarto nivel (60 minutos)***: en este punto es seguro que el paciente tenga que estar intubado. Está indicado el uso de barbitúricos de acción rápida, propofol o midazolam. El objetivo con estos fármacos tiene como finalidad llegar a la salva-supresión en el EEG, ya que consigue mejor el cese del estatus y evita la reaparición de las crisis.
  - Tiopental sódico: 3 mg/Kg. en 3-5 minutos seguido de 2 mg/Kg./h. Si recurren las convulsiones administrar 50-100 mg en *bolus* y aumentar la velocidad en 0,5-1 mg/Kg./h hasta 5 mg/Kg./h.
  - Pentobarbital: 5-20 mg/Kg. a 0,2-0,4 mg/Kg./min seguido de 2,5 mg/Kg./h.
  - Propofol: se ha mostrado eficaz en el tratamiento del status epiléptico refractario. Inicialmente 1-2 mg/Kg. en 5 minutos, seguido de una perfusión entre 2-10 mg/Kg./h.
  - Midazolam: 0,2 mg/Kg. en *bolus*, seguido de 0,1-2,0 mg/Kg./h. Se ha utilizado para el EE refractario de forma eficaz.
- ***Quinto nivel (80 minutos)***. En este momento las posibilidades de recuperación satisfactorias son muy reducidas. Se deben reevaluar errores en el diagnóstico, en la administración de fármacos, en la identificación y la corrección de causas o complicaciones. Se debe considerar la asociación de otros fármacos, aunque su utilidad sea incierta. Los relajantes muscula-

res sólo deben utilizarse como último recurso en convulsiones intratables cuando exista acidosis, apnea o contracciones musculares con amenaza para la vida. Una vez yuguladas las convulsiones no significa haber terminado con las crisis. Se debe realizar un electroencefalograma para descartar la presencia de un status no convulsivo.

22.8. Infecciones del sistema nervioso central

Las infecciones del SNC son problemas médicos en los que un diagnóstico y terapéutica precoz son esenciales para un buen pronóstico.

22.8.1. MENINGITIS

Las meningitis se producen por infección del espacio subaracnoideo, bien por bacterias, virus u hongos. Se produce un reacción inflamatoria a nivel del SNC (meninges, espacio subaracnoideo, que produce deterioro del nivel de consciencia, aumento de la PIC, ictus, etc. que ponen potencialmente en riesgo la vida del paciente.

Las meningitis bacterianas son las infecciones más comunes del SNC, y los gérmenes responsables más comúnmente implicados son:

- *Streptococcus pneumoniae*, es la causa más frecuente en el adulto, pero puede aparecer a cualquier edad. Son factores predisponentes: trauma craneal, fístula de LCR, hipogammaglobulinemia, anesplenismo o alcoholismo. En la mitad de los casos se asocia con neumonía, otitis o sinusitis.
- *Neisseria meningitidis*, es la etiología más frecuente en el niño mayor y el adulto joven, infrecuente después de los 45 años. El déficit en el sistema del complemento es un factor de riesgo para este germen.
- *Haemophylus influenzae* serotipo B, fue la causa más frecuente de meningitis en niños, pero actualmente prácticamente ha desaparecido en muchos países desde el uso generalizado de la vacuna de polisacárido conjugado.
- *Listeria monocytogenes*, aparece en situaciones de inmunidad comprometida por neoplasias, transplante de órganos, inmunosupresión, desnutrición, o alcoholismo, siendo la mayoría de más de 50 años o neonatos, asociándose con alta mortalidad.

El espectro de presentación clínica de las meningitis varía desde una enfermedad fulminante que progresa rápidamente en horas, hasta una enfermedad larvada de días o semanas de evolución.

La triada clásica de meningitis se presenta con fiebre, cefalea y rigidez nucal. El deterioro del nivel de consciencia se produce en un 75% de los pacientes, variando desde el letargo hasta el coma. Náuseas, vómitos y fotofobia son también síntomas frecuentes.

El examen del LCR es fundamental para el diagnóstico de la meningitis. En función de la glucorraquia, proteinorraquia y la celularidad del LCR podemos hacer un diagnóstico del agente microbiológico causante.

El tratamiento médico se fundamenta en el empleo de antibióticos, antivirales o antifúngicos de forma empírica (según clínica y las escasas pruebas complementarias dis-

Tabla 22.4. Glucorraquia, proteinorraquia y celularidad en los diferentes tipos de meningitis.

	GLUCOSA	PROTEÍNAS	PROTEÍNAS
Meningitis bacteriana	Baja	Elevadas	Elevadas (>300/mm^3) polimorfonucleares
Meningitis viral	Normal	Normal o alta	linfocitos
Meningitis tuberculosa	Baja	Elevada	Pleiocitosis (<300/mm^3)
Meningitis fúngica	Baja	Elevada	<300/mm^3

ponibles) o de forma dirigida (si se dispone de identificación microbiológica y antibiograma).

En el caso de la meningitis purulenta la selección del antibiótico dependerá de la edad, origen comunitario o nosocomial y presencia de factores de riesgo para gérmenes específicos. Teniendo en cuenta estos factores y la alta resistencia a penicilina de los gérmenes más frecuentes la pauta de elección será cefalosporina de 3ª generación + vancomicina. Si se sospecha *Listeria* (edades extremas, alcoholismo o inmunodeprimidos) se asociará ampicilina y en pacientes con sospecha de bacilos gram negativos y/o *Staphylococcus* (meningitis nosocomial, TCE, neurocirugía) la pauta de elección será ceftazidima + vancomicina.

En el caso de la meningitis vírica, en general, no se precisa tratamiento. Sin embargo, el perfil linfocitario puede corresponder a otros gérmenes (*M. tuberculosis*, hongos, *Mycoplasma* o leptospirosis) que requieran tratamiento según la gravedad y grado de sospecha clínica, sin olvidar que la meningitis bacteriana aguda en sus estadios iniciales o en tratamiento previo con antibióticos puede tener este perfil de LCR.

22.8.2. ABSCESO CEREBRAL

El absceso cerebral es un proceso supurativo focal dentro del parénquima cerebral. Se producen por acumulación de pus, células inmunitarias y material cerebral. La infección del parénquima cerebral se suele producir por infección de estructuras parameníngeas contiguas, sobre todo infecciones de senos paranasales, óticas, mastoideas u odontógenas; aunque existen casos producidos por diseminación hematógena de una infección distante o por una cirugía en la zona.

Las manifestaciones clínicas suelen ser larvadas, por el aumento progresivo de la PIC, junto con fiebre.

El diagnóstico viene dado por la clínica de HTIC y el diagnóstico por imagen con TAC o RMN.

El tratamiento se fundamenta en una combinación de tratamiento antibiótico y quirúrgico, en función del tamaño y respuesta al tratamiento antibiótico.

22.8.3. ENCEFALITIS

Son un conjunto de enfermedades que producen inflamación del encéfalo. Se producen por infección por virus (fundamentalmente), bacterias, hongos, ricketsias, leptoespiras y parásitos, o por vacunas. Los arbovirus son los agentes causantes de encefalitis más prevalentes. Se producen por picadura de artrópodos, de ahí su nombre (**ar**thropod-**bo**rne **virases**). Tienen una distribución mundial, pero son más frecuentes en zonas tropicales y subtropicales. Los arbovirus más relevantes son el Dengue, el virus de la encefalitis japonesa, virus del Nilo Occidental y la fiebre del Valle del Rift. Cabe destacar también el virus de la rabia (familia *Rhabdoviridae*).

La clínica es variada, dependiendo del agente causante, sin embargo casi todos desarrollan fiebre y cefalea.

El diagnóstico viene dado por la historia clínica y epidemiológica. El LCR suele tener características asépticas, por lo que es útil la detección por ELISA (Enzyme-Linked ImmunoSorbent Assay o Ensayo por inmunoabsorción ligado a enzimas) o reacción en cadena de la polimerasa (PCR) del virus causal.

En la mayoría de los casos el tratamiento fundamentalmente es de soporte, ya que no existen tratamientos eficaces contra la mayoría de los virus causales. Sólo la encefalitis por Virus Herpes Simplex (VHS) y Virus Varicela-Zoster (VVZ) tienen tratamiento eficaz. El aciclovir a dosis de 10 mg/Kg/8h ev ha demostrado disminuir la mortalidad y sus secuelas, sobre todo cuando se administra de forma precoz. Ganciclovir y foscarnet se han empleado de forma anecdótica en encefalitis por citomegalovirus (CMV). Sin embargo, se deben considerar otros procesos no víricos que producen síntomas similares y tienen tratamiento distinto (*M. tuberculosis*, *Listeria*, *Brucela*, criptococo).

22.9. Tumores del SNC

Los tumores del SNC son procesos intracraneales que normalmente no están presentes dentro del compartimento craneal, creando de esta manera un aumento de la presión intracraneal fisiológica. Además del desplazamiento causado por la propia neoplasia, los tumores producen edema vasogénico por el aumento de permeabilidad de los vasos del tumor. El propio tumor y el edema circundante producen obstrucción de las vías naturales de drenaje del LCR, siendo en este momento cuando producen la clínica.

Los síntomas y signos causados por las elevaciones de la PIC no se relacionan con el grado de elevación de la misma, aunque a mayores PIC, mayores hallazgos.

A nivel cortical, la elevación de la PIC produce clínica muy variable, como desorientación, confusión, alteración de la memoria, bradipsiquia. Sin embargo, la elevación de la PIC a nivel de las estructuras troncoencefálicas produce compresión del sistema reticular ascendente, produciéndose deterioro del nivel de consciencia, desde la obnublización al coma y la muerte.

Existen diferentes medidas para paliar las elevaciones de la PIC que producen los tumores cerebrales. El más sencillo de todos es la elevación de la cabecera del paciente; de esta manera se facilita el drenaje venoso, disminuyendo el volumen sanguíneo intracraneal.

A nivel farmacológico se pueden emplear furosemida, que disminuye el volumen circulante; manitol y suero salino hipertónico, que producen un aumento de la presión osmótica de la sangre, atrayendo fluidos del parénquima cerebral; o glucocorticoides, que estabilizan la membrana celular y disminuyen el edema neurogénico. La única indicación de los glucocorticoides es el edema tumoral, en ningún otro tipo de edema cerebral.

A nivel quirúrgico, siempre que la hidrocefalia lo permita, es permitir la salida del LCR por un drenaje ventricular externo. Sin embargo, en este tipo de pacientes, la exéresis del tumor es la solución definitiva y más efectiva para el control de síntomas.

22.10. Resumen y Conclusiones

- Como hemos podido comprobar hay una miscelánea de patologías no traumáticas que suponen un compromiso vital y que estamos en la obligación de conocer, reconocer y saber manejar.
- Es de vital importancia el reconocer el nivel de consciencia de nuestros pacientes y saber manejar al paciente con deterioro del nivel de consciencia.
- Las patologías no traumáticas que producen deterioro del nivel de consciencia se dividen en 4 grandes grupos: lesiones estructurales, tóxico/metabólicas, infecciosas y enfermedades sistémicas.
- Las intoxicaciones están producidas por un amplio número de tóxicos, que tienen un manejo general muy similar, aunque hay determinados tóxicos que tienen un tratamiento más específico, e incluso antídotos.
- En el ictus hay que tener en mente que "tiempo es cerebro".
- El tratamiento fibrinolítico ha supuesto una revolución en el tratamiento del ictus, y dada su importancia, hay que conocer sus indicaciones y contraindicaciones.
- En la hemorragia subaracnoidea es importante conocer sus principales complicaciones, especialmente el vasoespasmo.
- En el status epiléptico, al igual que en ictus, "tiempo es cerebro", por lo que su identificación y tratamiento precoces mejoran los resultados.
- En las infecciones del SNC los datos bioquímicos y el gram urgente, junto con la anamnesis, son vitales para iniciar un tratamiento empírico correcto.

22.11. Bibliografía

Alan L. Rothman. Infecciones del sistema central. En: Richard S. Irwin And James M. Rippe. "Irwin & Rippe Medicina Intensiva". 5ª Edición. Marban; 2007. pp. 1077-1085.

Corral-Ansa L., Herrero-Meseguer J.I., Falip-Centellas M., Aiguabella-Macau M.. Estatus epiléptico. Med Intensiva 2008; 32: 174-182.

García-Moncó JC. Actitud ante un enfermo en coma. En: J. C. García-Moncó. "Manual Del Médico De Guardia". 5ª Edición. Díaz de Santos; 2006. pp. 65-74.

Litofsky NS,. Recht LD. Problemas neurooncológicos en la unidad de cuidados intensivos. En: Richard S. Irwin And James M. Rippe. "Irwin & Rippe Medicina Intensiva". 5ª Edición. Marban; 2007. pp. 2043-2053.

Macías García S., García Álvarez R., Piñeiro Fernández C., Álvarez Martínez B. Intoxicaciones agudas (I). Manejo inicial. En: M. J. Vázquez Lima, J. R. Casal Codesido. "Guía de Actuación En Urgencias". 3ª Edición. Laboratorios Esteve; 2007. pp. 499-501.

Majaz Moonis, John P. Weaver, Marc Fisher. Hemorragia subaracnoidea. En: Richard S. Irwin And James M. Rippe.

"Irwin & Rippe Medicina Intensiva". 5ª Edición. Marban; 2007. pp. 2076-2083.

Palma López L., Vázquez Lima M. J., Pérez Ruiz D., Isern Longares J. Accidentes cerebrovasculares. En: M. J. Vázquez Lima, J. R. Casal Codesido. "Guía de Actuación En Urgencias". 3ª Edición. Laboratorios Esteve; 2007. pp. 154-157.

Pascual Gómez P., Infante Ciberio J. Actitud práctica ante el ictus y la isquemia cerebral transitoria. En: J. C. García-Moncó. "Manual Del Médico De Guardia". 5ª Edición. Díaz de Santos; 2006. pp. 75-79.

Ropper AH. Coma. En: Fuaci, Braunwald, Kasper, Hauser, Longo, Jameson, Loscalzo. "Harrison, Principes Of Internal Medicine". 17th Edición. McGraw Hill Medical; 2008. pp. 1714-1729.

Karen L. Roos, Kenneth L. Tyler. Meningitis, Encephalitis, Brain Abscess, and Empyema. En: Fuaci, Braunwald, Kasper, Hauser, Longo, Jameson, Loscalzo. "Harrison, Principes of Internal Medicine". 17th Edición. McGraw Hill Medical; 2008. pp. 2621-2641.

www.medicineonline.es.

23

Valoración y pauta de actuación en el politraumatizado

Emilio Alted López
Susana Bermejo Aznarez

Objetivos docentes

- Reconocer la importancia de la enfermedad traumática.
- Necesidad de sistemas organizados de atención al paciente politraumatizado. Atención prehospitalaria, transporte adecuado, atención hospitalaria.
- Valoración del paciente de forma sistemática por prioridades vitales con tratamiento inmediato de las lesiones detectadas, secuencia ABCDE.
- Asumir en el paciente politraumatizado, el tratamiento inmediato sin diagnóstico definitivo establecido.
- Conocer la secuencia para el manejo de la vía aérea en el politraumatizado.
- Conocer la importancia del control de la hemorragia en el politraumatizado.
- Entender la necesidad de coordinación y manejo multidisciplinar.
- Reconocer la importancia de la UCI en el manejo del trauma grave.
- Conocer el riesgo beneficio de la perfusión de líquidos y hemoderivados en el politraumatizado.
- Valorar la necesidad de pruebas complementarias en el manejo inicial del paciente con trauma grave.

23.1. Definición

No hay un consenso acerca de la definición de paciente politraumatizado, pero en cualquier caso está claro que es distinto de polifracturado. Se suele identificar con lesiones de dos o más regiones anatómicas, fracturas de ambos fémures, lesiones con amputación de miembros, etc. En realidad se refiere a pacientes con lesiones graves que pueden comprometer su vida. En este sentido, algunos autores hablan de enfermedad traumática y la definen como la lesión generada en el organismo tras la aplicación de una fuerza externa sobre el cuerpo, que supera la capacidad de este de absorción de energía. También se define como aquellos pacientes traumáticos con un índice de gravedad lesional Injury Severity Score (ISS)>15. Este índice se obtiene de definir las tres regiones anatómicas más dañadas, puntuarlas de 1 a 6 según el grado de lesión (1 leve, 6 incompatible con la vida), elevarlas al cuadrado y sumar su puntuación.

23.2. Introducción

La enfermedad traumática es una de las causas más importantes de muerte en occidente, siendo una causa frecuente de ingreso en UCI. Genera un número muy elevado de incapacidades, afectando a personas jóvenes (1ª causa de muerte en menores de 44 años) produciendo una inadmisible cantidad de pérdida de años potenciales de vida, fundamentalmente años de buena calidad de vida. Representa la epidemia de la sociedad actual, siendo un problema de salud pública con enormes costes no solo humanos sino sociales, económicos y legislativos motivo por el que su abordaje debe ser multidisciplinar. La aproximación al paciente traumatizado se inicia con el análisis epidemiológico, para conocer las causas y factores responsables del trauma y desde esa aproximación, se pueda realizar prevención primaria. Es necesario para disminuir la mortalidad por trauma, la creación de sistemas integrales de atención al trauma que incluya el conocimiento de los datos, la coordinación de toda la actuación, el tratamiento prehospitalario de calidad con recursos suficientes, personal entrenado y acceso universal, el transporte de calidad al hospital adecuado, ofertando en el hospital cuidados óptimos y rehabilitación (Centros de Trauma). Obviamente también se necesita programas de formación en trauma y recursos para la investigación. La valoración del paciente intentando identificar lesiones que comprometen la vida y su tratamiento inmediato se debe aplicar a todos los pacientes, no variando por edad, género, patología, recursos, etc.

La mortalidad en trauma, desde los trabajos de Trunkey, se sabe que tiene una distribución trimodal, aproximadamente el 50% de los pacientes que fallecen, lo hacen en los primeros minutos tras el impacto. Esta mortalidad se correlaciona con lesiones incompatibles con la vida, aunque a veces se debe a lesiones fácilmente tratables como la obstrucción de la vía aérea o el neumotórax a tensión. Hay un segundo pico de mortalidad que corresponde a las primeras horas tras el impacto. Esta mortalidad está relacionada con traumatismo craneoencefálico grave (TCEG) y con la presencia de shock hemorrágico. Gran parte de esta mortalidad puede ser evitada con unos cuidados óptimos al paciente traumático. Por último hay una mortalidad tardía, días tras el accidente y suele estar en relación con daño neurológico progresivo y/o disfunción multiorgánica.

La mortalidad en trauma es tiempo dependiente, siendo de primordial importancia el manejo inicial y la realización exclusivamente de maniobras diagnósticas o terapéuticas que consuman escaso tiempo y sean imprescindibles para el manejo del paciente. Por estas razones, el grupo de Maryland (Adams Cooley) acuñó la frase de la "hora dorada" como este tiempo inicial fundamental para la supervivencia del paciente.

La valoración del paciente traumático se inicia en la escena del accidente, el tratamiento prehospitalario puede condicionar la evolución posterior del paciente, como en pacientes con TCEG. La exploración sistemática y metódica se acompaña de una secuencia de prioridades terapéuticas. Hay dos actitudes básicas en el traslado del paciente desde el lugar de la escena al hospital, "stay and play" o "scoop and run", es decir traslado urgente o intentar estabilización "in situ". Estas dos actitudes contrapuestas están en relación con la propia estructura y formación del sistema prehospitalario, así como de la propia naturaleza de la lesión. En lesiones penetrantes con inestabilidad hemodinámica se recomienda la rapidez de traslado, pues posiblemente la única posibilidad de tratamiento, sea hospitalario. Por el contrario, en pacientes con TCEG es fundamental la estabilización precoz de la tensión arterial, intentando estabilizar al paciente. El traslado debe realizarse al llamado centro útil, es decir aquel centro con la complejidad adecuada para poder controlar la lesión del paciente. Así no parece razonable trasladar un paciente con lesión cerebral a un centro sin neurocirugía, salvo que el paciente presente vía aérea no controlada o lesión exanguinante, en cuyo caso, deberán ser trasladados al centro más próximo. Es importante recordar que el 85-90% de pacientes que sufren un traumatismo, no tienen compromiso vital, pudiendo ser atendidos en centros de baja complejidad y solo el 5-10% presentarán lesiones moderadas o graves con riesgo vital. Es fundamental detectar precozmente a estos pacientes, donde es necesario establecer pautas de resucitación con fluidos, preservación de la función neurológica y soporte de órganos y sistemas.

23.3. Examen inicial

La valoración y tratamiento inicial deben estar protocolizados y estandarizados, será rápida y precisa. Habitualmente se sigue un método sistematizado y ordenado encaminado a evaluar las funciones vitales para detectar y tratar precozmente las lesiones que comprometen la vida, por orden de gravedad y tiempo-dependiente. Se sigue una sistemática iniciada en EEUU hace más de 30 años, y desarrolladas mediante cursos estandarizados conocidos como Avanced Trauma Life Support (ATLS), desarrollado por el comité de trauma del colegio americano de cirujanos (ASCOT). Sistemática asumida con variaciones locales, por muchos servicios.

Es fundamental crear un equipo de atención al trauma, con papeles definidos, con un líder, intensivista, médico de urgencias, o cirujano entrenado, con médicos ayudantes, enfermeras y técnicos. Este equipo resucita al paciente, lo estabiliza, decide las pruebas diagnósticas necesarias, solicita consulta a otros especialistas, decide el lugar donde debe ir el paciente, informa a los familiares y registra la actuación. Se deben seguir estrictas medidas de autoprotección con uso de guantes mascarillas y gafas oculares. Se realiza esta evaluación y resucitación en una zona de fácil accesibilidad, próxima a la urgencia y con los recursos necesarios para este tipo de actuaciones. Todos los hospitales deben tener los recursos necesarios para realizar este examen inicial.

23.3.1. FASES DE LA ACTUACIÓN

Se han establecido cuatro fases que son:

- Reconocimiento primario.
- Rápida resucitación.
- Reconocimiento secundario. Reevaluación contínua.
- Tratamiento definitivo de las lesiones e inicio de rehabilitación.

Reconocimiento primario y resucitación

Aunque se explica mediante pasos secuenciales, si hay recursos suficientes, el reconocimiento primario es simultaneo y la resucitación inmediata.

Intenta identificar y clasificar problemas que implican riesgo vital. Se utiliza una regla nemotécnica basada en el alfabeto, ABCDE. Se basa fundamentalmente en datos clínicos, a veces incompletos, pero que requieren una decisión rápida. No se puede pasar de una prioridad a otra hasta que se haya controlado la anterior.

A. Vía aérea (Airway) y columna cervical

Es la primera prioridad, si la vía aérea no funciona correctamente, el paciente fallecerá en escasos minutos. La causa más frecuente de alteración de la vía aérea está representada por la disminución del nivel de conciencia y caída posterior de la lengua, aunque también pueden alterar la vía aérea el traumatismo grave de cuello con hematoma expansivo, traumatismo maxilo-facial grave, lesiones traqueales, cuerpos extraños que pueden ocasionar obstrucción de la vía aérea, inhalación de humo o gases tóxicos, necesidad de sedación por agitación extrema, hipoxia, etc. Si el paciente puede hablar sin dificultad, la vía aérea está permeable, dificultades en la fonación, estridor, ronquera, etc. nos informan del compromiso de la misma. Mientras se controla, es necesario restringir los movimientos cervicales, por la frecuente asociación de lesiones cervicales asociadas a trauma craneal, facial, etc. Esta inmovilización se puede hacer con fijación bimanual o mediante collarín cervical rígido.

Apertura de la vía aérea. Se realiza mediante la técnica "dedos-mentón" ejerciendo tracción de la mandíbula hacia arriba, o mediante la elevación del ángulo mandibular con ambos pulgares. Se debe retirar digitalmente, de la cavidad bucal, cuerpos extraños, aspirando el contenido líquido. Si tras estas maniobras se permeabiliza la vía aérea, momentáneamente puede colocarse una cánula de guedel, mientras seguimos explorando al paciente. Si no podemos permeabilizar la vía, o el paciente es incapaz de mantenerla permeable, persistiendo agitación, dificultad respiratoria, obstrucción de la vía aérea o bajo nivel de conciencia, será necesario colocar vía aérea artificial permanente. La mejor técnica es la intubación orotraqueal (IOT). Esta permite mantener la vía aérea permeable de forma definitiva, así como iniciar ventilación mecánica, y evitar broncoaspiración. La IOT se realiza con un ayudante que fija bimanualmente la cabeza, mientras se perfunde al paciente un hipnoptico y un relajante muscular, depolarizante o no depolarizante, es la llamada secuencia rápida de IOT. La intubación nasotraqueal carece de indicaciones en el paciente traumático. Existen otras técnicas que pueden mantener temporalmente la via aérea permeable. Están indicadas fundamentalmente en el área prehospitalaria. Se debe estar entrenado en su manejo, aunque requieren menos tiempo de aprendizaje que la IOT. Destacan la mascarilla laríngea, Fast-Trach, combitube o tubo laríngeo. Todas son alternativas en caso de imposibilidad de IOT por vía aérea difícil. A la llegada al hospital estas técnicas temporales deben ser sustituidas por técnicas definitivas como intubación con videolaringoscopio, fiadores guía o técnicas quirúrgicas, fundamentalmente cricotiroidotomia de urgencia, ya que la traqueotomía consume mayor tiempo.

B. Ventilación y respiración (Breathing)

Después de corregir los problemas de vía (o casi simultáneamente), se prestará especial atención a la presencia de insuficiencia respiratoria o ventilatoria que requieran una actuación inmediata para evitar la muerte del paciente. Se inspeccionará el tórax buscando la presencia de taquipnea, disnea, tiraje supraclavicular o intercostal, respiración asimétrica de ambos hemitórax, o de algún segmento del tórax, respiración paradójica, presencia de lesiones penetrantes por las que sale aire periódicamente con los movimientos respiratorios, etc.

En este momento debemos actuar inmediatamente si aparece una de las siguientes lesiones:

- **Neumotórax a tensión**. El neumotórax a tensión es una causa de shock reversible en el trauma. Si no se soluciona en algunos minutos, el paciente fallecerá. Consiste en la entrada de aire en la cavidad pleural durante la inspiración sin salida posterior en espiración (mecanismo valvular, ventilación mecánica, etc.), esta situación produce aumento de la presión progresivamente en la cavidad pleural, acompañado de colapso pulmonar por compresión del aire y aumento de la presión intratorácica. Clínicamente destacan síntomas respiratorios como taquipnea, aumento del trabajo respiratorio, movimiento torácico asimétrico, desviación traqueal hacia el lado sin neumotórax (menor presión), hipoventilación ipsilateral a la auscultación y timpanismo ipsilateral a la percusión. Puede aparecer cianosis como signo tardío, pero también están presentes signos hemodinámicos como ingurgitación de las venas del cuello, hipotensión arterial, mala perfusión periférica, pulso débil, etc. El tratamiento debe ser inmediato, procediéndose a la descompresión de la cavidad pleural. Se recomienda en el medio prehospitalario, la inserción de un catéter de grueso calibre (abbocath 14) en 2º espacio intercostal línea medioclavicular, puncionando por el borde superior de la costilla. Hay que reevaluar frecuentemente su permeabilidad, pues se puede obstruir por algún coágulo de sangre. En el medio hospitalario se colocará tubo de tórax en 4 espacio intercostal línea axilar media, ya que es frecuente en pacientes traumáticos, que el neumotórax tenga asociado hemotórax.

- **Neumotórax abierto**. Otro cuadro clínico que debe ser corregido inmediatamente, son las heridas torácicas penetrantes soplantes. Son lesiones penetrantes que durante la inspiración hacen que entre aire del exterior. Si la brecha es mayor de 2/3 el diámetro traqueal, la ventilación se volverá ineficaz. En estas situaciones se debe de sellar la herida con una gasa vaselinada dejando un lado libre para que durante la espiración pueda salir el aire, pero no entrar en inspiración. También se puede utilizar apósitos diseñados por la industria para tal efecto como las válvulas de Asherman. Estas maniobras convertirán una herida soplante en un neumotórax simple. En el hospital se colocará drenaje torácico por lugar distinto al de la herida.
- **Tórax inestable** (Volet costal). Se produce cuando se fracturan dos o más costillas contiguas o cartílagos costales a dos niveles, quedando un fragmento del tórax no unido al resto del esqueleto rígido de la caja torácica. Esto hace que durante la respiración este fragmento tenga un movimiento opuesto, deprimiéndose en inspiración y distendiéndose en espiración. Genera dolor, hipoventilación y se asocia a una contusión pulmonar subyacente a las fracturas. Inmediatamente debemos inmovilizar la zona para evitar dolor e hipoventilación.
- **Hemotórax.** Ocasionalmente, los pacientes pueden tener insuficiencia respiratoria por hemotórax masivo, con acumulación de más de un litro de sangre en cavidad pleural, produciendo colapso pulmonar, con hipoventilación y matidez a la percusión. Se añade a esta situación, signos de shock hipovolémico. En el medio hospitalario se debe proceder a drenaje pleural con tubo de grueso calibre, si el sangrado es importante (1,5-2 litros al colocar el drenaje, en presencia de inestabilidad hemodinámica o bien 200-300 c.c./Hora durante 4-5 horas, son indicaciones de toracotomía urgente.

A todos los pacientes al evaluarles la respiración/ventilación, se les administrará oxigenoterapia a alto flujo, independientemente de otras medidas que el paciente necesite. La pulsioximetria es de gran valor en el manejo inicial del paciente, aunque puede registrar valores falsos en situaciones de shock, vasoconstricción distal, alteraciones severas de la hemoglobina y en presencia de algunos tóxicos entre otras causas. La capnografia, al medirnos el CO_2 espirado, tiene gran importancia para confirmar la correcta colocación del tubo traqueal, así como cambios bruscos en dicho valor nos orientan a cambios respiratorios y hemodinámicos.

C. Circulación (Circulation)

Objetivo: Controlar la hemorragia y reponer en lo posible, la perfusión tisular mediante la restauración de la volemia y la deuda de O_2. Si existen hemorragias externas, se hará compresión sobre las mismas mediante la colocación de vendajes. Si existen lesiones en extremidades con amplia destrucción, se utilizarán torniquetes (hasta hace pocos años, solo se podían poner en amputaciones traumáticas, sin embargo las experiencias militares nos han indicado nuevamente su utilidad, con escasas complicaciones en las dos primeras horas), no se utilizarán pinzas hemostáticas. Se valorará presencia de pulsos (radial tensión arterial mayor de 80 mmHg), su amplitud, frecuencia, regularidad y simetría. Se valorará temperatura de la piel, color, palidez, tardanza en el llenado capilar (sobre todo en niños). El nivel de conciencia sel altera el estado de shock, pero suele ser en fases tardías. La diuresis es un buen indicador de la perfusión, pero requiere obviamente tiempo. La frecuencia cardiaca es un buen indicador pero escasamente específico, alterándose por múltiples causas como fármacos, ansiedad, dolor frio, etc. La tensión arterial, aunque es universalmente aceptado como indicador, presenta importantes variaciones individuales, además personas jóvenes pueden mantener sus cifras tensionales incluso tras pérdida del volumen sanguíneo de un 30-35%. En la actualidad se están ensayando dispositivos para valorar la perfusión tisular a través de procedimientos no invasivos, valorando la saturación tisular de oxígeno mediantes técnicas de espectrometría cercana al infrarrojos. Al detectar hemoglobina, nos informa acerca del grado de perfusión muscular. Habitualmente se utiliza la musculatura de la eminencia tenar y parece ser muy eficaz en la valoración de la perfusión tisular.

Se canularán vías venosas periféricas de grueso calibre. (Cortas y gruesas) para obtener un mayor flujo de perfusión, si es imposible su canalización, se recurrirá a una vía central utilizando introductores cortos y gruesos, de al menos 8,5 french, iniciándose la perfusión de cristaloides, previamente calentados, 2 litros inicialmente, si el paciente remonta la situación indica que posiblemente ya no sangre activamente. Si no es así probablemente permanezca sangrando siendo necesario buscar el foco de sangrado oculto en tórax, abdomen, retroperitoneo y fracturas óseas, indicándose la transfusión sanguínea y realizándose pruebas complementarias "a pie de cama", Rx de tórax para descartar hemotórax, ECO Abdominal mediante la técnica conocida como FAST (focused assesment sonography for trauma), técnica estandarizada que se realiza en escasos minutos, puede repetirse, siendo muy sensible para la detección de líquido libre intraperitoneal. Si el FAST es positivo y el paciente está en shock, pasará urgentemente al quirófano. Rx pelvis y valorar fracturas, pues son sitios de sangrado activo.

En estas fases iniciales se transfunde según gravedad de la lesión y shock, no por los niveles de hemoglobina que inicialmente pueden ser normales o escasamente alterados (Tabla 23.1). En pacientes con shock profundo y tendencia a la exanguinación, es frecuente utilizar transfusiones masivas (10 unidades en 24 horas). La transfusión masiva se asocia a una serie de complicaciones como hipotermia, hiperpotasemia, acidosis, toxicidad por citratos, inmunodepresión, hipocalcemia, coagulopatia dilucional, etc. Siendo a veces la causa de persistencia del sangrado.

En pacientes con lesión penetrante del torso y hemorragia no controlada, se sabe desde los trabajos clásicos de Bickell que

TABLA 23.1. Grados de shock según el comité de trauma del colegio americano de cirujanos.

	Clase I	Clase II	Clase III	Clase IV
Pérdida de sangre (ml)	< 750	750-1500	1500-2000	>2000
Frec cardiaca (lpm)	< 100	> 100	> 120	> 140
Presión arterial	Normal	Normal	Disminuido	Disminuido
Presión del pulso (mmHg)	Normal	Disminuido	Disminuido	Disminuido
Frec respiratoria (rpm)	14-20	20-30	30-40	> 40
Duiresis	> 30	30-20	15-5	Indetectable
Estado mental	Minima ansiedad	Ligera ansiedad	Ansioso, confuso	Letárgico

la perfusión de volemia antes de la cirugía de control hemorrágico, se acompaña de peores resultados en cuanto a mortalidad y complicaciones respiratorias. Esto es debido a que la fluidoterapia agresiva autoperpetua el sangrado, aumentando la coagulopatia, diluyendo el coágulo precoz, por lo que recomiendan mantener tensiones arteriales en el límite inferior (tensión arterial sistólica 80-90 mmHg) es la llamada hipotensión permisiva. Esta técnica está contraindicada en pacientes con TCEG, lesiones medulares, embarazadas y ancianos. En pacientes con inestabilidad hemodinámica y fractura de pelvis inestable, puede ser útil, colocar un fijador pélvico externo no invasivo, o en su defecto una sábana cruzada para hacer compresión en el anillo pélvico y minimizar el sangrado.

Los vasopresores, esteroides y bicarbonato, salvo en situaciones especiales (como enTCEG o acidosis con coagulopatia precoz), no tienen indicación en el shock hemorrágico.

Se debe tener en cuenta que aunque el 85% del shock en el paciente traumatizado es un shock hemorrágico, hay un pequeño número de pacientes cuyo shock no es hemorrágico, siendo fundamentalmente obstructivo como el caso del neumotórax a tensión comentado anteriormente, el taponamiento cardiaco, más en relación con lesiones penetrantes torácicas aunque ocasionalmente puede verse en trauma contuso. Es difícil en trauma observar la tríada de Beck si se acompaña de hipovolemia, pero la presencia de líquido pericárdico, ingurgitación de las venas del cuello e hipotensión ayudan al diagnóstico de taponamiento cardiaco, cuyo tratamiento será siempre quirúrgico, ya que es necesario reparar la lesión. Shock por vasodilatación como el shock medular (Vasodilatación por bloqueo simpático) con hipovolemia relativa, bradicardia y piel caliente, o el shock anafiláctico y excepcionalmente el shock séptico en situaciones especiales (grandes distancias, catástrofes, etc.)

Se considera que la resucitación ha sido adecuada, cuando se alcanzan los "end-points" de la resucitación, no solo clínicos, sino hemodinámicos y metabólicos como corrección de déficit de base y corrección de las cifras de lactato (Tabla 23.2).

Se colocará sonda gástrica, por via oral si hay sospecha de fractura de base de cráneo. Sonda vesical si no hay sangre en meato ni otros datos que sugieran rotura uretral.

- **Papel de la toracotomía de emergencia:** La toracotomía de emergencia tuvo un importante desarrollo en las

TABLA 23.2. "Endpoints" de la resucitación.

Signos y síntomas de perfusión: • Color y temperatura de la piel • TAs y Frecuencia cardiaca • Amplitud del pulso • Nivel de conciencia • Diuresis
Parámetros de monitorización hemodinámica invasiva o Mínimamente invasiva; • Gasto cardiaco • Volemia • Precarga
Parámetros metabólicos invasivos. • Saturación de O_2 en sangre venosa mixta • Déficit de base • Lactato arterial Parámetros metabólicos no invasivos • CO_2 espirado (et CO_2) • Saturación tisular con espectrometría cercana al infrarrojos (NIRS eminencia tenar)

décadas pasadas. Consiste en la realización de una toracotomía en el área de urgencias, apertura pericárdica, control digital del sangrado, compresión de la aorta y masaje cardiaco interno para recuperar la actividad cardiaca. En pacientes con lesiones penetrantes torácicas que llegan al hospital con algún signo de vida, los resultados son buenos. En pacientes sin signos de vida en la escena o con traumatismos contusos, los resultados son muy pobres.

D. Estado neurológico (Disability)

Tras el ABC, es decir cuando están solucionados los problemas de vía aérea, ventilación, con oxigenoterapia y circulación, se procede a la valoración neurológica. Tiene tres componentes iniciales a saber: nivel de conciencia medido mediante los tres componentes de la escala de coma de Glasgow (GCS), focalidad y simetría oculopupilar y focalidad y simetría en las respuestas motoras. Si el paciente presenta deterioro neurológico con sospecha de hipertensión intracraneal, se iniciará tratamiento para evitar herniación cerebral, se utilizarán soluciones osmolares o bien hiperventilación. La hiperventilación puede ocasionar más isquemia cerebral por lo que parece más adecuado las soluciones osmolares. Manitol o salino hipertónico. Se valorará la necesidad de realizar tomografía computadorizada (CT) craneal urgente y consulta a neurocirugía. Se intentarán controlar los factores que agraven la lesión secundaria como hipotensión arterial, hipoxia, hipercarbia, hipertermia, convulsiones, hiponatremia, etc.

E. Desnudar al paciente (Exposure)

Se desnuda al paciente para observar posibles lesiones y se intenta evitar la hipotermia por sus enormes efectos deletéreos en la fase inicial del trauma.

23.3.2. MONITORIZACIÓN Y ESTUDIOS ANEXOS A LA REVISIÓN PRIMARIA

Monitorizar frecuencia cardiaca, respiratoria, pulso, tensión arterial, diuresis horaria, temperatura central, saturación de O_2 y capnografia. Rx de tórax y pelvis.

Reconocimiento secundario

Tras las medidas resucitadoras se procederá a una valoración secundaria y sistemática desde la cabeza hasta los pies, intentando detectar lesiones vitales y no vitales. Se acompaña de una anamnesis acerca de la presencia de enfermedades previas, medicación habitual, alergias conocidas, hora de la última comida y entorno en que apareció el paciente (sangre a su alrededor, alguna víctima fallecida en el accidente, etc.) Se debe reevaluar frecuentemente el ABC.

Exploración física

Cabeza: Inspección y palpación craneofacial, buscando heridas, fracturas, hematomas, presencia de otorragia u otorrea, hemotímpano, nasorraquia y nasolicuorrea. Exploración ocular, tamaño pupilar, reactividad, movilidad ocular, heridas, hematomas. Signos de fracturas faciales, signos de rotura de base de cráneo como los ojos de mapache o hematoma en anteojos, o el signo de Battle o hematoma retroauricular.

Cuello, será necesario retirar el collarín, para explorar la presencia de hematomas, expansivos o no, heridas, situación de las venas del cuello, palpación de la tráquea y carótidas, presencia de enfisema subcutáneo. Palpar apófisis espinosas buscando dolor.

Tórax: Inspección, buscando heridas, hematomas, lesiones por cinturón, deformidades, tórax inestable, respiración paradójica, taquipnea, bradipnea, presencia de enfisema subcutáneo etc. Palpación buscando fracturas costales (signo de la tecla) dolor, etc. Auscultación pulmonar: hipofonesis y asimetrías, auscultación cardiaca: tonos, frecuencia. Percusión para valorar simetrías en ambos hemitórax.

Abdomen, heridas, hematomas, hematoma por el cinturón de seguridad, dolor, distensión, defensa, presencia de ruidos hidroaéreos. En el abdomen la exploración clínica tiene un valor relativo, siendo necesario realizar pruebas complementarias de imagen.

Pelvis, compresión lateral y anteroposterior, si se produce dolor se asumirá rotura pélvica y no se volverá a explorar hasta realizar Rx de pelvis. Se evaluará la región perineal y genital, procediéndose a realizar tacto rectal de forma selectiva a pacientes en coma, sospecha de lesión medular, presencia de rectorragia y pelvis fracturada. Tacto vaginal si hay lesiones pélvicas.

Extremidades: Heridas, hematomas, abrasiones, movilidad, sensibilidad, presencia de pulso y su simetría.

A la vista de estos datos, a veces escasos o de limitada información diagnóstica, se deben tomar decisiones rápidas y críticas. Se debe dudar de la historia clínica y nunca asumir que el paciente está estable.

Traslado temprano: Asegurar perfusión y preparar para el traslado, no hacer pruebas diagnósticas adicionales pues consumen tiempo y frecuentemente son repetidas en el lugar de destino.

Pruebas complementarias. Técnicas de imagen

En las fases iniciales del manejo del paciente politraumatizado, solo se solicitarán aquellas pruebas que tengan impacto en el tratamiento de lesiones vitales, el resto de exploraciones tendrán lugar en la fase de tratamiento definitivo. Al ingreso se solicitará hematimetría, pruebas de coagulación (sería ideal disponer de tromboelastografia para el estudio en tiempo real de la coagulopatia), test del embarazo en mujeres en edad fértil, gasometría arterial, glucemia, ionograma, lactato, enzimas hepáticas y musculares, y ocasionalmente niveles de alcohol y tóxicos.

Radiología de tórax y pelvis se deben realizar en la emergencia. En todo paciente con inestabilidad hemodinámica se debe efectuar, tras realizar radiología torácica, ECO-FAST para visualizar la presencia o no de líquido libre intraabdominal o líquido pericárdico. En pacientes estables, el test de mayor especificidad es el CT. Siempre se debe realizar de urgencia en casos de exploración neurológica patológica, a la vez que se realiza el CT craneal, se efectuará un CT cervical. No parece en el momento actual adecuado realizar Rx cervical en tres proyecciones si se va a realizar CT de cualquier otro territorio. En casos de ensanchamiento mediastínico en la radiología convencional, o bien cuando el mecanismo lesional implica alta energía con desaceleración brusca, está indicado el CT torácico con contraste para visualizar rotura de aorta contenida. El CT torácico visualiza mejor las diferentes patologías traumáticas torácicas, pero habitualmente no va acompañado de cambios en el tratamiento, salvo en casos de neumotórax de gran tamaño que no se visualizan en radiología convencional (neumotórax oculto). En casos de sospecha de lesión abdominal, hematuria o lesión pélvica, es necesario realizar CT al menos con contraste intravenoso. Los modernos CT multicortes permiten exploraciones rápidas, con imágenes de alta calidad. En este sentido, se intenta suplantar el reconocimiento secundario por la realización de un CT de todo el cuerpo. Sin embargo, parece obvio que primero se debe resucitar al paciente y posteriormente realizar las exploraciones oportunas, según protocolos específicos y minimizando la radiación a que podamos someter a nuestros pacientes. Las lesiones son clínicas, no radiológicas, la radiología debe asistir a la clínica. Desafortunadamente una proporción elevada de CT realizados en urgencias, no se acompañan de medidas terapéuticas.

23.4. Situaciones especiales

Pacientes con inestabilidad hemodinámica (signos vitales hemodinámicos anormales) y fractura de pelvis. Son lesiones graves que pueden evolucionar a shock refractario con coagulopatia severa y muerte precoz. Son lesiones de alta energía con frecuente asociación lesional. El sangrado pélvico en el 90% es venoso pero en un 10% es arterial. El espacio retroperitoneal puede almacenar gran cantidad de sangre. Siempre que sea posible, se realizará CT con contraste para visualizar puntos sangrantes. Se inicia el manejo como en todo paciente traumatizado con el ABC. En estos pacientes se debe colocar una banda compresiva en pelvis o fijador pélvico no invasivo. Se descartará sangrado extrapélvico (Rx tórax y FAST). La cirugía de urgencia no se realiza por su elevada mortalidad, excepto en pacientes exanguinados, en los cuales puede hacerse un packing prepélvico por incisión infraumbilical. El sangrado venoso se intenta controlar con fijadores externos invasivos, mientras que las lesiones arteriales se pueden embolizar. (Figura 23.1)

Resucitación de guerra. En los últimos conflictos bélicos se han introducido algunos cambios en el manejo del paciente traumatizado, fundamentalmente porque la atención inicial se efectúa en la escena y porque la lesión devastadora es penetrante, con hemorragia catastrófica. El ATLS pasa a ser BATLS donde el primer paso es el control de la hemorragia masiva y tras la evacuación de la zona de fuego, se procede al ABC tradicional. Se utilizan hemostáticos locales, torniquetes, sangre completa y resucitación con factores de la coagulación (resucitación coagulopática). En pacientes en shock refractario con sospecha de necesidad de transfusión masiva, si el paciente necesita cirugía urgente para el control del sangrado, disminuiremos el tiempo prequirúrgico. En estos pacientes deberán realizarse técnicas de control de daños, con cirugía breve y control en UCI

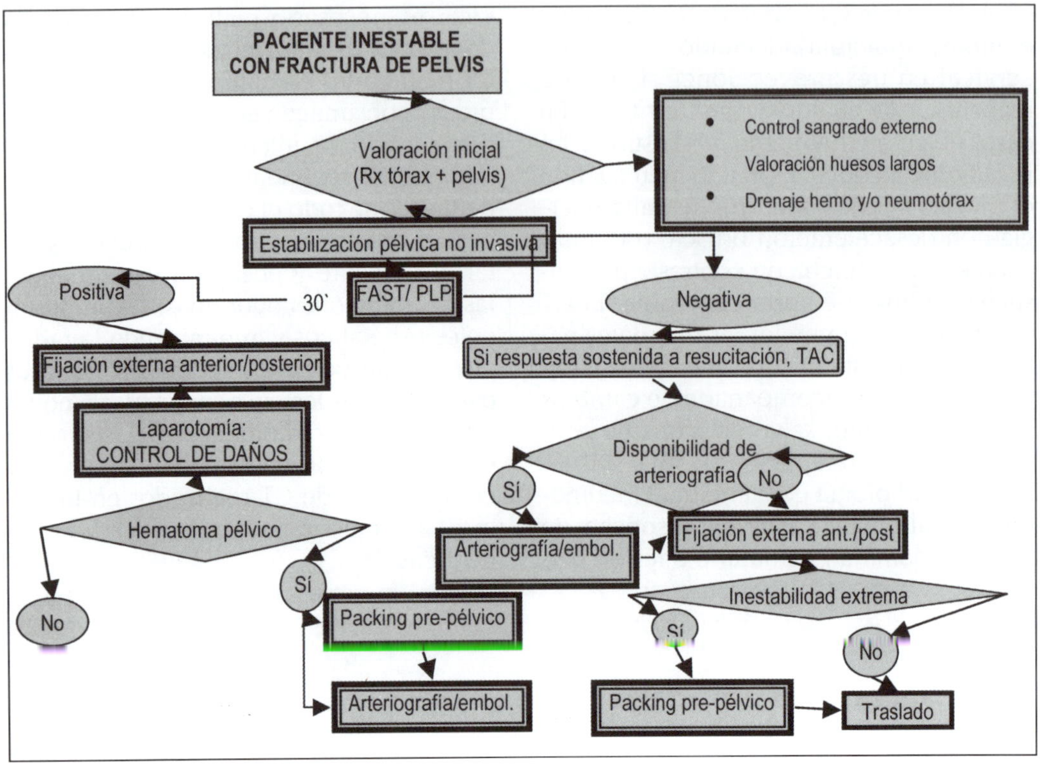

FIGURA 23.1. Protocolos estandarizados de politraumatizados en UCI.

de la coagulopatia, hipotermia y acidosis. Si estos pacientes no tienen TCEG pueden mantenerse con hipotensión relativa. Es necesario que los hospitales dispongan de protocolos multidisciplinares de transfusión masiva para alertar al banco de sangre y establecer las necesidades de hemoderivados previamente. Es obligado tratar la coagulopatia en pacientes con hemorragia exanguinante (resucitación coagulopática), retrasar la transfusión puede agravar y prolongar la hemorragia, por pérdida de factores, dilución y fibrinólisis. Esta coagulopatia inicial parece estar relacionada con el shock y el daño tisular. Tras las experiencias militares se ha recomendado en casos de transfusión masiva, relación hematíes plasma plaquetas de 1:1:1, sin embargo no hay suficiente evidencia científica, además en los primeros momentos esta relación es impracticable. Pero parece útil que en hemorragia masiva, se perfunda inicialmente plasma, se mantengan las plaquetas por encima de 100.000 y se aporte fibrinógeno por consumo del mismo. El uso de Factor VII activado, complejo protrombinico o antifibrinoliticos no está sistematizado.

23.5. Paciente traumatizado en UCI

Las tres patologías básicas que son responsables de la mortalidad precoz y tardía en trauma son la lesión cerebral grave, el shock y la disfunción multiorgánica.

Estas tres patologías necesitan la intervención de la medicina crítica, siendo un factor pronóstico positivo el rápido ingreso en UCI. Frecuentemente tienen múltiples lesiones anatómicas, es decir presentan lesiones de varios órganos, habitualmente con coagulopatia adquirida asociada e importante respuesta inflamatoria sistémica que puede tener gran impacto en el resultado final. Pueden tener múltiples problemas vitales al mismo tiempo, e incluso el tratamiento de una situación puede ser deletéreo para otra. (ejemplo: infusión masiva de cristaloides en el shock; Hipotensión permisiva en shock con TCEG). En este sentido, es necesario que la UCI tenga protocolos específicos para orientar el manejo de estos pacientes tras la fase inicial (Tabla 23.3)

TABLA 23.3. Protocolos estandarizados de politraumatizados en UCI

Protocolos específicos:
- Lesiones partes blandas
- Atención inicial (ABCDE)
- Traslado y transferencia
- Resucitación
- Volemia.
- Control de daños
- Transfusión Masiva
- Técnicas de imagen
- Angioembolización
- Síndrome compartimental abdominal
- Síndrome compartimental muscular
- Neuromonitorización
- Sedoanalgesia en trauma
- Ventilación protectora
- Nutrición y fármaconutrientes. Etc.

23.6. Reposición de volemia

Cristaloides: Ringer lactato, solución ligeramente hipooncótica (no adecuada en TCEG), con lactato y calcio (riesgo de coagulación al mezclarse con sangre)

Suero salino al 0,9%, solución isotónica, su aporte masivo, por su alto contenido en sodio y cloro, producirá acidosis hiperclorémica.

Salino hipertónico, presenta algunas ventajas en el shock hemorrágico como menor volumen, mejoría de la microcirculación, inmunomodulador, reducción de la presión intracraneal, etc. Sin embargo no hay todavía evidencia suficiente para su uso rutinario en el shock hemorrágico.

Coloides: Pueden ser utilizados en la reposición de volemia, no se ha ha demostrado mejoría en los grandes ensayos clínicos, sin embargo los modernos almidones tienen un número menor de complicaciones y pueden ser utilizados para minimizar la cantidad de volumen prefundido. La albúmina parece deteriorar el pronóstico en pacientes con TCEG.

La perfusión masiva de volumen, altera el coágulo, la vasoconstricción distal, los factores de coagulación, produce hipotermia y Swelling de los órganos. Se exacerba la lesión pulmonar aguda y aparece hipertensión intraabdominal (PIA) por edema de las asas que si no se controla desembocará en el síndrome compartimental abdominal, con fallo secuencial de los órganos abdominales riñón, pulmón e incluso aumento de la presión intracraneal. Por esta razón en casos de resucitación masiva se debe monitorizar la PIA a través de la sonda vesical. En casos del síndrome establecido, el único tratamiento posible es la laparotomía descompresiva a pesar de la morbilidad de esta técnica.

23.7. Resumen y Conclusiones

- La enfermedad traumática es causa importante de muerte en occidente. Primera causa de muerte en menores de 44 años, siendo un problema de salud pública que requiere prevención primaria.
- La mortalidad por trauma es trimodal y aunque poco podemos hacer sobre la mortalidad inicial inmediata, si podemos actuar sobre la mortalidad precoz, en parte prevenible y relacionada con shock hemorrágico y lesión cerebral.
- La atención al paciente politraumatizado es un *continuum* que se inicia en el lugar del impacto y acaba con la rehabilitación. Necesita un enfoque multidisciplinar.
- El tratamiento debe iniciarse inmediatamente, a veces sin diagnóstico definitivo. Se realiza por prioridades vitales, siendo la primera prioridad el control de la via aérea.
- Las prioridades son; vía aérea y control de columna cervical, ventilación con oxigenoterapia y control de la circulación.
- La detección de lesiones que comprometen la vida como el neumotórax a tensión, irán seguidas de su tratamiento urgente.
- El shock hemorrágico es la causa más importante de mortalidad prevenible en trauma, siendo necesario detectar y controlar el sangrado externo y si no se resuelve el problema, buscar sangrado interno en tórax, abdomen, retroperitoneo y fracturas de huesos largos, por esta secuencia.
- Un número pequeño de pacientes pueden estar en shock y no ser hemorrágico. El diagnóstico del shock es clínico, aunque para averiguar el foco de sangrado se requieren pruebas especiales.
- Cualquier paciente en shock con FAST positivo será operado urgentemente.
- No podemos avanzar en la valoración del paciente si una prioridad vital previa no ha sido controlada.
- La enfermedad traumática es causa frecuente de ingreso en UCI, por su gravedad y por la complejidad de multitud de lesiones, a veces con tratamientos opuestos, por lo que se requieren protocolos específicos.
- La enfermedad traumática bélica tiene un orden de prioridades distinto, ya que se trabaja en medio hostil y la primera prioridad es la hemorragia catastrófica.
- La reposición de volemia en el paciente traumatizado está variando en los últimos años, restricción de cristaloides, utilización precoz de hemoderivados, tratamiento de la coagulopatia precoz y control de daños con cirugías breves, empiezan a ser estándares del cuidado.

23.8. Bibliografía

Jiménez MF; Puyana JC. Valoración y tratamiento inicial del paciente politraumatizado. En: Trauma 2ª edición edit. Ferrada R; Rodríguez A. Distribuna editorial. Bogotá 2009; pp. 81-94.

Kirkpatrick AW; Ball Ch G; DÁmours SK; Zygun D. Acute resusucitation of the unstable adult trauma patient: bedside diagnosis and therapy. Can J Surg 2008; 51:57-69.

Quesada-Suescum A; Burón-Mediavilla FJ. Valoración y actitud terapéutica del politraumatizado en los servicios de urgencia. En: El politraumatizado diagnóstico y terapéutica. Edit: Rodríguez-Montes JA; Editorial universitaria Ramón Areces. Madrid 2008; pp. 57-76.

Kovtbeek JB, AL Turki SA; Ali J. Et al. Avanced Trauma Life Support 8th edition, the evidence for change. J trauma 2008; 64:1638-1650.

Rossaint R, Cerny V; Cotas TJ et al. Management of bleeding following major trauma : an updated European guideline. Critical Care 2010, 14:R52.

www.east.org).

www.trauma.org.

24

Valoración y pauta de actuación en el neurotrauma y en el lesionado medular

Antonio Quesada Suescum
Francisco Javier Burón Mediavil

Objetivos docentes

- Reconocer los diferentes tipos de gravedad del TCE.
- Señalar la utilidad de la Escala de Coma de Glasgow.
- Comprender los conceptos básicos de la fisiopatología cerebral y su alteración tras el trauma, destacando la autorregulación y la presión de perfusión.
- Distinguir la lesión primaria de la secundaria y la focal de la difusa.
- Conocer los fundamentos del diagnóstico clínico y radiológico en el TCE y trauma medular.
- Destacar la utilidad de la neuromonitorización para la toma de decisiones.
- Orientar en los principales objetivos de manejo y terapéuticos a nivel extrahospitalario y hospitalario en los diferentes tipos de TCE y trauma medular.
- Saber explorar el nivel lesional y evaluar la disfunción neurológica en el trauma medular.
- Conocer los síndromes clínicos y las principales complicaciones de la lesión medular.

24.1. Traumatismo craneoencefálico

24.1.1. INTRODUCCIÓN

El traumatismo craneoencefálico (TCE) es un problema de salud en el mundo occidental, no solamente por el elevado número de casos al año (entre 200 y 600 pacientes con TCE por cada 100.000 habitantes), sino también por el alto consumo de recursos materiales y humanos que genera, a lo cual habría que añadir las posibles secuelas o lesiones neurológicas que pueden dificultar la posterior reinserción familiar, social y laboral de las víctimas.

El traumatismo craneoencefálico grave (TCEG) es la causa más importante de mortalidad por trauma cerrado. Las causas más frecuentes de trauma craneoencefálico son los accidentes de tráfico y las caídas. Los primeros se presentan más en los jóvenes, mientras las caídas afectan principalmente a los ancianos.

24.1.2. DEFINICIONES

De acuerdo a la gravedad, y pronóstico del traumatismo craneal, la severidad del mismo puede dividirse en 4 diferentes grupos clínicos:

El **traumatismo banal** es aquel traumatismo craneal que no se ha acompañado en ningún momento de trastorno del nivel de conciencia, de amnesia postraumática ni de anormalidades en el examen clínico. Los únicos posibles datos que pueden presentar estos pacientes son: dolor limitado a la zona del trauma y/o la presencia de una contusión o hematoma epicraneal.

El **traumatismo craneoencefálico leve** se acompaña de un trastorno del nivel de conciencia, evaluado por la Escala de Coma de Glasgow (tabla 24.1) en 14-15 puntos. Puede existir una pérdida de conciencia de hasta 30 minutos asociada o no a amnesia postraumática menor de 60 minutos.

TABLA 24. I. Escala de coma de Glasgow.

Criterio	Respuesta	Puntuación
Apertura ocular	Espontánea	4
	Al estímulo verbal	3
	Al estímulo doloroso	2
	Nula	1
Mejor respuesta verbal	Orientada	5
	Confusa	4
	Inapropiada	3
	Incomprensible	2
	Nula	1
Mejor respuesta motora	Obedece órdenes	6
	Localiza dolor	5
	Retirada al dolor	4
	Al dolor, flexión inapropiada	3
	Extensión al dolor	2
	Nula	1
Considerar siempre la mejor respuesta. Puntuaciones inferiores a 9 precisan intubación endotraqueal.		TCE grave < ó = 8 TCE moderado 9-13 TCE leve 14-15

Un **traumatismo craneoencefálico moderado** es aquel que tras el traumatismo presenta una escala de Glasgow entre 9 y 13 puntos. Algunos autores extienden la definición de traumatismo moderado a aquellos pacientes que sin presentar un descenso del nivel de conciencia presentan un déficit focal.

El **traumatismo craneoencefálico grave** conlleva un descenso en el nivel de conciencia con una escala de Glasgow menor de 9 puntos, con independencia de otros hallazgos clínicos.

24.1.3. FISIOPATOLOGÍA DE LA LESIÓN CEREBRAL

El cerebro es un órgano que depende del aporte constante de oxígeno y nutrientes para su correcto funcionamiento, siendo para ello necesario el mantenimiento de un adecuado flujo sanguíneo cerebral (FSC).

El FSC es directamente proporcional a la presión de perfusión cerebral (PPC) e inversamente proporcional a las resistencias vasculares cerebrales. A su vez la PPC está dada por la diferencia entre la presión arterial media (PAM) y la presión intracraneal (PIC). La isquemia sucede cuando el descenso de la perfusión tisular excede la capacidad de incrementar la extracción de oxígeno de la sangre. Se traduce en un inadecuado aporte de oxígeno y eliminación de CO_2, incremento de la producción de ácido láctico, descenso de los almacenes de energía (fosfocreatina y ATP), descenso de la producción de ATP y rotura de la barrera hemato-encefálica (BHE).

Existen un conjunto de factores que van a regular el FSC, el principal es la denominada ***autorregulación cerebral***, que es la capacidad que tiene el encéfalo de mantener un FSC constante a pesar de cambios en la PAM. Esta definición válida en el encéfalo normal hay que matizarla en el paciente neurotraumático. En este último caso, la PIC asume el protagonismo en el control del FSC a partir de los cambios que provoca en la PPC. Por lo tanto la definición correcta de autorregulación cerebral debe incluir necesariamente el hecho de que el FSC permanece constante ante cambios en la PPC y no en la presión arterial media.

En el encéfalo existe además una *regulación metabólica*, entendida como aquella capacidad del tejido nervioso de aumentar el aporte sanguíneo en respuesta al aumento de sus requerimientos energéticos.

El TCE es un proceso dinámico, con daño progresivo y fisiopatología cambiante incluso hora a hora. Tenemos una ***lesión primaria*** que es la responsable de las lesiones nerviosas y vasculares que aparecen inmediatamente después y hasta las 6-24 horas del impacto. Obedece a dos tipos de mecanismos distintos:

- **Estático:** Existe un agente externo que se aproxima al cráneo con una energía cinética determinada hasta colisionar con él. Es responsable de fracturas de cráneo, hematomas extradurales y subdurales, hematomas intraparenquimatosos y contusiones cerebrales. ***Ocasionan las lesiones focales***.
- **Dinámico:** Mecanismo de aceleración-desaceleración, generando 2 tipos de movimientos: de tensión (elongación) y de tensión-corte (distorsión angular). El impacto a su vez produce 2 tipos de efecto mecánico sobre el cerebro: traslación y rotación; el primero causa el desplazamiento de la masa encefálica con respecto al cráneo y otras estructuras intracraneales como la duramadre, propiciando cambios de presión intracraneal (PIC) y el segundo hace que el cerebro se retarde en relación al cráneo. Es responsable de la lesión axonal difusa que dará lugar al coma postraumático, contusiones, laceraciones y hematomas intracerebrales. ***Originan las lesiones difusas***.

La ***lesión secundaria*** abarca todos los mecanismos postraumáticos que exacerban la lesión encefálica. Se produce por mecanismos neurológicos (hipertensión intracraneal, vasoespasmo, convulsiones, hiperemia, edema, disección vascular,...) o extraneurológicos (hipotensión arterial, anemia, hipertermia, hipoxemia, alteraciones electrolíticas, hiperglucemias, infecciones, coagulopatía,...), dependientes del impacto, del tratamiento o de complicaciones asociadas, y determinan la evolución y resultado final del traumatismo craneoencefálico. Por lo tanto, nuestro objetivo terapéutico prioritario será la modulación de estos mecanismos, para intentar minimizar la lesión secundaria. El encéfalo normal tiene unas características especiales que son la autorregulación y la barrera hematoencefálica, viéndose ambas alteradas en el TCE. La autorregulación que mantiene el flujo constante a pesar de cambios en amplios límites de presión de perfusión cerebral, suele estar alterada. Esto hace que el FSC dependa en determinados pacientes o en algunas zonas cerebrales de la PPC, por lo que es primordial evitar la hipotensión.

24.1.4. VALORACIÓN CLÍNICA Y DIAGNÓSTICO

Traumatismo craneoencefálico no grave (ECG 9-15)

La exploración clínica, la radiografía simple de cráneo y la tomografía axial computarizada son actualmente los tres elementos claves en el diagnóstico en las primeros horas y días tras un traumatismo.

Evaluación clínica

Una detallada exploración física en estos pacientes es fundamental. En ella deberá incluirse la evaluación del nivel de conciencia según la escala de Glasgow, la existencia de amnesia postraumática (considerando intensidad y duración), la presencia y duración de la pérdida de conciencia y la existencia de déficits focales neurológicos, o asimetrías en la exploración neurológica. En cuanto a la sintomatología postraumática, deberá tenerse en consideración la existencia de cefaleas, vómitos, amnesia postraumática y pérdida de conciencia; y otros signos menos relevantes como vértigo, dolor en la zona del impacto o contusión en el scalp.

A continuación vamos a realizar alguna consideración de cada uno de los puntos descritos :

- ***Intensidad del trastorno del nivel de conciencia.*** La pérdida de conciencia es uno de los síntomas más importantes de la historia clínica en los pacientes que acaban de sufrir un TCE. Es, por tanto, imprescindible la realización de una evaluación precisa del nivel de conciencia, para lo cual se recomienda el empleo de la escala de Glasgow. El nivel de conciencia que debe considerarse "de referencia" debe ser aquel que es solo y exclusivamente atribuible al trauma craneal, sin influencia de hipotensión u otras circunstancias extracraneales que puedan alterarlo (fármacos, tóxicos, estado poscrítico). En el caso de asimetrías motoras, deberá considerarse siempre la mejor respuesta para la puntuación motora de la ECG.
- ***Duración de la pérdida de conciencia.*** La constatación de un trastorno del nivel de conciencia, así como su duración, son también elementos relevantes en la evaluación del paciente. Una mayor duración del tiempo de pérdida de conciencia se asocia a peor pronóstico y a mayor riesgo de fracturas craneales. No existe un acuerdo sobre cuál es la duración de la pérdida de conciencia que debe ser considerada, existiendo diversos estudios que la sitúan entre 5 y 30 minutos. En opinión de algunos expertos, la existencia de un trastorno de conciencia menor de 15 minutos está asociada a un buen pronóstico; por el contrario, una pérdida de conciencia superior a ese tiempo se relacionan con un incremento (4/1) del riesgo de presentar lesiones intracraneales.
- ***Tipo y duración de la amnesia postraumática.*** La incapacidad para recordar los acontecimiento ocurridos tras un traumatismo craneal se denomina amnesia postraumática o anterógrada, y con frecuencia se asocia a la existencia de confusión o ausencia de recuerdo de las circunstancias postraumáticas. La amnesia retrógrada se refiere a la existencia de una pérdida de memoria relativa al período inmediatamente anterior al traumatismo. La existencia de una amnesia postraumática menor de 1 hora se asocia a un buen pronóstico.
- ***Semiología de cefaleas, vómitos o agitación.*** Existen una serie de síntomas y signos clínicos asociados a una mayor gravedad entre los cuales deben incluirse: cefalea holocraneal, vómitos de repetición, intranquilidad-agitación. De hecho, la presencia de alguna de estas manifestaciones clínicas, incluso asociada a un nivel de conciencia indemne, supone un factor de riesgo.
- ***Otros signos o síntomas.*** La existencia de signos de traumatismos por encima de la clavícula, incluyendo la fractura deprimida de cráneo, de hematoma mastoideo (signo de Battle) (Figura 24.1), de hematoma periorbitario (Figura 24.2), y de fuga de líquido cefalorraquídeo y/o sangre a través de los orificios nasales y/u oidos, son sugestivos de traumatismo craneal moderado o grave, y por tanto deben ser considerados de riesgo de presentar lesiones intracraneales asociadas.

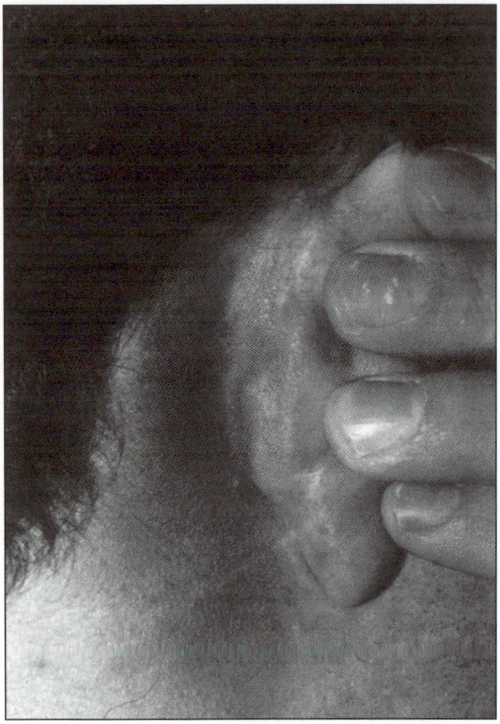

FIGURA 24.1. Hematoma mastoideo (signo de Battle), nos indica que existe franctura de base de cráneo.

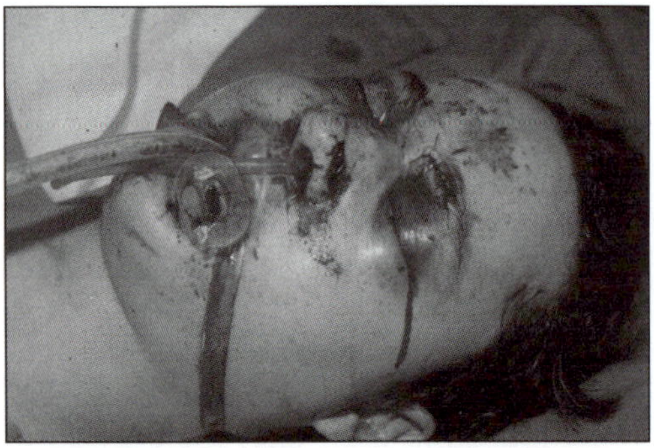

FIGURA 24.2. Hematoma periorbitario ("ojos de mapache"), dato característico de fractura de base de cráneo. La sonda debería de haberse introducido por la boca.

Evaluación instrumental

- ***Radiografía simple de cráneo.*** La radiografía simple de cráneo durante muchos años ha sido un elemento diagnóstico importante en los pacientes con traumatismo craneoencefálico leve, pero en la actualidad está perdiendo protagonismo y dejando paso a la TAC dada la accesibilidad progresiva de esta técnica. El estudio radiográfico de cráneo debe realizarse en proyecciones lateral, anteroposterior y de Towne (proyección anteroposterior con angulación positiva para valorar fosa posterior).

  La ausencia de fractura en la radiografía no descarta la existencia de lesión intracraneana cerebral. En presencia de fractura de cráneo, la posibilidad de que haya lesiones intracraneales se sitúa entre el 3,2 y el 10%.
- Existen cuatro *signos mayores* que deben buscarse en la radiografía craneal en un paciente que ha sufrido un traumatismo craneal: 1) fracturas lineales, son las más frecuentes, y no requieren ningún tipo de actuación quirúrgica; 2) fracturas deprimidas o hundimiento, se presentan asociadas o no a lesiones en el scalp, pueden requerir actuación quirúrgica; 3) fracturas diastásicas, ocurren en las líneas de sutura, frecuentes en recién nacidos y niños; y 4) fracturas de la base del cráneo, tienen peor pronóstico y pueden asociarse a fugas de líquido cefalorraquídeo además de lesiones cerebrales más graves que los otros tipos de fracturas.

  En el paciente con traumatismo craneal moderado, la radiografía de cráneo no tiene indicación y deberá ser sustituida en todos los casos por un estudio de TAC.
- ***Tomografía axial computarizada.*** La tomografía axial computarizada (TAC) ha sido la herramienta diagnóstica que ha revolucionado el manejo de los pacientes con traumatismo craneoencefálico. Las posibilidades de explorar tanto las estructuras óseas como las cerebrales, así como la rapidez con la que los modernos dispositivos permi-

ten realizar un estudio, con imágenes altamente fiables, hacen que esta técnica sea cada vez más utilizada en la evaluación de los pacientes con traumatismo, a lo que se añade la gran accesibilidad de la misma, al encontrarse disponible las 24 horas en la mayor parte de los hospitales. La lectura y análisis de las imágenes tomográficas debe realizarse, no solamente con la perspectiva de descartar la presencia de lesiones quirúrgicas, sino también con una perspectiva fisiopatológica e incluso pronóstica, siendo de una extraordinaria utilidad, no solo para establecer la indicación de evacuación de una lesión hemorrágica, sino también para soportar la indicación de ingreso en las unidades de cuidados intensivos, o el empleo de técnicas de neuromonitorización, tales como la monitorización de la presión intracraneal.

Actualmente, la TAC de cráneo se reconoce como la técnica *"gold standard"* para el diagnóstico por imagen del traumatismo craneoencefálico leve.

Traumatismo craneoencefálico grave (ECG $\leq$ 8).

El diagnóstico y la monitorización de pacientes con TCE grave intentan detectar precozmente la existencia de masas evacuables y la aparición de daños secundarios.

Evaluación clínica

La exploración física es fundamental, si bien la clínica neurológica es clara dado que el paciente tendrá una alteración del nivel de conciencia muy característico, que vendrá dado por una puntuación en la ECG $\leq$ 8. Por este motivo, es necesario realizar una evaluación sistemática del paciente que desarrollaremos en el apartado correspondiente a tratamiento, con el objetivo de descartar lesiones a otros niveles, ya que el estado del paciente impide que éste nos de datos clínicos suficientes.

Evaluación instrumental

- ***Tomografía axial computarizada.*** Es uno de los elementos fundamentales del diagnóstico en estos pacientes, tras su estabilización hemodinámica. Su información es fundamental para detectar lesiones potencialmente evacuables quirúrgicamente (hematoma epidural o subdural (ver Figura 24.3), herniaciones, áreas de hipo o hiperdensidad y criterios de edema cerebral. Se debe repetir a las 4-6 horas si el inicial es muy precoz con respecto

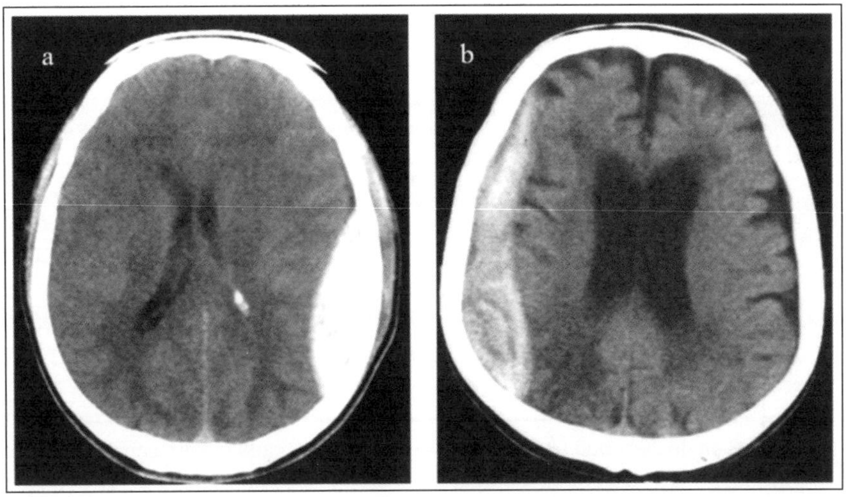

FIGURA 24.3. Hematoma epidural (a) y subdural (b).

al trauma, tras cirugía y en presencia de hipertensión intracraneal.

Existe una escala de lesión cerebral traumática por TAC que clasifica las lesiones en seis categorías (tabla 24.2), teniendo una correspondencia con la mortalidad.

- ***Monitorización.*** La neuromonitorización del enfermo con trauma craneal u otro tipo de lesión cerebral que requiera su vigilancia intensiva forma parte de los métodos de manejo de este tipo de pacientes en nuestras unidades de cuidados intensivos. Podemos disponer de una monitorización sistémica, que incluye electrocardiograma, oximetría, tensión arterial invasiva, medición de CO_2 espirado,...; y una monitorización cerebral, encaminada a obtener un conjunto de variables sobre aspectos del flujo sanguíneo cerebral y/o el metabolismo cerebral. La monitorización intenta detectar precozmente las posibles alteraciones para su rápido control, con lo que se minimiza el daño neuronal, antes de que aparezca la clínica evidente de la lesión. Como ya hemos comentado con anterioridad, la lesión secundaria puede deberse tanto a factores sistémicos como neurológicos, por tanto la monitorización será asimismo sistémica e intracraneal.
  - La ***monitorización sistémica*** debe incluir un correcto control de las funciones hemodinámicas y respiratorias (control de tensión arterial, presión venosa central, diuresis horaria, saturación de oxígeno por pulsioximetría, dióxido de carbono espirado), así como metabólicas e hidroelectrolíticas (control de iones, glucemia y temperatura).
  - La ***monitorización cerebral*** puede ser global o regional. Dentro de la monitorización global se encuentra la medición de la presión intracraneal mediante sensores intraparenquimatosos o medición por catéter intraventricular, y la saturación de oxígeno en la sangre del bulbo de la yugular (SjO_2) que es una medida indirecta del manejo del oxígeno por parte del cerebro, mide la relación entre el flujo sanguíneo cerebral y los requerimientos metabólicos del cerebro, permitiendo una estimación del balance global entre aporte y demanda de oxígeno al cerebro. La monitorización regional se basa principalmente en la medición de la presión tisular de oxígeno mediante un catéter especial colocado en el parénquima cerebral

TABLA 24.2. Clasificación tomográfica del traumatismo craneo-encefálico según el national traumatic coma data bank (TCDB).

Grado	Tipo de lesión	TAC craneal
I	Lesión difusa I	Sin patología visible en la TAC
II	Lesión difusa II	Cisternas presentes con desplazamientos de la línea media de 0-5 mm y/o lesiones densas presentes. Sin lesiones de densidad alta o mixta > 25 cm3. Puede incluir fragmentos óseos y cuerpos extraños.
III	Lesión difusa III (Swelling)	Cisternas comprimidas o ausentes con desplazamiento de la línea media de 0-5 mm. Sin lesiones de densidad alta o mixta > 25 cm3.
IV	Lesión difusa IV (Shift)	Desplazamiento de la línea media > 5 mm. Sin lesiones de densidad alta o mixta > 25 cm3.
V	Lesión focal evacuada	Cualquier lesión evacuada quirúrgicamente.
VI	Lesión focal no evacuada	Lesión de densidad alta o mixta >25 cm3 no evacuada quirúrgicamente.

(valores inferiores a 10 mmHg indican un peor pronóstico). La microdiálisis cerebral, que monitoriza la producción de elementos indicativos de isquemia cerebral, es un método que no se ha extendido de forma generalizada a las unidades de críticos, siendo actualmente un método más utilizado en la investigación.

24.1.5. TRATAMIENTO

Traumatismo craneoencefálico no grave (ECG 9-15)

TCE leve

El manejo de estos pacientes va a depender de la sintomatología, los datos clínico-radiológicos y los factores de riesgo que presente. Atendiendo a estos criterios presentamos la actitud a seguir en la tabla 24.3.

TCE moderado

Definido clínicamente por la existencia de un trastorno del nivel de conciencia con una puntuación de ECG entre 13 y 9 puntos. Además existen otros elementos que sugieren la inclusión de los pacientes en el grupo de TCE moderado en vez de traumatismo craneoencefálico leve. Estos datos son: una prolongada amnesia postraumática (superior a 24 horas), una prolongada duración de la pérdida de conciencia (entre 15-30 minutos y 6 horas), y presencia de focalidad neurológica.

La existencia de comorbilidades y factores de riesgo asociados, incrementa la posibilidad de desarrollo o crecimiento de hematomas preexistentes. Todos los pacientes con traumatismo craneoencefálico moderado deberán ser ingresados en el hospital precisando la realización de una TAC craneal (Tabla 24.4).

TCE grave (ECG $\leq$ 8)

El manejo inicial del paciente con TCE grave se enmarca dentro de la asistencia inicial al politraumatizado siguiendo los estándares establecidos por el *American College of Surgeons* con las guías de So-

TABLA 24.3. Actuación diagnóstico-terapéutica en el TCE leve.

<table>
<tr><th>ECG</th><th>15 puntos</th><th>14 puntos</th></tr>
<tr><td>Sin síntomas relevantes [1]</td><td>TCE banal
Alta a domicilio con recomendaciones (Tabla IV)</td><td>TCE leve con riesgo moderado
Observación durante ≥ 6-24 h y TAC</td></tr>
<tr><td>Con síntomas relevantes [1]</td><td>TCE leve con riesgo moderado-bajo
Observación durante ≥ 6 h y radiografía de cráneo o TAC</td><td>TCE leve con riesgo alto
Observación durante ≥ 24 h y TAC</td></tr>
<tr><td>Con datos clínico-radiológicos de gravedad [2]</td><td colspan="2" rowspan="2">TCE leve con riesgo alto
Observación durante ≥ 24 h y TAC</td></tr>
<tr><td>Con factores de riesgo significativos [3]</td></tr>
</table>

[1] Cefalea, vómitos, pérdida de conciencia, amnesia postraumática.
[2] Fractura en Rx craneal, datos clínicos de fractura, focalidad neurológica.
[3] Edad, tratamiento con antiagregantes o anticoagulantes, disfunción plaquetaria, hepatopatía, derivación ventricular por hidrocefalia, alcoholismo, IQ neuroquirúrgica previa, hemofilia, abuso de drogas, ancianos discapacitados.

porte Vital Avanzado al Trauma (ATLS) (tabla 24.5).

El tratamiento inicial del TCE grave consiste en asegurar la permeabilidad de la vía aérea con estricto control cervical, y administración de oxígeno a altas concentraciones manteniendo una ventilación adecuada. Realizar una correcta sedoanalgesia del paciente, evitar la hipotensión (adecuado manejo de fluidos –sueros isotónicos– y vasopresores) y la hipertermia, control de glucemia e iones y tratar las crisis convulsivas. El objetivo es mantener una correcta presión de perfusión cerebral (≥ 60 mmHg) y una presión intracraneal ≤ 20 mmHg.

De forma más específica, la *Brain Trauma Foundation* en su guía de tratamiento del trauma craneal establece unas medidas de primer y segundo nivel en el tratamiento de la hipertensión endocraneal, debiendo agotarse las primeras antes de pasar al siguiente escalón (Tabla 24.6).

En la hipertensión intracraneal refractaria a las medidas de primer nivel, debemos considerar la neuroprotección (barbitúricos a dosis de coma 100 mg/Kg/día) y la hipotermia, así como la consulta neuroquirúrgica para valorar la posibilidad de craniectomía descompresiva.

TABLA 24.4. Recomendaciones para vigilancia domiciliaria tras un TCE.

Observación domiciliaria: Modelo de observación para los responsables del paciente. Recomendaciones sobre la vigilancia que debe establecerse en el domicilio, para solicitar nueva valoración médica en caso de aparecer algunos de los siguientes signos / síntomas:
1. Vómitos recurrentes. 2. Somnolencia progresiva o dificultad para despertarlo. 3. Dolor de cabeza intenso o dolor con dificultad para la movilización del cuello. 4. Sensación de mareo progresivo, o que se favorece con el movimiento. 5. Convulsiones, o movimientos anómalos de la musculatura facial o de las extremidades aunque no haya alteración de conciencia. 6. Pérdida de capacidad motriz, disminución de fuerza o sensación de hormigueo en alguna extremidad. 7. Alteración del comportamiento y/o reactividad. 8. Diferencia de tamaño pupilar. 9. Alteraciones de la visión (borrosidad, visión doble, etc.) o de la posición ocular (desviaciones de la mirada). 10. Anomalías en la emisión del lenguaje. 11. Alteraciones o desviaciones en la deambulación. 12. Cualquier síntoma o signo que proporcione preocupación familiar.

TABLA 24.5. Protocolo de asistencia inicial al politraumatizado (ATLS).

Valoración Primaria
• Asegurar la permeabilidad de la vía aérea con estricto control cervical. • Asegurar la correcta ventilación y oxigenación. – Descartar neumotórax a tensión. • Evaluación de la circulación. – Canalización de 2 vías (gruesas y cortas) y extracción de analítica con pruebas cruzadas. – Monitorización. – Control de hemorragias externas. – Aplicación del tratamiento adecuado según el grado de hemorragia. – Descartar taponamiento cardiaco. • Evaluación del estado neurológico. – Tamaño y reactividad pupilar. – Nivel de conciencia (escala de coma de Glasgow). • Valorar colocar sondas (nasogástrica y urinaria), si no existe contraindicación.
Valoración Secundaria
• Exploración exhaustiva de la cabeza a los pies, sin olvidar explorar la espalda. • No olvidar explorar el tono del esfinter anal ante la sospecha de un traumatismo medular.

24.2. Traumatismo raquimedular

24.2.1. INTRODUCCIÓN

El traumatismo raquimedular (TRM) incluye todas las lesiones traumáticas que afectan, conjunta o aisladamente, las diferentes estructuras (óseas, ligamentosas, cartilaginosas, musculares, vasculares, meníngeas, radiculares y medulares) de la columna vertebral en cualquiera de sus niveles.

Se asocian frecuentemente, entre el 25% y el 60%, con traumatismos múltiples, principalmente craneal, torácico, pélvico y de huesos largos.

Además de la mortalidad, la morbilidad conlleva graves problemas individuales, familiares y socioeconómicos originados por el elevado coste que supone el tratamiento y rehabilitación de estos enfermos, a lo que se añade la importante pérdida de años de vida productiva ya que el grupo de edad más afectado son varones jóvenes.

La lesión medular (LM) aguda traumática se define como la pérdida de funciones motoras y/o sensitivas a partir del nivel medular lesionado, pudiéndo verse afectada la función respiratoria o del sistema vegetativo si la lesión es a nivel cervical.

24.2.2. FISIOPATOLOGÍA DE LA LESIÓN MEDULAR

La lesión medular aguda es un proceso dinámico, en el que pueden diferenciarse dos fases:

- **Lesión primaria:** producida en el momento del traumatismo. Los fragmentos óseos y/o desplazamientos vertebrales pueden producir compresión, contusión y laceración de la médula espinal, lesiones radiculares, meníngeas y vasculares.
- **Lesión secundaria:** inmediatamente después comienzan una serie de fenómenos inflamatorios, alteraciones del endotelio vascular (microtrombos y microhemorragias), desequilibrios neuroquímicos y vasoespasmo que originan un descenso de la perfusión medular y de la PO_2 tisular, provocando edema y necrosis hemorrágica. Este daño, inicialmente, de la sustancia gris, avanza en sentido dorso-caudal, afectando también a la sustancia blanca. El intervalo óptimo para intentar detener esta cascada de acontecimientos es de 2 horas, que es cuando comienza la inhibición del transporte axoplásmico, siendo esta ya completa a las 6 horas. El flujo sanguíneo medular se autorregula entre tensiones arteriales medias de 60 y 120 mmHg, siendo dependiente de la presión fuera de estos límites. Por tanto, la hipotensión arterial tras la LM puede producir o agravar la isquemia medular.

24.2.3. MANIFESTACIONES CLÍNICAS

Como ya se ha comentado inicialmente, la probabilidad de lesiones asociadas en un paciente con LM es muy elevada, por tanto su asistencia inicial se enmarca dentro de la atención al politraumatizado siguiendo el protocolo del ATLS expuesto en la tabla 24.5 de este capítulo.

Debemos sospechar lesión cervical ante todo traumatizado con lesiones por encima de la clavícula, con mecanismo lesional compatible y/o en traumatismos por gran energía como los accidentes de tráfico o las precipitaciones desde altura.

Anamnesis

Sobre el traumatismo, debemos conocer: tipo de accidente, mecanismo y hora de pro-

TABLA 24.6. Medidas de tratamiento en la HTEC (PIC > 20 mmhg).

"Obligado realizar una TAC craneal"	
Medidas de primer nivel	**Medidas de segundo nivel**
Abrir drenaje ventricular si está colocado Relajación muscular 1ª terapia hiperosmolar (manitol) 2ª terapia hperosmolar (suero salino hipertónico) Hiperventilación moderada (pCO_2 entre 30-33 mmHg)	Coma barbitúrico Craniectomía descompresiva Hipotermia moderada

ducción, situación inicial, tratamiento aplicado e incidencias durante el traslado. Sobre el paciente es importante recoger datos sobre sus antecedentes personales, localización e irradiación del dolor vertebral, localización de la pérdida de fuerza y miembros afectados, existencia de hipoestesias, parestesias, alteraciones esfinterianas y síntomas asociados: cefalea, mareo y dificultad respiratoria.

Esta información la obtendremos del propio paciente, si está consciente, y de los equipos de asistencia extrahospitalaria.

Exploración

La exploración cervical se realiza en la valoración secundaria, con el paciente en decúbito supino y con el eje cabeza-cuello-tronco-extremidades alineado. Con una correcta inmovilización podemos retirar el collarín, realizando un cuidadoso examen cervical (inspección, palpación y exploración de la movilidad). Observaremos si existen deformidades, heridas, hematomas, escalones óseos, contracturas musculares y alteraciones en la sensibilidad y movilidad. En caso de detectar dolor o molestias, recolocaremos el collarín. El examen de la espalda se realiza con un mínimo volteo del paciente, sincronizado y manteniendo el eje corporal, al menos por tres personas y el examinador, que dirige la maniobra.

A continuación se realiza una exploración neurológica exhaustiva, evaluando la fuerza muscular, los reflejos, la sensibilidad,

TABLA 24.7. Exploración neurológica para determinar el nivel de lesión.

Nivel	Músculos donde evaluar el nivel motor	Reflejos Osteotendinosos	Comentarios
C-1 a C-4	Utilizar el nivel sensitivo y el diafragma		Tetraplejía arrefléxica con parálisis diafragmática. Posible lesión de pares craneales
C-5	Flexores del codo	Bicipital	
C-6	Extensores de la muñeca	Estilo radial	
C-7	Tríceps	Tricipital	
C-8	Flexores de los dedos		Puede existir síndrome de Horner
D-1	Intrínsecos		
D-2 a L-1	Utilizar el nivel sensitivo	Cremastérico (D-12)	Buena mecánica respiratoria (D-6) Paraplejía de miembros inferiores (L-1)
L-2	Flexores de la cadera		
L-3	Extensores de la rodilla		
L-4	Tibial anterior	Rotuliano	
L-5	Extensor largo del primer dedo del pie		
S-1	Gemelos y flexor plantar	Aquíleo	
S-2 a S-5	Utilizar el nivel sensitivo y el tono rectal	Anal y bulbocavernoso (S-2 a S-4)	Anestesia "en silla de montar" Disfunción vesical, anal y sexual

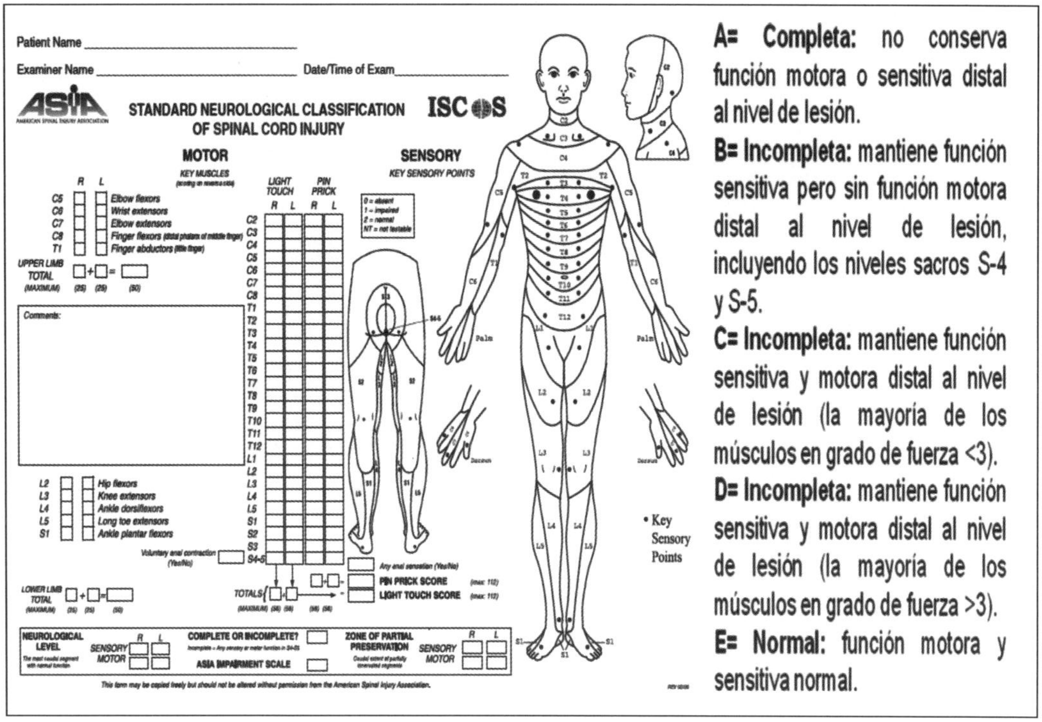

FIGURA 24.4. Escala ASIA para evaluar la disfunción neurológica.

el reflejo bulbocavernoso y las funciones del sistema nervioso autónomo, con el objetivo de determinar el nivel lesional (tabla 24.7), así como el grado de disfunción neurológica según la escala de la *American Spinal Injury Association (*ASIA) (Figura 24.4).

El **"shock medular o neurogénico"**, término usado para definir la situación hemodinámica de piel caliente, hipotensión por vasoplejia y bradicardia por predominio vagal, realmente se refiere al estado neurológico tras la lesión de la médula espinal, y se manifiesta por parálisis fláccida, anestesia, arreflexia y disfunción vegetativa. Esta situación no significa que necesariamente exista una lesión completa, ya que pueden existir zonas no destruidas que posteriormente podrán recuperar su función en mayor o menor grado, dejando alteraciones neurológicas más o menos evidentes en diversas localizaciones. De forma contraria, la presencia de actividad refleja en los primeros momentos tras el traumatismo, no descarta en absoluto que la lesión sea completa.

Síndromes clínicos medulares

Para la toma de decisiones terapéuticas es fundamental considerar dos tipos de lesiones:

- **Lesión medular completa**: pérdida completa de la movilidad y de la sensibilidad distal a la lesión incluyendo los últimos niveles sacros, estando presente el reflejo bulbocavernoso.
- **Lesión medular incompleta:** presentan algún tipo de función motora o sensitiva distal al nivel lesionado con "preservación sacra" (sensibilidad perianal, tono rectal y capacidad de flexión plantar del primer dedo). Cuando existen estas tres funciones sensitivo-motoras podemos decir que se mantiene alguna conexión entre las motoneuronas

sacras bajas localizadas en el cono medular y la corteza cerebral a través de los cordones de la médula espinal. Este paciente puede recuperar algunas de sus funciones siempre y cuando sea realizada descompresión y estabilización quirúrgica en las primeras 8 horas del traumatismo. Existen 4 síndromes de lesión medular incompleta:

- **Síndrome medular central:** en la región cervical, afecta a la sustancia gris central y a la sustancia blanca más medial y produce mayor debilidad en los miembros superiores que en los inferiores.
- **Síndrome Brown-Séquard:** es una lesión unilateral de la médula, con parálisis ipsilateral, pérdida de la propiocepción y, contralateral, del dolor y temperatura.
- **Síndrome medular anterior:** afecta a los dos tercios anteriores de la médula con parálisis y pérdida de la sensibilidad al dolor y la temperatura y preservación de la propiocepción.
- **Síndrome medular posterior:** lesión de las columnas posteriores, con pérdida de la únicamente propiocepción (raro).

24.2.4. PRUEBAS RADIOLÓGICAS

El objetivo es detectar lesiones o hallazgos "sospechosos" y, con posteriores estudios, determinar el tipo de lesión, su estabilidad y el grado de afectación medular.

En las radiografías debe visualizarse la unión cérvico-torácica (C6-T1) y la charnela toraco-lumbar (T11-L1), ya que en ellas ocurren el 80% de las lesiones.

La radiología cervical lateral permite detectar hasta dos terceras partes de las lesiones cervicales traumáticas. Debe visualizarse la charnela occipitoatloaxoidea y el platillo superior del cuerpo de T1 (Figura 24.5). En un segundo tiempo completaremos el estudio básico cervical, con la anteroposterior

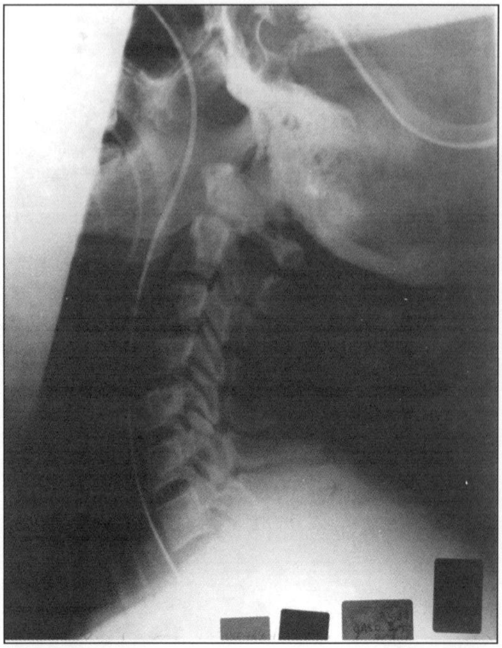

FIGURA 24.5. Radiografía lateral de columna cervical obsérvese la correcta visualización de las siete vértebras cervicales.

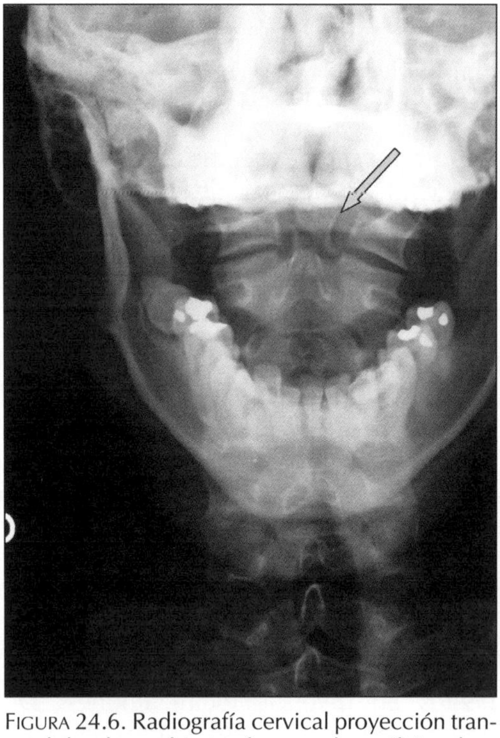

FIGURA 24.6. Radiografía cervical proyección transoral donde se objetiva fractura de apófisis odontoides de C2.

(AP) y la transoral (Figura 24.6). Las proyecciones básicas de la columna dorsal y lumbar son AP y lateral. Deben visualizarse las 12 vértebras dorsales y las 2 primeras lumbares, en las primeras, y las 5 vértebras lumbares y las últimas dorsales (si no disponemos de radiografías de esta zona), en las segundas. No se realizan rutinariamente, solo si existe sospecha de lesión a ese nivel.

Otras exploraciones radiológicas requieren el traslado del paciente y, por tanto, su estabilidad hemodinámica. La tomografía computarizada con reconstrucciones 3D es fundamental para definir la lesión. La resonancia magnética es útil a la hora de evaluar lesiones disco-ligamentosas, la presencia de compresión de elementos neurales y contusión medular.

24.2.5. MANEJO Y TRATAMIENTO

Manejo prehospitalario

Comienza con la necesidad de un alto índice de sospecha y cuando no se puede descartar con certeza la lesión vertebral es necesario un manejo cauteloso. Una correcta y precoz inmovilización y el tratamiento de la hipoxia y la hipotensión consiguen mejorar el pronóstico. Inmovilizaremos el cuello con una ligera tracción axial mientras otra persona coloca el collarín cervical. Este debe ser, preferiblemente, semirrígido, del tamaño adecuado, con un fácil pero seguro mecanismo de cierre y una ventana amplia en la parte anterior. Posteriormente, completaremos la inmovilización con la tabla espinal larga e inmovilizador rígido de la cabeza. Son necesarias cuidadosas maniobras en la extracción de los pacientes atrapados, retirada del casco y en su desplazamiento.

Manejo hospitalario

Tras una evaluación general del paciente, se continuará con las medidas de inmovilización y de soporte vital y, además, se realizarán el estudio radiológico y los tratamientos específicos. Obviamente el tratamiento de situaciones con riesgo vital es prioritario sobre cualquier estudio radiológico. Durante la fase de estabilización y reevaluación se podrán realizar las radiografías necesarias, todas ellas con aparatos portátiles en la sala de emergencias. El paciente estable puede trasladarse a la sala de rayos para completar su estudio, manteniendo las medidas de inmovilización. Solo se retirará la inmovilización cuando se descarte el trauma medular (el paciente debe estar consciente y colaborador, no deben existir síntomas ni signos de trauma medular ni otras lesiones que puedan enmascararlo y el estudio radiológico completo será normal). Si se confirma la LM se avisará al traumatólogo y/o neurocirujano, que establecerán el tratamiento de la misma.

Para permeabilizar la vía aérea elevaremos el mentón con los dedos (maniobra "dedos-mentón") sin extender el cuello. Para la intubación orotraqueal, retiraremos transitoriamente el collarín cervical, actuando cuidadosamente, mientras un ayudante mantiene el cuello traccionado e inmovilizado, ejerciendo una fuerza aproximada de 8-10 kilos en dirección cefálica.

Problemas respiratorios en la lesión medular

La insuficiencia respiratoria aguda por parálisis de los músculos respiratorios es la principal causa de muerte precoz en los pacientes con lesión medular. En las lesiones de C1-C2 no hay musculatura respiratoria eficaz de ningún tipo. Las lesiones de C3 y C4 producen parálisis frénica bilateral, manteniéndose la ventilación únicamente por los músculos accesorios. Por tanto, las lesiones por encima de C5 suelen requerir ventilación mecánica precozmente.

En lesiones por debajo de D5 no suele producirse insuficiencia respiratoria de origen neuromuscular.

El edema pulmonar secundario es raro en las primeras horas y, el tromboembolismo pulmonar y las neumonías son complicaciones frecuentes pero más tardías.

Problemas hemodinámicos en la lesión medular

El paciente politraumatizado con LM por encima de D5, puede presentar un **shock neurogénico** ("piel caliente") y/o hemorrágico ("piel fría"). El shock neurogénico ("shock medular"), secundario a la lesión de la médula espinal, es distributivo, por dilatación de los vasos de capacitancia que producen un secuestro vascular con hipotensión arterial. Se produce bradicardia por la pérdida de los reflejos cardioaceleradores y del control simpático cardiaco, estableciéndose un predominio vagal sobre este órgano, contribuyendo asimismo a la hipotensión.

En todo politraumatizado con hipotensión y bradicardia se debe sospechar lesión medular por encima de D5, especialmente si no hay signos de vasoconstricción periférica. En cualquier caso, debe ser tratado inicialmente con cristaloides. Debemos monitorizar la presión venosa central, que aumentará lentamente hasta que la volemia se adapta al lecho vascular, experimentando un brusco ascenso a partir de este momento, con riesgo de edema pulmonar. Cuando no se consigue mejorar la hipotensión, es necesario recurrir al empleo de drogas vasoactivas, como la dopamina. La administración intravenosa de 0,5-0,7 mg de atropina en caso de bradicardia puede contribuir a mejorar el gasto cardiaco y la hipotensión, pudiendo repetirse si es necesario hasta una dosis máxima de 3 mg. Cuando la bradicardia es severa y no responde al tratamiento farmacológico, puede ser necesario implantar un marcapasos transitorio.

Tratamiento específico de la lesión medular

El mejor tratamiento no quirúrgico es una adecuada ventilación (aportando sangre bien oxigenada al tejido medular dañado) y una hemodinámica estable (manteniendo una presión de perfusión medular en límites normales).

Aunque discutida, la recomendación actual en pacientes con sospecha de lesión medular es administrar metilprednisolona según el protocolo del estudio NASCIS III: 30 mg/kg en 15 minutos y, tras una pausa de 45 minutos, se inicia una perfusión de 5,4 mg/kg/hora durante las 23 horas siguientes, si se administra en las primeras 3 horas tras el traumatismo (se amplía a 48 horas si se administra entre la 4ª y la 8ª hora). Se han descrito graves complicaciones como hemorragias digestivas altas fatales y mayor incidencia de infecciones. Estudios posteriores no han encontrado mejoría significativa de las funciones neurológicas.

Estabilización quirúrgica

El plan de tratamiento debe individualizarse para cada paciente y lesión específica. La reducción de la fractura de columna y la alineación de los fragmentos óseos debe ser lo más precoz posible, sobre todo en los pacientes con déficit neurológico. Si existe compresión medular, está indicada la descompresión, por lo general anterior. La tracción esquelética (compás o halo craneal) proporciona estabilización inicial y alineación neutral en casi todas las lesiones de la columna cervical.

La estabilización quirúrgica debe realizarse de forma **urgente** (< 48 horas), no como una emergencia, en pacientes sin lesión neurológica. Se estabilizan médicamente, con lo que la fractura activa sangrante forma un hematoma, y disminuyen las pérdidas hemáticas peroperatorias.

Son procedimientos **de emergencia** (< 8 horas) las fracturas a nivel cervical y toracolumbar con un déficit neurológico progresivo e incompleto y/o asociado con una luxación irreductible o lesiones con grave inestabilidad disco-ligamentosa. *Las lesiones asociadas que ponen en peligro la vida tienen prioridad sobre la lesión raquídea.*

24.3. Resumen y Conclusiones

- El TCE y trauma raquimedular son importantes problemas de salud en el mundo desarrollado, sus principales causas son los AC y las precipitaciones, su asistencia consume muchos recursos, genera importantes secuelas y tiene elevada mortalidad.
- La Escala de Coma de Glasgow (ECG) es de gran utilidad para establecer la gravedad del TCE, y en el trauma espinal es de interés determinar su nivel lesional mediante la exploración y evaluar la disfunción neurológica mediante el empleo de la escala ASIA.
- La autorregulación es la capacidad que tiene el cerebro de mantener el FSC constante a pesar de los cambios de la PAM y se altera en el TCE. Recordar que la PPC=PAM-PIC
- La lesión cerebral primaria se produce a consecuencia del trauma por mecanismo estático generando daño focal o dinámico produciendo daño difuso.
- La lesión secundaria tiene un desarrollo posterior, agravado por la presencia de hipovolemia, hipoxemia, hiperglucemia, hipertermia, crisis comiciales... y por tanto el objetivo terapéutico primordial en TCE es intentar corregir estos factores para minimizar la lesión secundaria.
- El exámen neurológico en el TCE debe incluir: valoración del nivel de conciencia según la ECG, la presencia y duración de amnesia del episodio y/o pérdida de conciencia, la existencia de focalidad, presencia de cefalea o vómito.
- La neuromonitorización es muy importante para el diagnóstico precoz de la HIC y de inestimable ayuda en la toma de decisiones. La TAC es la prueba *"goldstandard"* en el diagnóstico.
- En el trauma de raquis la Rx lateral cervical, la TAC y la RNM son de gran utilidad diagnóstica y actualmente se recomienda la administración precoz de megadosis de esteroides (protocolo NASCIS III). En presencia de fractura inestable la consulta neuroquirúrgica urgente es obligada.
- En cuanto a las complicaciones de la lesión medular: los problemas respiratorios suelen ser la norma en las lesiones altas y las lesiones por encima de D5 pueden presentar shock neurogénico con piel caliente, hipotensión por vasoplejia y bradicardia por predominio vagal. La fluidoterapia y el empleo de aminas suelen ser precisos para controlar la hemodinámica.

24.4. Bibliografía

Actualización en el Manejo del Trauma Grave. Editores: A. Quesada Suescun, J. M. Rabanal Llevot. Editorial Ergón; 2006.

Alted López E, Aznárez SB, Fernández MC. Actualizaciones en el manejo del traumatismo craneoencefálico grave. Med Intensiva. 2009; 33: 16-30.

Brain Trauma Foundation. Guidelines for the Management of Severe Traumatic Brain Injury. 3rd Edition. J Neurotrauma. 2007; 24 (Suplemento 1): S1-S106.

Burón Mediavilla, F.J.; Quesada Suescun, A.; Rabanal Llevot, J.M. Neuromonitorización invasiva: presión intracraneal, saturación yugular y presión tisular de oxígeno. En: Procedimientos técnicos en urgencias, medicina crítica y pacientes de riesgo. Editores: A. Quesada Suescun, J. M. Rabanal Llevot. Editorial Ergón; 2010.

Guidelines for the Management of Acute Cervical Spine and Spinal Cord Injuries. Disponible en: http://www.spineuniverse.com/professional/acute-cervical-spine-injury-guide

Hadley MN, Walters BC, Grabb PA, Oyesiku NM, Przybylski GJ, Resnick DK, Ryken TC, Mielke DH. Guidelines for the management of acute cervical spine and spinal cord injuries. Clin Neurosurg. 2002; 49: 407-498.

Spinal Cord Medicine: Principles and Practice (Hardcover). Eds. Vernon W. Lin, Diana D. Cardenas et al. Demos Medical Publishing; 2003.

25

Valoración y pauta de actuación en el paciente quemado crítico

Manuel Sánchez Sánchez
María José Asensio Martín

Objetivos docentes

- Clasificación de las quemaduras.
- Causas más frecuentes y sus características.
- Valoración de la quemadura.
- Criterios de urgencia vital.
- Exploraciones necesarias.
- Síndrome de inhalación.
- Síndrome compartimental postquemadura.
- Reanimación hidroelectrolítica.
- Otros tratamientos.

25.1. Introducción

Las quemaduras son el resultado de un traumatismo físico o químico, que desnaturaliza las proteínas tisulares y destruye los tejidos. Cuando son extensas y profundas se consideran graves, ocasionan una larga estancia hospitalaria y dejan importantes secuelas físicas y psicológicas.

Pueden clasificarse en menores, moderas y mayores (Tabla 25.1).

El 95% son menores e incluyen a las que afectan a epidermis, a menos del 10% de superficie corporal de dermis o a menos de 2% de superficie subdérmica.

Las moderadas serían las epidérmicas extensas (>50% de superficie corporal), las dérmicas entre el 10 y el 20% y las subdérmicas entre el 2 y el 10% de superficie.

Las mayores catalogan al paciente como quemado crítico y son las quemaduras dérmicas que afectan a una superficie corporal mayor del 20%, o mayor del 10% si nos encontramos ante un paciente anciano o joven, o cuando aun con menor extensión asocie quemadura profunda, inhalación de humo, afectación facial u otras lesiones, o bien haya sido producida por mecanismo eléctrico.

TABLA 25.1. Sistema de graduación de severidad de la Americam Burn Association:

	menor	moderada	mayor
% superficie quemada en adultos	<10%	10-20%	>20%
% sup. quem. en jóvenes o ancianos	<5%	5-10%	>10%
% quemadura profunda	<2	2-5	>5
Inhalación de humos	no	sospechada	conocida
Descarga eléctrica por alto voltaje	no	Lesión	Quemadura
Lugar y tipo de afectación	–	circunferencial	Cara, ojos, orejas, genitales, articulaciones
Otras patologías	no	Enfermedades concomitantes	Lesiones asociadas

25.2. Fisiopatología

A nivel local la quemadura presenta una zona necrótica rodeada de una zona de estasis y esta a su vez de una zona de hiperemia. Una mala perfusión sanguínea puede hacer que la zona de estasis evolucione hacia la necrosis, por eso es importante realizar una adecuada reanimación en los quemados críticos.

Pero además se liberan mediadores inflamatorios que aumentan la permeabilidad vascular (tanto en las zonas quemadas como en las que no están). Este fenómeno es máximo en las primeras 12-24 horas y puede provocar una importante fuga de fluidos desde el espacio intravascular al intersticial ocasionando hipovolemia y edemas. La hipovolemia unida a la depresión miocárdica puede originar un estado de shock.

La inhalación de gases calientes y tóxicos puede ocasionar insuficiencia respiratoria por obstrucción de la vía respiratoria debida al edema o por afectación del territorio bronquial.

También puede ocasionar alteraciones hematológicas al liberar colágeno subendotelial que produce activación plaquetar y de la coagulación, provocando trombocitopenia inicial y trombocitosis posterior, lo que eleva el riesgo de tromboembolismo.

Estos pacientes están predispuestos a sufrir infecciones por perdida de barrera y por las alteraciones inmunes. También tienen predisposición a infecciones respiratorias por la inhalación o por la necesidad de la ventilación mecánica.

Finalmente existen alteraciones renales, metabólicas y digestivas.

25.3. Mecanismos de producción de la quemadura

El mecanismo de producción de las quemaduras es variado y condiciona algunas de sus características. Estos mecanismos son:

- Líquidos calientes (escaldadura): es la causa más frecuente y suele producir quemaduras dérmicas.
- Llama: segunda causa más frecuente y produce quemaduras más profundas (dérmicas y subdérmicas).
- Contacto con objetos sólidos calientes: su profundidad depende de la temperatura del objeto y del tiempo de contacto.
- Contacto con agentes químicos (ácidos, álcalis, compuestos orgánicos...): desnaturalizan las proteínas de la piel, suelen ser profundas y progresan si no se elimina el agente precozmente.
- Electricidad: suelen ser muy profundas. Tienen puerta de entrada y salida y discurren por las zonas de menor resistencia (vasos y nervios), sin embargo si pasan por zonas de mayor resistencia como los huesos producen gran temperatura y ocasionan más trombosis e isquemia de las zonas afectadas. Si existe daño muscular liberan mioglobina que puede provocar insuficiencia renal y si en su recorrido se encuentra el corazón pueden ocasionar arritmias o lesiones isquémicas.
- Flash (explosión fugaz): suele ser superficial.
- Radiación solar (que suele ser superficial) o química (que es más profunda).

25.4. Valoración

25.4.1. PROFUNDIDAD

La clasificación tradicional como de 1º, 2º y 3er (y 4º) grado está siendo sustituida por un sistema que refleja la necesidad de intervención quirúrgica.

Las de primer grado son las superficiales o epidérmicas (Ep) que no requieren cirugía. Las de segundo grado serian las de afectación dérmica superficial (Ds) y que actualmente se denominan de afectación parcial superficial y las de tercer grado se desdoblarían en afectación dérmica profunda (Dp) o afectación parcial profunda y subdérmica (Sd) o afectación completa (incluyendo folículos y glándulas). La afectación completa puede ampliarse con un signo + si afecta a músculo o hueso. En todo caso la profundidad requiere tiempo para definirse por lo que inicialmente no se puede realizar una clasificación definitiva (Tabla 25.2).

25.4.2. EXTENSIÓN

Para la cuantificación puede utilizarse la regla de los nueves de Wallace (figura 25.1). Esta regla divide la superficie corporal en: pierna derecha (9+9%), pierna izquierda (9+9%), tronco anterior (9+9%), tronco posterior (9+9%), brazo derecho (9%), brazo izquierdo (9%), cabeza (9%) y 1% para genitales. Estos porcentajes son diferentes en lactantes donde la cabeza llega a representar un 19% de superficie corporal total, mientras que los miembros inferiores quedan en un 15%, por eso en

TABLA 25.2. Tipos de quemaduras.

Profundidad		Causas	Aspecto	Dolor	Curación (días)
Clasificación actual	Clasificaciones antiguas				
Superficial	1er grado o epidérmicas	R. ultravioleta flash	Seca Roja Palidece con la presión	Si	3-6
Espesor parcial superficial	2º grado o 2º grado dérmico-superficiales	Flash Escaldadura Llama	Húmeda, con ampollas Rojo Palidece a la presión	Si, por temperatura o aire	7-20
Espesor parcial profunda	3er grado o 2 º grado dérmico-profundas	Escaldadura Aceite Llama	Húmeda o cerosa. Ampollas Color variable No palidece al presionar	Si a la presión	21, con cicatriz
Espesor completo *+ (fascia, músculo)*	3er grado o subdérmicas *(4º grado)*	Llama Química Electricidad	Seco e inelástico Blanco, gris, negro. No palidece al presionar	no	Imposible sin cirugía

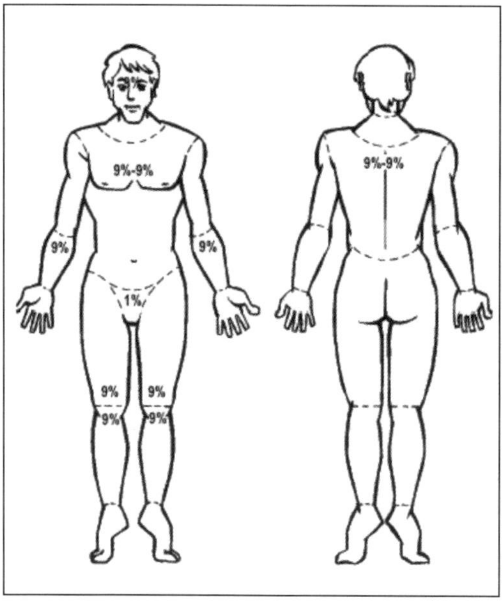

FIGURA 25.1. Cálculo de la extensión: Regla de los nueves de Wallace.

estos pacientes es más recomendable usar el diagrama de Lund y Browder que es más exacto (figura 25.2).

En quemaduras parcheadas, el cálculo de extensión puede hacerse sabiendo que la palma de la mano representa aproximadamente un 1% de superficie corporal.

25.4.3. OTROS FACTORES

Los pacientes mayores de 65 años y los menores de 2 años tienen peor pronóstico a igual extensión y profundidad. De igual forma el mecanismo eléctrico y la presencia de síndrome de inhalación o de síndromes compartimentales suponen una evolución más tórpida. Las enfermedades concomitantes, especialmente las cardiovasculares y hepáticas también empeoran el pronóstico.

LUND AND BROWDER CHARTS

IGNORE
SIMPLE ERYTHEMA

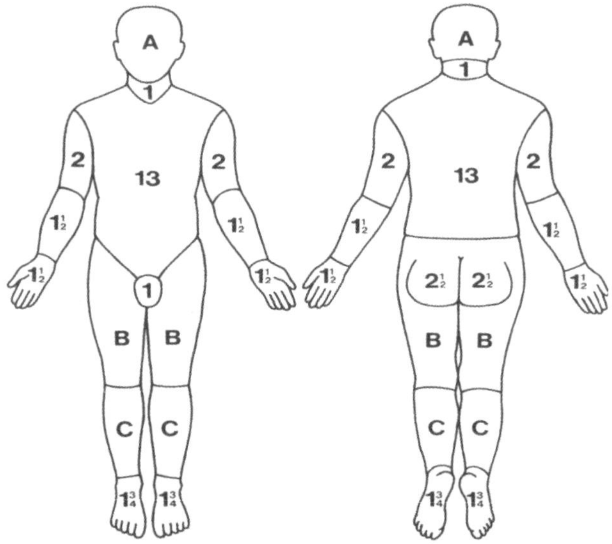

Región	%
Cabeza	
Cuello	
Tronco anterior	
Tronco posterior	
Brazo derecho	
Brazo izquierdo	
Nalgas	
Genitales	
Pierna derecha	
Pierna izquierda	
total	

Área	Edad 0	1	5	10	15	Adulto
A=1/2 de la cabeza	9 1/2	8 1/2	6 1/2	5 1/2	4 1/2	3 1/2
B=1/2 de un muslo	2 3/4	3 1/4	4	4 1/2	4 1/2	4 3/4
C=1/2 de una pierna	2 1/2	2 1/2	2 3/4	3	3 1/4	**3 1/2**

FIGURA 25.2. Cálculo de la extensión: Diagrama de Lund and Browder.

25.5. Clínica

La principal consecuencia de las quemaduras es la **pérdida de fluidos**. Cuando la quemadura es extensa o profunda la pérdida de fluidos intravasculares lleva a hipovolemia y mala perfusión tisular (a la que en ocasiones colabora la depresión miocárdica).

Otro problema frecuente es la **insuficiencia respiratoria**, que puede presentarse inicialmente por obstrucción de vía aérea superior o por síndrome de inhalación.

La obstrucción de vía aérea superior puede ocurrir en:

- Quemaduras faciales profundas o cervicales circunferenciales.
- Lesiones térmicas supraglóticas que edematizen.
- O en situaciones de bajo nivel de conciencia.

La otra causa de insuficiencia respiratoria es el **síndrome de inhalación** de humo caliente. La detección de este problema es de gran importancia porque condiciona la evolución, el tratamiento hídrico y el pronóstico. Debe sospecharse cuando el accidente tuvo lugar en espacio cerrado, el paciente presenta quemaduras en cara, vibrisas nasales, cejas o barba, o se acompaña de tos, esputo carbonáceo y sibilancias.

Como consecuencia de la liberación de mediadores puede producirse una **respuesta inflamatoria sistémica y un distrés respiratorio**, que junto con la sepsis de origen cutáneo o de otro origen (neumonía asociada a ventilación mecánica, bacteriemia por catéter, etc) pueden llevar a fallo multiorgánico y muerte.

Además las quemaduras pueden ocasionar **síndromes compartimentales.** El síndrome compartimental es la compresión de estructuras dentro de un espacio cerrado que produce daño a nervios y músculos y compromete el flujo sanguíneo. En las quemaduras el edema y la alteración en la distensibilidad de los tejidos puede ocasionar síndromes compartiméntales en miembros (el aumento de la presión impide el flujo sanguíneo), en tórax (la falta de distensibilidad dificulta la expansión torácica provocando presiones elevadas durante la ventilación mecánica), en abdomen (el aumento de presión puede impedir una adecuada presión de perfusión del riñón y de otros órganos) y también puede

TABLA 25.3. Índice de gravedad de quemadura abreviado (ABSI: Abbreviated Burn Severtiy Index).

Sexo:	
• Hombre	0
• Mujer	1
Edad:	
0-20	1
21-40	2
41-60	3
61-80	4
>80	5
Traumatismo y/o Inhalación	1
Profunda	1
%SCQ:	
1-10	1
11-20	2
21-30	3
31-40	4
41-50	5
51-60	6
61-70	7
71-80	8
81-90	9
91-100	10

SCQ: Superficie corporal quemada.

haber síndrome compartimental en otras zonas como la órbita, todo esto ha originado el término síndrome poli-compartimental.

Además el traumatismo térmico puede asociarse otros traumas.

Existen diferentes **scores que miden la gravedad** y que pueden orientarnos sobre la supervivencia. Los factores que más influyen en la supervivencia son la edad, la superficie quemada y el síndrome de inhalación. La regla de Baux que suma la edad a la superficie corporal quemada es uno de los scores más utilizados por su sencillez. En Europa también se ha utilizado mucho el ABSI (Abbreviated Burn Severity Index) que tiene en cuenta la edad y la superficie corporal quemada, y además la profundidad, el sexo y la presencia de inhalación o traumatismo asociado (Tabla 25.3).

25.6. Métodos diagnósticos

1. Evaluación clínica:

Lo primero será explorar nivel de conciencia, y continuar con el ABC de la reanimación, es decir: permeabilidad de vía aérea (quemaduras faciales, esputos carbonáceos, ronquera, estridor, etc.), ventilación (mediante medición de la frecuencia respiratoria y auscultación) y situación cardiovascular (relleno capilar, tensión arterial, frecuencia cardiaca).

Posteriormente si la situación lo permite se realizará una historia clínica interesándose por el mecanismo de producción, el tiempo trascurrido, la presencia de humo, las enfermedades previas y los traumatismos asociados. Se medirá la temperatura y se explorara la irrigación distal de los miembros, ya que la quemadura puede provocar un síndrome compartimental que haga necesario realizar escarotomias o fasciotomias.

Finalmente se cuantificara la extensión de las quemaduras y se estimará su profundidad.

2. Analítica: en ella podemos encontrar:

- Hemoconcentración por perdida de fluidos.
- Hipoproteinemia por la perdida de proteínas.
- Acidosis metabólica e hiperláctacidemia por mala perfusión tisular.
- Elevación de CPK por rabdomiolisis (sobre todo en quemaduras eléctricas y en síndromes compartimentales).
- Elevación de troponina por disfunción cardiaca.
- Hipoxemia, hipercapnia y en síndromes de inhalación también puede elevarse la carboxihemoglobina.

3. Radiología torácica.
4. Electocardiograma, especialmente importante en las quemaduras eléctricas.
5. Fibrobroncoscopia: para visualizar quemaduras supra o infraglóticas.
6. Monitorización de la diuresis, para lo que habitualmente se requiere sondaje vesical.
7. Monitorización hemodinámica con termodilucion traspulmonar o con catéter de arteria pulmonar en los casos graves.
8. Monitorización de la ventilación y de la presión intraabdominal.

Las quemaduras eléctricas tienen características especiales y en ellas debe establecerse el punto de entrada y salida. También resulta imprescindible la monitorización electrocardiográfica por la posibilidad de arritmias y se deben descartar traumas asociados y prestar atención al color de la orina (por la posibilidad de pigmentación debida a la mioglobinuria).

25.7. Pautas de actuación y tratamiento

Las quemaduras superficiales y de poca extensión pueden tratarse de forma ambulatoria y solamente requieren lavado con suero estéril o solución antiséptica. Las que afectan a la dermis necesitarán un desbridamiento de las flictenas rotas pudiendo dejar inicialmente las ampollas intactas y aplicar crema antibacteriana (sulfadiacina argéntica) y tul graso para después vendar la zona. Además estará indicado el uso de analgésicos y la profilaxis antitetánica. Las quemaduras mayores requieren valoración de urgencia vital y posterior ingreso en una Unidad de Quemados.

25.7.1. ACTUACIÓN INICIAL Y URGENCIA VITAL

Antes de iniciar cualquier tratamiento es necesario detener el proceso de la quemadura retirando al paciente del lugar o del agente.

En quemaduras eléctricas por alto voltaje interrumpir previamente la corriente y en bajo voltaje retirar al paciente usando materiales aislantes.

En quemaduras por agentes químicos se lavará la zona para disminuir su concentración lo antes posible.

Asegurar la vía aérea:

Oxigenoterapia e intubación precoz en caso de insuficiencia respiratoria (taquipnea > 35 rpm, hipoventilación, bajo nivel de conciencia, obstrucción mecánica de vía aérea o edema). Si no se procede a intubar debe realizarse una observación continua ya que al comenzar la rehidratación del paciente, puede aumentar el edema y obstruir la vía aérea.

- Si sospecha de inhalación de monóxido de carbono aportar oxigeno a altos flujos.
- Si sospecha de inhalación de cianidas usar el antídoto: Hidroxicobalamina.
- Si es necesario se pueden utilizar broncodilatadores, pero los corticoides no se deben usarse rutinariamente por el riesgo de infección.

Seguimiento de protocolos de atención al paciente politraumatizado:

Estabilización de columna, control de hemorragias, etc.

Canalizar vías venosas e iniciar fluidoterapia:

En quemaduras graves es necesario tener uno o varios accesos venosos de gran calibre para iniciar la fluidoterapia. A ser posible no deben insertarse en la zona quemada.

Otras medidas para el traslado:

- Retirar ropas y objetos.
- Solución ligeramente fría en las heridas que alivian el dolor y disminuyen el daño térmico sobre la piel vecina.
- Cubrir con sabanas para evitar la hipotermia.
- Analgesia.

25.7.2. TRATAMIENTO EN LA UNIDAD DE QUEMADOS CRÍTICOS

Además de los pacientes con urgencia vital deben ingresar en una unidad de quemados críticos aquellos pacientes con quemaduras moderadas y mayores que necesitan tratamiento quirúrgico y fluidoterapia monitorizada. También deben ingresar todos los pacientes con sospecha de síndrome de inhalación y los pacientes electrocutados con alteraciones electrocardiográficas (por el alto riesgo de arritmias).

- **Retirada de ropas, baño con agua y jabón antiséptico, cobertura** con pomadas antisépticas, vendaje y cuidados posturales (posición semisentada para disminuir el edema facial o elevación de los miembros edematizados para evitar el síndrome compartimental).

- **Escarofasciotomías:** Son incisiones para liberar estructuras que deben realizarse de forma urgente en caso de quemaduras circulares que provoquen síndrome compartimental, o de quemaduras de tórax que impiden la adecuada expansión respiratoria o de abdomen que provoquen hipertensión intra-abdominal.
- **Reevaluar la situación respiratoria**, comprobando que no existe obstrucción de vía aérea superior (a veces al comenzar la fluidoterapia aumenta el edema y aparece una obstrucción que no existía previamente) o insuficiencia respiratoria por afectación pulmonar. Utilización de broncodilatadores en los pacientes con síndrome de inhalación.
- **Fluitoterapia.** Se necesitaran abundantes cantidades de suero para reponer las perdidas, por ello es mejor usar ringer lactado que suero fisiológico. Esto es debido a que su menor contenido en sodio y el lactato evitará la acidosis hiperclorémica que provocaría el suero salino en grandes cantidades. En niños debe utilizarse asociado a suero glucosado al 5% para evitar hipoglucemia (ya que poseen bajas reservas de glicógeno hepático).

  Aunque existen discrepancias, parece ser adecuado añadir coloides, pero cuando haya pasado la fase de máxima alteración de la permeabilidad, es decir, a partir de las primeras 12-24 horas.

  Inicialmente no necesitan transfusión de hematíes por la hemoconcentración debida a la perdida de fluidos, salvo que se asocien otras lesiones traumáticas o que se realicen escarofasciotomias. Dado que se ha demostrado asociación entre transfusión y mortalidad, no deberían transfundirse hasta niveles de hemoglobina entre 7-8 g/dl, excepto en pacientes con coronariopatias o de edad avanzada en que trataríamos de mantener la hemoglobina en torno a 10 g/dl.

  Los requerimientos de fluidos pueden calcularse en función del peso y de la superficie quemada tal y como propone la formula Parkland:

  - Primeras 24 h: 4 ml x % superficie quemada (excluyendo las quemaduras superficiales) x kg de peso, de los cuales la mitad se aportará en las primeras 8 h y el resto en las 16 h posteriores. Debería aportarse en forma constante para evitar tanto hipovolemia como edemas.
  - Segundas 24 horas: coloides 0,3-0,5 cc x % superficie x kg de peso y el resto de necesidades de volumen cubrirlas con sueros glucosados.

  En niños puede estar más indicada la fórmula de Carvajal que consiste en aportar 5000cc /m^2 de superficie corporal quemada (SCQ)+ 2000 cc /m^2 superficie corporal total (SCT), la mitad en las primeras 8 horas y la otra mitad en las 16 horas siguientes, en forma de ringer, al que se le añade 12,5 g/l de albúmina a partir de las 8 horas. Y el segundo día se reduce a 3700/m^2 SCQ+ 1500/m^2 SCT a ritmo constante.

  Pero estas formulas solo sirven como orientación inicial, ya que no consideran: edad, severidad, lesiones asociadas o co-morbilidades. Por eso es necesario monitorización para realizar un ajuste individualizado.

  La monitorización debe incluir: frecuencia cardiaca, tensión arterial, pulsos distales, relleno capilar, compromiso circulatorio distal por síndrome compartimental y sobre todo diuresis horaria. El objetivo debe ser mantener la diuresis entre 0,5 y 1 ml/kg, o algo más en el caso de los niños y de los quemados eléctricos.

Esta monitorización puede completarse en los casos graves con métodos más invasivos. Clásicamente se han utilizado las presiones de llenado (presión venosa central y presión capilar pulmonar) sin embargo se ha comprobado que estas presiones no son buenos indicadores de precarga y en la búsqueda de alternativas cada vez es más frecuente utilizar la termodilución transpulmonar con monitor PiCCO. Esta técnica nos informa del estado hídrico del paciente mediante el cálculo del gasto cardiaco, del volumen sanguíneo intratorácico, del agua extravascular pulmonar y de la variación del volumen sistólico. Otra monitorización que debe recomendarse es la medición de presión intraabdominal a través de la sonda vesical para detectar precozmente síndromes compartimentales abdominales. Además la perfusión inadecuada puede detectarse mediante una baja saturación venosa central de oxigeno o una elevación del lactato y del NTproBNP.

- **Analgesia**. Si el paciente está en ventilación mecánica se utiliza fentanilo o remifentanilo, pero si está en ventilación espontánea se recomienda la morfina o meperidina asociada a otros analgésicos menores.
- **No antibioterapia** sistémica de rutina, pero si antimicrobianos tópicos (sulfadiacina argéntica)
- **Profilaxis antitetánica.**
- **Profilaxis de trombosis venosa profunda** (ya que están especialmente predispuestos) **y de úlceras de estrés**.
- **No usar succinilcolina** tras 72h de la quemadura por el riesgo de hiperpotasemia severa.
- **Tratamiento quirúrgico**:
  - Escisión temprana de las zonas quemadas, ya que la quemadura es un excelente medio de cultivo para bacterias y además libera mediadores de la inflamación.
  - Seguida de cobertura con materiales sintéticos, piel de cadáver o autoinjertos. Esto impide la pérdida de líquidos y la entrada de microorganismos.
- **Nutrición adecuada.** Iniciar tolerancia lo antes posible y asegurar un aporte suficiente.
- **Rehabilitación.**

25.8. Resumen y Conclusiones

- Quemado crítico es aquel con quemaduras profundas o dérmicas que afecten a más del 20% de superficie corporal (o mayor del 10% en ancianos o jóvenes) o cuando el mecanismo sea eléctrico, tenga afectación facial o se asocie a síndrome de inhalación o a otras lesiones.
- La zona de estasis puede evolucionar hacia la necrosis si no se realiza una buena reanimación.
- Pueden liberarse mediadores inflamatorios que aumentan la permeabilidad vascular y provocan hipovolemia y edemas.
- La valoración debe incluir profundidad (superficiales, espesor parcial superficial, espesor parcial profunda y espesor completo) y extensión (regla de los nueves de Wallace o diagrama de Lund y Browder).

- La clínica consistirá en pérdida de fluidos, insuficiencia respiratoria, síndromes compartimentales y posibilidad de respuesta inflamatoria sistémica y distrés respiratorio, que junto con la sepsis pueden llevar a fallo multiorgánico y muerte.
- Los factores que más influyen en la supervivencia son la edad, la superficie quemada y el síndrome de inhalación. Los scores más utilizados son la regla de Baux y el ABSI.
- La actuación inicial consistirá en detener el proceso de la quemadura y tratar la urgencia vital asegurando la vía aérea, siguiendo los protocolos de atención al paciente politraumatizado y canalizando vías venosas para iniciar la fluidoterapia.
- En la Unidad de Quemados críticos deberá realizarse baño y cobertura, escarofasciotomias si es necesario, reevaluar la situación respiratoria, fluidoterapia, analgesia, profilaxis antitetánica, de trombosis venosa profunda y de ulceras de estrés, no usar antibioterapia rutinaria, intentar tratamiento quirúrgico precoz y no olvidar la nutrición y la rehabilitación. Es importante recordar que no debe usarse succinilcolina tras 72h de la quemadura por el riesgo de hiperpotasemia severa.
- La fluidoterapia debe comenzarse con ringer lactado en función de la formula de Parkland, pero después exige un ajuste individualizado.
- Los enfermos con síndrome de inhalación y los de mecanismo eléctrico deben considerarse como más graves.

25.9. Bibliografía

Hettiaratchy S, Dziewulski P. ABC of burns: pathophysiology and types of burns. BMJ 2004; 328:1427-1429.

Ipaktchi K, Arbabi S. Advances in burn critical care. Crit Care Med 2006; 34:S239-244.

Kwan, P, Gomez, M, Cartotto, R. Safe and successful restriction of transfusion in burn patients. J Burn Care Res 2006; 27:826-834.

Namias N. Advances in burn care. Curr Opin Crit Care 2007; 13:405-410.

Tobiansen J, Hiebert J, Edlich R. Apractical burn severity index. J Burn Care 1982; 3: 229-235.

www.euroburn.org

www.ameriburn.org,

26

Intoxicaciones agudas medicamentosas y no medicamentosas

Antonio Monjas Bonache

Objetivos docentes

- Descubrir el papel que juegan las intoxicaciones agudas en el contexto de las Unidades de Medicina Intensiva (UMI).
- Valorar las causas principales para considerar a un paciente intoxicado susceptible de ingreso en UMI.
- Conocer qué recursos diagnósticos y terapéuticos ofrece una UMI al paciente intoxicado grave.
- Conocer alguna de las intoxicaciones medicamentosas y no medicamentosas que por su frecuencia o relevancia obligan en muchas ocasiones al ingreso del paciente en UMI.

26.1. Introducción

Hace varias décadas era apreciable la proporción de pacientes intoxicados, respecto al total de ingresos en las Unidades de Medicina Intensiva (UMI). Actualmente, por diversas causas (mejoras en la asistencia extra e intrahospitalaria, criterios más selectivos para el ingreso, antídotos específicos o no –"cocktail para el coma"–, etc), el número de intoxicaciones que llegan a ingresar en UMI se ha reducido hasta cifras inferiores al 5%.

En un porcentaje significativo se trata de intoxicaciones donde hay implicada más de una sustancia, lo que puede complicar diagnóstico y tratamiento.

El pronóstico suele ser optimista, cuando se emplean scores de gravedad predictivos estandar, siendo la tasa de mortalidad para esta población de un 3-8% aproximadamente.

Los motivos para el ingreso en UMI son muy variados, teniendo que ver habitualmente con el tipo o cantidad de sustancia, clínica grave, vigilancia estrecha y/o necesidad de terapia sofisticada.

Su estancia en UMI suele ser inferior a 3-5 días, salvo complicaciones, y en un porcentaje significativo son trasladados a unidades psiquiátricas.

Desde un punto de vista crítico-práctico hemos dividido el capítulo en dos apartados: Intoxicaciones medicamentosas y no medicamentosas. Las primeras suelen ser bastante frecuentes, destacando psicofármacos como Benzodiacepinas y Antidepresivos empleados muchas veces con finalidad autolesiva, y por lo general tienen mejor pronóstico. Las no medicamentosas son escasas, excepto alcohol etílico y drogas, aunque normalmente presentan un mayor nivel de gravedad. Habría un tercer grupo formado por sustancias que tienen relación o la han tenido con la farmacopea pero que en la actualidad se emplean con otros propósitos (drogas de diseño), incluyéndose en el segundo apartado.

Los límites del presente capítulo impiden abordar, siquiera superficialmente, la gran cantidad de posibles tóxicos por lo que nos ceñiremos a aquellos que por su frecuencia, trascendencia o medios terapéuticos específicos se encuentran muy vinculados con las UMI.

26.2. Particularidades diagnóstico-terapeúticas generales

Los motivos para el ingreso en UMI de un paciente intoxicado abarcan un amplio espectro, debiendo ser casi siempre individualizado. Tratar de condensarlos parcialmente es el objetivo del "Poisoning Severity Score" de Persson, apuntando criterios de gravedad, que obligarían al ingreso en UMI, los señalados en la Tabla 26.1. Muchas de estas alteraciones requieren el empleo de monitorización y/o procedimientos contemplados en otros capítulos del presente libro.

Las UMI ofrecen al paciente intoxicado grave, independientemente del tipo de tóxico, unas Medidas de Soporte Orgánico (MSO) común, el llamado Método Escandinavo, que ha ido mejorando tecnológica y farmacológicamente, desde su implantación en los años 60, hasta la actualidad y que ha representado el avance más significativo de la Toxicología al haber conseguido reducir drásticamente la tasa de mortalidad en estos casos. En esencia, trata de sostener los órganos afectados por la in-

TABLA 26.1. Poisoning Severity Score.

Organo/Aparato/Sistema	Signos o Síntomas
Gastro-Intestinal	Quemaduras orales amplias y profundas. Hemorragia masiva. Perforación. Disfagia severa. Endoscopia con lesiones transmurales y/o circunferenciales y/o perforación.
Respiratorio	Broncospasmo severo, obstrucción de vía aérea, edema de glotis, SDRA, neumonitis, neumotorax.
Nervioso	Respuesta inapropiada o nula a la estimulación dolorosa. Depresión respiratoria. Agitación incontrolable. Status epiléptico. Parálisis generalizada. Ceguera.
Cardiovascular	Bradicardia < 40 lpm. Taquicardia > 180 lpm. Arritmias ventriculares graves. Bloqueo AV completo. Asistolia. Infarto Agudo de Miocardio. Shock. Crisis Hipertensiva.
Metabolismo	Acidosis (pH < 7,15) o Alcalosis (pH > 7,70) metabólicas severas. Trastornos graves del Potasio (< 2,5 mM/l o > 7,0 mM/l). Hipoglucemia severa (< 30 mg/dL). Hipotermia o Hipertermia graves.
Hígado	Enzimas muy elevadas (50 x Normal). Evidencia clínica o analítica de fallo hepático agudo.
Riñon	Anuria. Creatinina sérica > 500 microM/l.
Sangre	Hemolisis masiva. MetaHb > 50%. Trastornos de coagulación con clínica de sangrado. Anemia, Leucopenia o Plaquetopenia severas.
Muscular	Rigidez exterma. Rabdomiolisis acusada (CPK > 10.000 UI/l). Síndrome Compartimental.
Piel	Quemaduras de 2º grado > 50 % de Superficie Corporal (SC) o de 3º grado > 2% SC.

TABLA 26.2. Diuresis forzada neutra y alcalinización.

DIURESIS FORZADA NEUTRA (DFN) 500 ml Suero Salino Fisiológico 0,9% + 500 ml Dextrosa 5% + 500 ml Manitol 10% + ClK 2M para K normal, cada 4 horas.
ALCALINIZACION DE LA DIURESIS (DFA): pH > 7,5 Añadir 500 ml Bicarbonato 1/6 M cada 4 horas.

toxicación hasta que remita el impacto de ésta y en este sentido las UMI han significado la ubicación ideal para llevarlo a efecto en casos graves.

Algunos medios para impedir la absorción (vómito, catarsis intestinal o lavado de piel/mucosas y gástrico) o neutralizar el tóxico a nivel digestivo (carbon activado –CA-) pueden ser aplicados en la atención médica fuera de las UMI. Por el contrario, otros para la neutralización sistémica (Antídotos) o extraer el tóxico del plasma como la Diuresis Forzada (DF) (Tabla 26.2), consiguiendo un elevado débito urinario, o la Depuración Extrarrenal (DER), tipo Hemodiálisis o Hemoperfusión (Tabla 26.3), se suelen aplicar en UMI por requerir mayor control del paciente durante la técnica.

En ocasiones la propia sustancia tóxica, por la cantidad en contacto con el paciente, niveles potencialmente letales o posibles secuelas graves permanentes, obligaría al ingreso en UMI donde se va a llevar a cabo el tratamiento con las MSO adecuadas.

TABLA 26.3. Indicaciones para la DER en toxicología.

Tóxico dializable. Volumen de Distribución (VD) bajo (< 5 ml/Kg). Clínica extremadamente grave o pésima evolución. Fracaso renal oligoanúrico. Niveles plasmáticos potencialmente letales. Tóxicos que puedan condicionar lesiones orgánicas graves permanentes.	
INDICACIONES ESPECIFICAS PARA HD Peso Molecular (PM) < 600 Daltons. Poca unión protéica (< 60%).	INDICACIONES ESPECIFICAS PARA HP PM elevado. Unión proteica elevada.

26.3. Intoxicaciones medicamentosas

26.3.1. INTRODUCCIÓN

Un axioma en Toxicología señala que cualquier población se intoxica con aquellas sustancias que tiene más próximas. En el medio urbano hostil, con las demandas personales y laborales que impone, los fármacos, especialmente Psicofármacos, son muy consumidos por la población y por tanto empleados en episodios tóxicos, desde hace varias décadas. Todos ellos, por tratarse de sustancias "a priori" no tóxicas cuando se emplean a dosis terapéuticas, en el curso de una intoxicación suelen dar una clínica que exagera sus acciones terapéuticas o da lugar a efectos secundarios. Curso y pronóstico suelen ser favorables, siendo la tasa de mortalidad en UMI inferior al 2-3 %.

La industria farmacéutica también ha colaborado históricamente sustituyendo preparados de toxicidad elevada (Por ejemplo, Barbitúricos y Antidepresivos Cíclicos) por otros con efectos similares pero menos tóxicos (Benzodiacepinas y Antidepresivos de 2ª generación).

26.3.2. PSICOTROPOS

Benzodiacepinas

Familia de compuestos muy numerosa (Más de 100 moléculas en el Vademécum). Utilizadas profusamente, en base a sus efectos hipnóticos, ansiolíticos, relajantes musculares o anticonvulsivantes, son responsables de, al menos, un 25% de las intoxicaciones atendidas en UMI.

Ofrecen una toxicidad reducida, siendo su tasa de mortalidad inferior al 1-2%.

Los motivos fundamentales para el ingreso en UMI serían Coma, Hipotensión, Hipotermia y en ocasiones amplias lesiones ampollosas, por decúbito prolongado, con Rabdomiolisis asociada.

El tratamiento se basa en impedir la absorción (Lavado gástrico), neutralizar a nivel digestivo (CA), MSO y un Antídoto específico, FLUMAZENIL, a dosis de 0,5 mg/minuto hasta completar 2-3 mg, seguido de perfusión continua de 0,5 mg/hora dado que la Vida Media (VM) del Antídoto suele ser menor que las Benzodiacepinas empleadas en intoxicaciones (VM intermedia o prolongada).

Las lesiones cutáneas pueden ser susceptibles de tratamiento mediante Cirugía Plástica reparadora, similar a los pacientes quemados.

Antidepresivos (AD) Cíclicos

Intoxicación cada vez menos frecuente (Desde la aparición de los nuevos AD que inhiben la recaptación de Serotonina), por fortuna dada su toxicidad relativamente elevada y compleja (Cardiotropismo, efectos anticolinérgicos, etc).

Dosis superiores a 20-30 mg/Kg pueden ser graves.

Con frecuencia requieren ingreso en UMI basado en sus efectos cardiovasculares (Bloqueos AV, más o menos avanzados, y Hisianos, Alargamiento del intervalo QTc, arrítmias ventriculares graves, incluyendo Fibrilación Ventricular, y/o Hipotensión) y Neurológicos (Síndrome Anticolinérgico, Convulsiones o Coma).

Las bases del tratamiento irían dirigidas a impedir la absorción, neutralización digestiva (CA a dosis repetidas para controlar el componente de Circulación Entero-Hepática –CEH- habitual en este grupo de tóxicos), MSO con especial énfasis en la monitorización ECG para el control y manejo de las alteraciones eléctricas cardiacas citadas (no emplear antiarrítmicos clase A1) y DFA. Está indicada también Alcalinización Sistémica, con Bicarbonato 1/6 M hasta lograr y mantener un pH > 7,5, en los casos con problemas cardiovasculares, convulsiones o coma.

Barbitúricos

Protagonistas de multitud de intoxicaciones en los años 50 y 60 han sido relegados por las Benzodiacepinas. Actualmente se presentan casos aislados, por lo general de epilépticos en tratamiento barbitúrico.

Sus efectos son similares a los descritos para las Benzodiacepinas pero pueden ser más acentuados, duraderos y a dosis relativas menores.

El tratamiento consta de lavado gástrico para impedir la absorción, neutralización digestiva (CA a dosis repetidas para controlar el componente de CEH), MSO y DFA. Los casos sumamente graves o con mala evolución serían tributarios de HP.

Sales de litio

Bastante empleadas en trastornos bipolares, tienen algunas peculiaridades que obligan a incluirlas: El rango terapéutico es estrecho (intoxicaciones crónicas), tienen un VD elevado, lenta absorción y distribución tisular siendo difícil extraerlas, posibles secuelas importantes y HD como parte muy fundamental para su tratamiento.

Una dosis superior a 40 mg/Kg puede ser tóxica.

La clínica puede diferir según se trate de una intoxicación aguda o crónica pero habitualmente destacan síntomas neurológicos (coma, ataxia, crisis convulsivas, temblor o hiperreflexia), cardiológicos (shock, arritmias ventriculares y trastornos de conducción supra o ventriculares) y renales (proteinuria y fracaso renal en grado variable).

Si el tratamiento no se efectua decidida y precozmente (antes de 4-6 horas) pueden persistir secuelas, fundamentalmente neurológicas.

El tratamiento consiste en monitorizar las cifras de Litio en plasma, impedir la absorción mediante lavado gástrico (El CA no atrapa las moléculas de Litio), evacuarlo del intestino mediante laxantes, MSO, DFA y HD precoz, cuando la clínica es grave y Litemia > 2,5 mEq/l, existe insuficiencia renal o la Litemia es > 3,5 mEq/l, debiendo mantenerla hasta niveles < 1 mEq/l, lo que puede suponer una sesión de 8-10 horas habida cuenta de la lenta redistribución del Litio.

Neurolépticos

Empleados con frecuencia para trastornos psicóticos de la senectud o pacientes psiquiátricos afortunadamente son escasos los ingresos en UMI por intoxicación aguda con fármacos de este grupo. Tienen una toxicidad llamativa, especialmente cuando se produce un Síndrome Neuroléptico Maligno (SNM).

Los síntomas son variados afectando al Sistema Nervioso (Coma, ataxia, agitación, convulsiones y/o extrapiramidalismo), cardiovascular (Hipotensión, arritmias y bloqueos en diversas localizaciones) y autónomo (Síntomas anticolinérgicos).

El SNM es un proceso idiosincrásico que condiciona en algunos pacientes un cuadro extremadamente grave con Hipertermia severa, coma en grado variable, rigidez que puede ser acusada, Rabdomiolisis y síntomas anticolinérgicos.

El tratamiento irá dirigido a evacuarlos desde el estómago, neutralización con CA a dosis repetidas para cortar el componente de CEH y las MSO, con especial hincapié en el tratamiento de la rigidez (Diazepan, Dantroleno), del extrapiramidalismo (Biperideno) y de la hipertermia.

26.3.3. ANALGÉSICOS

Paracetamol

Hoy día bastante frecuentes, habida cuenta de su empleo generalizado como analgésico.

En función del total ingerido puede dar lugar a intoxicaciones muy graves (> 10-15 gr) que requieran ingreso en UMI.

La clínica, en estos casos, pasa por cuatro fases cronológicamente bastante definidas: a) Digestiva (Nauseas y Vómitos), b) Citolisis Hepática (Ausencia de síntomas, salvo dolor en Hipocondrio Derecho, con patrón enzimático evidente), c) Insuficiencia Hepática y posible Renal (Encefalopatia, Hipoglucemia, Coagulopatía, patrón de Colestasis y Citolisis acusadas y muchas veces Fracaso Renal Agudo) y d) Resolución (Recuperación de funciones en órganos diana o no -Candidato para Trasplante Hepático y/o Renal-). Estas fases se corresponden con el metabolismo hepático del Paracetamol cuya vía normal de Conjugación se satura siendo forzado a convertirse en N-Acetilbenzoquinoneina (metabolito citotóxico) (Figura 26.1). Los pacientes ingresan en UMI normalmente durante las fases clínicas a ó b.

El tratamiento consiste en impedir la absorción lo antes posible, mediante extracción o neutralización con CA, MSO en especial las relacionadas con protección hepática (MARS), renal (Diálisis) y de la coagulopatía por déficit de síntesis factorial.

La N-ACETIL CISTEINA (NAC), empleada precozmente, es útil al incrementar la eficacia de la vía metabólica de Conjugación y facilitar el paso de N-Acetilbenzoquinoneina hacia metabolitos no tóxicos (Figura 26.2). Indicada cuando la dosis tóxica es > 7,5 gr o basado en niveles plasmáticos absolutos o nomogramas niveles/tiempo como el de Rumack-Matthews (Figura 26.3). Puede emplearse por vía oral o intravenosa, a las dosis indicadas en la Tabla 26.4, y mantenerla hasta que los niveles plasmáticos se normalicen.

TABLA 26.4. Dosis de NAC en intoxicación aguda por paracetamol.

- ORAL:
  140 mg/Kg + 18 dosis de 70 mg/Kg/ 4 h.
- IV:
  150 mg/Kg + 250 ml D5% en 15-60 min.
  50 mg/Kg + 500 ml D5% en 4 h .
  100 mg/Kg + 1000 ml D5% en 16 h .
  100 mg/Kg + 1000 ml D5%/24h si IHA.

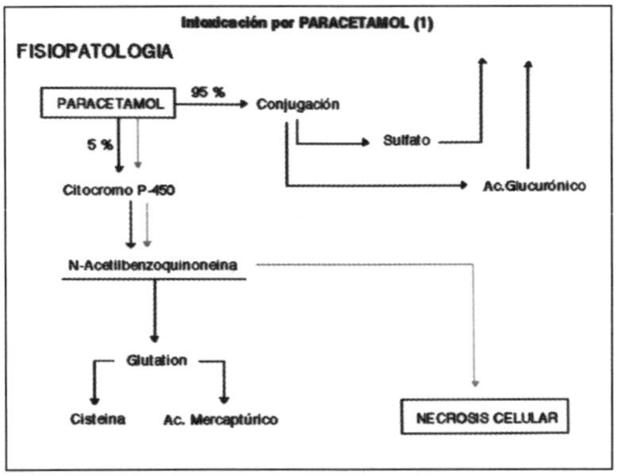

FIGURA 26.1. Intoxicación por paracetamol. Mecanismos de lesión.

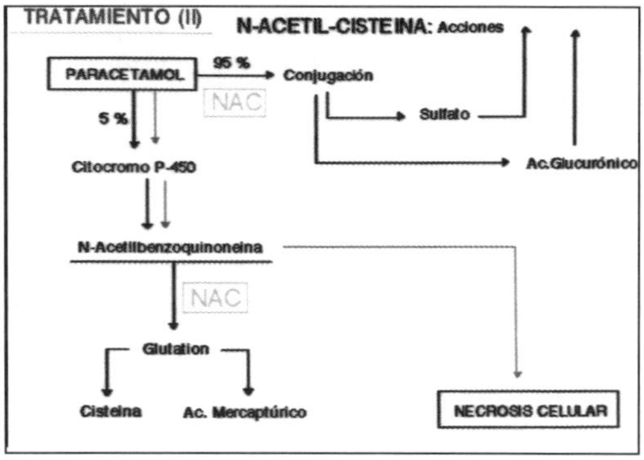

FIGURA 26.2. Intoxicación por paracetamol. Tratamiento.

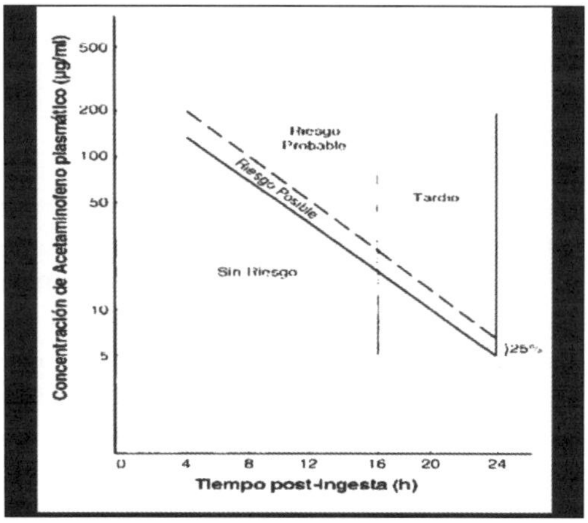

FIGURA 26.3. Intoxicación por paracetamol. Relación lesión: Tiempo post ingesta.

Salicilados

Se trata de uno de los grupos terapéuticos más antiguos, más utilizado a lo largo de la historia (por tanto muy frecuente en intoxicaciones) y de acciones metabólicas más complejas, lo que se traduce en intoxicaciones potencialmente graves que conducen al sujeto muchas veces a UMI. Ha sido sustituido como analgésico por Paracetamol, a dosis habituales menos tóxico, y como Antiagregante por otras moléculas más eficaces y menos lesivas.

La clínica, por su actividad metabólica compleja, involucra muchos órganos y sistemas siendo frecuentes acidosis metabólica, convulsiones, sangrado digestivo, edema pulmonar, plaquetopenia, coagulopatía, vómitos, hipertermia, coma y/o hiperventilación.

Para su control habría que impedir la absorción, CA a dosis repetidas para el control del componente de CEH, MSO, DFA y Alcalinización Sistémica, con Bicarbonato 1/6 M y Anti H2 para prevenir episodios de sangrado digestivo. Para casos extremadamente graves (Coma profundo, SDRA, Ac Metabólica severa, Niveles > 100 mg/dl, consumo > 300 mg/Kg o Fracaso Renal agudo) estaría indicada HD.

26.3.4. CARDIOVASCULARES

Digoxina

Pese a las diversas alternativas que ofrece la Cardiología en la actualidad, todavía muchos pacientes siguen utilizando algún derivado de la Digital. Tiene un estrecho rango terapéutico, lo que condiciona entre otras las alteraciones clásicas ECG, pero aquí vamos a centrarnos en los casos de sobredosis aguda.

La clínica que conduce al enfermo a la UMI suele estar relacionada con alteraciones eléctricas cardiacas, o sus consecuencias (síncope, shock,...), en forma de arrítmias y bloqueos de distinto grado y localización.

El tratamiento implica extracción digestiva, CA a dosis repetidas, monitorización ECG, MSO y Anticuerpos Antidigoxina (80 mg/vial) en caso de Arritmias o Bloqueos graves, K > 5 mEq/l o cifras plasmáticas > 10 ng/dl. La dosis se calcula en función de la cantidad ingerida (multiplicando los mg ingeridos por 64) o de los niveles (multiplicando los ng/dl por el peso y por 0,45). La respuesta debería ser favorable en un plazo inferior a 4 horas.

Betabloqueantes

Otro caso del esfuerzo de la industria farmacéutica por aportar moléculas más tolerables. Hoy día son excepcionales en nuestro medio.

Pueden conducir al enfermo a la UMI por alteraciones cardiovasculares (shock, bradicardia, bloqueos, asistolia, edema agudo de pulmon), broncoespasmo o alteraciones neurológicas variadas.

El tratamiento, junto con las medidas para extraerlos y neutralizarlos en el aparato digestivo y las habituales MSO respecto a la clínica citada, se basa en Glucagón (1 mg/ampolla) con una dosis de 3-5 mg que puede repetirse a los 15-30 minutos, seguido de una perfusión a un ritmo de 2-5 mg/hora.

Bloqueantes del calcio

Muchas personas toman antagonistas del Calcio, como parte de su tratamiento habitual, dando lugar a episodios tóxicos con cierta frecuencia.

La clínica dependerá del genérico utilizado pero todos poseen toxicidad sobre el SNC (coma y/o crisis comiciales) y cardiovascular (Bradiarrítmias, bloqueos A-V e hipotensión).

Disponen de un antídoto, Calcio, utilizado por vía intravenosa en forma de Gluconato o Cloruro, si la calcemia está disminuida hasta corregirla, o Glucagón a la dosis citada anteriomente. Obligan a monitorizar al sujeto y a las MSO adecuadas, con especial atención a los problemas cardiológicos que pueden incluir la inserción de un MP transitorio.

26.3.5. OTROS FÁRMACOS

Hipoglucemiantes

Muchos pacientes mayores están tomando hipoglucemiantes orales o Insulina que, ocasionalmente, son empleados en episodios de intoxicación aguda, incluso mediante la ingesta de Insulina.

Todos ellos condicionan hipoglucemia más o menos severa con los síntomas habituales de sudoración, debilidad o coma. Deben ingresar en UMI por el riesgo de hipoglucemia severa, con sus posibles secuelas, y el tratamiento, junto a la monitorización estrecha de la Glucemia, consiste en Glucosa Hipertónica (> 5%) hasta lograr el control definitivo del proceso, que puede ser más o menos prolongado en función del fármaco, asociado a las MSO necesarias.

Anticoagulantes

Dentro del envejecimiento natural de la población, un número apreciable de sujetos toman productos anticoagulantes por via oral, siendo posible una intoxicación por estos preparados en diversas circunstancias, aunque sin olvidar que muchos raticidas también los contienen.

La clínica puede oscilar desde ninguna hasta hemorragias muy graves (cerebrales, hemoptisis, digestivas, etc) que pueden comprometer la vida del individuo, obligando al ingreso en UMI.

En todos los casos es necesario un control estricto de los tiempos de coagulación (habitualmente INR) y en caso de alterarse gravemente (INR > 2-2,5) ingresar para observación.

El tratamiento de los casos sintomáticos o con INR > 3,0 pasa por la reposición de factores mediante Vitamina K parenteral, asociada a plasma fresco o concentrado de complejo protrombínico, según deba corregirse el defecto con menor o mayor rapidez. Complementando, las MSO precisas, especialmente si existe hemorragia grave con deterioro orgánico asociado.

Antiepilépticos

Varios cientos de miles de personas en nuestro pais toman algún tipo de fármaco antiepilético y está demostrada la significativa incidencia de intoxicaciones medicamentosas en esta población. Cronológicamente se dividen en tres grandes grupos (Tabla 26.5). Sus mecanismos de acción incluyen al menos uno de los siguientes: Bloqueo sobre canales celulares del Na ó Ca, facilitando la liberación GABA y antagonismo del Glutamato, aunque en algunos casos no se conocen con total precisión. Al haberse incrementado apreciablemente su número y posibilidad de ingesta de varios simultáneamente debemos hacer una buena anamnesis para conocer cual/es están involucrados.

Entre los síntomas comunes a la mayoría figuran disminución del nivel de consciencia, agresividad, ataxia, status epiléptico y lesiones cutáneas, aunque sin olvidar las discrasias sanguíneas y toxicidad cardiaca que pueden condicionar alguno de ellos.

El tratamiento se fundamenta en extraer y neutralizar la mayor cantidad posible a nivel digestivo y MSO hasta que remita la sintomatología. En casos extremadamente graves podría acudirse a alguna técnica de depuración como HD.

TABLA 26.5. Antiepilépticos.

1ª Generación:	Fenobarbital
	Fenitoina
	Primidona
2ª Generación:	Ácido Valproico
	Carbamazepina
	Clonazepan
3ª Generación:	Oxcarbamazepina
	Gabapentina
	Lamotrigina
	Topiramato
	Vigabatrina
	Levetiracetam
	Pregabalina
	Zonisanide
	Estiripentol

26.4. Intoxicaciones no medicamentosas

26.4.1. INTRODUCCIÓN

El hombre de hoy convive con multitud de productos en los ambientes doméstico, industrial o recreativo, entre otros. Algunos de ellos como drogas o Etanol son muy empleados y pueden descontrolarse con facilidad dando lugar a muchos cuadros tóxicos. El resto suelen dar lugar excepcionalmente a ingreso en UMI como fruto del descuido (productos domésticos) o problemas de manipulación personal o un proceso mal realizado (industria), sin olvidar su empleo en envenenamientos. Todos pueden ocasionar intoxicaciones graves con una tasa de mortalidad y/o secuelas apreciable debiendo ingresar sistemáticamente en UMI, al menor indicio de gravedad (Tabla 26.1).

26.4.2. ETANOL

Una de las sustancias más antiguas y consumidas por el hombre. Iniciado su consumo, en nuestro medio, a edades cada vez más tempranas, con todo lo que implica, es una o posiblemente la que provoque con mayor frecuencia intoxicaciones agudas que pueden conducir en ocasiones al ingreso en UMI.

El motivo para su aceptación en UMI suele ser coma, a veces muy profundo, acompañado de depresión respiratoria, hipotermia, acidosis metabólica, convulsiones y/o hipoglucemia, especialmente cuando los niveles son > a 200-300 mg/dl.

El tratamiento fundamental son las MSO, especialmente respiratorias, metabólicas y para normalización térmica, ya que se absorbe con mucha rapidez y los medios para extraerlo (salvo casos de vómito espontáneo) o neutralizarlo a nivel digestivo suelen ser tardíos.

26.4.3. OTROS ALCOHOLES

Metanol y Etilenglicol son probablemente los dos alcoholes más utilizados en la industria (alcohol de quemar, anticongelantes, limpiacristales, etc). Producen una intoxicación muy grave pues dosis tan reducidas como 50-200 ml pueden llegar a ser mortales.

El metabolismo hepático de estos productos (Figuras 26.4 y 26.5), a diferencia del Etanol, genera sustancias citotóxicas (Acido Fórmico y Acido Glicólico, entre otras) que van a condicionar los síntomas y el tratamiento.

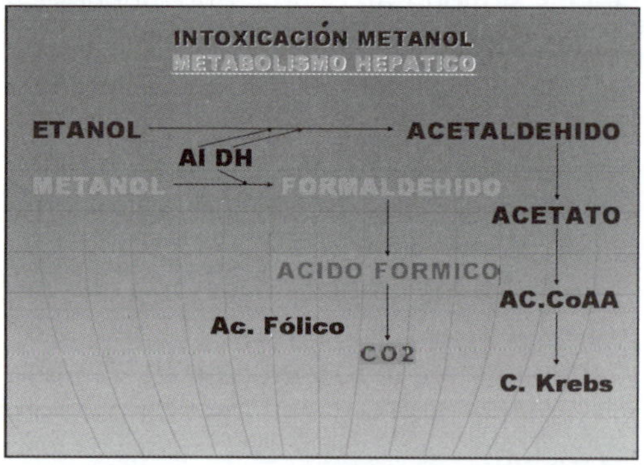

FIGURA 26.4. Intoxicación por metanol. Mecanismos de lesión.

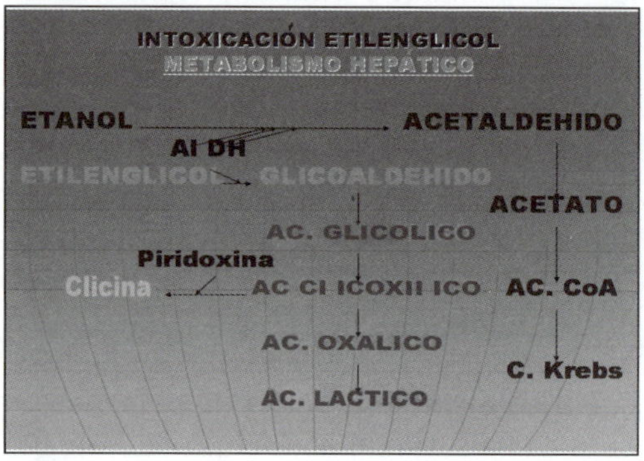

FIGURA 26.5. Intoxicación por etilenglicol. Mecanismos de lesión.

La clínica pasa por varias fases, a medida que el metabolismo hepático va avanzando, siendo inicialmente similar a una borrachera común. A medida que pasan la horas (12-24) destacan trastornos de la visión que pueden llegar hasta la ceguera irreversible, con midriasis arreactiva, acidosis metabólica por lo general severa, coma, convulsiones, patrón de citolisis hepática grave y en el caso específico del Etilenglicol, por la presencia de Acido Oxálico que tiene gran avidez por el Calcio, puede aparecer Cristaluria, insuficiencia renal e Hipocalcemia. Los hiatos Gap y Osmolar se encuentran elevados señalando la presencia de sustancias activas extrañas al organismo.

El tratamiento debe ser muy precoz, por su rápida absorción: Pasadas 2-4 horas las medidas para extraerlos del aparato digestivo resultan ineficaces.

Etanol es un antídoto específico ya que la Alcohol Deshidrogenasa hepática (Figuras 26.4 y 26.5) tiene más afinidad por éste que por los otros dos alcoholes y el metabolismo se conduce por la vía del Etanol, en detrimento de los otros, no llegando a aparecer los productos citotóxicos citados. Se dosifica por vía IV (Alcohol Absoluto al 5%) 1 ml/Kg + 100 ml de Dextrosa 5% en 15 minutos seguido de 0,1-0,2 ml/Kg/hora, tratando de conseguir niveles de Etanol > 100 mg/dl. Es preciso mantenerlo hasta que los niveles de ambos alcoholes se normalicen.

En muchos casos es necesario asociar HD para extraerlos rápidamente de la circulación, sobre todo si la clínica es grave, la acidosis severa, niveles > 50 mg/dl o Fracaso Renal.

26.4.4. DROGAS

Utilizadas desde antiguo por algunos grupos humanos, su número y expansión social durante las últimas décadas ha sido uno de los fenómenos más relevantes del Siglo XX.

No todas las sustancias que producen dependencia son ilegales (casos del tabaco, café, te o alcohol etílico, ampliamente difundidas).

Podrían clasificarse de muchas formas pero posiblemente la más útil sea por los efectos que inducen (Tabla 26.6).

TABLA 26.6. Clasificación de las drogas por sus efectos.

- DEPRESORAS: Opiaceos.
- ESTIMULANTES: Cocaina, Anfetaminas.
- ALUCINOGENAS: LSD, Hongos.
- MIXTAS:
  Depresoras-estimulantes: Cannabis (Marihuana, Hachis).
  Estimulantes-alucinógenas (Síntesis)
  1. De la Cocaina: Crack, Piedras, Pops.
  2. De las Anfetaminas: Speed, Extasis, Ice, Cristal.
- ANESTÉSICAS: Gammahidroxibutirato: Extasis líquido.

Los derivados del Opio incluyen Morfina, Codeína, Metadona o Heroína. Todos ellos producen miosis, ileo paralítico, retención urinaria, edema pulmonar, coma en ocasiones profundo, con depresión respiratoria que requiere apoyo ventilatorio e ingreso en UMI.

El tratamiento se ha beneficiado de un antídoto específico, NALOXONA, que ha mejorado dramáticamente el abordaje inicial en estos casos. Se inicia con dosis repetidas de 1 ampolla, seguido de 5 ampollas en 500 ml de D5%, en goteo continuo hasta que remitan los síntomas. Las MSO son complemento imprescindible mientras haya alteraciones orgánicas tratables.

Cocaina es una de las drogas más introducidas en las sociedades occidentales, en cualquier estrato social. Puede emplearse con pocas modificaciones o manipulada químicamente (Tipo Crack).

La clínica puede cursar con hipertermia (> 40ºC), hipertensión arterial, midriasis, sudoración, agitación, delirio, convulsiones y/o coma. La presencia de broncospasmo, edema pulmonar, rabdomiolisis, hemorragia e infartos cerebrales o de miocardio, con su sintomatología específica-añadida, no es infrecuente y obliga al ingreso en UMI.

El tratamiento consiste fundamentalmente en las MSO, de acuerdo con la sintomatología presente y patología acompañante.

Las Anfetaminas, independientemente del proceso de síntesis, pueden provocar, a dosis tóxicas, euforia, hiperactividad, midriasis, sudoración, distonía, hipertensión, ansiedad, alucinaciones, ataques de pánico, convulsiones, hipertermia, arritmias y cualquier afectación orgánica como las citadas en el apartado anterior. El tratamiento es semejante.

Tanto LSD como algunos hongos (Peyote, etc.) se emplean por sus efectos alucinógenos, a veces muy placenteros, aunque también son frecuentes cuadros psicóticos que incluyen crisis de pánico, con intentos de huida, provocando accidentes como precipitación que obligarían por si mismos al ingreso en UMI.

El tratamiento es similar al anterior, incluyendo protección del enfermo para evitar los citados episodios.

El empleo de los derivados del Cannabis en un hecho frecuente en muchas sociedades. De un modo ocasional pueden producir cuadros psicóticos, vómitos, temblor, ansiedad, etc. El tratamiento también se basa en las MSO.

En los últimos años se ha introducido en el mundo de la drogodependencia alguna sustancia poco utilizada por la Anestesia actual. Concretamente Gammahidroxibutirato, conocido como Extasis Líquido aunque su formulación no guarde relación con las Anfetaminas.

Se potencia con el alcohol, Benzodiacepinas, Opiáceos y derivados del Cannabis y suele ser afrodisiaco, producir desinhibición sexual (riesgo de abusos o violación), euforia, alucinaciones, convulsiones, hipertensión, delirio y coma.

El tratamiento, como los demás, se fundamenta en las MSO.

26.4.5. CÁUSTICOS

Algunas sustancias de uso doméstico cotidiano (Lejia, Limpiadores, Desatascadores, Detergentes, etc.) pueden ser muy corrosivas para el organismo humano, por su pH excesivamente bajo (<3) o elevado (>12).

Son intoxicaciones relativamente habituales, por lo general en niños o por ingestas equivocadas desde envases no originales, y graves en muchas ocasiones.

La clínica tiene relación con los tejidos afectados por su paso, siendo frecuentes lesiones orales, faringeas, esofágicas o gástricas: Dolor, estridor, sialorrea, hematemesis y, en el caso de los álcalis, riesgo de perforación de víscera hueca suelen ser los síntomas más habituales.

El diagnóstico endoscópico va a informar sobre la extensión y gravedad de las lesiones. Requiere exclusión previa de perforación visceral mediante técnicas de imagen. A la vista de los hallazgos, se opta por tratamiento conservador o quirúrgico.

Lavado gástrico y provocar el vómito están contraindicados para no agravar las lesiones por un segundo paso del producto.

Ocasionalmente puede producirse una afectación multisistémica que se trataría con MSO específicas.

Estas sustancias, junto a las lesiones agudas, tienden a generar estenosis y/o malignización a medio/largo plazo que obligan al tratamiento correspondiente, a veces muy prolongado e incierto.

26.4.6. INSECTICIDAS

Se trata de una intoxicación bastante frecuente en el medio rural, debido al empleo generalizado de estos productos en la profilaxis y tratamiento de las plagas y a su absorción cutánea que las hace fácilmente descontrolables durante su manipulación y aplicación.

Pueden tener efectos muy prolongados, a veces durante semanas o meses, debido a su facilidad para atravesar membranas, metabolitos estables y dificultades para abandonar la célula. Se dividen en dos grandes grupos (Tabla 26.7).

TABLA 26.7. Insecticidas.

Organoclorados (DDT, Lindane...)	
Anticolinesterásicos:	Irreversibles: Organofosforados, tipo Paration.
	Reversibles: Carbamatos.

Los Organoclorados alteran la bomba celular de Cationes (Na/K) afectando primordialmente al Sistema Nervioso. Se manifiesta con agitación, coma, ataxia y/o convulsiones. Ocasionalmente Edema Agudo de Pulmón.

El tratamiento, común con los restantes, consiste en lavado generoso de piel (10-15 minutos mínimo con agua a chorro), previa protección de la persona que lo efectua para impedir el paso de tóxico a través de su piel. Además las MSO adecuadas a la situación.

Los insecticidas Organofosforados suelen interferir a distintos niveles sobre la transmisión en la placa motora dando origen a síntomas muscarínicos, como miosis, xialorrea, lagrimeo, broncorrea, bradicardia, hipotensión e incontinencia, seguidos de síntomas nicotínicos (fasciculaciones, taquicardia, arrítmias cardiacas, hipertensión y debilidad muscular con problemas para el manejo de secreciones e insuficiencia respiratoria). Ocasionalmente implican a otros órganos como hígado, riñón, etc.

El diagnóstico se confirma con la detección de niveles reducidos de Colinesterasa.

El tratamiento incluye, además de las medidas para impedir su absorción, Sulfato de ATROPINA a dosis repetidas (clínica muscarínica) y OXIMAS como Pralidoxima (1-2 gr IV) u Obidoxima (250 mg), que atraviesa la barrera Hemato-encefálica y parece actuar con mayor rapidez (síntomas nicotínicos). Las MSO son imprescindibles, sobre todo para mantener la ventilación, a veces por periodos prolongados.

Los Carbamatos producen un cuadro similar, de menor intensidad y duración.

26.4.7. GASES

La inhalación de gases es frecuente en caso de incendio, descontrol de productos químicos o actividades relacionadas con el ámbito doméstico, automoción, etc.

Se dividen en gases irritantes, cuando producen lesiones en el aparato respiratorio que pueden afectar desde las vías altas hasta el intercambio alveolo-capilar, y no irritantes (Tabla 26.8) que condicionan, por diversos mecanismos, alteraciones del transporte de Oxígeno o de su utilización tisular.

TABLA 26.8. Gases.

Gases irritantes:
– Sulfuros (Acido Sulfhídrico, anhídrido sulfuroso,...)
– Fluor y derivados (Acido Fluorhídrico,...)
– Cloro
– Aldehidos (formaldehído, Acroleina,...)
– Amoniaco
– Vapores nitrosos
– Bromuro y Cloruro de Metilo
– Fosgeno
Gases no irritantes:
– Monóxido de Carbono (CO)
– Cianuros (Acido Cianhídrico,...)

Por su tradición y frecuencia, vamos a centrarnos en la Intoxicación por Monóxido de Carbono (CO). Se trata de un gas insípido, inodoro e incoloro lo que dificulta su detección. La industria ha debido modificar sus fuentes, pasando del Gas de Hulla al Gas natural o Butano, carentes de CO, para impedir el elevado número de intoxicaciones de antaño pese a la adición de sustancias odoríferas.

Su elevada afinidad por la Hemoglobina (Hb), en relación al Oxígeno (250:1), impide que éste pueda llegar a la célula.

La clínica se relaciona con el porcentaje de CO unido a la Hb progresando desde cefalea, vómitos y confusión mental hasta acidosis metabólica, coma, Rabdomiolisis y fracaso de diversos órganos (corazón, etc.), condicionado por la hipoxia para porcentajes de COHb > 30%. En ocasiones, la lesión inicial de algún núcleo cerebral debuta, pasadas varias semanas de latencia, en forma de alteración neuropsiquiátrica que puede prolongarse indefinidamente. Es recomendable efectuar TAC en caso de patología inicial neurológica. También el feto es más susceptible a este tóxico (tarda más tiempo en alcanzar niveles elevados de COHb pero son más duraderos) lo que obliga a incrementar el control sobre las embarazadas.

El tratamiento consiste en la administración inmediata y a la mayor concentración disponible de Oxígeno (Preferiblemente 100%) así como las MSO precisas.

26.4.8. SETAS

De los múltiples tipos de setas un porcentaje sustancial (en general con un periodo de latencia breve, de pocas horas) produce cuadros tóxicos gastrointestinales de poca enjundia. Sin embargo, otras especies pueden ocasionar síntomas más graves (Tabla 26.9) y alguna, como la Amanita Phaloides, incluso, ser mortal consumida en pequeñas cantidades (20-30 gr). Esta última afecta a órganos diana como hígado y riñón, obligando al ingreso en UMI y produciendo cuadros irreversibles que conducen con frecuencia al trasplante. Uno de los problemas radica en diferenciar las sutilezas de cada tipo de seta, lo cual no siempre es facil hasta para entendidos.

Es característico de la intoxicación por Amanita Phaloides transcurrir un largo periodo de tiempo desde que aparece clínica digestiva inicial, inespecífica y transitoria, hasta el debut de la afectación hepatorrenal (3-4 dias). Cuando ésta se ha instaurado, el pronóstico va a depender de la extensión de la necrosis hepática y renal. Analíticamente destaca un patrón de citolisis y déficit de síntesis hepática con deterioro de función renal.

En esta fase la extracción y neutralización digestivas suelen ser ineficaces. Se han propuesto Penicilina G o Silibinina para impedir el paso del tóxico al hepatocito, pero las medidas primordiales son las MSO para los órganos afectados, sobre todo hígado. Se ha propuesto HP con carbón activado para casos graves, MARS si la afectación hepática es marcada y finalmente el recurso al trasplante cuando fracasan todas las medidas.

TABLA 26.9. Intoxicaciones por setas.

SÍNDROME	TIPO DE SETA
Gastrointestinal	Varias
Anticolinérgico	Amanitas Muscaria o Panterínica
Muscarínico	Clitocybe, Inocybe
Alucinógeno	Peyote
Ciclopeptídico (Faloidiano)	Amanitas Faloides, Lepiota

26.5. Resumen y Conclusiones

- Las Intoxicaciones agudas ocupan un espacio significativo dentro de la casuística de las Unidades de Medicina Intensiva.
- Un proceso tóxico puede afectar a muchos órganos o sistemas por donde circula el tóxico, es metabolizado o se elimina, tanto sin modificar como en forma de metabolitos activos.
- La peligrosidad de algunas sustancias obliga a una vigilancia muy estricta y/o al empleo de antídotos.
- Cuando se trata de pacientes psiquiátricos o se sospeche una intoxicación con finalidad autolítica deben ser protegidos en un medio cerrado y vigilado hasta que Psiquiatría pueda valorarles.
- La afectación orgánica requiere unas medidas de soporte, que pueden ser agresivas, complejas y prolongadas, hasta que el impacto de la intoxicación haya remitido.
- Por todo ello, el lugar más adecuado para que permanezca el intoxicado grave es una Unidad de Medicina Intensiva que le va a ofrecer la mejor vigilancia, protección y tratamiento posibles en el ámbito hospitalario.

26.6. Bibliografía

Brent J. Wallace KL, Burkhart KK, Phillips SD, Donovan W. En: Critical Care Toxicology. Mosby. Elsevier. New York. 2005.

Flomenbaum NE, Goldfrank LR, Hoffman RS, Howland MA, Lewin NA, Nelson LS En: Goldfrank´s Toxicologic Emergencies. 8 Ed. The Mc Graw-Hill Companies. New York. 2006.

http://tratado.uninet.edu/c1001i.html

http://www.aibarra.org/Apuntes/Medico-Quirurgica/Apuntes_INTOXICACIONES_LauraMartin.doc.

27

Emergencias endocrinas y metabólicas

Vicente Gómez Tello
José Manuel Fernández Blanco

Objetivos docentes

- Diagnosticar y tratar las alteraciones urgentes relacionadas con el metabolismo de la glucosa.
- Saber diagnosticar y tratar, evaluando la potencial lesión cardiaca, la descompensación aguda del hipertiroidismo.
- Sospechar la aparición del coma mixedematoso y administrar hormonas tiroideas de manera adecuada.
- Evaluar la posibilidad de crisis adrenal aguda en pacientes con shock inexplicable.
- Conocer como suplementar corticoides en la enfermedad crítica y en pacientes con insuficiencia suprarrenal sometidos a estrés agudo.

27.1. Hipoglucemia

En pocas ocasiones la hipoglucemia requiere ingreso en UCI, aunque los casos más graves y prolongados pueden ser causa de daño neurológico y cardiovascular permanente, e incluso provocar la muerte. Por ello, es importante reconocer que tipo de hipoglucemia puede precisar de tratamiento intensivo.

27.1.1. DEFINICIÓN

Cifra de glucemia suficientemente baja como para que exista liberación de hormonas contrarreguladoras y alteración funcional del sistema nervioso central. Clásicamente este nivel es inferior a 50 mg/dl, aunque no siempre es así. Whipple definió la hipoglucemia en base a tres criterios: a) constatación de bajos niveles de glucosa, b) presencia de síntomas compatibles y c) resolución con administración de glucosa.

27.1.2. CLASIFICACIÓN Y ETIOLOGÍA

La hipoglucemia se clasifica como del ayuno y postprandial. La hipoglucemia del ayuno es la que habitualmente se presenta en UCI. Sigue a la ingestión o sobredosis de fármacos, sobre todo antidiabéticos orales e insulina, enfermedades críticas (hepáticas, renales o cardiológicas), estados de deficiencia hormonal, insulinomas y otros tumores no pancreáticos secretores de insulina. En pacientes diabéticos la mayoría de los casos están causados por antidiabéticos orales o insulina. Estudios recientes han identificado como principales predictores de hipoglucemia en pacientes críticos, la diabetes y la terapia insulínica intensiva durante su estancia. La hipoglucemia postprandial, o alimentaria, suele observarse después de una cirugía gástrica y rara vez es un trastorno no idiopático.

27.1.3. CLÍNICA

Se distinguen las manifestaciones debidas a la activación del sistema nervioso autónomo o adrenérgicas y las debidas a la neuroglucopenia. Los síntomas adrenérgicos, debidos a la liberación de catecolaminas, son sudor, nerviosismo, fatiga, hambre, taquicardia, vasoconstricción periférica y ensanchamiento de la onda del pulso. Estos síntomas pueden enmascararse cuando existe neuropatía o el paciente toma betabloqueantes. Entre los síntomas neuroglucopénicos destacan los trastornos de la conducta, bradipsiquia, confusión, focalidad, convulsiones e incluso coma.

En la práctica clínica en la UCI puede ser difícil diagnosticar una hipoglucemia, teniendo en cuenta que un gran número de pacientes se encuentran sedados, relajados, con medidas de soporte o complicaciones multiorgánicas que pueden artefactar los hallazgos analíticos. No obstante, debemos considerar otra serie de datos clínicos que pueden asociarse a la hipoglucemia como la aparición inexplicable de arritmias o alteraciones del segmento ST, y si es prolongada hipotermia, hipocalcemia, hipofosforemia e incluso fallo respiratorio e insuficiencia cardiaca.

27.1.4. DIAGNÓSTICO

Pruebas de laboratorio. Determinación digital de glucemia capilar. Es rápida y precisa. Aun así, debe confirmarse con el laboratorio.

27.1.5. TRATAMIENTO

Urgente. La maniobra diagnóstica y terapéutica principal siempre es la misma: la administración de glucosa.

- Si el paciente está consciente y tolera la vía oral sin riesgo de aspiración se pueden administrar hidratos de carbono de absorción rápida, siendo preferible los líquidos azucarados.
- En pacientes con estupor o inconscientes se colocará una sonda nasogástrica para evitar la aspiración y se canalizará una vía venosa periférica, administrándose entonces glucosa hipertónica. Aunque existen distintos protocolos se puede comenzar con 20 cc de glucosa al 50% o 30 cc al 33%. Si el acceso venoso es difícil se puede iniciar el tratamiento administrando glucagón 1 mg im o sc hasta conseguir canalizar una vía.
- El aporte de glucosa se guiará en función de los niveles de glucemia y la resolución de los síntomas. Hay que tener en cuenta que paciente ancianos o con hipoglucemia prolongada la respuesta puede ser tardía.
- En pacientes críticos, a menudo sedados, debemos guiarnos por signos indirectos como la mejoría de la clínica adrenérgica y ante todo la monitorización de la glucemia.

Mantenimiento. Como principal medida se encuentra la monitorización de la glucemia y ajuste óptimo del aporte de glucosa, ya sea intravenosa en pacientes que no toleran la vía oral, o en forma de hidratos de carbono en pacientes que puedan ser nutridos vía oral o enteral.

- El control glucémico posterior en pacientes diabéticos o con alteraciones de la glucemia, frecuentemente asociada al paciente crítico, debe realizarse siempre con dosis ajustadas de insulina, evitando los antidiabéticos orales por su mayor riesgo de hipoglucemia.
- De cara a prevenir las recurrencias se debe tratar la causa subyacente, suspender fármacos inductores, y tratar de forma específica aquellos casos secundarios a déficits hormonales como el hipopituitarismo, insuficiencia suprarrenal o hipotiroidismo.

27.2. Cetoacidosis diabética

27.2.1. DEFINICIÓN

La cetoacidosis diabética (CAD) es una complicación aguda grave de la diabetes mellitus, habitualmente del tipo 1, constituyendo en algunos casos su forma de debut. Responde a un déficit de insulina total o relativo, con aumento de las hormonas de estrés (cortisol, glucagón, catecolaminas y hormona del crecimiento) lo que condiciona movilización de ácidos grasos y cetogénesis importante. Se caracteriza por hiperglucemia no controlada, acidosis metabólica y concentración aumentada de cuerpos cetónicos circulantes.

27.2.2 ETIOLOGÍA

La infección, respiratoria o urinaria, es un factor precipitante frecuente y un desencadenante común de CAD en paciente ingresados en la UCI. Otras causas habituales son el incumplimiento de del tratamiento, las transgresiones dietéticas y el estrés psicológico. Algunos procesos agudos como los accidentes cerebrovasculares, abuso de alcohol, pancreatitis, embolismo pulmonar, infarto agudo de miocardio y politraumatismos, pueden también precipitarla. Fármacos como las tiazidas, simpaticomiméticos, o esteroides también pueden contribuir a su aparición y progresión.

27.2.3. CLÍNICA

El cuadro, habitualmente progresivo, debe sospecharse inicialmente por la exploración y la clínica. Como consecuencia de la hiperglucemia y la diuresis osmótica asociada, aparecerá polidipsia, poliuria, nicturia, deshidratación, hipotensión, debilidad muscular y malestar general. La cetonuria y acidosis generan dolor abdominal, nauseas, vómitos, anorexia, fétor cetósico y, a medida de que el cuadro progresa, somnolencia y letargo, respiración de Kussmaul y piel caliente y seca. El coma es raro. La pérdida de electrolitos puede provocar alteraciones electrocardiográficas y calambres. A pesar de que un desencadenante común es la infección no es infrecuente encontrar una temperatura corporal baja. Las complicaciones más graves asociadas a la CAD es el edema cerebral y las derivadas de la hipokaliemia.

27.2.4. DIAGNÓSTICO

Hallazgos de laboratorio:

- Glucosuria y cetonuria positiva. En caso de infección el sedimento será anormal. En ocasiones se encuentran datos de nefropatía.
- Hiperglucemia > 300 mg/dl.
- Acidosis metabólica. Bicarbonato < 15 mEq/l. Anión GAP positivo y pH < 7,3.
- Betahidroxibutirato aumentado.
- Sodio disminuido y potasio inicialmente y posteriormente disminuido.
- Puede encontrarse leucocitosis y desviación izquierda, incluso en ausencia de infección.

27.2.5. TRATAMIENTO

Se basa en la vigilancia clínica y analítica frecuente del paciente, corrección de la hipovolemia, aporte de insulina, normalización de los trastornos metabólicos y búsqueda de la causa precipitante.

Medidas generales:

- Toma de constantes, incluida la presión venosa central si hay riesgo de insuficiencia cardiaca.
- SNG si hay riesgo de aspiración, y sonda vesical si es difícil el control de la diuresis.
- Glucemia capilar y cetonuria horarias hasta conseguir cifras de glucemia menores de 250 mg/dl, realizando posteriormente las determinaciones cada 4-6 horas.
- Dieta absoluta y heparinización en pacientes con alto riesgo de trombosis.

Hidratación: debe darse prioridad a la reanimación con líquidos y reposición de electrolitos, ya que estos pacientes presentan invariablemente una depleción de volumen (déficit en torno a 4-6 l) y depleción de sodio.

- Perfundir solución salina (NaCl 0,9%) a ritmo de 500-1000 ml/h durante las dos primeras horas, aunque en pacientes con shock hipovolémico puede ser necesario un tercer o cuarto litro. En niños el ritmo será de 20 ml/Kg/h durante la fase inicial.
- Una vez corregida la depleción intravascular (PVC normalizada, FC < 100) se disminuye la infusión salina a 250 ml/h o se sustituye por solución salina al 0,45% en base a la concentración sérica de sodio. Se debe reponer la mitad del déficit de agua en 12-24 hs.
- Cuando la glucemia es inferior a 250 mg/dl se inicia la perfusión de sueros glucosados al 5% con el fin de permitir la administración de insulina, controlar la cetonuria y evitar la hipoglucemia.

Insulina: se requiera dosis bajas y continuas de insulina. Se utiliza insulina rápida a razón inicialmente de 0,1 UI/Kg/h administrada por vía intravenosa con bomba de infusión. Como pauta orientativa puede usarse la siguiente:

- Se prepara 50 UI de insulina rápida en 500 cc de suero salino 0,9% (1 UI cada 10 cc).
- Se debe administrar un bolo inicial intravenoso de 10 UI de insulina rápida. Posteriormente se comienza la perfusión con bomba a un ritmo de 50-60 ml/h (5-6 UI/h).
- Cuando la glucemia es menor de 250 mg/dl se reduce la perfusión a 20-40 ml/h (2-4 UI/h) ajustándose la dosis según la glucemia capilar horaria.

Bicarbonato: está indicado si el pH es menor de 7,1. Se debe realizar inicialmente gasometría horaria de cara a guiar la reposición. Ésta se realiza con bicarbonato 1/6 M, corrigiendo el 50% del déficit en los primeros 30-60 minutos. Se puede seguir la siguiente pauta:

- Con pH < 7 administrar 80 mEq (500 cc de bicarbonato 1/6 M + 20 meq de ClK).
- Si pH 7-7,1 administrar 40 mEq (250 cc de bicarbonato 1/6 M + 10 mEq de ClK).

Potasio: se comienza con 20 mEq de ClK/h siempre que no exista oligoanuria y se halla iniciado la fluidoterapia e insulinoterapia. Se ajustará posteriormente según niveles plasmáticos, monitorizándose a las 2 y 6 horas del comienzo del tratamiento y después cada 8 horas.

27.3. Coma hiperosmolar

27.3.1. DEFINICIÓN

El coma hiperosmolar, o hiperglucémico no cetósico, es un grave trastorno metabólico caracterizado por hiperglucemia grave, deshidratación y coma, habitualmente en ausencia de cetosis o cetonemia, afectando a pacientes diabéticos ancianos. Es característica su elevada mortalidad, aunque un diagnóstico precoz y un tratamiento adecuado en UCI mejoran el pronóstico.

La fisiopatología incluye el déficit de insulina, fallo renal y deterioro del nivel de conciencia. Destaca la resistencia a la insulina y el déficit relativo de ésta. De esta manera, los pacientes tienen suficiente insulina para evitar la cetogénesis, aunque no la suficiente para evitar la hiperglucagonemia, glucogenolisis y neoglucogénesis. La consecuencia de ello es una hiperglucemia grave y una diuresis osmótica secundaria que condiciona la pérdida de fluidos y electrolitos.

27.3.2. ETIOLOGÍA

Las infecciones constituyen el principal factor desencadenante. Otras son la suspensión o errores en el tratamiento hipoglucemiante, así como las transgresiones dietéticas, fármacos, y procesos agudos ya citados como causa de CAD. Se debe tener en cuenta que cuando aparece en un diabético no conocido puede tratarse del debut de una diabetes tipo 2.

27.3.3. CLÍNICA

En cualquier paciente diabético tipo 2 con hiperglucemia grave, poliuria, diuresis osmótica y depresión del nivel de conciencia. Aunque no hay cetosis puede desarrollarse acidosis láctica debido a la hipoperfusión periférica. La evolución del cuadro es progresiva. En un primer momento (entre pocas horas a dos semanas) aparece astenia, adinamia y postración. Se constata polidipsia y poliuria marcada con pérdida de peso y en ocasiones trastornos de la conducta. Posteriormente y teniendo en cuenta el estado de hipovolemia las manifestaciones neurológicas se acentúan, aparece sequedad de piel y mucosas, pliegue cutáneo, taquicardia, hipotensión, shock, oligoanuria y fiebre. A medida que el cuadro avanza hay pérdida paulatina de conciencia hasta el coma, hipotonía muscular, hiperreflexia, convulsiones e incluso afasia, hemianopsia y hemiparesia.

27.3.4. DIAGNÓSTICO

- Hiperglucemia > 500-600 mg/dl.
- Osmolaridad > 320 mOsm/Kg.
- Urea > 100 mg/dl.
- Sodio habitualmente aumentado aunque puede estar normal o bajo.
- El potasio puede estar normal o elevado hasta el inicio del tratamiento.
- No debe haber cetoacidosis, aunque hay que sospechar acidosis láctica si el ph es ligeramente bajo y el anión GAP ligeramente elevado.
- Es frecuente encontrar leucocitosis y desviación izquierda aun sin infección. El hematocrito suele estar elevado.

27.3.5. TRATAMIENTO

Las medidas terapéuticas son similares a las de la cetoacidosis diabética. Los objetivos principales son reponer el déficit de volumen, corregir la hiperosmolaridad y las alteraciones electrolíticas y revertir la causa desencadenante.

Medidas generales:

- Vía venosa periférica, y dependiendo de la gravedad, vía central.
- Sonda vesical y sonda nasogástrica, si el nivel de conciencia es bajo.
- Controles horarios de constantes, incluyendo presión venosa central si disponemos de vía central, balances hídricos y control de diuresis.
- Determinaciones periódicas (6, 12 y 24 hs) de iones, urea, creatinina, glucosa y gasometría.

Hidratación: como norma general se hace la misma resucitación que en la cetoacidosis diabética, teniendo en cuenta que si el sodio es mayor de 155 mEq/l repondremos con suero salino hipotónico (0,45%). De no ser así se perfundirá suero salino 0,9% hasta que las glucemias sean inferiores a 250 mg/ml, asociando en ese momento sueros glucosados. El aporte puede basarse en el déficit de agua, corrigiendo la mitad de ésta en 12-24 hs y la otra mitad en 24 hs. Se deben tener en cuenta las pérdidas insensibles y por diuresis.

Déficit de agua = 0,6 x Peso (Kg) x ((Na actual / Na deseado) –1)

Iones:

- El sodio se repone con suero salino.
- Sodio corregido con hiperglucemia = Na medido + 1,6 x glucemia (mg/dl)/100. El suero salino 0,9% tiene 154 mEq/l. El suero salino 0,45% tiene 77 mEq/l.
- El bicarbonato sólo se repone si hay acidosis láctica con pH< 7,2. Déficit de bicarbonato = 0,3 x Peso (Kg) x Exceso de bases.
- El potasio se corrige teniendo en base a los niveles plasmáticos y teniendo en cuenta la función renal y la diuresis.

Insulina: se administran inicialmente 6 UI/h en perfusión intravenosa continua, para lograr un descenso de 75-100 mg/dl/h hasta llegar a 250 mg/dl. Posteriormente el ritmo se ajusta según glucemia.

Heparina de bajo peso molecular.

Antibioterapia, si existe la sospecha de infección.

En ocasiones, medidas de soporte respiratorio y hemodinámico.

Si aparecen complicaciones como edema cerebral se aplicarán las medidas específicas.

27.4. Crisis tirotóxica aguda (Tormenta tiroidea)

27.4.1. DEFINICIÓN

Se define como aquel proceso en el que se produce síntesis y liberación de altas cantidades de hormona tiroidea a la sangre.

27.4.2. ETIOLOGÍA

Su condición predisponente es un hipertiroidismo, diagnosticado o no, de larga duración, constituyendo el 10% de todos los casos de hipertiroidismo admitidos en el hospital. Sus desencadenantes habituales son procesos quirúrgicos, programados o urgentes, que afecten o no a la glándula tiroides, infecciones, y administración de sustancias yodadas (menos frecuente).

27.4.3. CLÍNICA

Los criterios clínicos para el diagnóstico de crisis tirotóxica aguda fueron enunciados por Burch (Tabla 27.1).

TABLA 27.1. Criterios diagnósticos de tomenta tiroidea.

Fiebre (ºC)	**Puntos**
37,2 - 37,7	5
37,8 – 38,2	10
38,3 – 38,8	15
38,9- 39,4	20
39,5 – 39,9	25
> 40	30
Disfunción neurológica	
Leve	10
– Agitación	
Moderada	20
– Delirium	
– Psicosis	
– Letargia	
Grave	30
– Convulsiones	
– Coma	
Disfunción gastrointestinal	
Moderada	10
– Diarrea	
– Náuseas/Vómitos	
– Dolor abdominal	
Grave	20
– Ictericia	
Taquicardia	
99-109	5
110-119	10
120-129	15
130-139	20
<140	25
Fallo cardiaco	
Leve	5
–Edema maleolar	
Moderado	10
– Crepitantes	
Grave	15
– Edema pulmonar	
– Fibrilación auricular	10
Historia precipitante	
– Negativa	0
– Positiva	5

Una puntuación igual o superior 45 es altamente sugestiva de tormenta tiroidea; de 25 a 44 apoya el Diagnóstico; inferior a 25 lo hace improbable.

27.4.4. DIAGNÓSTICO

Los signos y síntomas, junto con niveles elevados de T4 libre y TSH baja o suprimida, confirmarán la presencia de esta entidad. Es importante recoger y considerar atentamente cualquier antecedente confirmado de hipertiroidismo, fundamentalmente en ancianos, así como sospechar su presencia por datos de la historia personal o familiar. Es fundamental remarcar que una descompensación cardiovascular aguda no explicada, en un paciente sin factores de riesgo, con o sin infección asociada, y que desencadene un fracaso multiorgánico, debe instar al clínico a considerar esta entidad y solicitar un perfil bioquímico tiroideo.

27.4.5. TRATAMIENTO

La evolución de este cuadro sin el tratamiento adecuado conduce a una elevada mortalidad (10-20%). Por tanto, el manejo de este cuadro debe realizarse en una UCI para efectuar soporte orgánico avanzado, habitualmente vascular. Los pilares del tratamiento son:

Control de la síntesis y liberación de hormona tiroidea:

- Metimazol, bloqueante de síntesis, a dosis de 30 mg/SNG/6h
- Soluciones yodadas que bloquean la liberación de la glándula: Solución de Lugol 10 gotas añadidas a suero salino para administración intravenosa/8h. Su empleo debe ser posterior a la administración de metimazol.
- Glucocorticoides para reducir la conversión periférica de T4 a T3 y como terapia inmune en la enfermedad de Graves: Hidrocortisona 100 mg/iv/8h.

Soporte vascular. Los enfermos pueden mostrar taquicardias supraventriculares y ventriculares primarias, que, eventualmente, pueden conducir a miocardiopatías congestivas por taquiarritmia con fracciones de eyección bajas. Por tanto, la evaluación clínica y de imagen, mediante ecocardiografía, de la función miocárdica es fundamental para evitar yatrogenia al administrar tratamientos antiarrítimico. Es imprescindible conocer la función cardiaca por algún método de medida (catéter de termodilución, catéter PICCO®, método de medida de presión de pulso, etc.) Este aspecto es vital. El uso o asociación indebida de fármacos cronotropo/inotropo negativos puede conducir a graves trastornos eléctricos y hemodinámicos, e incluso a parada cardiaca. Distinguiremos varios escenarios. En todos ellos es conveniente, y en el tercero fundamental, la monitorización del gasto cardiaco, resistencias vasculares y volumen latido.

- Taquicardia supraventricular (sinusal, fibrilación auricular; flutter) sin alteración hemodinámica y con función ventricular conservada (confirmada por eco o medición del gasto):
  - Betabloqueantes: Por su vida media corta (9 minutos) con rápida reversión de efectos, y su fácil dosificación usaremos esmolol. Dosis de 250 mcg/kg seguido de perfusión de 50 mcg/kg/min incrementando dosis de 25 en 25 mcg/Kg hasta los 100 mcg/kg/min.
- Taquicardia supraventricular bien tolerada, en los que no conozcamos a priori la función ventricular:
  - Esmolol, sin dosis de carga, y comenzando a 25 mcg/kg/min.
  - No deberían darse cronotrópicos con acción inotrópica negativa de acción prolongada: verapamilo, diltiazem, amiodarona.
- Taquicardia supraventricular y ventricular con alteración hemodinámica y de la fracción de eyección ventricular. En este caso frenar la taquicardia debe complementarse con apoyo del inotropismo.
  - No deberían darse cronotrópicos con acción inotrópica negativa de acción prolongada: verapamilo, diltiazem, amiodarona.
  - Choque eléctrico en caso de hipotensión marcada y baja perfusión.
  - Digoxina 0,5 mg, y siguiendo digitalización rápida (0,25 mg/iv/4h) hasta 1,5 mg el primer día.
  - Como segunda opción, si persiste taquicardia supraventricular rápida, esmolol, sin dosis de carga, y comenzando a 25 mcg/kg/min. El objetivo sería conseguir una frecuencia cardiaca con volumen sistólico adecuado (>45 ml) para iniciar seguidamente:
  - Dobutamina a dosis de entre 10 y 20 mcg/kg/min. Para ajustar índice cardiaco (gasto cardiaco/superficie corporal) por encima de 3 l/m^2.
  - En los raros casos, pero posibles, de shock cardiogénico: adrenalina y noradrenalina con los mismos objetivos.

Medidas complementarias:

- Control enérgico de la fiebre, que puede exacerbar la cardiopatía, con medidas físicas y paracetamol (no aspirina que puede elevar los niveles de hormonas tiroideas).
- Infusión de volumen, en función de lesión cardiaca y bajo monitorización.
- Diagnóstico de procesos infecciosos. Cultivos y antibioterapia de amplio espectro.

- En caso de fracaso multiorgánico: soporte respiratorio y renal.
- Determinación diaria, durante los tres primeros días, de hormona tiroidea libre, para asegurar absorción del tratamiento. Posteriormente, de manera semanal.

27.5. Coma hipotiroideo (mixedema)

27.5.1. DEFINICIÓN

Se trata de un estado de hipotiroidismo grave que conduce a alteraciones mentales, hipotermia, cardiopatía y elevada mortalidad (30-40%).

27.5.2. ETIOLOGÍA

Es la del hipertiroidismo (diagnosticado o no), principalmente la enfermedad de Graves. Como causas precipitantes se citan eventos agudos como infección, síndrome coronario agudo, exposición al frío, sangrado gastrointestinal o sedantes.

27.5.3. CLÍNICA

La clínica muestra disfunción orgánica múltiple por bajo metabolismo: bradipsiquia extrema, hipotermia (relacionada directamente con la mortalidad), hipotensión, bradicardia, bajo gasto, ocasionalmente miocardiopatía congestiva si existe cardiopatía subyacente, hipoglucemia, hiponatremia y hipoventilación.

27.5.4. DIAGNÓSTICO

Es sencillo, si nos atenemos a la semiología habitual del hipotiroidismo, y comprobamos además la presencia de tiroidectomía previa, o antecedentes de administración de I-131. El diagnóstico definitivo es bioquímico y se basa en la comprobación de niveles bajos de hormona T3 y T4 libre, con TSH alta, o normal (hipotirodismo central hipofiso-hipotalámico). Se debería determinar también cortisol sérico.

27.5.5. TRATAMIENTO

Si existe alta sospecha, no debería esperar a comprobar los niveles hormonales, dada la alta mortalidad. Se debe iniciar la administración de hormona T4 (levotiroxina) y corticoides para evitar la insuficiencia suprarrenal asociada que pudiera coexistir en pacientes con hipotiroidismo secundario, o patología autoinmune asociada.

- Hormona tiroidea:
  - Bolo de 4 mcg/kg de levotiroxina (dosis medias) por vía endovenosa. Dosis más altas o más bajas pueden ser tóxicas (en caso de cardiopatía subyacente pueden causar infarto o arritmia), o ineficaces.
  - Mantenimiento: 1,6 mcg/Kg días siguientes. Pasar a oral cuando el paciente tolere.
- Glucocorticoides: Hidrocortisona 100 mg/iv/8h
- Medidas adicionales:
  - Control de la hipotermia: Se prefiere el calentamiento pasivo me-

diante dispositivos eléctricos externos.
- Control de la tensión arterial. Puede ser preciso infundir volumen y finalmente vasopresores e inotrópicos hasta que la T4 comience a actuar.
- Corrección de la natremia mediante soluciones salinas hipertónicas, en función de la velocidad de instauración de la misma. Evitar soluciones hipotónicas
- Control de glucemia. Instauración de infusión de dieta enteral o parenteral.
- Soporte respiratorio si la hipercarbia y/o la hipoxemia no revierten rápidamente.
- Cultivos de muestras biológicas y antibioterapia empírica hasta que la infección haya sido descartada.
- Descartar o confirmar causas desencadenantes como sangrado gastrointestinal (anemia microcítica, palidez) o síndrome coronario agudo (alteraciones eléctricas y elevación de troponina), iniciando el tratamiento específico para cada entidad.

27.6. Insuficiencia suprarrenal aguda

27.6.1. DEFINICIÓN

Se define como una disminución absoluta o relativa de la síntesis de hormonas producidas en la corteza adrenal. Los síntomas de esta entidad dependen del alcance y evolución de la disfunción glandular, de la afectación de síntesis de mineralcorticoides, y del grado de estrés.

27.6.2. ETIOLOGÍA

Es habitualmente autoinmune (80%), o debida a lesión adrenal traumática, quirúrgica, infecciosa (tuberculosa) o congénita. Causas de insuficiencia suprarrenal de origen central obedecen a lesiones isquémicas o tumorales que lesionan el eje hipotálamo-hipofisario.

27.6.3. CLÍNICA

La forma de presentación es múltiple, pero las más habituales en UCI son las tres primeras:

- Paciente no diagnosticado previamente de esta entidad y sometido a estrés. El paciente mostrará signos como malestar general, astenia, anorexia, vómitos, dolor abdominal, diarrea, hipotensión postural y síncope, alteraciones en la esfera sexual, síntomas neuropsiquiátricos, y distintivamente hiperpigmentación de piel en zona expuesta y mucosas. Las alteraciones electrolíticas incluyen hiponatremia, hiperkaliemia, hipercalcemia y hipoglucemia.
- Tras adrenalectomía o hemorragia adrenal bilateral (infecciones, coagulopatía).
- En pacientes críticos puede aparecer una insuficiencia suprarrenal relativa que, sin que se presenten alteraciones bioquímicas o de niveles hormonales, puede originarse por una síntesis inadecuada de hormonas suprarrenales frente a los requerimientos provocados por el estrés. Es una entidad todavía en estudio, sin acuerdo sobre su diagnóstico y tratamiento. Se confirma cuando pa-

cientes con shock refractario a drogas vasoactivas mejoran sus parámetros hemodinámicos tras la administración de corticoides

- Paciente diagnosticado que no recibe, o lo hace de manera inadecuada, tratamiento sustitutivo corticoideo al someterse a cirugía mayor, o padecer una enfermedad crítica.
- En pacientes con daño neurohipofisario agudo o evolucionado. En este caso el paciente no presenta hiperpigmentación, y no suele haber deshidratación o shock, hiperkaliemia y alteraciones digestivas, al preservarse la síntesis de mineralcorticoides.

Las manifestaciones clínicas incluyen, cuando se precisa ingreso en UCI, shock, debilidad, letargia, fiebre, confusión o coma. Síntomas menores abdominales (dolor, náuseas, vómitos) suelen preceder a los síntomas más graves. A nivel bioquímico destaca la hipoglucemia, la hiponatremia y la hiperkaliemia. Pueden objetivarse síntomas y signos de otras disfunciones endocrinas.

La causa del shock se debe a la falta de mineralcorticoides (disminución de regulación del tono vasomotor a través del sistema renina-angiotensina-aldosterona, y descenso del volumen intravascular) y glucocorticoides (disminución del número y sensibilidad de beta receptores a catecolaminas endógenas y exógenas). Como consecuencia se produce una situación de shock mixto con hipovolemia y vasoplejia.

27.6.4. DIAGNÓSTICO

Se basa, aparte de los síntomasy signos, en la determinación de niveles de cortisol, renina, ACTH y bioquímica sérica. Clásicamente en la insuficiencia suprarrenal, el cortisol basal es muy bajo y la ACTH elevada.

27.6.5. TRATAMIENTO

Ante una fuerte sospecha, el tratamiento no debe diferirse por el riesgo de alta mortalidad. La pauta terapéutica consistirá en:

- Canalizar una vena de grueso calibre. Administrar en 12 a 24 horas uno a tres litros de solución salina o glucosalina (si se presenta hipoglucemia), guiándose por objetivos de llenado vascular (presión venosa, tensión arterial y ritmo cardiaco), y evitando incrementar agua extravascular pulmonar (crepitantes). No administrar salino hipotónico porque agrava la hiponatremia.
- Administrar glucocorticoides. No es necesario pautar de entrada mineralcorticoides. Distinguiremos aquí varias situaciones:
  - Si no existe un diagnóstico, y no se quiere artefactar las determinaciones hormonales, se inyecta dexametasona a dosis de 4 mg, repitiendo la dosis a las 2-6 horas en función de evolución. Posteriormente, puede darse cualquier preparado.
  - En casos de insuficiencia suprarrenal conocida, o diagnóstico efectuado, se administra hidrocortisona 100 mg/iv/6h por su poder de sustitución gluco y mineralcorticoide, éste a medio plazo. Cualquier otro glucocorticoide puede ser útil en caso de urgencia. La terapia intravenosa puede cambiarse a oral en dos a tres días según evolución y tolerancia oral.
  - Para pacientes sin clara crisis adrenal, pero dependientes de terapia esteroidea, y sometidos a infección o cirugía, la pauta varía. Para cirugía menor, hidrocortisona 75 mg iv al día puede ser suficiente. Para cirugía mayor se pautan 150 mg iv diarios En caso de enfermedad crítica la dosis es 100 mg/iv/6h.

- Para pacientes con insuficiencia suprarrenal relativa del enfermo crítico, no hay un acuerdo de tratamiento, pero la dosis habitual de hidrocortisona es de 50 mg/iv/6h.

- Otras medidas: Búsqueda y control de infección. Confirmación diagnóstica, tras estabilización, con test de ACTH. Soporte orgánico (renal y respiratorio) si precisa.
- Al salir de UCI valorar con Unidad de endocrinología para dosificar tratamiento con gluco y mineralcorticoides (fludrocortisona) a largo plazo.

27.7. Resumen y Conclusiones

- La hipoglucemia en UCI precisa de un protocolo riguroso de control glucémico que permita detectarla. Debe plantearse en el diagnóstico diferencial de deterioro neurológico o cardiaco agudo o subagudo, principalmente en pacientes diabéticos.
- La CAD, de predominio en pacientes diabéticos jóvenes tipo I, es una entidad grave, pero que con tratamiento adecuado mediante insulina y fluidoterapia, presenta un buen pronóstico.
- El coma hiperosmolar no cetósico afecta más a poblaciones de edad y con disfunción orgánica previa. Como la CAD, puede tratarse con un bajo riesgo de mortalidad si el diagnóstico es precoz y el tratamiento se realiza bajo monitorización en UCI.
- La tormenta tiroidea es un diagnóstico que debe manejarse en pacientes con sospecha de enfermedad tiroidea asociada a descompensación cardiaca y/o disfunción multiorgánica.
- El tratamiento de la tormenta tiroidea deberá contemplar siempre la función cardiaca del paciente.
- El coma mixedematoso debe ser tenido en cuenta en pacientes con sospecha de enfermedad tiroidea, afectación de la termorregulación, y alteración de la función cardiaca y neurológica. Su tratamiento con hormona tiroidea debe ajustarse a la función cardiaca y a la etiología desencadenante.
- La insuficiencia suprarrenal es un proceso que se presenta habitualmente en pacientes no diagnosticados previamente sometidos a estrés. El tratamiento, como el de los procesos endocrinos citados, no debe diferirse a la confirmación del diagnostico, sino que puede indicarse si existe una sospecha razonable. La base del tratamiento es un glucocorticoide, no siendo necesarios habitualmente los mineralcorticoides.

27.8. Bibliografía

Endocrine and metabolic dysfunction syndromes in critical care. Ed. Zaloga GP. Crit Care Clin 2001; Vol 1.

Hahner S, Allolio B. Therapeutic management of adrenal insufficiency. Best Pract Res Clin Endocrinol Metab. 2009; 23:167-179.

Kearney T, Dang C. Diabetic and Endocrine emergencies. Postgrad Med J 2007; 83:79–86.

Nayak B, Burman K. Thyrotoxicosis and thyroid storm. Endocrinol Metab Clin North Am. 2006; 35:663-686.

Thompson M.J, Rossini A.A, Mordes J.P. Problemas endocrinos en la unidad de cuidados intensivos. Tratamiento de la diabetes en el paciente grave. En: Irwin R.S, Rippe J.M, editores. Medicina Intensiva. 5ª Ed. Editorial Marban; 2006; 1239-1259.

Wartofsky L. Myxedema coma. Endocrinol Metab Clin North Am. 2006; 35:687-698.

http://www.aace.com/pub/guidelines/

http://emedicine.medscape.com/emergency_medicine.

28

Patología urgente provocadas por agentes físicos externos

Manuel Cervera Montes

Objetivos docentes

- Alertar sobre la importancia actual de las enfermedades agudas graves más frecuentes provocadas por agentes ambientales: hipotermia, golpe de calor y ahogamiento.
- Revisar la fisiopatología subyacente en estas entidades clínicas con base en los conocimientos actuales.
- Proponer las alternativas terapéuticas actuales con visión crítica.

28.1. Enfermedades provocadas por cambios de la temperatura ambiental

Los seres humanos son homeotermos, es decir, intentan mantener su temperatura constante independientemente de los cambios ambientales. La temperatura normal corporal oscila entre 36,1ºC a 37,5ºC y este rango es controlado de forma estrecha a través del balance entre la producción y pérdida de calor regulado por el sistema nervioso autónomo.

Simplificado, el calor se crea por los procesos metabólicos realizados en los tejidos corporales: en condiciones basales, en reposo, la mayor parte de la producción de calor deriva de la actividad metabólica del corazón y del hígado. Á medida que se incrementa la carga de trabajo, los músculos incrementan su actividad metabólica aumentando el consumo energético hasta 20 veces con ejercicio máximo. Como la eficiencia energética del organismo es del 25% el resto es convertido en calor que pasa a la sangre y tiene que ser disipado fundamentalmente por vasodilatación y evaporación (atletas entrenados pueden producir 2 litros de sudor/hora disipando 900 Kcal/hora).

Por su parte, la pérdida de calor se realiza por cuatro mecanismos:

- Radiación, o pérdida de calor con objetos próximos más fríos a través de emisiones infrarrojas. Normalmente, el 90% de de disipación térmica se produce través de la piel por este mecanismo.
- Conducción. Pérdida de calor por contacto directo con objetos más fríos, incluido el aire envolvente (baños y compresas frías, etc.).
- Convección. Se intercambia calor con el aire en movimiento (ventiladores, corrientes de aire, etc.).
- Evaporación. Se pierde calor por evaporación del agua corporal.

La radiación es el mecanismo primario de pérdida del calor (hasta el 55%), seguido de la evaporación (hasta el 30%) y el resto se produce por conducción. En condiciones extremas y en usos terapéuticos, tanto la conducción como la convección pueden convertirse en mecanismos imprescindibles para mantener la homeostasis térmica. Por ejemplo, durante la inmersión en agua fría la perdida de calor por conducción se incrementa hasta 30 veces.

Los sistemas de disipación y conservación del calor corporal están finamente controlados por estructuras funcionales jerárquicamente interrelacionadas. Existen termorreceptores localizados a nivel de los sistemas nerviosos central y periférico. Los periféricos se localizan en la piel y responden a los cambios de temperatura ambiental enviando señales a otros situados a nivel medular y en los núcleos preópticos del hipotálamo. El sistema de termorregulación central establece un valor umbral determinado de la temperatura corporal que cuando sufre algún desvío, lanza unos mensajes eferentes sistémicos que provocan una serie de respuestas voluntarias del individuo (vestir más o menos ropa, evitar exposición ambiental, aumentar o disminuir el ejercicio, ingerir líquidos a distinta temperatura) y otras autónomas del propio organismo (cambios vasomotores, aumento de sudoración, escalofríos y tiritonas, etc.) que restablecen la temperatura central dentro del rango preestablecido.

28.1.1. HIPOTERMIA

Definición

La hipotermia se define como una caída de la temperatura central del organismo por bajo de 35º C. Por debajo de esta temperatura la termorregulación se altera porque los mecanismos fisiológicos que limitan la pérdida de calor pierden eficacia.

Según la temperatura central la hipotermia se clasifica en: ligera, si la temperatura se sitúa entre 35 y 32º C; moderada, con temperaturas entre 32 y 28º C; grave, cuando la temperatura es inferior a 28º C.

Epidemiología

Los ingresos hospitalarios y la muerte por hipotermia son escasos pero seguramente es una patología poco diagnosticada y no se dispone de datos estadísticos de referencia en España. En Inglaterra y Gales se certificaron 236 defunciones en el año 2003 de los que la mayoría correspondía a varones mayores de 65 años. Datos procedentes de EE.UU muestran una incidencia anual media de 730 casos que corresponde a 0,3 por 100.000 habitantes, con el mismo perfil de edad y sexo que en el Reino Unido. En ambos casos el número de defunciones por hipotermias ha ido descendiendo desde finales de los años noventa.

Etiopatogenia y factores de riesgo

Etiopatogénicamente se pueden distinguir dos tipos de hipotermia: primaria y secundaria. La hipotermia primaria (hipotermia accidental) se produce por la exposición a ambientes fríos o durante a anestesia de cirugía mayor sin la protección debida. Los mecanismos implicados en la pérdida de calor son la convección, al exponerse a viento frío, combinado con conducción y radiación hacia la baja temperatura del entorno. La hipotermia secundaria se debe a condiciones o enfermedades que limitan la producción de calor, predisponen a pérdidas aumentadas o interfieren con los mecanismos de control central y/o periféricos de la termorregulación (Tabla 28.1).

Así, los ancianos producen menos calor tienen un gasto energético basal (GEB) disminuido y se adaptan peor a los cambios térmicos por una capacidad vasomotora disminuida. Los desnutridos tienen reducido el MBR y la masa muscular por lo que generan menos calor en reposo, con ejercicio y con los escalofríos y "tiritonas" defensivas que aparecen durante el descenso de la temperatura central. El hipotiroidismo, el hipopituitarismo y el hipoadrenalismo disminuyen el cociente energético basal. La ingesta de alcohol aguda o crónica limita la neoglucogénesis y disminuye la percepción de frío. Los sedantes y neurolépticos alteran la percepción de cambios térmicos a nivel hipotalámico alterando la termorregulación. Alteraciones cutáneas como quemaduras extensas, dermatitis exfoliativa y psoriasis graves tienen alterados los capilares de la piel y el mecanismo de vasoconstricción y, además, pierden calor por evaporación de la exu-

Tabla 28.1. Enfermedades que limitan la producción de calor, predisponen a pérdidas aumentadas o interfieren con los mecanismos de control.

CONDICIONES QUE PREDISPONEN O CAUSAN HIPOTERMIA			
Diminución de la producción	**Aumento de las pérdidas**	**Deterioro de la termorregulación**	**Miscelánea**
Endocrinológicas: • **Hipopituitarismo** • **Hipoadrenalismo** • **Hipotiroidismo.** ***Falta de sustratos*:** • **Hipoglucemia** • **Desnutrición** ***Insuficiencia neuromuscular:*** • **Edad extrema** • **No poder tiritar** • **Inactividad**	***Exposición ambiental*** ***Vasodilatación inducida*:** • Drogas: alcohol • Toxinas ***Piel alterada*:** • Quemaduras • Psoriasis • Exfoliación ***Iatrogénico:*** Infusiones frías	***Fallo periférico*:** • Neuropatías • Sección medular • Diabetes ***Fallo central*** • Metabólico • Dogas: barbitúricos, neurolépticos, sedantes, alcohol ***SNC*:** • Trauma • ICTUS • Parkinson • Esclerosis múltiple **Anorexia nerviosa**	• Sepsis • Carcinomatosis • Uremia • Insuficiencia vascular • Pobreza y aislamiento social.

dación que suelen presentar. Finalmente, los individuos que viven en un ambiente de pobreza que no disponen de elementos de protección ni calefacción pierden calor fácilmente por conducción y radiación.

Conviene destacar que los casos de hipotermia no se limitan a zonas frías y existe suficientes datos, al menos descriptivos, para asegurar que es una condición que puede darse en climas templados e, incluso, calurosos.

Diagnóstico

Clínica

Los signos y síntomas de hipotermia son muy variados y dependen del grado de la misma. Resumiendo, el comienzo de la hipotermia es insidioso y la vaguedad de los síntomas iniciales (mareos, nauseas, escalofríos, disnea, etc) exige un alto índice de sospecha para el correcto enfoque diagnóstico. A medida que se profundiza en la hipotermia aparecen rigidez muscular debilidad, y contracciones involuntarias (tiritonas). Finalmente, se va instaurando una disfunción multisistémica, siendo característica la depresión del SNC, que pueden llegar al coma, y los cambios electrocardiográficos que pueden degenerar a fibrilación ventricular y asistolia (Tabla 28.2).

Profundizando en el complejo sindrómico de la hipotermia se pueden distinguir:

- Manifestaciones neurológicas.
  Con hipotermia ligera puede aparecer confusión, alteraciones del lenguaje y distorsión del juicio y la memoria. A medida que desciende la Tª se pierde la sensación de frío y a menos de 32ºC, las tiritonas ceden a cierta rigidez muscular, desciende el nivel de conciencia y se hacen patentes las

Tabla 28.2. Sintomatología clínica en función del grado de hipotermia.

SIGNOS Y SÍNTOMAS EN FUNCIÓN DEL GRADO DE HIPOTERMIA	
Hipotermia ligera	• Fase inicial excitatoria: taquicardia, taquipnea, escalofríos y vasoconstricción. • Si persiste la hipotermia: apatía, alteración del lenguaje, alteración del juicio y la conducta ("desnudo paradójico").
Hipotermia moderada	• Baja el nivel de conciencia, se dilatan las pupilas, aparece hiporreflexia, la fuerza de las tiritonas y escalofríos decrecen. • Disminuyen la frecuencia cardiaca y respiratoria. Aparecen trastornos del ECG, incluida la "onda de Osborne". • Inicio SDMO
Hipotermia grave	• Coma, pupilas arreactivas. • Arritmias ventriculares (FV) y asistolia. • Edema agudo de pulmón y oliguria • Progresa SDMO.

anomalías sistémicas. En hipotermia grave (<30º C) se produce un gran descenso del gasto energético del cerebro haciéndose más tolerante a los insultos isquémicos y paro circulatorio. De esta circunstancia se deriva la indicación de la hipotermia terapéutica tras un paro cardiaco y la guía de mantener la resucitación hasta que el paciente hipotérmico en paro cardiaco ha sido recalentado; es decir: *"el paciente no está muerto hasta que está caliente y muerto"*.

- Manifestaciones cardiovasculares.
  Al inicio la respuesta a la hipotermia es de vasoconstricción, taquicardia y aumento del gasto cardiaco. A medida que desciende la Tª aparecen bradicardia, disminución del gasto cardiaco y arritmias supraventriculares. A la hipotermia grave se asocian hipotensión y alteraciones del ritmo ventricular y de la conducción (alargamiento del PR, QRS y QT). Cuando se objetivan menos de 28º C existe alto riesgo de fibrilación ventricular con mínimos estímulos y espontanea.
- Cambios respiratorios.
  La taquipnea es frecuente en la hipotermia ligera. Con Tª inferiores a 30º C se deprime el centro respiratorio y el reflejo tusígeno, aparece bradipnea y broncorrea lo que facilita la aparición de atelectasias. Con el recalentamiento puede precipitarse un edema de pulmón.
- Cambios renales.
  Con hipotermia ligera se produce un aumento de diuresis por cierta diabetes insípida nefrogénica ("diuresis fría") o por la redistribución del flujo secundaria a la vasoconstricción periférica. Cuando la hipotermia es grave la oligo-anuria es común, especialmente si se asocia a necrosis tubular aguda por rabdomiolisis.
- Alteraciones hematológicas.
  Pueden presentarse coagulopatías con test de coagulación (PT y APTT) normales; se debe a que las pruebas de laboratorio se desarrollan a 37º C. A medida que desciende la Tª se deprime la citogénesis medular y se produce un secuestro hepato-esplenico con la consiguiente trombocitopenia. Aparecen también leucopenia y hemoconcentración.

Pruebas complementarias

Lo primero ante la sospecha diagnóstica es objetivar que la temperatura central del paciente es inferior a 35º C. La sospecha diagnóstica se establece por las condiciones ambientales a las que se ha sometido o ha sido encontrado el paciente, por su historia clínica, si se dispone de ella, y por los antecedentes de riesgo que aportan los familiares y allegados. La temperatura central debe obtenerse a nivel timpánico o rectal con un termómetro capaz de detectar temperaturas inferiores a 28º C.

Como se ha expresado, la hipotermia condiciona un complejo sindrómico que debe explorarse de forma sistematizada y con la periodicidad necesaria en función del nivel de temperatura y de la afectación sistémica. Así, independiente de las exploraciones clínicas rutinarias, debe monitorizarse:

- Electrocardiograma, donde pueden observarse trastornos del ritmo supraventricular, como fibrilación auricular, ondas "J" clásicas y arritmias graves ventriculares con temperaturas menores de 28º C.
- Hematimetría, por la posible trombocitopenia y la hemoconcentración creciente con la profundización de la hipotermia.
- Glucemia, para descartar la hipoglucemia como factor precipitante de los trastornos neurológicos y de la propia hipotermia.
- Uremia, creatinemia y electrolitos séricos, porque la hipotermia puede precipitar un fallo renal consecuente a un fallo cardiaco o rabdomiolisis. La monitorización del equilibrio hidroelectrolítico es esencial durante el recalentamiento, puesto que el ionograma puede vrias de forma impredecible y podemos encontrar hiper o hipokaliemias importantes que conviene corregir rápidamente.
- Gasometría arterial, puesto que la hipotermia grave suele acompañarse de acidosis metabólica láctica secundaria a hipoperfusión. Servirá también para identificar probable fallo respiratorio. Hay que tener presente que los analizadores de gases sanguíneos pueden corregir los resultados de la gasometría a 37º C pero actualmente se acepta que es mejor interpretar los resultados, sobretodo el pH, sin corregirlos.
- Perfil de la coagulación, puesto que las coagulopatías son frecuentes con con test de coagulación habituales, corregidos a 37º C, normales. Vigilar la posibilidad de que coexistan una crioglobulinemia o criofibrinogenemia que aumentarán la viscosidad sanguínea.

Tratamiento

En función del nivel de descenso de la temperatura, la hipotermia puede ser de riesgo vital y debe instaurarse un tratamiento inmediato.

- Tratamiento inicial
  - Mantener los principios básicos de reanimación
  - Asegurar la vía aérea e intubar y ventilar mecánicamente si es necesario. Administrar o ventilar con O_2 caliente y humidificado.
  - Determinar la glucemia de forma inmediata.
  - Valorar el estado de hidratación y la volemia central efectiva. Los pacientes con hipotermia están frecuentemente deshidratados e hipovolémicos. La hipotensión debe ser inicialmente tratado con volumen.

La administración de fluidos calientes se ha mostrado efectivo y sin efectos deletéreos.

  - Si está indicado, colocar una vía central para monitorizar y dirigir la terapia con fluidos.
  - Colocar sonda urinaria si es necesario.

– Y, fundamental, elegir e iniciar una estrategia de calentamiento adecuada al grado de hipotermia y estado del paciente.

- Hitos especiales en el tratamiento

  – El deficiencia de tiamina es probable en pacientes malnutridos o alcohólicos. Pueden desarrollar encefalopatía de Wernike con el recalentamiento. Deben recibir tiamina intravenosa lo antes posible.
  – El coma mixedematoso puede ser causa o coadyuvar a la hipotermia y tiene una alta mortalidad. Ante la mínima sospecha administra hormona tiroidea. Debe administrase también corticoides intravenosos puesto que la levotiroxina puede precipitar un hipoadrenalismo si coexiste insuficiencia suprarrenal. Si existe un hipoadrenalismos sin hipotiroidismo también estarían indicados; son las dos únicas indicaciones de los corticoides en la hipotermia.
  – La sepsis es común durante la hipotermia y exige un alto índice de sospecha porque los signos clásicos de infección están ausentes. Ante la mínima sospecha administrar antibióticos de amplio espectro.
  – Resucitación. En pacientes hipotérmicos las maniobras de reanimación se deben mantener hasta que el paciente ha superado los 35º C. Recordar: "la hipotermia protege el cerebro y que el paciente no está muerto hasta que esta recalentado y muerto". Pero siempre el tiempo de reanimación lo decidirá en cada caso el médico responsable.
  – Desfibrilación. Las arritmias ventriculares graves son frecuentes en la hipotermia grave (< 30º C) y suelen responder a la cardioversión eléctrica hasta que el paciente no supera los 30º C. No obstante ante una TV o FV se debe intentar una primera y única cardioversión y no reintentar hasta que el paciente ha sido recalentado.

  Tampoco los antiarrítmicos son efectivos e incluso pueden mostrarse arritmogénicos. En todo caso, si se considera el uso de un fármaco antiarritmico el más indicado sería el tonsilato de bretilio que ha mostrado eficacia en estudios animales.
  – Cuidado con las drogas vasoactiva, además de inefectivas en la hipotermia grave pueden acumularse, recircular en el momento del calentamiento e inducir una sobredosificación. No están indicadas hasta alcanzar los 30º C y hay que dosificarlas con cautela y de forma creciente.

- Recalentamiento

Es el tratamiento primario de la hipotermia moderada y grave. El mejor método, duración y velocidad de calentamiento es controvertido y la estrategia global debe adaptarse a la situación concreta del paciente y a las posibilidades disponibles.

Básicamente existen dos estrategias de recalentamiento: pasiva y activa. Las técnicas de recalentamiento pasivas utilizan cobertores aislantes y mantas y son eficaces en situaciones de hipotermia ligera. Las activas se reservan para los casos de hipotermia moderada y grave, cuando existe inestabilidad hemodinámica, insuficiencia endocrinológica y vasodilatación periférica traumática (trauma medular) y cuando las medidas pasivas son inefectivas. Las más relevantes son:

- *Mantas térmicas por aire caliente*. Consisten en una manta de doble capa que forman una cámara por donde se circula aire caliente. Son más eficientes que las técnicas pasivas pero se han descrito dos efectos adversos: hipotensión, por vasodilatación periférica, y caída de la temperatura central ("*afterdrop*") secundaria a la vasodilatación periférica y recirculación de la sangre fría al compartimento central. No obstantes, recientes ensayos clínicos minimizan estos efectos secundarios. Con esta técnica se consiguen de velocidades de incremento de Tº de 1-2,5º C/hora.

Otros métodos de calentamiento activo externo son: inmersión en agua a 40ºC, el problema es la monitorización. Con las mantas eléctricas y radiadores eléctricos el riesgo son las quemaduras:

- *Infusión de fluidos calientes*. De teórico fácil acceso desde los servicios de urgencias. La infusión de líquidos a 42-44º C se ha mostrado seguro pero no existen estudios aleatorizados que avalen su uso en la hipotermia moderada-severa.
- *Aire-oxígeno humidificado caliente*. Utilizable desde el servicio de urgencias y en los pacientes ventilados mecánicamente. Es simple y debe utilizarse en la mayoría de casos. El gas se administra a 40-45º C a través un humidificador eficiente y la velocidad de recalentamiento esperable de 1-2,5º C/hora.
- *Irrigación con líquido caliente de cavidades internas*. Se han utilizado irrigaciones peritoneal, pleural, vejiga y tracto digestivo. La más eficiente sería la irrigación pleural y peritoneal pero no son recomendables forma rutinaria y exigen un entrenamiento técnico elevado. Aunque pueden conseguir recalentamiento de 1-3º C/hora la técnica asocia importantes riesgos potenciales. La irrigación digestiva y de la vejiga son más accesibles y menos peligrosas pero poco eficientes.
- *Recalentamiento hemático extracorpóreo*. Básicamente existen los métodos basados en las técnicas dialíticas y en el "bypass" cardiopulmonar.

La hemodiálisis establece un circuito extracorpóreo veno-venoso sobre el que se puede hacer circular líquido caliente (el propio de la diálisis) a contracorriente por mecanismo conductivo y/o calentando el líquido de reposición. Al propio tiempo, se puede calentar el circuito con calentadores diseñados a tal respecto. La eficiencia del método ha sido reiteradamente contrastada sea con la hemodiálisis intermitente como con técnicas continuas de remplazo renal, las ventajas de las últimas es que aseguran mejor la estabilidad hemodinámica, disponibilidad es casi universal en las unidades de críticos de nuestro país y son de relativa rápida instauración. Estarían indicadas en situaciones de hipotermia moderada-severa.

El "bypass" cardiopulmonar es método más invasivo y que exige mayor especialización y recursos. Por el contrario, es el más eficiente consiguiendo tasa de recalentamiento de 1-2º C cada 3 a 5 minutos con flujos femorales 2- litros/minuto. Su otra ventaja fundamental es el soporte hemodinámico completo durante el proceso. Su mayor problema es el tiempo requerido para iniciar la técnica y su escasa difusión.

Pronóstico

En varias cohortes la mortalidad por hipotermia grave oscila entre el 40 y el 75%. Sin embargo, ante un paciente hipotérmico grave es difícil predecir el resultado final salvo que los de mejor pronóstico son aquellos en los que el paro cardiaco es secundario a la hipotermia y no causado por anoxia u otra agresión. Globalmente, se reconoce que la edad, las comorbilidades, la profundidad y duración de la hipotermia y la ingesta de drogas como precipitante de la hipotermia matizan la evolución. A la llegada del paciente al hospital se han identificado como factores de mal pronóstico una hiperkaliemia > 10 mEq/L (indicativa de muerte previa a la hipotermia), un pH venoso < 6,5 y la presencia de coagulopatía grave.

28.1.2. GOLPE DE CALOR

Definiciones

Es importante clarificar dos conceptos usados habitualmente de forma indistinta y que frecuentemente son difíciles de distinguir: fiebre e hipertermia. La fiebre tiene un carácter autodefensivo del organismo y consiste en la elevación del umbral de tolerancia de la Tº corporal a nivel de los receptores hipotalámicos; es decir, no se lanzan los mecanismos de disipación de calor hasta alcanzar un nuevo nivel más alto de Tº. Por el contrario, la hipertermia se mantiene el umbral térmico central y supone una alteración de los mecanismos de pérdida de calor, una excesiva ganancia (interna o ambiental), o una combinación de ambas.

El golpe de calor es la manifestación clínica más grave de las enfermedades relacionadas con el calor, sin embargo, se dan situaciones patológicas menores que pueden precederlo o que pueden ser manifestaciones aisladas de la agresión térmica: calambres, tetania, síncope, edemas, erupción cutánea y agotamiento o extenuación (Tabla 28.3).

El golpe de calor es una emergencia médica que se define como una elevación de la temperatura central por arriba de 40º C, acompañada de alteraciones del sistema nervioso central (delirio, convulsiones y coma) y que puede producir una disfunción multiorgánica.

Fisiopatología y patogenia

Normalmente un aumento de Tº central de 1º C sobre 37º C dispara los mecanismos termorreguladores (vasodilatación, taquicardia, aumento del GC, hiperventilación) cuya

Tabla 28.3. Manifestaciones menores provocadas por aumento de temperatura ambiental y tratamiento aconsejable.

MANIFESTACIONES MENORES PROVOCADAS POR CALOR		
CONDICIÓN	**PATOGENIA / MANIFESTACIONES**	**TRATAMIENTO**
Calambres	• Sudoración excesiva repuesta con líquidos hipotónicos. • En estrés físico importante. • 2º flujo celular de Na, K, Mg y Ca. • Se da $\downarrow$Na, $\downarrow$Cl, y $\downarrow Na_o$, $\downarrow Cl_o$.	• Reemplazar agua y sal con solución salina al 0,1-0,2 %
Tetania	• Se confunde con calambres pero se dan espasmos carpopedales y parestesias. • Mismos mecanismos.	• Mismo tratamiento que el anterior.
Síncope	• $\downarrow$ flujo cerebral por secuestro periférico de sangre, reducción del GC e hipotensión ortostática. • Más frecuente en ancianos.	• Permanecer acostado en ambiente fresco y reponer volumen.
Edemas	• Vasodilatación y acumulación de sangre en región declives provoca $\uparrow$presión hidrostática y extravasación. • Más frecuente en ancianos.	• Se autolimita en pocos días.
Erupciones cutáneas	• Por bloque de glándulas sudoríparas (detritus, ropas, etc.) • Ruptura de los conductos y formación de vesículas en capa de Malphigi. • Son muy pruriginosas y pueden sobreinfectarse.	• Vestir ropas no ajustadas y ligeras. • Evitar cremas y talcos. • Aplicar lociones de clorexidina o ácido salicílico en lesiones vesiculosas. • Si lesiones pustulosas difuso, antibióticos sistémicos.
Extenuación	• La forma más común de enfermedad por calor. • Se produce por depleción de volemia efectiva. • Amplio espectro sintomático: cefalea, náusea, debilidad, mareos rampas, alteraciones de conducta, hipotensión, taquicardia e hiperventilación. • Persiste la sudoración y puede ser importante. • Difícil de distinguir de golpe de calor: la Tº suele ser > 39ºC, no hay alteraciones graves del SNC. Puede presentar en LCR pleocitosis y proteinoraquia. • Los niveles de transaminasas hepáticas pueden ayudar al diagnóstico diferencial, mucho más elevadas en el golpe de calor. • Dos tipos descritos: Hiponatrémica e hipernatrémica.	• Reposo en ambiente frio y sin luz directa. Si necesario, medidas de enfriamiento activas. • La rehidratación es muy importante. • Los ancianos y con comorbilidades deben quedar ingresados en el hospital. • Si existe dudas diagnóstica iniciar tratamiento precoz como si tratara de un "golpe de calor". • Si hay dudas de si existe una infección de SNC tratarlos con adecuada antibioterapia.

eficiencia dependen de las condiciones ambientales. En un ambiente seco el organismo puede disipar por sudoración hasta 600 Kcal/hora pero también pierde sal y hasta dos litros de agua que debe ser ingeridos para mantener una correcta termorregulación. En la patogenia del golpe de calor todo el eje termorregulatorio puede trastornarse pero las alteraciones de los mecanismos de disipación del calor juegan un papel esencial.

El daño tisular directo y la afectación sistémica dependen del grado de elevación térmica, del tiempo que se mantiene, del estado de aclimatación y de la respuesta de defensa específica del individuo (síntesis de *proteínas de estrés -"heat shock proteins"-*).

Los mecanismos de daño celular directo por calor se relacionan con la desnaturalización enzimática, la licuefacción del componente lipídico de las membranas, el daño mitocondrial y la alteración en la coordinación de los procesos fisiológicos. Se sugiere que el aumento de la Tº central entre 41,5 y 42º C sostenido entre 45 minutos y 8 horas es el nivel crítico en humanos y la muerte celular es por apoptosis; por encima de 49º C se produce necrosis celular.

Por otra parte, la acumulación de calor desencadena una secuencia de interactivaciones recíprocas celulares, que se traduce en la disrupción de factores proinflamatorio, de adhesión-activación celular y alteración de los factores de la coagulación, semejante a lo que ocurre en la sepsis grave (Tabla 28.1 y 28.2). En síntesis:

- La activación de monocitos, granulocitos y miocitos provoca un aumento en la síntesis y liberación de interleucinas IL1b, IL6; IL10, TNFa, ITFg.
- La interacción de leucocitos y endotelio es crucial en el proceso inflamatorio. Los leucocitos producen L-selectina y b_2 integrina y el endotelio moléculas de adhesión (ICAM-1) lo que facilita la migración de los granulocitos a la zona agredida y su activación para sintetizar interleucinas.
- Otra contribución del endotelio vascular en el proceso es el aumento de la síntesis de trombomodulina y del antígeno del factor Willebrand y disminución de proteína C, S y antitrobina III. Por su parte la interacción de los monocitos activados con el aumento de E-selectina endotelial activan el factor tisular e inhibe la fibrinólisis. La conjunción de estos factores crea un ambiente procoagulante, se generan microtrombos que ocluyen la microvasculatura y empeora el daño tisular y realimenta el proceso inflamatorio.
- El metabolismo del sustrato lipídico de las membranas celulares contribuye de forma importante con el aporte de otros mediadores de la inflamación (prostaglandinas, leucotrienos, tromboxanos). La intensidad de su contribución proinflamatoria depende del tipo de ácido graso incluido en la estructura de las membranas.
- La redistribución del flujo hemático, como mecanismo de disipación del calor y si se une a una capacidad cardiocirculatoria sobrepasada, puede inducir una isquemia intestinal con traslocación de endotoxinas, lo que contribuyen de forma esencial en el desarrollo del shock y del SRIS.

En definitiva, el aumento de citocinas pirogénicas y factores endoteliales pueden interferir con los mecanismos de termorregulación, elevando el umbral de Tº a partir del que se inicia la sudoración y alterando la respuesta vasomotora, especialmente en el territorio esplácnico, al tiempo que se sobrepasan los mecanismos de defensa esenciales como la síntesis de proteínas de estrés (*Heat Shock Preteins)*. Consecuentemente se inicia un proceso inflamatorio y procoagulante retroalimentado, sistémico e incontrolado que provoca shock, SDMO y muerte (Figura 28.1).

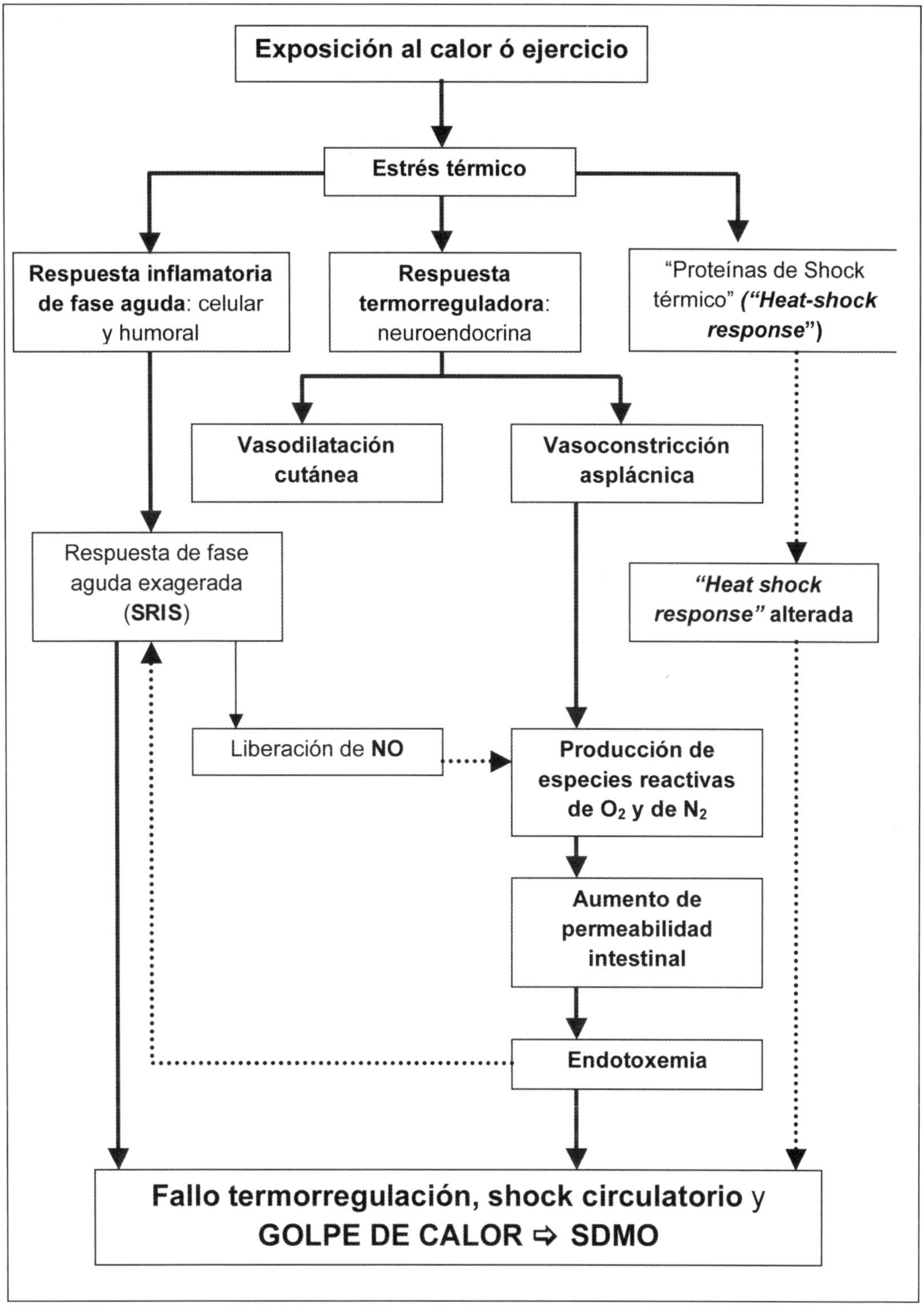

FIGURA 28.1. Secuencia de eventos en la progresión de la agresión térmica hasta el golpe de calor y disfunción multiorgánica (SDMO).

Clínica

El diagnóstico clínico de golpe de calor es muy probable cuando hipertermia mayor de 41º C se asocia a alteraciones del SNC después de la exposición a temperaturas ambientales elevadas o tras ejercicios intensos. En la mayoría de los casos el comienzo es brusco pero ocasionalmente pude precederse de síntomas prodrómicos descritos en párrafos anteriores.

El complejo sindrómico del golpe de calor puede ser muy abigarrado y variable apareciendo de forma secuencial una disfunción de prácticamente todos los órganos. Resumiendo las manifestaciones sistémicas del golpe de calor comprenden:

- Sistema nervioso central.
  - Aparecen universalmente profundas alteraciones neuropsiquiátricas de forma precoz: delirio, euforia, alucinaciones, convulsiones y coma
  - Rigidez muscular con contracciones tónicas, tremor y distonías.
  - Alteraciones cerebelosas como disartria y ataxia son comunes.
  - El ECG suele ser normal y el LCR claro y normotenso. Ocasionalmente puede verse pleocitosis y proteinorraquias mayores de 150 mg/dl en LCR.
  - La recuperación suele ser completa aunque pueden persistir disfunciones cerebelosas, alteraciones piramidales, demencia y cambios de personalidad.
- Sistema cardiovascular.
  - Generalmente se observa taquicardia sinusal de hasta 150 lat./min
  - Puede presentarse una situación hiper ó hipocinética en función de la reserva cardiaca basal y de la volemia.
  - La TA es generalmente alta y se presenta hipotensión en estadios tardíos.
  - N el ECG aparecen alteraciones inespecíficas del segmento ST y onda T. Pueden aparecer alteraciones de la conducción.
- Sistema respiratorio.
  - Marcada hiperventilación con alcalosis que puede llegar a producir tetania.
  - Hemoptisis secundaria a los trastornos de coagulación no es rara.
  - Cuando aparece edema de pulmón, incluido SDRA, suele ser muy grave y frecuentemente fatal.
  - En ancianos pueden aparecer infartos pulmonares.
- Hígado.
  - El fallo hepático grave es un hallazgo frecuente durante un golpe de calor.
  - Elevación de transaminasas más de 100 veces el rango normal con ictericia pueden verse a las 24-36 horas de evolución.
  - La hipoglucemia es frecuente el golpe de calor por ejercicio.
  - La recuperación de la función hepática es total en los pacientes que sobreviven.
- Riñón.
  - En los pacientes con golpe calor por ejercicio se presenta necrosis tubular aguda en un 25-30%
  - Se atribuye a hipotensión, mioglobinuria, CID e hipoperfusión renal.
- Hematológico
  - Se observa leucocitosis de hasta 30.000-40.000/ml.
  - Ambas vías de la coagulación se alteran y usualmente hay trombocitopenia y los factores V y VIII están reducidos. Finalmente, y con una alta incidencia, se puede desarrollar una CID. La coagulopatía se manifiesta con petequias, quemosis conjuntival, hemoptisis, melenas, hematuria, hemorragias miocárdicas y hemorragia cerebral.

- Digestivo
  - Los vómitos y diarrea son frecuentes.
  - La vasoconstricción esplácnica puede provocar ulceraciones de la mucosa y consecuentemente hematemesis y melenas.
- Metabolismo hidro-electrolítico y ácido-base.
  - Aunque frecuente, la deshidratación no siempre está presente puesto que otras manifestaciones pueden ser más precoces.
  - Con la sudoración la pérdida de agua excede a la de sodio y por tanto suele aparecer una deshidratación hipernatrémica. La hiponatremia no es infrecuente por la gran pérdida de sodio corporal y porque la reposición oral suele hacerse con fluidos hipotónicos.
  - La hipokaliemia es habitual con déficits en el capital corporal de K de hasta 500 mEq.
  - La hipofosfatemia, hipomagnesemia e hipocalcemia son corriente.
  - La presencia de alcalosis respiratoria es precoz y en estadios posteriores puede aparecer una lactacidosis.

En la Tabla 28.4 se exponen los aspectos clínicos diferenciales del golpe de calor clásico y del provocado por ejercicio

Diagnóstico diferencial

El diagnóstico diferencial de la hipertermia es amplio e incluye enfermedades infecciosas, del SNC y tóxicas. Las causas más importantes de hipertermia grave (Tº > 40ºC) causadas por fallo de la termorregulación son el golpe de calor el síndrome neuroléptico maligno y la hipertermia maligna. Todas ellas se asocian a complicaciones sistémicas graves y muerte.

El síndrome neuroléptico maligno se produce por una reacción idiosincrática a fármacos antipsicóticos y antieméticos. Cursa con hipertermia, alteraciones del contenido de conciencia, rigidez muscular, coreoatetosis y tremor. Presentan labilidad vegetativa y hemodinámicas y las arritmias cardiacas son frecuentes. El tratamiento con dantroleno, bromocriptina y amantadina se ha mostrado eficaz.

Tabla 28.4. Diferencias clínicas y fisiopatológicas entre los dos tipos de golpe de calor.

COMPARACIÓN DE LAS MANIFESTACIONES CLÍNICAS DEL GOLPE DE CALOR CLÁSICO Y POR EJERCICIO		
Tipos de golpe de calor	**Clásico**	**Relacionado con ejercicio**
Edad	Ancianos	15-45 años
Estado de salud	Enfermedades crónicas	Sanos
Actividad	Sedentarismo	Ejercicio extenosante
Drogas	Anticolinérgicos, diuréticos, antipsicóticos, antidepresivos, antihipertensivos.	
Sudoración	Habitualmente ausente	Generalmente presente
Acidosis láctica	Usualmente ausente	Común, puede ser grave
Rabdoliolisis	Poco común	Frecuente y severa
Hiperuricemia	Ligera	Grave
Fallo renal	< 5%	25-30%
Hipocalcemia	Infrecuente	Común
CID	Ligera	Marcada
CKP/Aldolasa	Elevación ligera	Elevadas
Hipoglucemia	Infrecuente	Común
Mecanismo	Pobre disipación en ambiente caluroso	Producción endógena excesiva

La hipertermia maligna es una alteración genética, en la mitad de los casos autosómica dominante, que se manifiesta tras la administración de agentes anestésicos, generalmente succinilcolina y halotano, aunque pueden desencadenarla otro agentes inhalatorios (isoflorane, sevoflorane, etc.) Suele aparecer en la primera hora tras la anestesia y raramente después de las diez horas. Los hallazgos clínicos precoces incluyen rigidez muscular (semejante a tétanos), taquicardia sinusal, aumento producción CO_2 y cianosis. Posteriormente aparece hipotensión, arritmias complejas, rabdomiolísis, alteraciones electrolíticas y acido-base y finalmente CID. El tratamiento de elección, aparte de las medidas de sostén y enfriamiento, es la administración de dantroleno tan pronto como sea posible.

Tratamiento

Como en cualquier emergencia médica, deben iniciarse las medidas necesarias siguiendo los algoritmos ABC de reanimación cardiopulmonar según la situación del paciente.

Las medidas de enfriamiento se deben comenzar a nivel extrahospitalario una vez establecida la sospecha diagnóstica. Hay que trasladar al paciente a un ambiente sombreado y fresco, retirando las ropas y manteniendo la piel húmeda. Durante el traslado al hospital se debe mantener las ventanas abiertas para aumentar la pérdida de calor por convección.

En el servicio de urgencias del hospital se debe constatar la Tº central, generalmente a nivel rectal, optimizar las medidas de reanimación y generales de mantenimiento, iniciar medidas de enfriamiento accesibles e iniciar una rehidratación cautelosa mientras se traslada al paciente a la UCI.

En la UCI se reevalúa al paciente, se asegura una adecuada oxigenación y se inician las medidas para conseguir una perfusión suficiente. Se monitorizan las constantes vitales al nivel que exija la situación y se programan las pruebas complementarias para un diagnostico preciso de la afectación sistémica y para iniciar el proceso de un rápido diagnóstico diferencial. Dentro de las medidas generales y de sostén debe destacarse:

- Mantener monitorizada de forma continua la Tª central. Colocar una vía venosa central para control de la PVC y, en su caso, un catéter en arteria pulmonar; no es extraña la asociación de una situación hipercinética (GC elevado y RVS bajas) con PVC elevadas por fallo ventricular derecho.
- La rehidratación debe ser dirigida por la frecuente asociación de edema pulmonar y fallo renal. Se realizará con salino isotónico o Ringer lactato y se debe evitar por todos los medios la sobre hidratación.
- En las situaciones de fallo circulatorio hipodinámico e hipotensión es aconsejable utilizar drogas inotrópicas-vasoactivas que no limiten la vasodilatación periférica. El uso de alfa-adrenérgicos (noradrenalina) está formalmente contraindicado.
- El manejo del SDRA debe ser agresivo y precoz, no retrasar la instauración de ventilación con niveles de PEEP adecuados.
- Monitorizar estrechamente la coagulación e iniciar la reposición de factores (plasma fresco y plaquetas) de forma protocolizada en los inicios de CID, el uso de heparina está controvertido pero hay que considerarla en caso de una CID grave. Es frecuente la asociación fatal de CID con SDRA, ambas deben reconocerse y tratarse precozmente.
- La atropina u otros anticolinérgicos están contraindicados porque disminuyen la sudoración.
- Mantener buena perfusión renal, monitorizar estrechamente la función y manejar correctamente la posible rabdomiolísis es un objetivo primordial.
- Si aparecen escalofríos y tiritonas en el proceso de enfriamiento, las drogas de elección para su control son las benzodiacepinas.
- El uso de esteroides no se ha mostrado útil y los antibióticos se restringirán a las indicaciones específicas.

Inmediatamente se debe elegir la estrategia de enfriamiento más adecuada en función de la situación del paciente y de las capacidades del hospital. Sigue debatiéndose cuales son la mejor estrategia y técnica de enfriamiento para las víctimas de golpe de calor pero es importante disponer de un protocolo escrito de actuación continuo desde el servicio de urgencia hasta la UCI para el manejo de estas situaciones.

Las técnicas habituales de enfriamiento consisten:

- Inmersión en agua helada. Se pierde calor por radiación y conducción. Sustituir el baño con agua fría ha mostrado la misma eficacia y es más confortable. Puede descender la Tº por bajo de 39º en 10-40 minutos. El problema es la vasoconstricción cutánea y hay aplicar un masaje vigoroso continuo. La técnica es poco atractiva porque: 1) dificulta la monitorización, 2) provoca tiritonas 3) induce vasoconstricción y desvía el flujo cutáneo al compartimento central 4) dificulta las maniobras de resucitación 5) dificulta el cuidado cuando aparecen los frecuentes vómitos y diarreas.
- Compresas frías en axilas, hueco poplíteo y nuca. Son métodos adyuvantes efectivos pero hay que atender a la renovación frecuente de las mismas.
- Sábanas y toallas húmedas y frías. Tener cuidado con la cobertura total del cuerpo que limeta la evaporación y facilitar la vasoconstricción cutánea.
- Lavados gástricos, rectales y peritoneales con suero frío y las infusiones intravenosas de suero fríos tienen una eficacia limitada pueden ayudar en situaciones graves. El coste-riego/beneficio de los lavados peritoneales limita su uso.
- Humidificación continúa de la piel con *"esprays"* de agua atemperada y con el establecimiento de una corriente de aire a Tº ambiente con ventiladores. Es el método más eficaz y accesible pero hay que tener la precaución de mantener la humidificación constante de la piel. Se han diseñado sistemas en el mantienen al paciente en una mesa mientras el paciente es rociado con un espray de agua a 15ºC por la parte ventral y dorsal, mientras se establece una corriente de aire sobre el cuerpo a 45-48º C. Se disipa calor por evaporación y previene la vasoconstricción y las tiritonas. Al parecer la eficiencia del método es variable.
- Los sistemas de depuración renal continua es un método eficiente, enfriando los líquidos de reposición y el circuito extracorpóreo, y están muy difundidos en conjunto de las unidades de críticos en el estado español, su utilidad se acentúa cuando concomita un fallo renal y, probablemente, en situaciones de SRIS severo.
- El *"bypass"* cardiopulmonar es efectivo y controla la hemodinamia y oxigenación aunque, sin embargo, es poco accesible como técnica habitual.
- Conviene resaltar tres hechos:
  - Los baños o friegas con alcohol están contraindicada. La vasodilatación puede absorberlo y provocar toxicidad.
  - Los antipiréticos (aspirina, paracetamol, metamizol, etc.) aunque se han mostrado ineficaces y han sido formalmente contraindicados, en realidad, no han sido estudiados convenientemente con ensayos clínicos. El dantroleno no se ha mostrado útil en la hipertermia por golpe de calor.
  - Una vez que la Tª centras ha descendido por bajo de 39º C debe detenerse las medidas de enfriamiento activo para evitar el riesgo de hipotermia.

Conviene revisar algunos conceptos emergentes porque se ha constatado que una vez iniciado el golpe de calor, la normalización de la Tª corporal no previene el SRIS, la coagulopatía y la progresión al SFMO, en al menos el 25% de los pacientes. Por esta razón se están revisando algunas alternativas que limiten o modulen la respuesta inflamatoria. De ellas las más destacables son:

- El papel de los antagonistas de los receptores de la IL-1, los anticuerpos antiendotoxinas y los corticoides que se han mostrado eficaces en animales pero no han sido estudiados en humanos.
- Los limitantes de la actividad del factor nuclear Kappa-b han mostrado disminuir la mortalidad en un modelo experimental de estrés inflamatorio en ratas (modelo de sepsis grave) pero no ha sido estudiados en el golpe de calor.
- La proteína C activada, de efectos favorables en el contexto de la sepsis grave, podría ser útil en el golpe de calor en el que se dan los mismas alteraciones de la coagulación y fibrinólisis, sin embargo y hasta el momento, tampoco ha sido evaluada de forma adecuada.
- Un camino muy excitante de investigación es el papel de inductores selectivos de la síntesis de las proteínas de estrés (*"heat shock proteins"*). Tanto los salicilatos como los AINEs inducen la trascripción y traslación de estas proteínas, lo que puede ser muy beneficioso preventivamente ante un onda de calor. Sin embargo, hay que recordar que su sobresexpresión puede interferir procesos esenciales de la célula.
- Es importante destacar, que en el caso del golpe de calor como en otras circunstancia donde la inflamación juega un papel patogénico fundamental, se necesitan estudios que determinen el grado de modulación que debemos intentar ante un proceso eminentemente reparativo.

Pronóstico

La morbi-mortalidad del golpe de calor está directamente relacionada con el grado de Tª y con el tiempo que permanece elevada. La probabilidad de muerte es del 70% si el inicio del tratamiento se retrasa más de 2 horas. Una Tª rectal mayor de 42,2ºC es, por sí mismo, un factor de mal pronóstico.

La situación de coma prolongado es un factor de mal pronóstico, por el contrario, la recuperación de la conciencia se produce en menos de 4 horas es un indicador de buena evolución También, elevaciones de GOT por encima de 1.000 UI/l, como expresión de daño hepático, cerebral y renal, es un índice de malos resultados.

Más interesante resulta la observación de que la procalcitonina puede estar elevada durante un golpe de calor sin que esté asociada una infección. Además, y aunque no predice la mortalidad, el nivel procalcitonina es un buen indicador de la severidad de la enfermedad.

28.2. Ahogamiento

Se estima que anualmente fallecen 150.000 personas por ahogamiento en todo el mundo. Puesto que la relación entre supervivientes respecto a fallecidos por este accidente se considera en 13/1, se deduce que 2 millones de personas a nivel mundial sobreviven anualmente a un ahogamiento.

En EE.UU la tasa anual de fallecimientos por ahogamiento ha ido descendiendo ininterrumpidamente desde la década de los setenta. Así, en 1970 fallecían 3,87 / 100.000 habitantes y en 2005 había descendido hasta 1,24 / 100.000 habitantes por este accidente.

El pilar fundamental para esta buena evolución fue el reconocimiento de que las causas implicadas en estos eventos eran en la mayoría de los casos evitables. Modell y cols., revisaron 500 casos fallecimientos por ahogamiento y en la mayoría de ocasiones se asociaban a falta de medidas básicas de seguridad: falta de vigilancia de los niños, ausencia de barreras protectoras o mal diseño en piscinas, abuso de drogas (alcohol), despistes o falta de preparación de personal salvavidas en técnicas de rescate y de RCP, etc.

En definitiva, el fallecimiento por ahogamiento es la tercera causa de muerte accidental en países occidentales, está demostrado que es posible reducir la tasa de mortalidad significativamente porque las causas asociadas son prevenibles y no dependen de grandes inversiones.

28.2.1. DEFINICIONES

La definición de ahogamiento quedó establecida, tras la celebración del Congreso Mundial sobre Ahogamiento del 2002 celebrado en Ámsterdam, como un "proceso que resulta primariamente en un fallo respiratorio secundario a la inmersión en un medio líquido". Queda implícita en la definición que se produce una superficie de contacto liquido/aire en la vía aérea que impide respirar.

A diferencia de definiciones previas, en la actual, no se considera el resultado final del evento ya que, en cualquier caso, la víctima ha estado envuelta en un proceso de ahogamiento que puede o no finalizar en muerte.

28.2.2. PATOGENIA

El ahogamiento es un proceso continuo que se inicia con la interrupción voluntaria de la respiración cuando la víctima queda sumergida. A la apnea sigue un periodo de laringoespasmo por la presencia de líquido en la orofaringe. Consecuentemente a la hipoventilación, se desarrolla hipoxemia, hipercapnia y acidosis que obliga al accidentado a realizar inspiraciones profundas contra una vía aérea cerrada deglutiendo gran cantidad de líquido. Posteriormente, la respiración se hace muy activa y a medida que avanza la hipoxemia, cede el laringoespasmo y se inhala líquido en cantidades muy variables. Las consecuencias inmediatas de la ocupación de los espacios alveolares por agua son un aumento significativo del Q_s/Q_t, agravado por el lavado de surfactante que facilita la aparición de atelectasias, y la aparición de hipertensión pulmonar por la propia hipoxia y acidosis. En definitiva, un fallo respiratorio agudo de gravedad variable pero siempre preocupante.

A lo anterior, se puede añadir, si la Tª del agua es inferior a 10º, un "shock térmico por frio" que provoca una respuesta hipertensiva, arritmias cardiacas e hiperventilación refleja que puede contribuir a la aspiración e inundación traqueo-bronquial.

Si la víctima es rescatada precozmente o es rápidamente resucitada se interrumpe el proceso y la recuperación puede ser inmediata y sin secuelas futuras. Por el contrario si no se ventila y oxigena adecuadamente con maniobras básicas de reanimación efectivas la situación aboca a un paro cardiaco. Posteriormente, si las maniobras de resucitación son ineficaces el paciente fallecerá por hipoxia tisular. Si se recupera el paro cardiocirculatorio, dependiendo de factores que se discutirán posteriormente, el paciente se recuperará sin complicaciones mayores, desarrollará encefalopatía postanóxica, evolucionará a un a SDMO ó que finalizará ó no en muerte dependiendo de otros factores concomitantes.

Ningún caso de ahogamiento es idéntico y la variabilidad depende del tipo y calidad de fluido (agua dulce, agua salada, nivel de limpieza y contaminación, temperatura, etc.), de las condiciones individuales de la víctima y del evento (edad, comorbilidades, trauma asociado, tiempo de rescate, calidad de los cuidados prehospitalarios, etc.)

28.2.3. FISIOPATOLOGÍA Y CLÍNICA

Los cambios fisiológicos locales y sistémicos del proceso ahogamiento se centran principalmente en el sistema respiratorio, cardiovascular y encefálico.

Cambios a nivel pulmonar y consecuencias funcionales:

El proceso de ahogamiento exige la presencia de líquido en los pulmones. Hasta mediados de los noventa se admitía la posibilidad de sufrir un ahogamiento sin aspiración líquida, argumentando la posibilidad de sufrir un paro cardiaco durante la fase de laringoespasmo. Posteriormente se demostró en una amplia serie de necropsias la presencia de líquido en el 98,6% de los de fallecimiento por ahogamiento, y concluyen que para establecer este diagnóstico necrópsico es necesaria la presencia de agua en los alveolos y este proceso exige respiración activa durante la inmersión. Por tanto, las personas halladas muertas y sumergidas sin evidencia de líquido en los pulmones pueden haber sufrido un paro cardio-respiratorio antes de la inmersión.

El tiempo normal de apnea se ha establecido en 87 seg., en este punto la PaO_2 desciende a 51 y la PCO_2 asciende a 73 mm Hg, momento en el cual se inicia el impulso inspiratorio involuntario. Con hiperventilación previa a la inmersión el tiempo se alarga hasta 146 seg y si se realiza de ejercicio seguido de hiperventilación puede acortarse hasta 85 seg.

Se ha demostrado en experimentación animal que la hipercapnia por si sola no es fatal y que la hipoxemia grave es la única causa de la muerte por inmersión. Si se restablece la ventilación-oxigenación antes de sufrir paro circulatorio, y las consecuentes alteraciones cerebrales no han progresado, la recuperación es total. En el caso de que el accidentado hubiera iniciado respiración activa estando sumergido, se habrá producido aspiración líquida, las complicaciones suelen sucederse y la recuperación es más problemática. Lo habitual es que después de 2 minutos de inmersión se produzca un aspiración variable de líquido, que aún siendo tan pequeña como 2 ml/kg, produzca una hipoxemia inmediata que puede prolongarse hasta más de 72 horas y que cuanto más baja es la PaO_2/FiO_2 inicial las posibilidades de recuperación son menores.

El tipo de líquido aspirado también determina los cambios anatómicos y fisiológicos que se producirán en el pulmón, y por tanto, las consecuencias clínicas. Si el ahogamiento se produce en el mar, con agua salada hipertónica y dependiendo de su tonicidad, se produce un tránsito líquido desde los capilares a los alveolos por gradiente osmótico provocando un edema de pulmón, sobreañadido al anegamiento alveolar, y cierta hipovolemia por perdida del fluido intravascular. La aspiración de agua dulce por el contrario provoca dos efectos contradictorios: 1º, por su carácter hipotónico pasa desde el espacio alveolar al vascular provocando una sobrecarga de volumen y 2º produce un lavado y alteración del surfactante pulmonar que inestabiliza al alveolo y altera la permeabilidad de la membrana alveolo- capilar. Tanto por la hipervolemia como por la alteración de la permeabilidad alveolo-capilar la inmersión en agua dulce también provoca un edema de pulmón sobreañadido.

Así pues, independientemente de si el ahogamiento se produce en agua de mar o dulce las consecuencias clínicas iniciales serán las mismas: formación de un edema de pulmón, disminución de la distensibilidad pulmonar y un desacoplamiento de la ventilación/perfusión, que se traduce en un aumento del gradiente alveolo-arterial de oxígeno de gravedad variable.

Durante la fase de recuperación se observa una mejoría progresiva del "shunt" intrapulmonar, aunque permanecen alteraciones del intercambio gaseoso de más lenta resolución que se atribuyen a desacoplamientos ventilación/perfusión y alteraciones de la difusión residuales. Este retraso en la resolución se asocia a la presencia de exudados proteinaceos alveolares, a persistencia de las alteraciones de la membrana alveolo capilar y a posibles sobreinfecciones.

Otros hallazgos frecuentes en la necropsia de víctimas por ahogamiento son:

- "los pulmones expandidos", pseudoenfisematosos, cambios atribuidos a roturas de los septos alveolares por los bruscos cambios de presión durante las violentas inspiraciones contra una glotis cerrada al inicio de la inmersión.
- Neumonías y abscesos si el paciente ha sobrevivido más de 12 horas, perfectamente explicable porque en el 70% de las autopsias por ahogamiento se encuentra en los pulmones distinto tipo de material aspirado.
- Independientemente de la severidad de los cambios pulmonares y de la insuficiencia respiratoria iniciales, si el paciente se recupera, las alteraciones del pulmón después de un proceso de ahogamiento son totalmente reversibles.

Cambios cardiovasculares

Pueden observarse cambios electrocardiográficos muy variables e inespecíficos, cambios isquémicos, alteraciones del ritmo, asociados al estado hipóxico, y que se limitan al reinstaurar una oxigenación adecuada.

Un hallazgo relativamente frecuente, si el paciente se rescata con éxito, es la presencia en el ECG de un intervalo QT prolongado. En estas circunstancias la pérdida de conciencia por una arritmia grave podría preceder a la inmersión involuntaria y desencadenar, si produce aspiración, el proceso de ahogamiento.

Alteraciones neurológicas

La mayoría de las victimas de ahogamiento sufren un periodo de inconsciencia por hipoxia cerebral. El estado de conciencia en el momento de llegada al hospital y su evolución en las siguientes horas es un determinante del resultado final. Aquellos que llegan conscientes o con estupor no profundo sobreviven sin secuelas en más de un 90% de los casos si se controlan las complicaciones pulmonares. Por el contrario, la llegada al servicio de urgencia en situación de coma es un factor de mal pronóstico: fallecen o quedan con secuelas neurológicas permanentes alrededor del 50% de los casos.

En niños, los resultados post-resucitación tras un proceso de ahogamiento es más frustrante, a pesar de un tratamiento agresivo para preservar el cerebro solo entre un 12-16% sobreviven con funciones cerebrales superiores intactas. Se han intentado distintas estrategias terapéuticas, con monitorización estricta, para mantener la presión intracraneal (PIC) controlada y una presión de perfusión cerebral (PPC) adecuada: "Hiper-terapia", "terapia multimodal", etc. Estas estrategias terapéuticas incorporaban hiperventilación, deshidratación, hipotermia, coma barbitúrico, bloqueo neuromuscular y altos niveles de monitorización, a pesar de lo cual, no mejoraron globalmente los resultados. Sin embargo, es destacable que en alguna serie de niños post-resucitados tras un ahogamiento que llegaban al hospital con GCS de 3 y que al ingreso en UCI pediátrica había mejorado el grado de coma el 24%

sobrevivían, por contra, los que mantenían un GCS de 3 fallecían en el 100% de los casos independientemente de haber controlado la PIC y obtenido una adecuada PPC. Así pues, *es importante la valoración seriada y la evolución del grado de coma como valoración pronostica*.

Algunos autores encuentran una asociación entre los niveles de PIC, la PPC y el tiempo de sumersión con los resultados clínicos. Pero la constatación de los pobres resultados con tratamientos agresivos sugiere que la *lesión cerebral tiene más que ver con el tiempo de isquemia que con la hemodinamia cerebral*.

Finalmente, es importante destacar que las victimas de ahogamiento que sufren una hipotermia accidental tienen mejor pronóstico post-resucitación.

Cambios en la volemia, la función renal y equilibrio hidroelectrolítico

Se acepta clásicamente que el ahogamiento aspiración de agua dulce y salada provoca, respectivamente, hipervolemia o hipovolemia por desplazamiento de agua desde o hacia el alveolo por mecanismos osmóticos. Hoy se conoce que para que tengan lugar estos mecanismos la cantidad aspirada de agua tiene que ser elevad, mayor 10-12 ml/kg. Además, en el caso del agua dulce, aunque inicialmente pase fluido del alveolo al sistema vascular el volumen transportado se redistribuye rápidamente, en una hora aproximadamente, resultando en una hipovolemia efectiva. En ambos casos pues, el ahogamiento en agua salada o dulce tiende a provocar una hipovolemia relativa que aconseja la monitorización estrecha para un correcto manejo de la volemia.

Generalmente la función renal no se ve afectada durante el proceso de ahogamiento. En su evolución puede aparecer un riñón disfuncionante, e incluso una necrosis tubular, en relación con posibles lesiones traumáticas asociadas, a la presencia de hipoxemia o hipoperfusión.

Es difícil observar alteraciones en la concentración de electrolitos. Para que aparezcan alteraciones hidroelectroliticas tras un ahogamiento la cantidad de volumen aspirado debería superar los 22 ml/kg, lo que es altamente improbable, salvo que la inmersión se haya producido en un medio con concentraciones de sales muy elevadas (Mar Muerto).

Efectos hematológicos

La hipotonicidad provocada por el paso de agua dulce desde el alveolo al torrente circulatorio puede, en teoría, provocar hemolisis. Sin embargo, tal como muestra la evidencia procedente de experimentación animal, para que aparezca hemolisis debe asociarse a un gran volumen aspirado una hipoxemia profunda. Difícilmente un paciente que sobrevive a un ahogamiento aspira suficiente cantidad de agua (> 22 nl/Kg) para desencadenar hemólisis.

28.2.4. TRATAMIENTO

Sin base en estudios controlados, una comisión de expertos reunida en el *"Congreso mundial de ahogamiento"* en el año 2002 emitió una serie de recomendaciones para el tratamiento de las victimas de ahogamiento que se recogen en la Tabla 28.5.

Tratamiento prehospitalario

Debe resaltarse que el tratamiento prehospitalario del paciente ahogado claramente influye en la evolución final. Y los objetivos terapéuticos inmediatos son: restaurar la ventilación y la circulación y optimizar, en lo posible, la oxigenación. Así pues, ante una víctima de ahogamiento rescatada las tres primeras son: ¿respira?, ¿tiene pulso?, ¿puede tener un trauma cervical?

Tabla 28.5. Recomendaciones para el tratamiento del ahogamiento del Congreso Mundial de Ahogamiento de 2002.

RECOMENDACIONES EN EL TRATAMIENTO DE VÍCTIMAS DE AHOGAMIENTO
1. La mayor prioridad es restablecer la circulación.
2. Es obligado la monitorización continua la temperatura (Tª) en el Servicio de Urgencias y en la UCI.
3. Si el paciente sigue en coma, restaurada la circulación, se debe mantener la Tª central entre 32-34ºC.
4. Si la Tª excede a los 34ºC se debe iniciar una estrategia de hipotermia (32-34ºC) durante 12 a 24 horas.
5. La hipertermia debe ser evitada por todos los medios.
6. No hay ningún tratamiento neuroprotector farmacológico.
7. Las convulsiones deben tratarse debidamente.
8. Debe monitorizarse frecuentemente la glucemia y mantenerla en niveles normales.
9. Evitar la hipoxemia (no se especifican cifras de PaO_2)
10. Debe prevenirse la hipotensión arterial.

En ocasiones, con pacientes hipotérmicos o con vasoconstricción periférica es difícil detectar la onda del pulso. En estos casos, se deben iniciar las maniobras de RCP al nivel que aconseje el entrenamiento del rescatador –reanimador. En este estadio, siempre se debe resaltar que es preferible forzar la luxación mandibular para liberar la vía aérea a la hiper-extensión cervical puesto que se suele desconocer el mecanismo del accidente y puede existir un trauma cervical subyacente.

Cuando ya se disponen de mejores medidas de apoyo se deben iniciar otras acciones terapéuticas. Siempre se administrará O_2 a altos flujos y si necesario se soportará la ventilación con mascarilla y se iniciará una CPAP. En pacientes inconscientes o con hipoxemia grave se tiene que proteger y asegurar la vía aérea mediante intubación oro-nasotraqueal, mascarilla laríngea, combi-tubo, etc., y si es necesario practicando una cricotomía.

Heimlich recomendó las maniobras de compresión subdiafragmática en vez de las compresiones torácicas de la RCP convencional sin embargo, se han mostrado inadecuadas, a no ser que un cuerpo extraño ocluya la vía aérea, porque pueden provocar una regurgitación y aspiración y retrasan la RCP efectiva.

Por último, independientemente de la apariencia inicial del paciente siempre debe ser trasladado al hospital, con monitorizacioón básica, aportando O_2 necesario para mantener una SaO_2 mayor de 95% por pulsioximetría.

Tratamiento en el hospital

Debe enfatizarse que el soporte respiratorio continuado es una pieza angular en el tratamiento inicial. Se adoptarán todas las medidas invasivas o no invasivas, indicadas de forma individualizada, para asegurar una adecuada oxigenación. En el paciente en coma se procederá a intubación endotraqueal y ventilación mecánica. El uso de CPAP o PEEP están plenamente justificados, por la fisiopatología del proceso de ahogamiento, y se dosificarán con el objetivo de lograr una SaO_2 mayor de 95% con la mínima FiO_2.

Debe asegurarse una buena perfusión tisular y un adecuado transporte de O_2 con el soporte inotropo y vasoactivo requeridos, aunque rara vez son necesarios. Como ya se comentó, la presencia de edema de pulmón y la inestabilidad de la volemia central efectiva son frecuentes por lo que tanto la aplicación de CPAP o PEEP como la monitorización hemodinámica agresiva están plenamente justificadas y son aconsejables.

Otro de los pilares fundamentales del manejo del paciente ahogado es el tratamiento del coma y del cerebro isquémico, del que cabe destacar:

- Es imprescindible un estricto control de la PIC (< 20 mmHg) y de la PPC (60-70 mmHg) para lo cual es altamente aconsejable monitorizar la PIC de forma continua desde el ingreso.
- La hiperventilación moderada (28-30 mmHg) y la osmoterapia (manitol 0,25 gr/kg en bolo) es una práctica habitual pero poco efectiva. Conviene recordar que origen de la hipertensión intracraneal es la hipoxia encefálica y no al contrario, es decir, "el daño ya está hecho" y por tanto el mejor tratamiento es prevenirlo extremando los cuidados precoces prehospitalarios.
- La hipotermia ligera (32-34º C) mantenida durante las primeras 12 a 24 horas se ha sugerido como beneficioso para preservar .el cerebro isquémico post-ahogamiento.

28.3. Resumen y Conclusiones

Hipotermia

- La hipotermia equivale a una Tº central del organismo inferior a 35º C. Se define como ligera si la Tº es 32-35º C. moderada si es de 28-32 ºC y grave si menor de 28º C. Es imprescindible disponer en el servicio de urgencias y en la UCI de un termómetro rectal o timpánico preciso y con rango de medidas de Tº extrema.
- Se distinguen dos tipos de hipotermia: primaria (accidental o de ambientes fríos) y secundaria (condiciones que limitan la producción de calor, predisponen a las pérdidas o alteran la termorregulación).
- Las manifestaciones clínicas de hipotermia más significativas son la depresión del estado de conciencia y las arritmias cardiacas graves (riesgo de fibrilación ventricular con Tº < 28º C). La hipotermia, en función de su grado, puede ser de riesgo vital. Por contra, una Tª < 30º C protege al cerebro de insultos isquémicos.
- Su tratamiento se basa en mantener los principios de reanimación, en iniciar la estrategia de recalentamiento más apropiada de forma precoz y en tratar las enfermedades subyacentes que colaboren o propiamente causen la hipotermia.

Golpe de calor

- Se define como la elevación de la Tª central por arriba de 40º C, acompañada de alteraciones del sistema nervioso central, que puede producir un SDMO. En el golpe de calor concurren tres elementos: una agresión térmica (ambiental o por ejercicio), un fallo en la termorregulación y un fallo en los mecanismos de disipación del calor.
- Debe establecerse diagnóstico diferencial con infecciones del SNC, elementos tóxicos y, sobretodo, con la hipertermia maligna y con síndrome neuroléptico maligno.
- En el tratamiento deben considerarse tres pilares fundamentales: reanimación adecuada y precoz, monitorización estricta y acciones de sostén consecuentes y maniobras de enfriamiento accesibles. El enfriamiento debe iniciadas precozmente en el ámbito pre-hospitalario y mantenerse de forma continua hasta su ingreso en UCI.

Ahogamiento

- Se define como el proceso que resulta primariamente en un fallo respiratorio de gravedad variable secundario a la inmersión en un medio líquido. El proceso de ahogamiento exige la presencia de líquido en los pulmones.

- Ningún caso de ahogamiento es idéntico y la variabilidad depende del tipo y calidad de fluido (agua dulce, agua salada, nivel de limpieza y contaminación, temperatura, etc.), de las condiciones individuales de la víctima y de las circunstancias del accidente.
- La clínica es dominada por las alteraciones pulmonares (primarias y secundarias) y por la encefalopatía anóxica con sus secuelas. El grado de coma y su evolución es mejor marcador pronóstico.
- El tratamiento prehospitalario, con maniobras de reanimación eficientes, del paciente ahogado claramente influye en la evolución. El objetivo prioritario es conseguir y mantener una oxigenación y perfusión adecuadas. La hipotermia moderada mantenida las primeras 12-24 horas puede ser beneficiosa.

28.4. Bibliografía

Accidental hypothermia in adults. Last literature review version 17.2. Daniel F. Danzl, MD. May 2009.

Emergency Medicine Clinics of North America. Enviromental Emergencies. 1992.

Kalpalatath K. et al. Enviromental Emergencies. Critical Care Clinics. 1999.

29

Donación y trasplante de órganos

Francisco del Río Gallegos

Objetivos docentes

- Ofrecer al alumno una visión global del proceso de donación y trasplante de órganos.
- Señalar los principales aspectos éticos y legales relacionados con el trasplante.
- Introducir los diferentes tipos de donante existentes.
- Mostrar de forma esquemática los principales procesos de donación.
- Explicar y destacar el papel protagonista del intensivista y el servicio de Medicina Intensiva en todo el proceso de donación y trasplante de órganos.
- Exponer los criterios de selección de donantes y receptores.
- Mostrar los principales problemas clínicos relacionados con el trasplante y su tratamiento.
- Presentar de forma esquemática el denominado *Modelo Español de Trasplantes* y el papel de la Organización Nacional de Trasplantes.

... Simple curiosidad operatoria actualmente, el trasplante de un órgano podrá, quizás un día, tener un cierto interés práctico...

(Alexis Carrell, 1875 – 1944. Premio Nobel de Medicina en 1912)

... La utilización de todos los órganos que un solo donante es capaz de aportar proporciona una expectativa media global de aumento de supervivencia de 55,8 años. Cada uno de los trasplantes comporta una notable mejoría en la calidad de vida de los receptores. Estos hechos dan una nueva dimensión a la expresión `regalo de vida´...

(Schnitzler MA. The life-years saved by a deceased organ donor. Am J Transpl Agosto, 2005)

Entre estas dos frases, separadas entre sí menos de un siglo, se ha venido a desarrollar una de las áreas clínicas más representativas de lo que el avance de la medicina significa de cara al objetivo primordial de la misma, que es sanar al enfermo.

29.1. Breve referencia histórica

En el Siglo XVI, San Cosme y San Damián fueron canonizados y elevados al rango de patronos de médicos y cirujanos tras implantar la pierna de un soldado muerto en combate al emperador Justiniano que había perdido el miembro. Es el primer trasplante del que se tiene constancia en la historia.

Las primeras experiencias de trasplante clínico entre humanos, y tras unos cuantos años de intentos en animales, se remontan a 1947, año en que se realizan los primeros trasplante renales con éxito relativo (supervivencias muy cortas del receptor) en Boston. Estos primeros intentos no tuvieron éxito pues aspectos hoy perfectamente conocidos como el rechazo no pudieron ser tenidos en cuenta.

En 1954, y merced a experimentos animales que ya hacían intuir la necesidad de tener que contemplar la identidad entre el órgano del donante y el receptor, Joseph Murray realiza el primer trasplante renal con éxito y supervivencia prolongada entre dos gemelos univitelinos. Este hecho le permitió la concesión del Premio Nobel. A partir de aquí, los trasplantes sufren un auténtico empuje, merced a las investigaciones genéticas, que intentaban seleccionar los órganos en base a su identidad. Sin duda, el descubrimiento y tipificación de los grupos sanguíneos por Landsteiner en 1930, y el hecho de establecer al menos un primer criterio de identidad trasplantando órganos sólo entre individuos isogrupo, permitió iniciar el camino del éxito actual.

En la década de 1960 – 1970, avances científicos en el terreno de inmunosupresión, como son el desarrollo de fármacos como la cortisona y la Ciclosporina A, permiten profundizar en el desarrollo de los mismos.

Hitos históricos más próximos a nosotros, que merecen ser resaltados son el primer trasplante hepático realizado con éxito por Thomas Starzl entre humanos en 1963; el primer trasplante de corazón, realizado en Sudáfrica por Christian Barnard en 1967 y el primer trasplante de pulmón realizado por James Hardy en 1963.

En cuanto al trasplante de médula ósea, base de la terapia actual en onco–hematología, el primer trasplante con éxito lo realizó Mathé en 1959.

29.2. Conceptos previos

El trasplante es un tratamiento médico complejo. Permite que órganos, tejidos o células de una persona puedan reemplazar órganos, tejidos o células enfermos de otra. En algunos casos esta acción sirve para salvarle la vida, en otros para mejorar la calidad de vida o ambas cosas. El trasplante puede ser de órgano sólido (corazón, hígado, pulmón o riñón), en cuyo caso es necesario realizar suturas vasculares entre el árbol venoso y arterial del receptor y las venas y arterias del órgano trasplantado. También pueden trasplantase tejidos, como córneas, escleras, tendones, ligamentos, huesos, válvulas cardiacas, segmentos vasculares, piel e islotes de Langerhans en cuyo caso no hay que realizar ninguna sutura vascular. Por último también pueden trasplantarse precursores hematopoyéticos, médula ósea de un donante o células placentarias procedentes de la sangre del cordón umbilical. En este último caso es necesario aplasiar, es decir, dejar al receptor sin células sanguíneas precursoras, para que las del donante colonicen y sustituyan a las enfermas, normalmente afectas de una enfermedad maligna hematológica.

Existen diversos tipos de trasplante en base a la procedencia del órgano o tejido y del receptor. Estos son:

- Autotrasplante, autoinjerto o trasplante autólogo: Cuando el donante y receptor son el mismo individuo. Un ejemplo sería el autoinjerto de piel para reconstruir una quemadura extensa.
- Isotrasplante: cuando donante y receptor son gemelos idénticos o univitelinos. En este caso ambos individuos

son genéticamente idénticos y se evita totalmente el rechazo.

- Alotrasplante u homotrasplante: Cuando donante y receptor son individuos de una misma especie no genéticamente idénticos. Es el tipo de trasplante más común de células, tejidos y órganos entre humanos.
- Xenotrasplante o heterotrasplante o trasplante heterólogo: Cuando donante y receptor son de especies distintas. Ejemplo de esto es la utilización de válvulas cardíacas porcinas (válvulas cardíacas de cerdo) en humanos.
- Trasplante ortotópico. El órgano trasplantado ocupa su posición anatómica normal (por ejemplo el corazón).
- Trasplante heterotópico: Se trasplanta el órgano nuevo en un lugar distinto del que ocupa el del paciente. Ejemplo, el trasplante renal, cuyo lugar habitual para el implante es la fosa iliaca del receptor, realizándose las anastomosis entre los vasos iliacos de éste y los del órgano trasplantado. No se extirpa normalmente el riñón enfermo del receptor.
- *Split* orgánico: Consiste en dividir un órgano en dos y trasplantar a dos receptores diferentes. Es habitual en el hígado, y a veces se realizan también trasplantes de lóbulos de pulmón. En este tipo de trasplante se puede también realizar de donante vivo, dejando en el donante parte del órgano y trasplantando la otra parte al receptor.

Tipos de donante: Existen dos tipos de donante de órganos o tejidos, el donante vivo y el donante cadáver. El donante vivo puede serlo de órgano sólido siempre que sea un órgano par (riñón), se realice una técnica especial (*split* hepático), o lo sea de algunos tejidos (médula ósea o células de cordón umbilical). Lógicamente no se pueden donar órganos vitales no pares como el corazón o tejidos como córneas o escleras.

El donante cadáver debe cumplir lo que en literatura médica anglosajona se ha venido en denominar *the dead donor rule,* y que equivale a asegurarse de que la muerte precede a la extracción del órgano a trasplantar y no es, lógicamente, la causa de la misma. Existen dos tipos de donantes cadáver, según la causa de la muerte sea por criterios neurológicos o por criterios cardiovasculares.

29.3. Bases científicas del trasplante

El trasplante tiene tres puntos de apoyo sin los cuales no habría sido posible su desarrollo. Estos son:

29.3.1. LA TÉCNICA QUIRÚRGICA

Son muchas las innovaciones que se han venido sumando a la técnica del trasplante, pero sin duda alguna, la más importante y primera cronológicamente entre todas ellas es la técnica de sutura vascular. Iniciada por Mathias Jaboulay en el siglo pasado y definitivamente desarrollada por Alexis Carrell a principios del siglo XX, esta técnica se mantiene hoy prácticamente igual a cuando fue descrita. Permite la realización de las anastomosis vasculares que aseguran la perfusión, y por tanto la viabilidad del órgano trasplantado.

29.3.2. LA INMUNOSUPRESIÓN

Desde la década de 1960, en que aparecen los esteroides y la ciclosporina hasta hoy en día el progreso ha sido notable. Hoy el tratamiento del rechazo, presente en mayor o menor grado casi siempre, podemos decir que no es un problema. Hoy más que de inmunosupresión, se puede hablar de inmunomodulación, para que el organismo del receptor se "acostumbre" a la presencia del órgano trasplantado. Hoy los fármacos inmunosupresores se combinan entre sí para controlar el rechazo con el menor riesgo de infección para el receptor. Existen cuatro grandes grupos de fármacos inmunosupresores:

- Anticalcineurínicos, entre los que están la ciclosporina A y el tacrolimus.
- Antiproliferativos, entre los que se encuentran el sirolimus, la azathioprina y el mofetil micofenolato.
- Fármacos antilinfocíticos, como la timoglobulina, el dacluzimab, el basiliximab y los anticuerpos monoclonales.
- Glucocorticoides.

29.3.3. EL PROCESO DE DONACIÓN. ES UN PROCESO COMPLEJO QUE IMPLICA VARIOS ASPECTOS

- Aspectos legales. La Ley es la que posibilita la realización de los trasplantes. En España disponemos de la legislación más avanzada del mundo en materia de donación y trasplante de órganos, y actualmente está siendo trasladada a los marcos sociales de los países sanitariamente desarrollados de todo el mundo. En España la donación y trasplante de órganos se desarrollan y recogen en el Real Decreto 2070/1999, de BOE de 4 de Enero de 2000.
- Aspectos éticos: Los principios fundamentales que rigen la bioética son el principio de justicia, el de no maleficencia, el de beneficencia y el de autonomía. Estos principios se garantizan con la actual legislación y corresponde a las autoridades sanitarias y a los coordinadores de trasplantes velar por su salvaguarda.
- Aspectos sociales: Sin duda, sin la generosidad de los familiares de la persona que fallece o del propio donante en el caso de donante vivo, no habría posibilidad de realizar ningún trasplante. La cambiante realidad social hace necesarias campañas de información y concienciación de la sociedad, en los que la transparencia del proceso es fundamental. En España, la Organización Nacional de Trasplantes (ONT), es la responsable de esta labor.

29.4. Legislación y trasplantes

Como ya se ha dicho, el RD 2070/1999 regula en nuestro país todo lo referente a donación y trasplante de órganos. De acuerdo con la Ley que recoge la *lex artis* médica, existen dos tipos de donante cadáver: el donante por criterios neurológicos o donante en muerte encefálica y el donante por criterios cardiovasculares o donante a corazón parado.

29.4.1. DONANTE EN MUERTE ENCEFÁLICA

Es aquel en el que se demuestra la ausencia de actividad neurológica en todas las estructuras intracraneales. La certificación de este tipo de muerte exige una exploración clínica minuciosa, en la que se demuestra la existencia de coma arreactivo, apnea y falta de respuesta a estímulos en el territorio de los pares craneales, todo ello a una temperatura superior a 32ºC y en ausencia de drogas depresoras del sistema nervioso central u otras condiciones (alteraciones hormonales, hipoxia, acidosis respiratoria) que pudieran interferir en la misma. Se debe comprobar también la presencia de apnea con una $PaCO_2$ en sangre de 60 mm de Hg y una falta de respuesta a la atropina administrada intravenosa (aumento de la frecuencia cardiaca sobre la basal inferior al 10% de la misma) tras administrar 0,04 mgr/kg de peso). Este certificado debe ser firmado por tres médicos distintos: un especialista en neurología o neurocirugía, un especialista en medicina intensiva y un médico ajeno al programa de trasplantes.

En aquellas circunstancias en que exista patología neurológica infratentorial, por ejemplo un infarto, una hemorragia un tumor u otra patología en el tronco del encéfalo, que pudiera ser responsable de una exploración clínica compatible con muerte encefálica pero en la que pudieses existir actividad en las estructuras supratentoriales (corteza cerebral), es obligado realizar exploraciones que aseguren la ausencia de dicha actividad. Entre estos destacan el electroencefalograma o los potenciales evocados somatosensoriales. También se puede recurrir a las pruebas de detección de flujo, que demuestran la ausencia de circulación sanguínea dentro de la cabeza, siendo éste el signo inequívoco de muerte encefálica. Entre estas pruebas están la arteriografía cerebral, el angioTAC y la angioRNM y el eco – doppler transcraneal.

Un paciente que se encuentra ingresado en una Unidad de Cuidados Intensivos (UCI) y presenta una situación de muerte encefálica, si no es donante de órganos, debe ser inmediatamente desconectado de la ventilación mecánica y el resto de medidas de soporte que pudiesen mantener su corazón latiendo pues lo contrario va contra la deontología médica.

29.4.2. DONANTE A CORAZÓN PARADO

Es el paciente que sufre una parada cardiaca, y tras intentar ser reanimado con todos los medios de soporte vital avanzado y durante el tiempo que las sociedades científicas determinan, no puede ser recuperado. En este caso, existen dos opciones, avisar al juzgado de guardia para que proceda al levantamiento del cadáver o intentar que sea un donante de órganos a corazón parado. La ley permite el establecimiento de medidas de preservación que mantengan la viabilidad de los órganos hasta su extracción, y que más adelante se exponen brevemente.

La Ley en España es una Ley de consentimiento presunto. Todos los que vivimos en España somos potenciales donantes de órganos salvo que en vida se haya hecho oposición expresa a la misma. No obstante, ningún coordinador de trasplantes prosigue con el procedimiento de donación sin el asentimiento de la familia, que firma en un impreso específico. El juez puede negar la donación si ésta interfiere con la investigación judicial. La tasa de negativas familiares en España está en torno al 15%, siendo la más baja de todo el mundo, y la de negativas judiciales es excepcional.

29.5. El proceso de donación

El proceso de donación distingue dos tipos diferentes:

29.5.1. DONANTE EN MUERTE ENCEFÁLICA

Detección del potencial donante

Cuando un paciente ingresado en la UCI por un proceso neurológico grave evoluciona desfavorablemente y se presume la proximidad de la muerte encefálica, el intensivista debe alertar al equipo de coordinación de trasplantes. La piedra angular del resto del proceso radica en esta capacidad de detección. El equipo de coordinación no realizará ninguna actuación hasta que se alcance el diagnóstico de muerte encefálica, pero debe conocer la existencia de ese potencial donante lo más precozmente posible.

Confirmación y certificación de la muerte

Se realizará de acuerdo con lo establecido en el RD 2070/1999 anteriormente descrito. Si existen indicios de muerte violenta o es un caso judicial por cualquier causa, se deberá certificar la muerte por tres médicos y realizar las pruebas confirmatorias de muerte encefálica pero no deberá hacerse el certificado ordinario de defunción. Hay que solicitar permiso al juez de guardia para la extracción una vez obtenido el asentimiento familiar. Finalizada la extracción será necesario realizar la autopsia.

Entrevista familiar

Una vez certificada la defunción, el intensivista notificará a la familia la muerte del paciente y responderá las preguntas que puedan surgir. Cuando el intensivista finalice, el coordinador de trasplantes solicitará la donación. La entrevista para lograr la donación es a veces difícil por las circunstancias que concurren, con una gran tensión emocional y la necesidad de tomar decisiones rápidas en un tiempo corto y complicado.

Mantenimiento del donante

Una vez más, el papel del intensivista es fundamental en este período. El paciente presenta, tras la muerte encefálica un gran desequilibrio hemodinámico, hidroelectrolítico y ácido-básico. La muerte encefálica comporta, como consecuencia del enclavamiento, una gran descarga adrenérgica seguida de una denervación y vasoplegía. La muerte hipofisaria comporta la ausencia de secreción hormonal, ACTH, TSH, etc. Sin duda, la de mayor repercusión es la falta de secreción de ADH. Como consecuencia de esto último se produce una depleción intensa de la volemia e hipernatremia. Además el paciente se vuelve poiquilotérmico, y por tanto presenta tendencia a la hipotermia, con los trastornos de la coagulación correspondientes, además de los hidroelectrolíticos y el desplazamiento de la curva de disociación de la hemoglobina hacia la izquierda. Los órganos sólidos, potencialmente trasplantables también se vuelven más frágiles. El corazón sufre un aturdimiento como consecuencia de la descarga catecolamínica, que dura varias horas y que contribuye a inestabilizar al paciente. Los pulmones presentan una gran tendencia a edematizarse y se vuelven extraordinariamente sensibles a la hipervolemia. La ventilación mecánica debe ser adecuada a la circunstancia, evitando la despresurización de la vía aérea en todo momento. El hígado puede sufrir un rápido deterioro como consecuencia de diferentes causas, sobre todo la hipotensión y la hipernatremia. El riñón es también muy sensible a estos dos últimos factores. Como se puede apreciar, por todos estos trastornos y los que aparecen como consecuencia de los mismos, se exige una estricta y minuciosa monitorización y un manejo intensivo sólo posible en una UCI. La Organización Nacional de Trasplantes (ONT), en colaboración con la Sociedad Española de Medicina Intensiva, Crítica y Unidades Coronarias (SEMICYUC) ha promovido la creación de grupos de trabajo y protocolos específicos para optimizar el manejo de estos donantes y rentabilizar al máximo la obtención de órganos.

Extracción de órganos

Se realizará en quirófano mediante toracotomía, laparotomía o toraco-freno-laparotomía, según los órganos que se vayan a extraer. La labor de coordinación puede resultar tremendamente compleja, pues a veces hay una extracción simultánea de corazón, pulmones, hígado y riñones, cada una con su equipo correspondiente. Una vez realizada la extracción se procede a la validación de los órganos, su preservación y traslado, junto con el equipo quirúrgico al hospital donde vayan a ser trasplantados. Es de destacar el absoluto respeto con que se debe tratar al cadáver en esta fase. Se trata de una intervención quirúrgica que no debe desfigurar el cuerpo excepto en lo referente a la cicatriz de la propia herida quirúrgica.

29.5.2. DONANTE A CORAZÓN PARADO

En este tipo de donante la participación del servicio de emergencia extrahospitalaria resulta imprescindible. Es un procedimiento de gran complejidad logística, que sólo está presente en algunos hospitales, si bien es cierto que la ONT, debido a la calidad de los resultados del trasplante con este tipo de donante, está promocionando la apertura de nuevos programas. Antes de describir el procedimiento, se deben definir los cuatro tipos de donantes que hay.

- Donante tipo I: es el donante que muere en la calle o mientras trabaja o desarrolla su vida normal. Un ejemplo, desafortunadamente visto con frecuencia en la televisión, es el deportista que presenta una muerte súbita mientras juega un partido. Los equipos de emergencia inician maniobras de resucitación cardiopulmonar (RCP), y si no logran recuperar el latido cardiaco, se planteará la donación a corazón parado.
- Donantes tipo II: Es el mismo caso que el anterior, pero el donante se encuentra ingresado en el hospital, en urgencias o en planta por cualquier causa.
- Donante tipo III: Es un paciente ingresado en una UCI, con un proceso neurológico muy severo pero no en muerte encefálica, y en el que, ante el mal pronóstico se decide limitación del esfuerzo terapéutico. Tras la retirada de las medidas de soporte vital, cuando se para el corazón, se procede a la extracción de órganos. En España no hay en el momento actual ningún programa de donación operativo con este tipo de donante. Sí es un donante habitual en otros países como Holanda o Estados Unidos.
- Donante tipo IV: Es un paciente ingresado en una UCI, que ya ha desarrollado muerte encefálica, pero que como consecuencia de los graves trastornos hemodinámicos e hidroelectrolíticos que suceden a la misma, presenta una parada cardiorrespiratoria (PCR). Este tipo de donante es muy escaso por el excelente

mantenimiento del donante que se realiza en la UCI entre la muerte encefálica y el traslado a quirófano para la extracción.

La donación con donantes tipo I, la más frecuente, se desarrolla de la siguiente forma:

Detección del donante

Todo paciente que muera en la calle o en su domicilio de forma súbita o inesperada y que cumpla los siguientes requisitos:

- Edad entre 7 y 55 años.
- PCR presenciada e inicio de la RCP básica en menos de 5 minutos y de la avanzada en menos de 15 minutos.
- Ausencia de lesiones exanguinantes en tórax.
- Ausencia de signos que sugieran pertenencia a grupos de riesgo (signos de adicción a droga por vía parenteral por ejemplo).

Cuando de acuerdo con las recomendaciones actuales de RCP se decida detener la reanimación (en torno a 30 minutos), se valorará la inclusión como potencial donante a corazón parado.

Mantenimiento del donante

Se mantendrá el donante con masaje cardiaco y ventilación mecánica hasta el hospital. Una vez en éste, se constatará la muerte por criterios cardiovasculares de acuerdo con el RD 2070/1999 y se trasladará el cadáver a quirófano. Se solicitará vía teléfono / fax permiso al juzgado para iniciar medidas de preservación y si en 15 minutos no hay respuesta en sentido contrario, se iniciará preservación mediante la instauración de un bypass fémoro–femoral con circulación extracorpórea y oxigenación externa de membrana. Los pulmones necesitan maniobras de preservación específica.

Permiso familiar y judicial

Una vez localizada la familia, y tras explicarle lo sucedido, se solicitará asentimiento para la donación y al juez (todos estos donantes son judiciales), permiso para la donación. Se validará el donante mediante la realización de las analíticas y pruebas de imagen necesarias, y una vez hecho esto se procederá a la extracción igual que en el donante en muerte encefálica. Evidentemente, una limitación en estos donantes es que no pueden donar el corazón. Los resultados del trasplante de riñones, pulmones e hígado son excelentes, pues el límite de edad es inferior a la media del de muerte encefálica, y se trata de personas sanas que mueren de forma súbita desarrollando su vida normal.

29.6. Selección de los donantes

La selección de los donantes se realiza mediante la realización de análisis complementarios, de sangre, o pruebas de imagen, que permitan descartar la presencia de enfermedades transmisibles entre donante y receptor. Existen en este sentido documentos de consenso que establecen cuáles son las circunstancias, por pre–sencia de enfermedad, infecciosa o neoplásica, en el donante que contraindican la donación, y que se pueden consultar en la página WEB de la ONT (http://www.ont.es). La realidad social actual ha hecho que el número de donantes no nacidos en España esté incrementando en los últimos años, estando hoy en casi el 10% del total de los donantes. En esta circunstancia, y en función del país de origen es necesario descartar enfermedades no habituales en nuestro medio, como paludismo, infección por virus HTLV III, enfermedad de Chagas, etc.

29.7. Selección de los receptores

El trasplante es en la actualidad una terapia consolidada y segura. Los resultados son excelentes y la supervivencia del receptor y del injerto aumentan cada día. En esta circunstancia, y a pesar del elevado número de donaciones existentes en nuestro país, y de que cada año se realicen más trasplantes, la lista de espera aumenta año a año. Las indicaciones para incluir un paciente en lista de espera responden a unos criterios generales derivados de la propia enfermedad y también de la condición del receptor. La edad es un factor condicionante en algunos tipos de trasplante, por ejemplo en pulmón el límite se fija en 65 años, aunque hay que valorar cada caso individualmente y se pueden trasplantar pacientes con buena condición por encima de esa edad. En otro tipo de trasplante como el renal o el hepático, la edad en sí misma no es condicionante salvo casos extremos. Sí debe estarse seguro que el receptor no padezca enfermedad maligna o incurable, o tenga una expectativa de vida corta, pues en ese caso no sólo se acortaría su expectativa de vida y probablemente se restaría calidad de vida, sino que además se negaría el acceso al trasplante a otro candidato. El receptor debe tener apoyo socio – familiar suficiente como para poder asumir la complejidad del trasplante y el tratamiento posterior, y debe estar libre de hábitos tóxicos o enfermedades mentales que puedan interferir en el mismo.

Por supuesto una condición imprescindible para realizar el trasplante es la compatibilidad entre donante y receptor (grupo sanguíneo, y en su caso HLA), sin la cual, evidentemente, no se puede realizar un trasplante.

Con todos estos requisitos generales y algunos específicos de cada órgano (índice de MELD o Child–Plough entre otros para el hígado), situación hemodinámica para el trasplante cardiaco, datos objetivos de función respiratoria para el pulmón, etc., cada programa de trasplante elabora su propia lista de espera. La posición en esta lista la determinan la situación clínica del paciente y su antigüedad dentro de la misma. Cuando un paciente deteriora su situación, asciende en la lista, y cuando su situación alcanza una expectativa de vida corta, en torno a 48 horas, alcanza la llamada *alerta 0*, en la que el primer órgano compatible que surja en España será para realizar ese trasplante.

29.8. Problemas relacionados con el trasplante

El principal problema es, sin duda, la escasez de órganos. Como ya se ha dicho, a pesar de aumentar año a año el número de trasplantes que se realiza, la seguridad en los resultados y el aumento en el número de indicaciones hacen que exista una relativa escasez de órganos. Frente a esto surgen alternativas como el *split hepático*, ya comentado; el doble trasplante renal, es decir, trasplantar dos riñones del mismo donante al un solo receptor cuando la masa nefronal de uno de ellos no es suficiente para cubrir las necesidades del receptor; el trasplante desde donantes ancianos a receptores ancianos, en los denominados programas de donación *old for old*, etc.

Los principales problemas clínicos directamente relacionados con el trasplante son el rechazo y los efectos secundarios derivados de la inmunosupresión.

29.8.1. RECHAZO DEL ÓRGANO TRASPLANTADO

Hoy en día el rechazo es un problema prácticamente controlado. Existen dos tipos de rechazo, el rechazo agudo, muchas veces hiperagudo, inmediato al trasplante, derivado de la presencia de anticuerpos en el donante frente al órgano trasplantado, que es afortunadamente excepcional, y que obliga a explantar el injerto. Aparte de éste está el rechazo subagudo/crónico, por síntesis de anticuerpos en el donante frente a antígenos de histocompatibilidad del órgano trasplantado. Este tipo de rechazo es variable en intensidad y depende también del órgano trasplantado. En el pulmón, por ejemplo, el rechazo está presente en la mayor parte de los casos, y en otros órganos aparece con una menor incidencia. Frente a este tipo de rechazo existen protocolos de inmunosupresión distintos.

La inmunosupresión siempre forma parte del tratamiento post – trasplante, pues con la excepción de los gemelos univitelinos, genéticamente idénticos, siempre se produce rechazo. Normalmente se realiza una inmunosupresión estándar, habitualmente con dos o tres drogas, anticalcineurínicos y antimitóticos que permiten un control inicial del rechazo y que luego se van ajustando según cada caso. Si a pesar de esta inmunosupresión se produce rechazo, se procede, según protocolos específicos de cada grupo, a sustituir uno de los fármacos por otro del mismo grupo, pero de más potencia, o añadir un tercer fármaco, donde además entra la posibilidad de utilizar ciclos de corticoides o fármacos anti -interleucina o anti-linfocíticos. Actualmente, afortunadamente, disponemos de fármacos y experiencia suficientes como para controlar el rechazo en la mayoría de los casos.

Un problema relacionado con el rechazo es la denominada lesión de preservación o de isquemia reperfusión. Este trastorno deriva del daño que puede sufrir el órgano como consecuencia de la isquemia desde el momento en que es extraído del donante hasta que se implanta en el receptor. Este tiempo debe ser lo más corto posible, y en el caso de algunos órganos, como el corazón o los pulmones, se estima en muy pocas horas. La aparición de máquinas de preservación que mantienen el órgano perfundido con una bomba de flujo continuo más liquido de preservación y frío han mejorado las condiciones del órgano frente a la preservación sólo con frío (nevera) en un ambiente estéril, que es el método clásico, y hoy en día aún el más habitual. La utilización de estos dispositivos ha permitido mejorar de forma notable los resultados del trasplante real procedente de donantes marginales (Figura 29.1).

29.8.2. INFECCIONES EN EL RECEPTOR

El receptor de un trasplante, y como consecuencia de la terapia inmunosupresora se vuelve más sensible a las infecciones. Es obligado realizar una profilaxis antibiótica que depende del órgano que se trasplante y también de la situación del

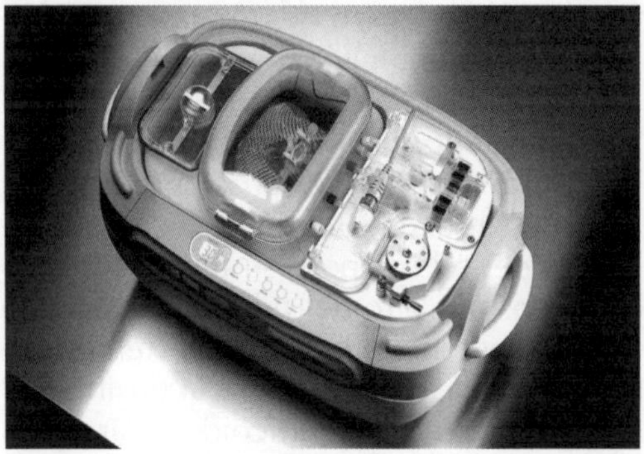

Figura 29.1. Máquina de preservación renal con flujo pulsátil e hipotermia. Este dispositivo permite mantener el riñón preservado con un flujo continuo de solución de preservación hasta el implante. Es posible también monitorizar parámetros como el flujo, la presión y la resistencia vascular, que nos muestran la calidad y viabilidad del órgano antes de ser trasplantado.

receptor. Los pacientes trasplantados son susceptibles en el primer mes a infecciones bacterianas (como en cualquier cirugía o paciente hospitalizado), y muy raramente víricas, y en este caso sobre todos por virus del herpes simple. A partir del primer mes, las infecciones por citomegalovirus (CMV) se vuelven las más peligrosas. En los receptores de un trasplante es necesario realizar profilaxis antibiótica perioperatoria según el órgano, y profilaxis frente a CMV en el caso de donante CMV positivo y receptor negativo, y siempre con cotrimoxazol frente a Pneumocystis Jiroveccii. Cada programa de trasplantes tiene protocolos específicos en función de la flora predominante en su medio.

29.9. El donante vivo de órganos

España, que es líder mundial en materia de donación y trasplante de órganos, y que merced al modelo del que más adelante hablamos, ha conseguido optimizar la donación de órganos procedentes de cadáver, ha puesto en macha también programas de donación de vivo para paliar la escasez de órganos.

El donante vivo es habitualmente un donante emparentado (un padre cede el riñón a su hijo o viceversa, etc.), aunque existe también una donación altruista de vivo que es excepcional. En estos donantes la aparición de las técnicas de cirugía laparoscópica ha reducido notablemente la morbilidad en el donante, haciendo de este un método seguro. En España hoy existen muchos programas en desarrollo, y ya se están obteniendo excelentes resultados. La Ley española, probablemente la más avanzada en materia de donación y trasplante de órganos, y la adscripción al sistema público de los programas de trasplantes garantizan la absoluta trasparencia del mismo, evitando por completo situaciones desgraciadamente habituales en algunos países económicamente subdesarrollados como son la venta y tráfico de órganos. Este tipo de situaciones en España hoy no son posibles, y además están penadas por la Ley.

29.10. El Modelo español de Donación y Trasplante de órganos

España es líder mundial en materia de donación y trasplante de órganos. Las razones para esto son dos principales:

- **La Legislación**. Proporciona un marco legal que permite un perfecto desarrollo de los programas de trasplante, estableciendo definiciones claras de la muerte por diferentes criterios y regulando la totalidad del proceso, asegurando además la posibilidad de acceder a un trasplante a aquel que lo necesite.
- **El denominado Modelo Español**. Desde su creación hace más de 20 años, la ONT generó un modelo piramidal que asegura la eficacia en el proceso de donación (figura 29.2).

En el vértice de la pirámide está la ONT, que con un grupo reducido de personas asegura la coordinación de toda la logística necesaria para el proceso, por ejemplo, coordina los traslados en avión de los equipos desde los hospitales a donde se encuentra el donante, o el traslado de los órganos si éstos acaban siendo implantados en otro centro, así como el orden en que los equipos acceden a la posibilidad de obtener un órgano de un donante, basándose siempre en una distribución equitativa de los mismos. Asume también la coordinación de la denominada *alerta 0*, es decir, la obtención de un órgano vital para alguien que de no ser trasplantado en horas va a morir y la coordinación del traslado de órganos hacia dentro y fuera de nuestras fronteras. Además asume otras muchas funciones de coordinación entre equipos, de puesta en marcha de nuevos programas, de creación de grupos de trabajo y elaboración de documentos de consenso, de establecer y mantener un programa de garantía de calidad que asegure y mantenga los buenos resultados, de la centralización y difusión de la información, en todo lo referente a donación y trasplantes, etc.

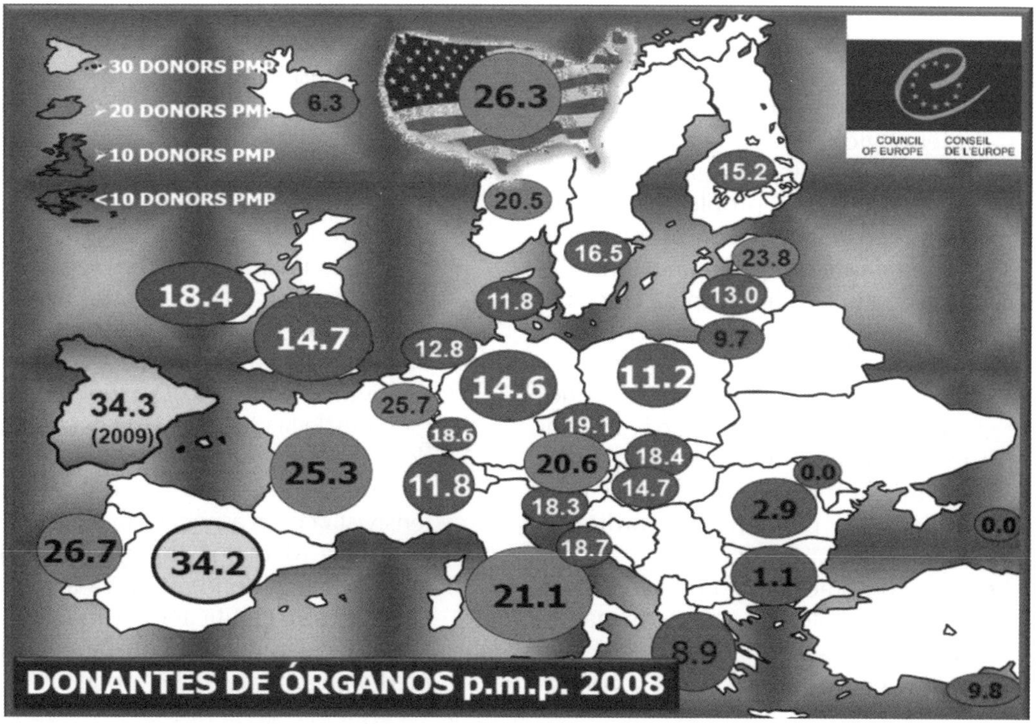

Figura 29.2. Representación comparativa de las tasas de donación de los países de la Unión Europea y Estados Unidos en 2008. Las cifras de donación vienen expresadas en donantes por millón de población (pmp). Como se puede apreciar, España mantiene el liderazgo mundial en esta área, muy por delante del resto de los países sanitariamente desarrollados (Fuente ONT).

El siguiente nivel en la pirámide lo ocupan las Coordinaciones Autonómicas. Se encargan de la resolución de problemas a un nivel más local, coordinación entre hospitales, etc, pero no intervienen en el proceso de donación en concreto.

En la base de la pirámide están los coordinadores hospitalarios. Éstos son en su mayoría intensivistas que trabajan a tiempo parcial en la UCI y a tiempo parcial en la Coordinación de Trasplantes. Sin duda éste es uno de los secretos del éxito del Modelo Español. El coordinador está a pie de cama, con lo cual se asegura una mucho más eficaz detección de los potenciales donantes, y además la implicación de la UCI en los procesos de donación es mucho más intensa, con una actualización casi continua en protocolos y guías de actuación. Se consigue así una centralización de las partes más importantes del proceso de donación y trasplante en un área concreta, el Servicio de Medicina Intensiva, que es, además, el lugar natural en que se ubican los potenciales donantes.

29.11. Resumen y Conclusiones

- El trasplante de órganos es en la actualidad una terapia segura y consolidada en el tratamiento de múltiples enfermedades.
- Todo médico debe tener un conocimiento global del proceso de donación y trasplante de órganos.
- Los principales problemas actualmente en relación con el trasplante son la carencia de órganos en relación con una lista de espera creciente y el control del rechazo tras el trasplante.
- Existen dos tipos de donante, el donante vivo y el donante cadáver. Dentro de éste último, la donación puede ser tras la muerte por criterios neurológicos o por criterios cardiovasculares.
- La incorporación de nuevos dispositivos y tecnologías, como las máquinas de preservación ex vivo, que mantienen el órgano vivo y controlado desde la extracción en el donante hasta el implante en el receptor ha contribuido a mejorar los resultados del trasplante.
- En España la ley recoge y regula el proceso completo de donación y trasplante de órganos, siendo ésta una de las bases para el éxito de este tipo de programas.
- España es líder mundial en donación y trasplante de órganos por número y también por la calidad de los resultados. La principal razón de esto es el denominado *Modelo Español*, generado desde la Organización Nacional de Trasplantes.
- En el citado Modelo Español, el intensivista como especialista y los Servicios de Medicina Intensiva como lugar habitual donde se lleva a cabo la detección, certificación y mantenimiento del donante, constituyen la piedra angular de dicho modelo.

29.12. Bibliografía

Escalante Cobo JL, Escudero Augusto D. Conclusiones de la III Conferencia de Consenso de la SEMICYUC. Muerte encefálica en las Unidades de Cuidados Intensivos. Med Intensiva 2000; 24:193-197.

Escudero D, Otero J, Vega B, Gil A, et al. Diagnóstico de muerte encefálica mediante tomografía computarizada multicorte: angio-TC y perfusión cerebral. Med Intensiva 2007; 31: 335-341.

Del Río F, Núñez JR. Donación de órganos a corazón parado. En: Matesanz R, ed. El modelo español de coordinación y trasplantes. Madrid: Aula Médica, 2008; pp. 135-147.

Del Rio F, Núñez JR, Soria A, Moreno MA, Varela A, Calatayud J. Non heart beating donors. Succesfully expanding the donor´s pool. Annals of Transplantation 2004; 9:19-20.

Sánchez-Fructuoso AI, Marques M, del Rio F, Núñez JR, Barrientos A. Victims of cardiac arrest occurring outside the hospital: a source of transplantable kidneys. Ann Intern Med 2006; 145:157-164.

http://www.ont.es

http://www.semicyuc.es

30

Manejo de las Principales Patologías tiempo dependientes por los Servicios de Emergencia Extrahospitalarios

Ervigio Corral Torres
Isabel Casado Flórez

Objetivos docentes

- El primer objetivo se concreta en posibilitar al lector el conocimiento de la dinámica de trabajo actual de los Servicios de Emergencias en aquellas patologías en las que el trabajo de estos influye de forma decisiva en la evolución y pronóstico de los pacientes.
- En ese sentido, los autores han utilizado su experiencia tanto como profesionales de la emergencia, como gestores de uno de estos Servicios, para recomendar, en un lenguaje directo y accesible, aquellas actuaciones más convenientes para el manejo de estas patologías.
- Así, en cada patología se darán a conocer las principales técnicas diagnósticas y terapéuticas que en estos momentos se encuentran accesibles a los Servicios de Emergencias Extrahospitalarios.
- Se ha buscado proporcionar al médico de emergencias, y en general a todo profesional que se pueda enfrentar en ese medio a esas situaciones, los principales objetivos que deben guiar su actuación en cada uno de los procesos.
- Se quiere, también, facilitar la lectura de las evidencias científicas relacionadas con el manejo de estos procesos.
- En la parte final de cada patología, se quiere dar a conocer tanto a los profesionales de la emergencia como aquellos que se encuentren sumidos en tareas de gestión, algunas claves organizativas en cada uno de los procesos, de cara a mejorar los resultados de morbilidad y supervivencia de los pacientes.

30.1. Introducción

Es posible que si a una célula perteneciente a un órgano con déficit de perfusión y de oxigenación aguda, se le preguntara sobre el momento en el desearía que se le solucionase ese problema, dijera: "cuanto antes".

Seguro que no le importaría mucho que quien le proporcionase ese oxígeno fuera el personal sanitario de una unidad de cuidados intensivos, o bien aquellos que se responsabilizan de la primera asistencia en los servicios de urgencias del Hospital, o el personal de Emergencia de los Servicios Médicos Extrahospitalarios.

Hoy, afortunadamente, los Servicios de Emergencias de nuestro país, han logrado un nivel de desarrollo que les permite influir como ningún otro sector sanitario, en las cifras de mortalidad y morbilidad de las principales patologías tiempodependientes. La razón de esta aseveración tan radical es sencilla: cuentan a su favor con el factor tiempo.

Es por ello que los Servicios de Emergencias Españoles y de buena parte de Europa, han acometido una progresiva evolución que tiene como filosofía principal el desarrollo de las mejores prácticas y procedimientos asistenciales (otrora solo reservados al ámbito hospitalario) allí donde ocurre el incidente, la enfermedad.

Quizás sea esta la razón por la que es oportuno incluir un capítulo sobre el manejo de emergencias en el ámbito extrahospitalario de esas patologías, en un libro dedicado en su práctica totalidad a los cuidados críticos de los pacientes en las Unidades de Cuidados Intensivos.

No parecería lógico que en un Sistema Sanitario en el que los Cuidados Críticos pretenden unos cuidados de vanguardia, no se contara con un primer eslabón de esa filosófica cadena de la asistencia integral del paciente urgente, que posibilitara los mejores cuidados posibles antes de ser ingresado en aquellas unidades.

A lo largo del capítulo plantearemos, así, cuales son los procedimientos de trabajo y las posibilidades diagnósticas y terapéuticas que los Servicios de Emergencias desarrollan sobre algunas de las citadas patologías, así como aquellos protocolos de coordinación conjunta que se deben implantar con las unidades de referencia hospitalarias.

En ese sentido, se incide en cada una de las patologías en definir las mejores prácticas organizativas así como los errores operativos mas frecuentes tanto durante el manejo extrahospitalario del paciente, como en las transferencias al denominado centro útil.

Por razones de espacio, solo se incluyen aquellas cuyas tasas de incidencia influyen más en la comunidad, como la Parada cardiaca y el Ictus.

30.2. Manejo de Emergencias del Ictus

En poco más una década, hemos asistido a un cambio sustancial en el planteamiento terapéutico de urgencia de esta patología. Los diferentes ensayos clínicos realizados han hecho que su prioridad de tratamiento alcance el mismo nivel que la coronariopatía isquémica aguda, la parada cardiaca o el politraumatismo.

Quizás fuera la declaración de Helsingborg de 1995 el punto de inflexión, al considerarse al ictus como una emergencia médica. Un concepto que fue refrendado años después por las Guías publicadas por el Comité de Consenso ILCOR, y las guías de la AHA.

Los resultados de aquellos estudios dirigidos al tratamiento recanalizador del ictus, orientaron el manejo inicial del mismo desde un perfil fundamentalmente sintomático, dirigido a paliar los efectos primarios de la enfermedad en espera de una evolución positiva posterior, hacía posibilidades curativas, al menos en una buena parte de los procesos patológicos incluidos bajo el término ictus.

30.2.1. MEDIOS DIAGNÓSTICOS Y TERAPÉUTICOS UTILIZADOS EN EL MANEJO DEL ICTUS AL ALCANCE DEL ÁMBITO EXTRAHOSPITALARIO

Durante los últimos 20 años, las empresas tecnológicas dedicadas al ámbito de la salud, han propiciado un importante salto cualitativo en cuanto a la dotación de medios en las unidades sanitarias móviles del ámbito de la emergencia. Junto a la mayor cualificación profesional del colectivo médico de emergencias, quizás haya sido este parámetro uno de los elementos que mas ha influido en la evolución asistencial de la Medicina de Emergencias, en cuanto a las posibilidades diagnósticas y terapéuticas, principalmente.

Esas posibilidades han ido moldeando el procedimiento asistencial de manejo de este tipo de pacientes hacia unos estándares cada vez más cualificados y parejos a los utilizados en los Departamentos de Urgencias de los Hospitales. Haciendo un pequeño sumario de los elementos con los que puede contar el profesional sanitario en el ámbito de la emergencia extrahospitalaria en este tipo de patología, veríamos la siguiente relación:

- Analítica sanguínea. Con la posibilidad de valorar gases, iones, y algunas pruebas de coagulación como INR o Tiempo de protrombina. La especificidad y sensibilidad es similar a la de un laboratorio convencional, pues la técnica de medición se base también en el electrodo de platino.
- Capnografía. Los últimos modelos posibilitan la utilización de esta técnica tanto para pacientes intubados como no intubados.
- Técnicas mas habituales del ámbito de la emergencia: Pulsioximetría, ECG, TA no invasiva, bombas de perfusión.
- Farmacología. Antihipertensivos, hipoglucemiantes, vasopresores, sedorelajantes, etc.
- Escalas de valoración, tales como NIHSS ó Rankin.

30.2.2. PROCEDIMIENTO DE ACTUACIÓN ASISTENCIAL

Como en todas las patologías que iremos comentando en el capítulo, el manejo del ictus en el medio extrahospitalario debe aunar criterios de calidad, seguridad y agilidad asistencial.

Y todo ello solo es posible si esta patología es manejada por Unidades de Soporte Vital Avanzado. Quizás sea este uno de los principales cambios operativos a los que se deben enfrentar los Servicios de Emergencias, con respecto al manejo extrahospitalario de esta patología.

El médico de Emergencias que se enfrenta a un paciente con esta patología debe perseguir, al menos los siguientes objetivos:

Minimizar los daños producidos por la enfermedad. Tratando todas las alteraciones hemodinámicas y metabólicas que pudieran agravar el cuadro

- Mantener la vía aérea permeable. Normalmente es suficiente con mantener al paciente levemente incorporado, pero no es infrecuente que el paciente precise un aislamiento de la vía aérea. Hasta un 15% de los ictus atendidos por SAMUR Protección Civil precisan de intubación endotraqueal, bien por bajo nivel de conciencia (lo más habitual), problemas respiratorios (habitualmente en los ictus que comprometen el territorio de la arteria vertebrobasilar) o hemodinámicos.
- Oxigenoterapia. Ningún estudio avala el beneficio rutinario del oxígeno en estos pacientes, excepto en los casos de hipoxia confirmada por oximetría (Sat O_2 < 92%), o analítica de gases (PO_2 < 60 mmHg).
- Manejo de la Hipertensión arterial. Muy frecuente en el ictus, y no siempre producida por hipertensión intracraneal. A veces el propio stress de la situación, o la reacción fisiológica para mantener una adecuada presión de perfusión tisular, pueden elevar las cifras. Por ello, en la mayor parte de los casos, no debe ser tratada.
  En los casos de hipertensión grave, se debe manejar con cuidado, utilizando fármacos de acción fácilmente reversible, como Labetalol o Urapidil. No utilizar calcioantagonistas por vía sublingual, dada la hipotensión brusca que originan. En la sospecha de ictus de origen hemorrágico, se recomienda tratar cifras por encima de 190 de sistólica, reduciéndolas un 10-20% como máximo.
  En los casos de ictus de origen isquémico, se recomienda tratar las cifras de hipertensión por encima de

220/120 mmHg, excepto en aquellos casos subsidiario de reperfusión por trombolíticos, en los cuales se recomienda disminuir las cifras por debajo de 186/111 mmHg.

- Hipotensión arterial. Rara en el ictus, cuando se presenta se debe pensar en patologías concomitantes como la coronariopatía isquémica, la embolia pulmonar o la disección aórtica. Debe corregirse mediante cristaloides o coloides, y si es necesario, utilizando drogas vasopresoras.
- Control drástico de la temperatura. La hipotermia parece reducir el tamaño del infarto. La hipertermia constituye un marcador de pronóstico negativo sobre el mismo. Por ello, se debe administrar Paracetamol a dosis de 1 gramo cuando la temperatura axilar es superior a 37,5º.
- Manejo de las cifras de glucemia. La hiperglucemia está relacionada con un peor pronóstico. La hipoglucemia puede remedar síntomas similares a los del ictus. Se deben mantener cifras de glucemia por encima de 80 mg/dl y por debajo de 180 mg/dl. Utilizar insulina de acción rápida o glucosa intravenosa para tratar dichos procesos.
- Control de la Agitación. Habitual en algunos ictus. Se debe evitar para su control la administración de depresores del SNC de vida media larga, utilizando el Haloperidol como fármaco de elección.
- Manejo de las Crisis Convulsivas. Las crisis epilépticas son mas frecuentes en los ictus hemorrágicos que en los isquémicos, pudiendo complicar su evolución en la fase aguda. Se deben tratar solo si son recurrentes, con Fenitoina en perfusión.
- Manejo de la Hipertensión Intracraneal. Si el paciente presenta signos sugerentes de este síndrome, se recomienda la utilización de medidas posturales para mejorar el drenaje venoso (elevación de la cabecera a 30º), y manejar las complicaciones antes mencionadas. Además, por su rápido efecto, se debe utilizar la osmoterapia con Manitol al 20%. Solo si no cede con estos fármacos debería utilizarse la hiperventilación, dado su efecto vasoconstrictor sobre la circulación cerebral.

Valorar la posibilidad de un tratamiento recanalizador, a través de la evaluación de los criterios de inclusión y exclusión que le harían subsidiario del mismo

Los resultados del estudio multicéntrico europeo SITS MOST establecieron definitivamente con un nivel de evidencia 1 y recomendación nivel A, el tratamiento con rtPA iv de todos los pacientes con ictus de carácter isquémico de menos de 3 horas de evolución enmarcados dentro de los criterios de inclusión y exclusión correspondientes.

De muy reciente aparición en la literatura científica, se ha podido constatar que aquella ventana de 3 horas puede alargarse incluso a las 4 horas y media, existiendo beneficio aún en la administración del tratamiento.

El médico de emergencia deberá asumir, así, la selección de los pacientes candidatos a recibir ese tratamiento, lo que operativamente ha venido a denominarse como Código Ictus en la operativa habitual de varios servicios de emergencias.

Esa selección extrahospitalaria incluye cuatro aspectos fundamentalmente:

- Autonomía previa del paciente. Buscando optimizar la terapia entre aquellos pacientes con posibilidad de volver a una vida autónoma. Se suele utilizar la escala de Rankin para dicha valoración. Son los niveles 1 y 2 de dicha gradación los que serían susceptibles de ser tratados.
- Aspectos dependientes de un tratamiento trombolítico. Al igual que en

cualquier patología que requiera este tipo de fármacos deben descartarse aquellos pacientes con riesgo hemorrágico (cirugías, ictus previos, INR > 1,7, úlcera gástrica, trauma reciente, retinopatía, etc.)

- Contraindicaciones específicas debidas al proceso del Ictus. Se valorará aquí la exclusión de los pacientes con hipertensión a pesar del tratamiento e hiperglucemia sin corregir, pues se comprobó en SITS MOST que son unos marcadores específicos del riesgo de sangrado.
- Extensión del Infarto desde el punto de vista clínico. Evaluado a través de escalas de valoración neurológica. En SAMUR Protección Civil empleamos la escala NIHSS (Escala de Ictus del Instituto Nacional de la Salud americana). Se incluyen aquellos pacientes con una puntuación dentro del rango (> 4 y < 25).

Establecer los mecanismos operativos necesarios para conseguir transferir al paciente lo antes posible a un Centro útil desde el punto de vista del manejo de esta patología

Se entra de lleno en los aspectos organizativos, de cara a conseguir optimizar todas las actuaciones realizadas, posibilitando un acortamiento de todos los tiempos del proceso. Debemos tener en cuenta a este respecto que el principal marcador pronóstico del proceso es el tiempo, pues un retraso de 20-30 minutos en la administración puede disminuir la probabilidad de mejoría clínica en un 10-20%. Así, se deberá establecer un procedimiento de coordinación con los hospitales receptores en busca de una adecuada transferencia que evite duplicidades diagnósticas y terapéuticas y que permita la ejecución inmediata de esa prueba de neuroimagen que constituye el elemento definitivo para descartar el ictus de tipo hemorrágico o el infarto isquémico de gran tamaño, de cara a adoptar lo antes posible la decisión definitiva de tratamiento.

30.2.3. CLAVES DEL ÉXITO DEL PROCESO

A continuación se refieren algunos de los elemento a tener en cuenta tanto en desde el punto de vista positivo como negativo al encarar el manejo de un procedimiento de estas características:

- Asistencia y traslado en Unidades de Soporte Vital Avanzado. Auténtica clave del éxito en este proceso. En los últimos años, los resultados de SAMUR Protección Civil (todos los ictus son asistidos por estas unidades) en cuanto a supervivencia y autonomía de los pacientes llevados como códigos ictus, están 5-10 puntos por encima de los mejores conocidos. Una unidad de SVB no permite una valoración neurológica adecuada, un tratamiento de las complicaciones y una línea de continuidad asistencial con el Hospital.
- Transferencia de los pacientes exclusivamente a Centros útiles. Y aquí se refiere a aquellos que cuentan con Unidad de Ictus. Estudios aleatorizados demostraron que el ingreso en la unidad de ictus por si mismo disminuye la mortalidad en un 17% y la mortalidad o dependencia funcional en un 25%.
- Transferencia de Códigos Ictus a aquellos con una experiencia suficiente en trombolisis. Así, el mayor estudio realizado sobre trombolisis estableció que uno de los criterios principales de mala evolución fue la inexperiencia del equipo de ictus. Es preciso, pues, establecer centro de referencia que realicen un número importante de procedimientos al año.

- Neurólogo del Hospital o bien el elemento con capacidad de decisión que indique cada organización (médico de urgencias) en la puerta de Urgencias.
- Tecnología extrahospitalaria que permita la llegada directa a la prueba de Neuroimagen sin necesidad de paso por urgencias. En estos momentos, de las pruebas necesarias para tomar la decisión, sólo el contaje de plaquetas y la prueba de neuroimagen no son posibles de realizar en el medio extrahospitalario.
- Existencia de un procedimiento de coordinación Extra-Intrahospitalario con contacto directo entre las organizaciones tanto operativamente (a través de las comunicaciones que se establezcan) y científicamente, de forma que se puedan seguir los resultados de cara a mejorar continuamente los diferentes aspectos del protocolo.

30.3. Manejo de Emergencias de la Parada Cardiorrespiratoria

Si hubiera que definir alguna patología como el canon por el que pudiéramos determinar la efectividad de un sistema de emergencias, esa sería la Parada Cardiaca Extrahospitalaria.

Desde la gestión de la llamada del usuario, pasando por la correcta distribución cronológica de las unidades asistenciales, el tiempo de respuesta de las unidades, la adecuada formación del personal de emergencias y la acertada elección del Hospital útil de destino, prácticamente todos los integrantes de un Servicio de Emergencias influyen en uno y otro sentido en el efectivo manejo de estos eventos.

Un evento que reúne las máximas dificultades en aspectos tan importantes y diferentes como el diagnóstico diferencial de la causa, la operatividad necesaria y las pocas evidencias científicas sólidas existentes en el momento para su manejo.

Es por ello, sin duda, que estamos ante uno de los procesos con mayores posibilidades de mejora en la medicina de emergencias, como lo demuestra el hecho de los pobres resultados obtenidos hasta la fecha. Resultados mínimos, si tenemos en cuenta los mas de 60 años de evolución desde que Peter Safar pusiera los cimientos de la moderna resucitación cardiopulmonar.

En este proceso, ese espacio de mejora precisa no solo de avances de contenido científico, sino también logístico y organizativo. Es necesario no solo aplicar de forma correcta unas adecuadas técnicas, sino también conseguir un modelo organizativo que desarrolle todos los aspectos de de ese concepto denominado "cadena de la vida".

30.3.1. MEDIOS DIAGNÓSTICOS Y TERAPÉUTICOS UTILIZADOS EN EL MANEJO DE LA PARADA CARDIACA AL ALCANCE DEL ÁMBITO EXTRAHOSPITALARIO

Al tratarse de un proceso predominantemente extrahospitalario (la mayoría de las paradas cardiorrespiratorias ocurren y deben ser atendidas en primera instancia en este entorno) la industria relacionada con el ámbito sanitario ha realizado extraordinarios avances en la creación de elementos que abarquen todos los aspectos del manejo de dicho proceso. La evolución de dichos dispositivos ha ido muy pareja a las recomendaciones realizadas quinquenalmente por las Guías de la AHA y el ERC. Algunos de los dispositivos más utilizados en estos momentos en las Unidades de Soporte Vital Avanzado, son los siguientes:

- Monitores desfibriladores semiautomáticos y manuales, con onda bifásica, capacidad de cardioversión y marcapasos transcutáneo.
- Capnometría, tanto de corriente lateral como central.
- Analítica sanguínea con capacidad de valoración de gases sanguíneos y alt. hidroelectrolíticas en solo 2 minutos.
- Medios alternativos a la intubación endotraqueal convencional como Airtraq, Combitube, Mascarilla laríngea, tubo faringeo, etc.
- Equipo de toracotomía y esternotomia para uso de emergencias extrahospitalario. Su efectividad ha sido demostrada en las paradas cardiorrespiratorias de origen traumático.
- Técnicas mas habituales del ámbito de la emergencia: Pulsioximetría, ECG, TA no invasiva, bombas de perfusión.
- Farmacología habitual. Alfa y Beta miméticos, vasopresores, antiarrítmicos, soluciones alcalinizantes, etc.
- Control de la calidad del masaje cardiaco. QCPR. Se trata de un dispositivo asociado al monitor desfibrilador que controla la profundidad y frecuencia del masaje cardiaco y la frecuencia y profundidad de la ventilación. Los últimos estudios asocian a una mejora de la supervivencia la utilización de este dispositivo.
- Hipotermia extrahospitalaria. Bien realizada a través de sistemas de enfriamiento externos (placas de hielo o sistema de aireación) o internos (a través de sueros fríos). Es conocido desde 2002 la mejora de la recuperación neurológica en aquellos pacientes que sufrieron una parada en FV y fueron sometidos precozmente a hipotermia.
- Cardiocompresores neumáticos externos.
- Ventilación positiva continua en vía aérea. Tubo de Boussignac. Una de las últimas tecnologías, que ya ha probado su eficacia.

30.3.2. PROCEDIMIENTO DE ACTUACIÓN ASISTENCIAL

Si hay algún evento en el que la actuación reglada conforme a procedimientos alcanza su máxima expresión, esa es la parada cardiaca asistida en el medio extrahospitalario (sobre todo si no es presenciada por el equipo que la atiende).

El médico de emergencias, como responsable del equipo que se enfrenta a un evento de este tipo, debe manejar como objetivos fundamentales, los siguientes:

- Control y valoración de la escena, preocupándose de la seguridad de la reanimación y de todos aquellos factores externos que pudieran hacernos presagiar el origen de la parada cardiaca (información de familiares, testigos, indicios de agentes traumáticos, etc.)
- Administración del "tempo" operativo de la parada, controlando los tiempos de medicación con ayuda del personal de enfermería, ciclos cardiacos de compresiones, número de desfibrilaciones, tiempo total de reanimación, etc. Es de suma importancia el intentar averiguar de forma aproximada el tiempo que el paciente llevaba en parada cardiaca previamente a nuestra llegada, si esta no ha sido presenciada.
- Control de la calidad del masaje cardiaco. Quizás uno de los factores más decisivos en el pronóstico del evento. Asegurará mediante signos tales como el pulso central o la capnometría la eficacia del mismo. La existencia del dispositivo denominado QCPR (quality cardiopulmo-

nary resuscitation) puede facilitar la evaluación de este parámetro. La capnografía constituye otro elemento validador de la calidad del masaje cardiaco de indudable fiabilidad. El médico deberá pautar los relevos en el masaje estableciendo, si es posible, tiempos máximos consecutivos de 2 minutos y evitando, en todo caso, interrupciones en la aplicación del mismo.

- Valoración de la posible causa de la Parada Cardiaca, examinando las denominadas Hs y Ts. No olvidar que la isquemia coronaria suele ser la causa mas frecuente de muerte súbita, sobre todo en gente joven. De cara a la valoración de aquellas, es decisiva la ayuda de la analítica sanguínea realizada en el mismo punto de cuidados. Hipoxia y alt. hidroelectrolíticas se encuentran entre las causas a diferenciar de inicio. En el caso de paradas de origen traumático, pensar siempre en hipovolemia y neumotórax como primeras causas a descartar.
- Tras la recuperación del pulso, deberá tener en cuenta los denominados cuidados postresucitación, tales como el manejo de la temperatura, la adecuada oxigenación y ventilación, el equilibrio hidroelectrolítico, el control de arritmias, etc.

30.3.3. CLAVES DEL ÉXITO DEL PROCESO

Quizás todos los factores a continuación reseñados se puedan resumir en una sola frase: El aumento de la supervivencia sin daño neurológico depende del refuerzo de todos y cada uno de los eslabones de la denominada "cadena de la supervivencia". En nuestra experiencia, los factores que pueden ser decisivos en la consecución de mejores cifras de reanimación, son los siguientes:

- La formación al ciudadano y al primer respondiente en técnicas de SVB. La existencia de un ciudadano realizando maniobras básicas de reanimación de forma previa a la llegada del recurso sanitario, aumenta la supervivencia sin daño neurológico de los pacientes. El Servicio de Emergencia debe asumir esta responsabilidad formativa, dada la efectividad que esta medida tiene en los resultados finales.
- El tiempo de respuesta. De indudable influencia en la integridad neurológica del paciente, debe constituir una prioridad absoluta tanto en el equipo de reanimación como en los gestores de la demanda ciudadana de los Centro de Comunicaciones de Emergencias. En ese sentido, es necesario acortar los tiempos de regulación de la llamada, aún a costa de aumentar el porcentaje de falsos positivos, pues solo un pequeño porcentaje de las demandas ciudadanas para la asistencia a la parada cardiaca, son sugestivas de la misma. El sistema de emergencias debería priorizar en estos procesos la proximidad sobre la calidad, en la primera respuesta.
- Hipotermia. La precocidad en la instauración de la hipotermia es un elemento positivo en la mejora de los resultados de supervivencia de los pacientes, de ahí que esa terapia debería comenzar en el ámbito extrahospitalario.
- El masaje cardiaco. Elemento decisivo en la recuperación de la parada cardiaca. Bien sea a través de elementos técnicos que valoren la efectividad el masaje cardiaco (Capnografía, QCPR) o la simple valoración clínica, es preciso asegurar antes que el resto de las medidas terapéuticas, este decisivo factor.
- La extubación durante el proceso. Es uno de los aspectos más importantes a cuidar durante la reanimación. La

hipoxia anulará toda posibilidad de reanimación en estos pacientes. La utilización continua de la capnografía mejorará la detección precoz de esta complicación.

- La Capnografía/Capnometría. Debería ser considerado como el segundo monitor en la resucitación. Bien para la detección de la colocación correcta del tubo endotraqueal, y sobre todo para valorar la efectividad de las medidas de resucitación, debemos contar con él en nuestro arsenal diagnóstico.
- La corrección y valoración de los trastornos hidroelectrolíticos. Desde la llegada de la analítica al medio extrahospitalario, los médicos de emergencias hemos podido apreciar el importante número de paradas cardiacas que cursan a nuestra llegada con severas acidemias y trastornos electrolíticos (fundamentalmente, alteraciones del potasio). La posibilidad de diagnóstico y corrección de varias de las Hs, posibilitará un mayor índice de conocimiento de las causas de la parada y por tanto, mayor posibilidad de recuperación.
- La Desfibrilación de acceso público sin normativización legal. No hace falta descubrir ahora la influencia de la desfibrilación precoz en la mejora de la supervivencia de las paradas cardiacas. Por ello, es importante generalizar el uso de desfibriladores de acceso público sin cortapisa alguna de tipo corporativo. La regulación legal a la que se está sometiendo la implantación de estos dispositivos en algunos países como el nuestro, está dificultando la generalización de una técnica absolutamente efectiva. La ignorancia técnica y un corporativismo mal entendido están ocasionando un flaco favor a la definitiva implantación.
- Procedimientos de Coordinación con el Hospital receptor. El criterio de Centro Útil, como en otras patologías tiempodependientes adquiere aquí también un gran valor. No son pocos, todavía, los Centros hospitalarios para los que la parada cardiaca significa, antes que otra cosa, una cama de críticos de larga ocupación. La correcta aplicación de los cuidados postresucitación, incluida hipotermia, mejora importantemente el pronóstico de estos pacientes, por ello, y de forma similar al manejo del trauma, el ictus o la coronariopatía isquémica, es necesario tender a una especialización de unidades dedicadas al manejo de este evento.

30.4. Resumen y Conclusiones

- La actuación que los Servicios de Emergencias deben realizar sobre las patologías reseñadas debe tener en cuenta como prioridad, la precocidad en la actuación a la hora de enfocar el manejo sanitario y la organización del proceso.
- En ese sentido, es importante que todos los puntos que deban desarrollarse en la asistencia a cada patología se encuentren protocolizados. El procedimiento debe primar sobre las consideraciones particulares de cada profesional.
- Las patologías reseñadas y otras muchas que no han sido aquí incluidas, deben ser siempre asistidas por Unidades de Soporte Vital Avanzado. Sólo

ello garantiza unos niveles de calidad capaces de obtener una mejora cualitativa en los resultados sanitarios.

- Por ello, es posible anticipar procedimientos y actuaciones que solo eran factibles en el medio hospitalario. Esa anticipación terapéutica constituye, sin duda, la clave de la mejora asistencial en este ámbito.
- La responsabilidad del manejo de los Servicios de Emergencias con este tipo de patologías no acaba en la asistencia del mismo fuera del Hospital. El Servicio de Emergencias debe garantizar el traslado de ese paciente al Centro Útil para cada patología.
- En ese sentido, se deben desarrollar procedimientos de actuación conjunta entre los Servicios Extrahospitalarios y Hospitalarios de cara a asegurar una línea de continuidad asistencial, y a optimizar los esfuerzos asistenciales de ambos.
- De cara a garantizar una mejora continua de la calidad, los Servicios de Emergencia deben adoptar tasas o Indicadores de resultados de tipo sanitario como morbilidad y supervivencia de los pacientes. Sólo así podemos medir el impacto real de la actuación de dichos Servicios en la evolución de los pacientes.

30.5. Bibliografía

Ashton A, McCluskey A, Gwinnutt C.L, Keenan A.M. Effect of rescuer fatigue on performance of continuous external chest compressions over 3 min. Resuscitation 2002; 55:151-155.

Axelsson C, Karlsson T, Axelsson AB, Herlitz J. Mechanical active compression - decompression cardiopulmonary resuscitation (ACD-CPR) versus manual CPR according to pressure of end tidal carbon dioxide (P(ET)CO2) during CPR in out-of-hospital cardiac arrest (OHCA). Resuscitation. 2009; 80:1099-1103.

Boysen G, Christensen H. Stroke severity determines body temperature in acute stroke. Stroke 2001; 32: 413-417.

Christenson J, Andrusiek D, Everson-Stewart S, et al. Chest compression fraction determines survival in patients with out-of-hospital ventricular fibrillation. Circulation 2009; 120: 1241-1247.

Corral E, Silva J, Suárez RM, Nuñez Jr, Cuesta C. Successful emergency thoracotomy performed in the field. Resuscitation 2007; 75: 530–533.

Diez-Tejedor E, Fuentes B. Acute care in stroke: do stroke units make the difference? Cerebrovasc Dis 2001; 11 (Suppl 1): 31-39

Ferreira I, Schutte M, Oosterloo E, et al. Therapeutic mild hypothermia improves outcome after out-of-hospital cardiac arrest. Neth Heart J. 2009; 17:378-384.

Grmec S. Capnography–reliable technique for identifying correct tube placement in cardiac arrest endotracheal intubations. Resuscitation. 2008; 77:416-417.

Guidelines 2000 for Cardiopulmonary resuscitation and Emergency Cardiovascular care: International consensus on Science. 2000; 46:301-416.

Herlitz J, Engdahl J, Svensson L, et al. Factors associated with an increased chance of survival among patients suffering from an out-of-hospital cardiac arrest in a national perspective in Sweden. Am Heart J. 2005; 149:61-66.

Herlitz J, Svensson L, Holmberg S, Angquist KA, Young M. Efficacy of bystander CPR: intervention by lay people and by health care professionals. Resuscitation. 2005; 66:291-295.

Kjellström T. Helsinborg Declaration 2006 on European Stroke Strategies. Cerebrovasc Dis 2007; 23:229-241.

Leira R, Blanco M. Nonpharmacological neuroprotection role of emergency stroke management. Cerebrovasc diseases 2006; 21 (supple 2); 89-98.

Moreno JL, Esquilas O, Corral E, Suárez RM. Efectividad de la implementación de la desfibrilación semiautomática en las Unidades de Soporte Vital Básico. Emergencias 2009; 21: 12-16.

Nagao K, Kikushima K, Watanabe K, et al. Early induction of hypothermia during cardiac arrest improves neurological outcomes in patients with out-of-hospital cardiac arrest who undergo emergency cardiopulmonary bypass and percutaneous coronary intervention. Circ J. 2010; 74:77-85.

Procedimientos SAMUR-Protección Civil en: www.munimadrid.es/samur

Rubertsson S, Karlsten R. Increased cortical cerebral blood flow with LUCAS; a new device for mechanical chest compressions compared to standard external compressions during experimental cardiopulmonary resuscitation. Resuscitation 2005; 65:357-363.

Wahigren M, Dávalos A, Ford GA et al. Thrombolysis with alteplase for acute ischaemic stroke in the safe implementation of thrombolysis in Stroke-monitoring Study 8sits most); an observational study. Lancet 2007; 369: 275-282.

Wahigren M, Dávalos A, Ford GA et al Thrombolysis with alteplase 3-5,5 h after acute ischaemic stroke (SITS-ISTR): an observational study. Lancet 2008; 372:1303-1309.

Weir CJ, Murray GD, Dyker AG, Lees KR. Is hyperglycaemia an independent predictor of poor outcome after acute stroke? Results of a long-term follow up study. BMJ 1997; 314:1303-1306.

Weisfeldt ML, Sitlani CM, Ornato JP, et al. Survival after application of automatic external defibrillators before arrival of the emergency medical system: evaluation in the resuscitation outcomes consortium population of 21 million. Am Coll Cardiol. 2010; 55:1713-1720.